2024

합격 선배들의 맥 one pick!

퍼시픽 작업치료사 국시대비 문제집

OCCUPATIONAL THERAPY

해부생리학 · 공중보건학

8
V·O·L·U·M·E

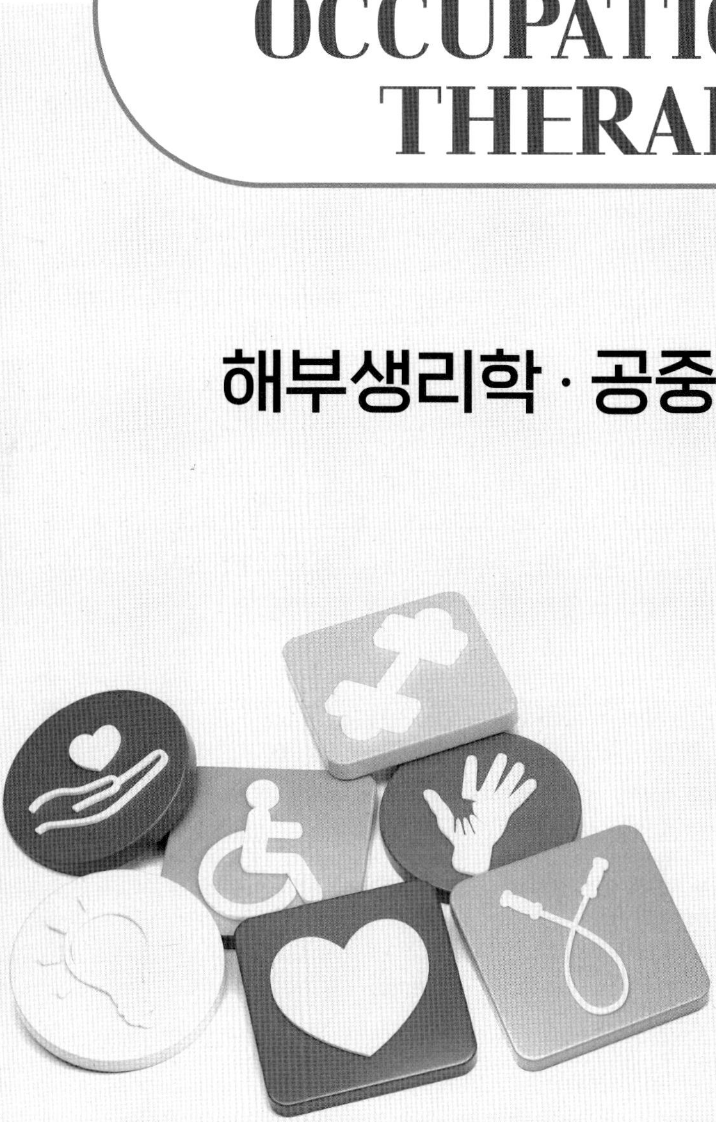

Pacific Books

작업치료사 국가시험
시험시간표 및 합격기준

시험과목

시험종별	시험 과목 수	문제수	배점	총점	문제형식
필기	3	190	1점/1문제	190점	객관식 5지선다형
실기	1	50	1점/1문제	50점	객관식 5지선다형

시험시간표

구분	시험과목(문제수)	교시별 문제수	시험형식	입장시간	시험시간
1교시	1. 작업치료학 기초 (70) 2. 의료관계법규 (20)	90	객관식	~08:30	09:00~10:10 (70분)
2교시	1. 작업치료학 (100)	100	객관식	~10:30	10:40~12:20 (100분)
3교시	1. 실기시험 (50)	50	객관식	~12:40	12:50~13:55 (65분)

* 의료관계법규 : 「의료법」, 「의료기사 등에 관한 법률」, 「장애인복지법」, 「정신건강증진 및 정신질환자 복지서비스 지원에 관한 법률」, 「노인복지법」과 그 시행령 및 시행규칙

합격기준

- 필기시험에 있어서는 매 과목 만점의 40퍼센트 이상, 전과목 총점의 60퍼센트 이상 득점한 자를 합격자로 하고, 실기 시험에 있어서는 만점의 60퍼센트 이상 득점한자를 합격자로 합니다.
- 응시자격이 없는 것으로 확인된 경우에는 합격자 발표 이후에도 합격을 취소합니다.

작업치료 분야는 그 어떤 영역보다 광범위하고 다차원적인 분야이다. 의학, 심리학, 사회학 등 인간 관련 다영역적 학문으로 매우 다양하고 복합적 성격을 지닌 학문이다. 국내 작업치료 역사는 한국전쟁을 시작으로 이미 반세기가 지났으며, 매우 다양한 분야로 진출하고 있다. 반면, 국내 작업치료의 교육 현실은 예전보다 많이 발전하였으나 전공 교육과정에 필요한 교재는 여전히 부족한 상태이며, 이로 인해 국가시험을 준비해야 하는 재학생들에게 큰 부담이 되고 있다. 이에 본 교재는 부족한 교육과정을 보충하고 중요한 내용들을 요약정리하므로 보다 쉽게 작업치료사 국가고시를 준비할 수 있도록 구성하였다.

최근 국가시험은 보다 전문적이고, 과학적이며, 다양한 문제들이 출제되는 경향을 보이고 있다. 과거 출간된 서적들 대부분이 암기형 문제 풀이식으로 구성되어 있어 국가시험을 준비하는 학생들에게 큰 도움을 주지 못했던 반면, 본 서적은 다양한 분야의 실기형·사례형 문제들을 탑재하는 동시에 풍부한 해설을 통해 체계적이고, 논리적 학습이 가능하도록 편집하였다.

본 교재는 학생들의 이해도를 높이기 위해 구체적이고, 보다 체계적인 해설과 매뉴얼을 제공하고 있으며, 실전 문제와 같은 문제들을 통해 국시 및 임상대비 능력을 극대화하고자 하였다. 국시에 필요한 전공과목의 체계적인 정리는 학생들 스스로 학습이 가능하도록 하였으며, 출제 비중이 높은 이론과 실기, 그에 따른 해설을 통해 학생들의 학습효과를 극대화하여 국가시험에 대한 자신감을 높여주고자 한다.

작업치료사 국가시험을 준비하는 모든 학생들에게 등대와 같은 교재가 되기를 희망하며…

2024년 4월

작업치료 국시연구회

CONTENTS

해부생리학

CONTENTS

공중보건학

2024 OCCUPATIONAL THERAPY

OCCUPATIONAL THERAPY

해부생리학

2024 OCCUPATIONAL THERAPY

1

C·H·A·P·T·E·R

인체의 개요

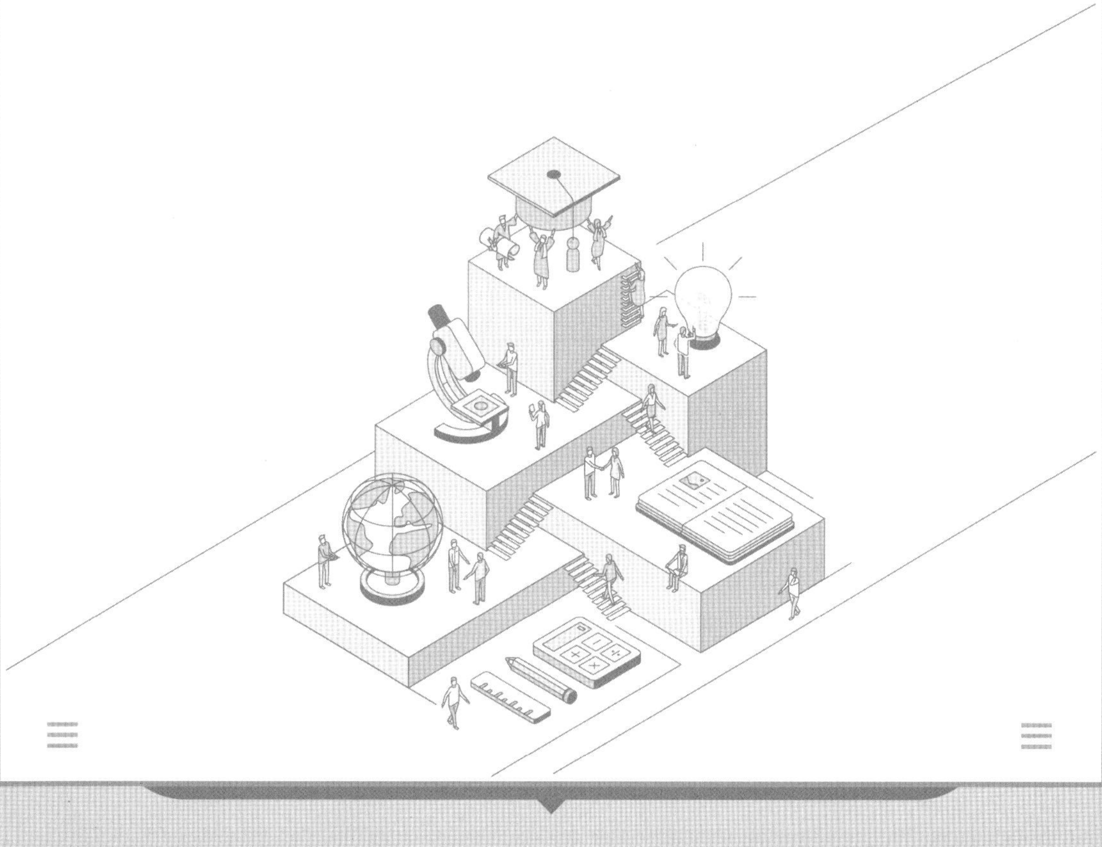

예·상·문·제·풀·이

01

몇 개의 기관이 서로 연결되어 하나의 기능적 단위를 이루는 것은?

1) 세포
2) 조직
3) 실질기관
4) 계통
5) 유기체

02

인체를 왼쪽·오른쪽 대칭으로 2등분하는 단면은?

1) 수평면(horizontal plane)
2) 이마면(frontal plane)
3) 가로면(transverse plane)
4) 정중면(median plane)
5) 관상면(coronal plane)

03

굽힘(flexion)과 폄(extension)은 어느 단면(body plane)에서 일어나는 움직임인가?

1) 시상면(sagittal plane)
2) 이마면(frontal plane)
3) 가로면(transverse plane)
4) 관상면(coronal plane)
5) 수평면(horizontal plane)

04

몸이나 특정부분의 넓은 공간을 무엇이라 하는가?

1) 오목(fossa)
2) 틈새(fissure)
3) 관(canal)
4) 굴(sinus)
5) 안(cavity)

문제해설

01 세포 → 조직 → 기관 → 계통 → 유기체

답 4)

02
- 시상면(sagittal pane)에서 특히 왼쪽과 오른쪽이 대칭이 되도록 이등분하는 면을 정중면(median plane)이라 한다.
- 이마면(frontal plane) : 몸이나 기관을 앞과 뒤로 나누는 면, 관상면(coronal plane)이라고도 한다.
- 가로면(transverse plane) : 몸이나 기관을 지면에 수평이 되게 나누는 면, 수평면(horizontal plane)이라고도 한다.

답 4)

03 각 면에서의 움직임
- 시상면 : 굽힘(flexion), 폄(extension)
- 이마면(관상면) : 벌림(abduction), 모음(adduction), 가쪽굽힘(lateral flexion, sidebending)
- 가로면(수평면) : 가쪽돌림(lateral rotation), 안쪽돌림(medial rotation), 뒤침(supination), 엎침(pronation)

답 1)

04
- 관 : 길게 이어진 구멍
- 굴 : 굴속같은 빈 공간

답 5)

05

몸의 구조, 기능 및 유전상의 기본단위는?

1) 세포(cell)
2) 조직(tissue)
3) 기관(organ)
4) 계통(system)
5) 유기체(organism)

06

특수한 기능이나 활동을 수행하기 위하여 각 조직들이 적절하게 결합된 상태는?

1) 세포(cell)
2) 조직(tissue)
3) 기관(organ)
4) 계통(system)
5) 유기체(organism)

07

다음 중 함몰부를 나타내는 용어는 무엇인가?

1) 돌기(process)
2) 거친면(tuberosity)
3) 결절(tubercle)
4) 능선(crest)
5) 고랑(groove)

08

돌출부를 나타내는 용어로 바른 것은?

1) 오목(fossa)
2) 결절(tubercle)
3) 고랑(groove)
4) 틈새(fissure)
5) 굴(sinus)

문제해설

05
- 원자(atom) – 분자(molecule) – 고분자(macromolecule) – 세포(cell) – 기관(organ) – 계통(system) – 유기체(organism)
- 세포는 위치에 따라 모양과 크기가 다르며 수명이나 기능에도 커다란 차이가 있다.
  - 조직 : 분화의 방향이 같고 구조와 기능이 비슷한 세포들의 집단
  - 4대 기본조직 : 상피조직, 결합조직, 신경조직, 근육조직
  - 기관 : 특수한 기능이나 활동을 수행하기 위하여 각 조직들이 적절하게 결합된 상태
  - 계통 : 몇 개의 기관이 서로 연결되어 하나의 기능적 단위를 이루는 것
  - 신경계의 기본 단위 : neuron, 콩팥의 기본 단위 : nephron, 골격근의 기본 단위 : sarcomere

답 1)

06 05번 해설내용 참조

답 3)

07 함몰부의 용어(Term of depression)

오목(fossa), 패임(notch), 자국(impression), 고랑(groove), 틈새(fissure), 구멍(foramen), 벌집(cell), 안(cavity), 관(canal), 길(meatus), 굴(sinus)

답 5)

08 돌출부의 용어(Term of projection)

융기(eminence), 돌기(process), 가시(spine), 관절융기(condyle), 위관절융기(epicondyle), 돌기(trochanter), 결절(tubercle), 거친면(tuberosity), 능선(crest), 선(line), 유두(papillary)

답 2)

09

다음에 오는 사람의 몸 구성 원소 중 상대적으로 비율이 낮은 것은?

1) C
2) H
3) O
4) N
5) Ca

10

사람 몸의 구성 원소 중 가장 높은 질량비(%)를 차지하고 있는 것은?

1) C
2) H
3) O
4) N
5) Fe

11

다음 중 해부학적 자세에서 시상축(sagittal axis)을 중심으로 관상면(coronal plane)에서 일어나는 움직임은?

1) 폄(extension)
2) 굽힘(flexion)
3) 벌림(abduction)
4) 엎침(pronation)
5) 회전(rotation)

12

어떤 기관에서 혈관, 신경 등 여러 관들의 출입이 있는 곳을 무엇이라 하는가?

1) 머리(head)
2) 바닥(base)
3) 꼭대기(apex)
4) 문(hilum)
5) 몸통(body)

문제해설

09 산소 O(65%) > 탄소 C(18.5%) > 수소 H(9.5%) > 질소 N(3.2%) > 칼슘 Ca(1.5) > 인 P(1.0%) > 칼륨 K > 황 S > 염소 Cl > 나트륨 Na > 마그네슘 Mg > 요오드 I > 철 Fe

답 5)

10 09번 해설내용 참조

답 3)

11 관상면은 이마면이라고도 하며 몸을 앞뒤로 나누는 면으로 벌림과 모음, 가쪽굽힘(lateral flexion)은 이 면에서 일어난다.

답 3)

12 문(hilum) : 기관에 혈관과 신경이 들어오는 움푹한 부분에 대한 일반용어

답 4)

해부생리학

13

등쪽몸안(dorsal cavity)에 해당하는 것은?

1) 가슴안(thoracic cavity) 2) 심장막안(preicardial cavity)
3) 머리뼈안(cranial cavity) 4) 배안(abdominal cavity)
5) 골반안(pelvic cavity)

14

가슴안(thoracic cavity)과 배안(abdominal cavity)의 경계가 되는 것은?

1) 가슴세로칸(mediastinum) 2) 가슴막(pleura)
3) 가로막(diaphragm) 4) 심장막(pericardium)
5) 척추뼈(vertebrae)

15

심장막안(pericardial cavity)과 가슴막안(pleural cavity)으로 구분되는 몸안(body cavity)은?

1) 머리뼈안(cranial cavity) 2) 척추안(vertebral cavity)
3) 가슴안(cranial cavity) 4) 배안(abdominal cavity)
5) 골반안(pelvic cavity)

16

왼쪽과 오른쪽의 가슴막안(pericardial cavity) 사이 즉, 허파와 허파 사이를 말하는 것은?

1) 가슴세로칸(mediastinum) 2) 배안(abdominal cavity)
3) 가로막(diaphragm) 4) 척추안(vertebral cavity)
5) 척추뼈(vertebrae)

문제해설

13 등쪽몸안에는 머리뼈안과 척주안(vertebral cavity)이 해당 된다.

답 3)

14 가로막은 가슴안과 배안을 나누는 경계이다.

답 3)

15
- 심장막안 : 심장을 싸고 있는 두 겹의 막 사이
- 가슴막안 : 허파를 싸고 있는 두 겹의 막 사이

답 3)

16 가슴세로칸은 좌우 허파(폐)와 허파 사이를 말한다.

답 1)

17

다음 중 소화기계통(digestive system)에 속하지 않는 기관(organ)은?

1) 항문(anus)
2) 간(liver)
3) 작은창자(small intestine)
4) 이자(pancreas)
5) 지라(spleen)

18

다음 중 편도는 어느 계통에 속하는가?

1) 근육계통
2) 순환계통
3) 신경계통
4) 소화계통
5) 호흡계통

19

인체에 있는 장기로 그 개수가 다른 것은 다음 중 무엇인가?

1) 위
2) 샘창자
3) 지라
4) 이자
5) 콩팥

20

다음 중 배쪽몸안(ventral cavity)을 연결한 것으로 바른 것은?

1) 가슴안(cranial cavity) — 골반안(pelvic cavity)
2) 가슴안(cranial cavity) — 척추안(vertebral cavity)
3) 머리뼈안(cranial cavity) — 배안(abdominal cavity)
4) 머리뼈안(cranial cavity) — 척추안(vertebral cavity)
5) 척추안(vertebral cavity) — 골반안(pelvic cavity)

문제해설

17 지라(spleen)

혈액의 저장, 파괴 및 생성하는 위장에 인접한 기관. 순환계통에 해당, 가장 큰 림프기관

답 5)

18
- 순환계통 : 가스와 영양분, 노폐물 등의 운반과 림프구 및 항체 생산에 관여. 심장, 혈액, 혈관, 림프, 지라, 가슴샘, 편도 등
- 편도 : 세균 등의 물질로부터 우리 몸을 방어하는 목 안쪽 및 코 뒷부분에 위치하는 림프조직

답 2)

19 콩팥은 양측에 1쌍으로 2개가 존재

답 5)

20
- 배쪽몸안(ventral cavity) : 가슴안(cranial cavity), 배안(abdominal cavity), 골반안(pelvic cavity)
- 등쪽몸안(dorsal cavity) : 머리뼈안(cranial cavity), 척추안(vertebral cavity)

답 1)

해부생리학

21

의학의 아버지로 불리며 해부학이라는 용어를 처음 사용한 사람은?

1) Hippocates
2) Aristoteles
3) Galenus
4) Leonard da Vinci
5) Andreas Vesalius

22

원숭이를 대상으로 해부학을 체계화시킨 사람은?

1) Adreas vesalius
2) Hippocrates
3) Galenus
4) Leonard da Vinci
5) Aristotles

23

해부학적 자세(Anatomical position)를 설명한 것이 아닌 것은?

1) 똑바로 선다
2) 눈은 수평면을 응시한다
3) 손가락은 곧게 편다
4) 손바닥이 앞을 향한다
5) 팔은 자연스럽게 살짝 구부린다

24

사람 몸의 각 부위와 구조를 명료하게 표시하고 통일되게 기술하기 위한 표준자세를 무엇이라 하는가?

1) 바른 자세
2) 해부학적 자세
3) 생리학적 자세
4) 기준 자세
5) 의학적 자세

문제해설

21
- 히포크라테스 시절(B.C. 460~377) 시체 해부가 금지되어 있어 내용은 빈약
- 아리스토텔레스(B.C. 384~320) : 동물을 해부하여 동물의 형태와 구조에 대한 과학적인 연구를 하여 해부학의 기초를 세움
- 갈레누스(130~201) : 원숭이를 대상으로 해부학 체계화
- 아드리아 베사리우스(1514~1564) : 'De Human Corporis Fabrica'라는 7권의 책을 펴내어 근대 해부학의 아버지로 불리게 됨, 동·식물의 형태와 구조 연구

답 1)

02 21번 해설내용 참조

답 3)

23
- 사람 몸의 각 부위와 구조를 명료하게 표시하고 통일되게 기술하기 위한 표준자세
- 똑바로 선 상태에서 눈은 수평면을 응시하고 팔을 늘어뜨려 손바닥이 앞을 향하며, 손가락은 곧게 편 상태

답 5)

24 23번 해설내용 참조

답 2)

25

현미경을 사용하여 생물체의 구조를 연구한 현미경해부학의 창시자라고 불리는 사람은?

1) Herophilos
2) William Harvey
3) Marpighi
4) Morgagni
5) Cuvier

문제해설

25
- 헤로피로스(B.C. 300) : 에사시스트라토스(Erasistratos)와 함께 최초의 시체해부, 이집트
- 윌리암하비(1578～1657) : 생리학의 아버지, 혈액순환의 이론 확립
- 모르가니(1682～1771) : 병리해부학
- 퀴비에(1769～1832) : 비교해부학
- Bichat(1771～1802) : 조직학

답 3)

26

근대 해부학의 아버지라고 불리는 사람은?

1) Galenus
2) Andreas vesalius
3) Leonard da Vinci
4) William Harvey
5) Langerhans

26 William Harvey(1578~1657)
영국 태생, 근대 생리학의 아버지

답 2)

27

단면(body plane)의 용어가 옳게 짝지어진 것은?

1) 시상면(sagittal pane) – 몸이나 기관을 왼쪽과 오른쪽으로 나누는 면
2) 이마면(frontal plane) – 몸이나 기관을 지면에 수평이 되게 나누는 면
3) 가로면(transverse plane) – 몸이나 기관을 앞과 뒤로 나누는 면
4) 정중면(median plane) – 몸이나 기관을 위·아래로 나누는 면
5) 관상면(coronal plane) – 몸이나 기관을 대각선으로 나누는 면

27
- 시상면(sagittal pane)에서 특히 왼쪽과 오른쪽이 대칭이 되도록 이등분하는 면을 정중면(median plane)이라 한다.
- 이마면(frontal plane) : 몸이나 기관을 앞과 뒤로 나누는 면, 관상면(coronal plane)이라고도 한다.
- 가로면(transverse plane) : 몸이나 기관을 지면에 수평이 되게 나누는 면, 수평면(horizontal plane)이라고도 한다.

답 1)

28

가슴세로칸(mediastinum)에 있는 것으로 바르지 <u>않은</u> 것은?

1) 심장
2) 기관
3) 폐
4) 식도
5) 가슴샘

28 심장, 혈관, 기관, 식도, 가슴샘, 림프절 등이 있다.

답 3)

29

배안(abdominal cavity)에 수용된 장기는?

1) 쓸개(gallbladder)
2) 난소(ovary)
3) 방광(urinary bladder)
4) 곧창자(rectum)
5) 자궁(uterus)

30

골반안(pelvic cavity)에 수용된 장기가 아닌 것은?

1) 작은창자
2) 곧창자
3) 구불잘룩창자
4) 자궁
5) 난소

31

구불잘룩창자가 수용되어 있는 곳은?

1) 머리뼈안
2) 척추안
3) 가슴안
4) 배안
5) 골반안

32

다음 중 위치한 순서가 앞에서부터 바르게 나열한 것은?

1) 자궁(uterus) → 방광 → 두덩결합 → 구불잘룩창자(sigmoid colon)
2) 방광(urinary bladder) → 두덩결합(pubic symphysis) → 자궁 → 구불잘룩창자
3) 두덩결합 → 구불잘룩창자 → 자궁 → 방광
4) 두덩결합 → 방광 → 자궁 → 구불잘룩창자
5) 자궁 → 두덩결합 → 구불잘룩창자 → 두덩결합

문제해설

29
- 머리뼈안(cranial cavity)−(뇌), 척추안(vertebral cavity)−(척수)
- 가슴안(thoracic cavity)−(심장, 허파, 기관, 식도, 가슴샘 등)
- 배안(abdominal cavity)−(간, 쓸개, 위, 이자, 지라, 작은창자, 콩팥, 요관, 큰창자 일부)
- 골반안(pelvic cavity)−(방광, 구불잘룩창자, 곧창자, 자궁, 난소, 전립샘, 정낭 등)

답 1)

30
- 머리뼈안(cranial cavity)−(뇌), 척추안(vertebral cavity)−(척수)
- 가슴안(thoracic cavity)−(심장, 허파, 기관, 식도, 가슴샘 등)
- 배안(abdominal cavity)−(간, 쓸개, 위, 이자, 지라, 작은창자, 콩팥, 요관, 큰창자 일부)
- 골반안(pelvic cavity)−(방광, 구불잘룩창자, 곧창자, 자궁, 난소, 전립샘, 정낭 등)

답 1)

31 골반안에 구불잘룩창자가 수용되어 있다.

답 5)

32 여성의 경우 방광과 구불잘룩창자 사이에 자궁이 있다.

답 4)

33

생물체의 구성과 기능 및 유전상의 기본 단위는 무엇인가?

1) 세포(cell)
2) 조직(tissue)
3) 기관(organ)
4) 계통(system)
5) 유기체(organism)

34

면역글로불린을 분비하는 세포는 무엇인가?

1) 파네트세포(Paneth cell)
2) 세르톨리세포(Sertoli's cell)
3) 니슬소체(Nissl's body)
4) 형질세포(plasma cell)
5) 술잔세포(goblet cell)

35

다음 중 heparin, histamine, serotonin을 분비하는 세포는?

1) 파네트세포(Paneth cell)
2) 세르톨리세포(Sertoli's cell)
3) 니슬소체(Nissl's body)
4) 술잔세포(goblet cell)
5) 비만세포(mast cell)

36

세포 바탕질과 조직액 사이에서 영양분과 각종 이온의 통로 역할을 하는 것은?

1) 세포질(cytoplasm)
2) 원형질(protoplasm)
3) 세포막(cell membrane)
4) 소기관(organelles)
5) 사이토졸(cytosol)

문제해설

33
- neuron : 신경계통의 기본 단위
- nephrone : 콩팥의 기본 단위
- sarcomere : 뼈대근육의 기본 단위

답 1)

34
- 신경세포 : 니슬소체함유, 재생 어려움, 산소에 민감
- 파네트세포 : 작은창자의 과립세포
- 세르톨리세포 : 고환의 버팀세포
- 술잔세포 : 점액분비세포
- 비만세포(mast cell) : heparin, histamine, serotonin 분비세포
- 형질세포 : 면역글로불린 분비

답 4)

35 34번 해설내용 참조

답 5)

36
- 세포질 : 여러 가지 소기관과 포함물을 함유하여 물질의 대사기능을 수행
- 원형질 : 세포를 구성하는 생명력이 있는 물질의 총칭
- 소기관 : 세포질에서 사립체, 골지체 및 용해소체 등과 같이 각각의 특수한 형태를 유지하며 일정한 기능을 수행하는 구조물
- 사이토졸 : 세포질에서 소기관들을 제외한 부분

답 3)

37

다음 중 길이가 가장 긴 세포는?

1) 정자
2) 신경세포
3) 근육세포
4) 뼈세포
5) 큰포식세포

38

세포질을 구성하는 성분으로 가장 많은 것은?

1) 물
2) 전해질
3) 단백질
4) 지질
5) 탄수화물

39

다음 중 세포의 세포질(cytoplasm)을 구성하는 것은?

1) 세포막(cell membrane), 핵소체(nucleouls)
2) 염색질(chromatin), 핵소체(nucleouls)
3) 소기관(organelles), 사이토솔(cytosol)
4) 세포막(cell membrane), 사이토솔(cytosol)
5) 소기관(organelles), 염색질(chromatin)

40

세포막의 주 구성 성분은?

1) 탄수화물과 지질
2) 지질과 단백질
3) 단백질과 탄수화물
4) 비타민과 무기질
5) 단백질

문제해설

37 세포 중 가장 긴 것은 신경세포이다.
답 2)

38 물 > 단백질 > 지질 > 전해질 > 탄수화물
답 1)

39 세포질에서 사립체, 골지체 및 용해소체 등과 같이 각각의 특수한 형태를 유지하며 일정한 기능을 수행하는 구조물을 소기관(organelles)이라고 하며, 소기관을 제외한 부분을 사이토솔(cytosol)이라고 한다.
답 3)

40 단백질(60%), 지질(35%)이고 탄수화물(5%)은 한쪽에 부착
답 2)

41

세포막 구성 성분 중 인지기능이 있는 것은?

1) 콜레스테롤
2) 외재성단백질
3) 내재성단백질
4) 당단백질
5) 당지질

42

세포내액에 가장 다량으로 들어있는 주요 전해질은?

1) Na^{+}
2) K^{+}
3) Cl^{-}
4) Mg^{2+}
5) Ca^{2+}

43

세포막의 기능으로 바르지 않은 것은?

1) 항상성 유지
2) 세포의 형태 유지
3) 흡수 및 배설작용
4) 물리적 장벽
5) 당저장 및 방출작용

44

바탕질과 속막에 시트르산회로와 관계하는 효소 및 전자전달계에 관여하는 효소들을 모두 포함하고 있어 ATP를 합성하여 세포의 에너지원으로 제공하는 것은?

1) 세포질그물
2) 사립체
3) 골지체
4) 용해소체
5) 리보솜

문제해설

41 자가세포 인지

답 4)

42
- 세포내액은 체중의 약 40%를 차지하며 주요 전해질로는 K^{+}, Mg^{2+}, HPO_4^{-} 등이 많다.
- 세포외액은 체중의 약 20%를 차지하며 주요 전해질로는 Na^{+}, Cl^{-} 등이 많다.

답 2)

43 세포막은 항상성 유지, 세포의 형태 유지, 흡수 및 배설, 물리적 장벽으로 작용한다.

답 5)

44 세포소기관 중 사립체에 대한 설명이다.

답 2)

해부생리학

45

사립체(Mitochondria)에서 TCA 회로와 전자전달계를 거치는 동안 합성되어 세포의 에너지원으로 쓰이는 것은?

1) RNA
2) DNA
3) 히스톤 단백질
4) ATP
5) 핵소체

46

사립체(mitochondria)에 대한 설명으로 바르지 않은 것은?

1) 세포호흡과 세포내 에너지 생산의 주된 기관이다
2) 바깥막과 속막으로 구분된다
3) 속막은 크리스테(cristae)라는 주름이 형성되어 있다
4) ATP를 합성하여 세포의 에너지원으로 제공한다
5) 단백질을 생산한다

47

동물에서 포도당 한 분자를 완전히 산화시키며 내는 ATP의 양은?

1) 24ATP
2) 26ATP
3) 36ATP
4) 38ATP
5) 42ATP

48

구연산회로, 전자전달계 및 산화적인산화와 관련이 깊은 세포소기관은?

1) 골지체(Golgi's apparatus)
2) 미토콘드리아(mitochondria)
3) 중심체(centrosome)
4) 용해소체(lysosome)
5) 세포질그물(endoplasmic reticulum)

문제해설

45 ATP는 세포의 에너지원이다.

답 4)

46 사립체는 2중막으로 안쪽에 크리스테라는 주름이 있으며 세포호흡과 ATP를 합성하는 에너지 생산의 주된 기관이다.

답 5)

47
- 호기성 세균(원핵생물) : 38 ATP
- 동물, 식물 등(진핵생물) : 36 ATP
- 포도당 → 피루브산 → TCA회로(구연산회로) → 전자전달계
- 포도당 → 피루브산 : 세포질의 해당과정(glycolysis)
- TCA회로(구연산회로)와 전자전달계는 사립체에서 진행

답 3)

48 **사립체 = 미토콘드리아**

세포내 호흡으로 ADP와 무기인산으로부터 ATP를 합성

답 2)

49

세포막에 대한 설명이 바르지 않은 것은?

1) 이온통로라는 많은 구멍이 있어 물질 이동의 선택적 관문 역할을 하는 반투과성막이다
2) 모든 동물의 세포막은 주로 지질과 단백질로 구성되어 있으며 한 쪽에 탄수화물이 부착되어 있다
3) 세포막은 일명 단위막(unit membrane) 혹은 유동 모자이크 모형막(fluid msaic model)이라 한다
4) 단백질은 지질 두 개 층을 관통하거나 묻혀있는 내재성단백질과 막의 표면에서만 발견되는 외재성단백질로 구분된다
5) 지질은 인지질, 콜레스테롤, 단백지질로 구성되어 있다

50

세포막의 투과성에 대한 설명으로 바르지 않은 것은?

1) 지질용해성물질이 수용성물질보다 투과성이 높다
2) 직경이 작을수록 투과성이 높다
3) Na^+, Cl^-는 투과성이 비교적 낮다
4) K^+는 투과성이 비교적 높다
5) 단백질과 PO_4^{3-}는 투과성이 거의 없다

51

다음 중 투과성과 관련된 설명으로 바른 것은?

1) 비극성물질이 극성물질보다 투과성이 높다
2) 직경이 클수록 투과성이 높다
3) Na^+는 투과성이 비교적 높다
4) 단백질은 투과성이 비교적 높다
5) K^+는 투과성이 비교적 낮다

문제해설

49 세포막은 일명 단위막(unit membrane) 혹은 유동 모자이크 모형막(fluid msaic model)이라 한다. 인지질(phospholipid)은 2개의 인지질분자층이라는 세포막의 기본구조를 이루고 있으며 친수성머리(hydrophilic head) 부분과 소수성꼬리(hydrophobic tail) 부분으로 구분된다. 탄수화물은 내재성단백질이나 지질 2중층에 부착해서 각각 당단백질(glycoprotein) 혹은 당지질(glycolipid)을 형성하고 있다.

답 5)

50
- K^+와 Cl^-는 투과성이 비교적 높지만 Na^+는 낮다.
- 비극성물질이 극성물질보다 투과성이 높다.

답 3)

51 50번 해설내용 참조

답 1)

52

세포막에서 세포와 세포사이의 인지과정에 중요한 요소로 호르몬과 같은 세포외 전령(messenger)에 대한 막수용체(membrane receptor)로 작용하는 것은?

1) 탄수화물(carbohydrate)
2) 내재성단백질(integral protein)
3) 콜레스테롤(cholesterol)
4) 인지질(phospholipid)
5) 외재성단백질(peripheral protein)

53

다음 중 여러 가지 소기관과 포함물을 함유하여 물질의 대사기능을 수행하는 것은?

1) 세포막
2) 세포질
3) 염색체
4) 중심체
5) 핵

54

세포질에서 사립체, 골지체 및 용해소체처럼 각각 특수한 형태를 유지하고 일정한 기능을 수행하는 구조물을 가리키는 것은?

1) 세포질
2) 원형질
3) 사이토졸
4) 중심체
5) 소기관

55

세포를 구성하는 생명력이 있는 물질을 총칭하는 것은?

1) 세포질
2) 원형질
3) 사이토졸
4) 중심체
5) 염색체

문제해설

52 내재성단백질이나 지질2중층에 부착해서 각각 당단백질(glycoprotein) 혹은 당지질(glycolipid)을 형성한다.

답 1)

53
- 세포질 : 여러 가지 소기관과 포함물을 함유하여 물질의 대사기능을 수행
- 원형질 : 세포를 구성하는 생명력이 있는 물질의 총칭
- 소기관 : 세포질에서 사립체, 골지체 및 용해소체 등과 같이 각각의 특수한 형태를 유지하며 일정한 기능을 수행하는 구조물
- 사이토졸 : 세포질에서 소기관들을 제외한 부분

답 2)

54 53번 해설내용 참조

답 5)

55 53번 해설내용 참조
세포막을 뺀 나머지. 즉, 핵+세포질

답 2)

56

세포질에서 소기관들을 제외한 부분은?

1) 세포질
2) 원형질
3) 사이토졸
4) 중심체
5) 세포막

57

세포막의 구성 성분 중 단백질, 지질과 공유결합하여 존재하는 것은?

1) 무기질
2) 비타민
3) 지방
4) 탄수화물
5) 콜레스테롤

58

세포막 구성 성분 중 세포막의 이동 속도를 조절하는 것은?

1) 인지질
2) 콜레스테롤
3) 당지질
4) 단백질
5) 탄수화물

59

세포막의 구성 성분 중 이온통로를 형성하는 것은?

1) 콜레스테롤
2) 외재성단백질
3) 내재성단백질
4) 당단백질
5) 당지질

문제해설

56 53번 해설내용 참조

답 3)

57
- 당단백질 : 단백질에 탄수화물이 공유결합
- 당지질 : 지질에 탄수화물이 공유결합

답 4)

58
- 지질 : 인지질(phospholipid, 물과 이온 등의 이동 장벽), 콜레스테롤(층 안정과 막의 유동성 조절; 물질의 세포막 이동 속도 결정), 당지질(glycolipid, 항원, 면역반응)
- 단백질 : 외재성단백질(peripheral protein, 세포의 형태나 운동성 관여), 내재성단백질(integral protein, 이온통로를 형성, 이온이나 물이 세포막을 통과할 수 있도록, 막을 지나는 화학적 신호의 전달 관여)
- 탄수화물 : 내재성단백질이나 지질 2중층에 부착(당단백질(glycoprotein) or 당지질(glycolipid)), 세포외 전령(messenger)에 대한 막수용체(membrane receptor)

답 2)

59 58번 해설내용 참조

답 3)

60

농도나 전기경사에 역행하여 물질 이동시키는 현상은 무엇인가?

1) 확산
2) 삼투
3) 여과
4) 능동운반
5) 수동운반

61

용질의 농도가 높은 곳으로 용매가 이동하는 현상은?

1) 확산
2) 삼투
3) 여과
4) 포화
5) 경쟁적 억제

62

능동적 운반(active transport)의 특성을 설명한 것으로 바르지 않은 것은?

1) 포화현상(sturation)
2) 에너지(ATP)를 이용
3) 경쟁적 억제(competitive inhibition)
4) 운반체의 특이성(specificity)
5) 촉진확산(facilitated diffusion)

63

다음 중 운반체를 이용한 물질 이동 방식으로 에너지가 필요 없는 것은?

1) 단순확산
2) 촉진확산
3) 삼투
4) 여과
5) 능동운반

문제해설

60 수동운반
- 확산(diffusion) : 농도가 높은 곳에서 낮은 곳으로 이동
- 삼투(osmosis) : 용질의 농도가 높은 곳으로 용매가 이동하는 현상
- 여과(filtration) : 정수압 차에 의한 용매와 용질의 이동(예, 오줌 생산)

답 4)

61 60번 해설내용 참조

답 2)

62
- 포화현상(sturation) : 운반체의 양은 언제나 일정하기 때문에 용질농도를 높이더라도 이동속도는 증가되지 않는다.
- 경쟁적 억제(competitive inhibition) : 운반체는 구조상 또는 작용상 유사한 물질과 결합이 경쟁적으로 나타나서 어는 하나의 단독 운반속도보다 작아진다.
- 운반체의 특이성(specificity) : 어떤 운반체는 특정한 물질의 운반에만 관여하고 다른 운반에는 관여하지 않는다.
- 확산(단순확산, 촉진확산)은 수동운반

답 5)

63
- 촉진확산은 운반체에 의한 이동이지만 에너지가 필요 없는 수동운반이다.
- 능동수송의 상세한 메커니즘은 아직 밝혀지지 않았지만, 몇 가지 가설이 제시되어 있다. 그중에서 이온이나 당 등의 분자가 운반체라고 하는 막 속의 특이성 물질(효소)과 결합하여 이동하며, 막의 반대쪽에 도달하면 해리된다. 그리고 운반체는 원래의 장소로 되돌아가서 다시 새로운 이온이나 분자와 결합하게 된다. 이 과정에서 에너지가 소비된다는 설이 가장 유력하다.

답 2)

64

해당과정(glycolysis)으로 생긴 피루브산(pyruvic acid)에 산소가 부족하여 발생하는 것은?

1) 요소(urea)
2) 암모니아(ammonia)
3) 지질(lipid)
4) 젖산(lactic acid)
5) 포도당(glucose)

65

인지질 두 개 층을 안정시키고 물질의 세포막 이동 속도를 결정하는 막 유동성 조절에 기여하는 것은?

1) 단백질
2) 콜레스테롤
3) 당지질
4) 핵
5) 사립체

66

Na^+-K^+ pump의 특성을 설명한 것으로 바르지 않은 것은?

1) Na^+은 세포 외로 이동시키고, K^+는 세포 내로 이동시킨다
2) Na^+은 3분자가 교환되고 K^+은 2분자가 교환된다
3) 전기화학적 및 전압차에 역행하여 진행한다
4) 신경흥분과 같은 전기 신호 발생의 근원이 된다
5) 에너지가 필요 없는 수동운반이다

67

염색체를 양극으로 이동시키는 세포소기관은?

1) 세포질그물(endoplasmic reticulum)
2) 미토콘드리아(mitochondria)
3) 골지체(Golgi's apparatus)
4) 중심체(centrosome)
5) 용해소체(lysosome)

문제해설

64 해당과정(glycolysis)으로 생긴 피루브산(pyruvic acid)은 산소가 충분하면 TCA 회로로 들어가 산화되지만, 산소가 부족하면 젖산(lactic acid)이 되어 근육에 쌓이게 된다.

답 4)

65 콜레스테롤은 세포막 안정과 유동성 조절에 기여한다.

답 2)

66 Na^+-K^+ pump는 능동운반에 해당한다.

답 5)

67 중심체는 세포분열 시 염색체를 양극으로 이동시킨다.

답 4)

68

세포 소기관(organelles) 중 백혈구와 거대포식세포에 많으며 불필요한 지방, 단백질, DNA, RNA, 탄수화물 혹은 세포내로 들어온 세균이나 각종 이물질들을 포식작용으로 소화·분해하여 세포의 방어 기전을 담당하는 것은?

1) 세포질그물(endoplasmic reticulum)
2) 골지체(Golgi's apparatus)
3) 리보솜(ribosome)
4) 용해소체(lysosome)
5) 중심소체(centriole)

69

다음이 설명하는 세포소기관은 무엇인가?

> 이중막으로 되어있고, 속막에는 주름이 있으며 ATP를 합성하여 세포의 에너지원으로 제공한다.

1) 세포질그물
2) 골지체
3) 용해소체
4) 사립체
5) 리보솜

70

골지체(Golgi's apparatus)에 대한 설명으로 바르지 않은 것은?

1) 핵 주위에 위치하며 분비세포에 많이 있다
2) 층판구조의 수조(cistern), 소포(vesicle) 및 공포(vacuole)로 구성된다
3) 형성면(forming face)과 성숙면(maturing face)으로 구분된다
4) 분비세포는 적으며 주로 흡수세포가 많다
5) 세포질그물에서(ER)에서 생산된 물질을 농축한다

문제해설

68
- 세포질그물 : 물질수송 및 단백질 합성, 지질 및 당원질 합성, 리보솜(ribosome)이 부착된 것을 거친세포질그물(rough endoplasmic reticulum) 또는 과립세포질그물(granular endoplasmic retinaculum)이라 한다.
- 거친세포질그물(rough endoplasmic reticulum) : 분비성 단백질 합성
- 매끈세포질그물(smooth endoplasmic reticulum, 리보솜 없음) : 지질, 콜레스테롤, steroid성 호르몬 합성과 대사, 해독작용
- 골지체 : 물질의 농축과 배출
- 리보솜 : 단백질 합성
- 중심소체 : 세포분열 시 방추사(spindle fiber) 형성

답 4)

69 사립체에 대한 설명이다.

답 4)

70 골지체는 핵주위에 위치하며 층판 구조를 이루고 있는 납작한 수조(cistern)와 이 층판 주변부에 있는 소포(vesicle), 그리고 보다 큰 공포(vacuole)로 구성되는데, 이들을 합쳐서 흔히 골지복합체(Golgi's complex)라고 한다. 골지체는 형질내세망에서 생산하여 운반되어 온 물질을 받아들이는 볼록한 쪽의 형성면(forming face)과 물질을 농축하여 배출하는 오목한 쪽의 성숙면(maturing face)으로 구분하며, 생성된 물질의 농축과 방출에 관여하므로 분비세포에 많다. 주로 단백질성 및 점액성 샘세포의 분비물 형성과 당질층 및 용해소체 형성, 지방을 흡수하는 기능이 있다.

답 4)

71

촉진적 확산(facilitated diffusion)에 대한 설명으로 옳지 않은 것은?

1) 포도당이나 아미노산을 세포외액에서 세포내액으로 이동
2) 높은 농도의 영역에서 낮은 농도의 영역으로 분자를 이동
3) 속도는 세포막에 있는 운반체의 숫자에 의해 제한
4) ATP를 소모
5) 농도 기울기의 역방향으로 이동하지 않음

72

콜로이드삼투압(colloid osmotic pressure, 교질삼투압)의 원인 물질은 무엇인가?

1) 탄수화물
2) 지방
3) 단백질
4) 무기질
5) 비타민

73

RNA와 단백질로 이루어져 있으며 단백질 합성을 하는 것은?

1) 용해소체(lysosome)
2) 리보솜(ribosome)
3) 중심소체(centriole)
4) 골지체(Golgi's apparatus)
5) 세포질그물(endoplasmic reticulum)

74

세포질에 흩어져 있거나 세포질그물(ER)에 붙어 있으며 RNA를 함유하고 있는 것은?

1) 용해소체(lysosome)
2) 골지체(Golgi's apparatus)
3) 리보솜(ribosome)
4) 미토콘드리아(mitochondria)
5) 중심소체(centriole)

문제해설

71 이온이나 포도당, 아미노산 및 핵산과 같은 많은 물질들은 지질에 불용성일 뿐만 아니라 세포막의 구멍을 통과하기에는 너무 크다. 이런 화합물들은 운반단백질이라는 특수한 막단백질에 의하여 수동적으로 세포막을 통과하는데, 이런 과정을 촉진확산(facilitated diffusion)이라고 한다. 능동수송과 같이 운반체(carrier)를 갖고 있다는 점은 같으나, 에너지를 필요로 하지 않기 때문에 농도 기울기의 역방향으로 이동하지 않는다.

답 4)

72 콜로이드삼투압
(colloid osmotic pressure, 교질삼투압)
단백질이 통과하지 못해서 발생하는 삼투압

답 3)

73 리보솜은 단백질을 합성하며 그 구성은 RNA와 단백질이다.

답 2)

74 자유리보솜, 부착리보솜

답 3)

해부생리학

75

DNA와 염기성 단백질인 히스톤(histone)으로 구성된 것은?

1) 핵막
2) 리보솜
3) 핵소체
4) 사립체
5) 염색질

76

RNA와 단백질로 구성되어 있으며, 리보솜을 합성하는 곳은?

1) 염색체
2) 사립체
3) 중심소체
4) 용해소체
5) 핵소체

77

다음 중 매끈(무과립)세포질그물에서 합성되는 것은?

1) 단백질
2) 인슐린
3) 스테로이드 호르몬
4) 성장호르몬
5) RNA

78

핵이 없는 세포로 바른 것은?

1) 백혈구, 근육세포
2) 적혈구, 혈소판
3) 신경세포, 간세포
4) 심장근육세포, 뼈세포
5) 없음

79

우리 몸에서 핵이 여러 개 있는 곳은?

1) 적혈구
2) 백혈구
3) 뼈대근육
4) 신경세포
5) 상피

문제해설

75
- 핵소체 : RNA와 단백질로 구성되어 있으며, 리보솜(ribosome)을 합성하는 곳
- 염색질 : DNA와 염기성 단백질인 히스톤(histone)으로 구성. 유사분열 시 염색체(chromosome)가 되었다가 분열이 끝나면 다시 염색질로 환원

답 5)

76 75번 해설내용 참조

답 5)

77
- 거친(rough)(과립, granular)세포질그물 ER : 표면에 리보솜(ribosome) 부착, 리보솜에서 생산된 물질이 거친세포질그물의 소포를 통하여 골지체로 운반, 단백질 합성
- 매끈(smooth)(무과립, agranular)세포질그물 ER : 리보솜이 없음, 해독작용, 지질과 글리코겐 합성, HCl 분비(위벽), 스테로이드 호르몬 합성과 대사 관여, Ca^{2+} 저장소(근육세포)

답 3)

78 적혈구와 혈소판은 핵이 없는 세포이다.

답 2)

79 뼈대근육세포는 핵을 다수 갖고 있고 적혈구와 혈소판은 핵이 없다.

답 3)

80

파네트세포(Paneth cell)를 볼 수 있는 곳은?

1) 고환　　2) 간
3) 작은창자　　4) 가슴샘
5) 이자

81

쿠퍼세포(Kupper's cell)를 볼 수 있는 곳은?

1) 고환　　2) 간
3) 작은창자　　4) 가슴샘
5) 이자

82

다음 중 헤파린(heparin)과 히스타민(histamine), 세로토닌(serotonin) 등을 분비하는 세포는?

1) 술잔세포　　2) 비만세포
3) 형질세포　　4) 색소세포
5) 지방세포

83

B림프구가 특수하게 분화된 것으로 항체를 생산하는 것은?

1) 술잔세포　　2) 비만세포
3) 형질세포　　4) 색소세포
5) 지방세포

84

다음 중 핵이 1개가 아닌 다핵세포는 무엇인가?

1) 뼈대근육세포　　2) 민무늬근육세포
3) 적혈구　　4) 백혈구
5) 혈소판

문제해설

80 작은창자에 파네트세포가 있다.
답 3)

81 간에 쿠퍼셀이 있다.
답 2)

82
- 지방세포(adipose cell) : 지방을 합성하고 저장, 열생산과 에너지 축적에 관여
- 형질세포(plasma cell) : B 림프구가 특수하게 분화된 것, 항체(antibody)를 생산
- 색소세포(pigment cell) : 많은 세포질 돌기를 갖고 있는 별모양의 세포, 멜라닌(melanin)을 함유

답 2)

83 82번 해설내용 참조
답 3)

84 뼈대근육세포는 핵을 다수 갖고 있고 적혈구와 혈소판은 핵이 없다.
답 1)

해부생리학

85

다음 중 니슬소체(Nissle's body)가 있는 세포는?

1) 신경세포
2) 근육세포
3) 생식세포
4) 뼈세포
5) 혈액세포

86

다음 중 술잔세포가(goblet cell) 가장 발달된 곳은?

1) 고환
2) 간
3) 큰창자
4) 가슴샘
5) 이자

87

해설소체(Hassall's corpuscle)를 볼 수 있는 곳은?

1) 고환
2) 간
3) 큰창자
4) 가슴샘
5) 이자

88

세르톨리세포(Sertoli's cell)를 볼 수 있는 곳은?

1) 고환
2) 간
3) 큰창자
4) 가슴샘
5) 이자

89

DNA의 구조는?

1) 사슬
2) 정육면
3) 원기둥
4) 2중 나선
5) 육각기둥

문제해설

85 신경세포에는 니슬소체가 있다.
답 1)

86 술잔세포는 큰창자에 가장 발달되어 많은 점액을 분비하여 배변을 원활하게 한다.
답 3)

87 가슴샘에 해설소체(Hassall's corpuscles)가 있다.
답 4)

88 고환에 세르톨리세포가 있다.
답 1)

89 염색체를 구성, 자기복제 가능, 돌연변이를 일으켜 이를 다음 세대에 전달 가능, 세포와 개체의 특성을 결정하는 정보를 저장, 정보를 이용하여 세포나 개체의 활동에 필수적인 단백질 합성 지시
답 4)

90

세포와 개체의 특성을 결정하는 정보를 저장하고 있으며 일명 유전자라고 하는 것은 무엇인가?

1) 세포질그물 2) 골지체
3) 리보솜 4) DNA
5) 중심소체

91

사람의 염색체(chromosome) 수는?

1) 16개 2) 26쌍
3) 36개 4) 46개
5) 56개

92

세포분열을 위한 준비단계인 사이기(interphase)에서 DNA가 복제는 어느 시기에서 일어나는가?

1) 전기 2) G1기
3) S기 4) G2기
5) 후기

93

모세관의 전단계, 세동맥의 바닥막 바깥 주위에 존재하는 수축력을 갖춘 길고 가느다란 특수한 세포의 일종을 무엇이라 하는가?

1) 파네트세포(Paneth cell) 2) 혈관주위세포(pericyte)
3) 쿠퍼셀(Kupper's cell) 4) 세르톨리세포(Sertoli's cell)
5) 술잔세포가(goblet cell)

문제해설

90 DNA=유전자

답 4)

91 사람의 염색체 수는 23쌍

- 성염색체(sex chromosome) : 여성 XX, 남성 XY
- 상동염색체(homologous chromosome) : 22쌍

답 4)

92
- G1기 : DNA 합성 전기 ; mRNA, tRNA, 리보솜, 효소 및 이외의 세포 성분들이 합성
- S기 : DNA 합성기 ; DNA 복제
- G2기 : DNA 합성 후기 ; 방추사 형성에 필요한 단백질 합성

답 3)

93 혈관주위세포는 혈관주위의 수축력 있는 특수한 세포이다.

답 2)

해부생리학

94

DNA(deoxyribonucleic acid)를 구성하는 염기가 아닌 것은?

1) 아데닌(adenine)
2) 구아닌(guanine)
3) 우라실(uracil)
4) 시토신(cytosine)
5) 티민(thymine)

95

RNA를 구성하는 염기가 아닌 것은?

1) 디옥시리보오스(deoxyribose)
2) 아데닌(adenine)
3) 구아닌(guanine)
4) 시토신(cytosine)
5) 우라실(uracil)

96

다음 중 DNA의 퓨린(Purine)으로 짝지어진 것은?

1) 시토신(cytosine), 티민(thymine)
2) 디복시리보스(deoxyribose), 리보스(ribose)
3) 아데닌(adenine), 구아닌(guanine)
4) 시토신(cytosine), 우라실(uracil)
5) 아데닌(adenine), 우라실(uracil)

문제해설

94 uracil은 RNA를 구성하는 염기이다.

• DNA와 RNA의 구성

		DNA	RNA
인산 (Phosphate)		H_3PO_4	H_3PO_4
5탄당 (5-carbon sugar)		Deoxyribose	Ribose
염기 (nitrogenous base)	Purine	Adenine	Adenine
		Guanine	Guanine
	Pyrimidine	Cytosine	Cytosine
		Thymine	Uracil
		2중 나선	단일 가닥

• DNA는 유전자, RNA는 단백질 합성을 주도
• 기본단위는 뉴클레오티드(nucleotide)
• DNA는 adenine-thymine, guanine-cytosine이 서로 상보적 결합을 하고 있다.

답 3)

95 94번 해설내용 참조

답 1)

96 94번 해설내용 참조

답 3)

97

핵산(nucleic acid)의 퓨린 염기(Purine)에 해당하는 것은?

1) Adenine
2) H_3PO_4
3) Cytosine
4) Thymine
5) Uracil

98

다음 중 DNA의 기능은 무엇인가?

1) 리보솜을 구성
2) 자기복제
3) 유전 정보를 세포질 안의 리보솜에 전달
4) mRNA에 해당 아미노산을 운반
5) 단백질 합성을 주도

99

유전정보를 단백질 합성 장소인 리보솜에 전달하는 것은?

1) mRNA
2) tRNA
3) rRNA
4) DNA
5) mitochondria

100

방추섬유(spindle fiber, 방추사) 형성에 필요한 단백질을 합성하는 시기는?

1) 전기
2) G1기
3) S기
4) G2기
5) 후기

문제해설

97 94번 해설내용 참조
핵산은 뉴클레오타이드로 구성된 생명체의 유전물질로, DNA와 RNA의 두 가지로 분류할 수 있다.

답 1)

98
- 복제(replication)란 DNA가 자기의 복사본을 만드는 과정
- 전사(transcription)란 DNA를 원본으로 사용하여 RNA를 만드는 과정
- 번역(translation)이란 mRNA의 염기서열을 단백질을 구성하는 아미노산 서열로 바꾸어주는 과정
- mRNA : 핵 안에 있는 DNA의 유전정보를 세포질 안의 리보솜에 전달
- tRNA : mRNA에 해당 아미노산을 운반
- rRNA : 리보솜을 구성

답 2)

99 98번 해설내용 참조

답 1)

100 사이기(interphase)의 G2기

답 4)

해부생리학

101

세포주기 중 방추섬유(spindle fiber, 방추사) 형성에 필요한 단백질이 합성되는 시기는?

1) 사이기(interphase)
2) 전기(prophase)
3) 중기(metaphase)
4) 후기(anaphase)
5) 말기(telophase)

102

세포소기관 중 세포분열시 방추사 형성에 관여하는 것은?

1) 사립체(mitochondria)
2) 중심소체(centriole)
3) 골지체(Golgi's apparatus)
4) 용해소체(lysosome)
5) 세포질그물(endoplasmic reticulum)

103

혈관을 이완시키는데 관여하는 2차 전령은 무엇인가?

1) cAMP
2) cGMP
3) IP3
4) Ca^{2+}
5) NO

104

뼈, 힘줄, 인대, 피막 등에 많은 섬유는?

1) 탄력섬유(elastic fiber)
2) 아교섬유(collagenous fiber)
3) 그물섬유(reticular fiber)
4) 근육원섬유(myofibrils)
5) 가는근육잔섬유(actin filament)

문제해설

101 세포주기는 사이기(세포분열 준비기), 분열기(핵과 세포질 이분), G0 phase(세포 자체의 정상적인 기능)로 구분되며 사이기의 G2 phase에 방추사 형성에 필요한 단백질이 합성된다.

답 1)

102 중심소체는 방추사를 구성하여 염색체를 서로 당겨 분열시킨다.

답 2)

103 2차 전령

- 세포 내에서 배위자를 대신해 생리적 반응을 유도하는 물질
  - cAMP : protein kinase A 활성
  - cGMP : protein kinase G 활성
  - IP_3 : 근육세포질그물(SR)로부터 Ca^{2+} 유리 → calmodulin-dependent protein kinase와 같은 효소들의 활성 촉진
  - DAG : protein kinase C 활성
  - Ca^{2+} : 근육 수축 유발
  - NO : 세포내 Ca^{2+} 농도 감소, 혈관 이완

답 5)

104
- 아교섬유 : 주성분은 아교질(collagen), 모든 결합조직에 가장 많이 존재
- 탄력섬유 : 탄력성이 매우 높은 섬유, 주성분은 탄력소(elastin), 동맥, 탄력연골, 탄력인대 등
- 그물섬유 : 그물구조 형성, 골수, 지라, 림프조직 등

답 2)

105

다음 중 고유결합조직에 해당되는 것은?

1) 맥락막, 홍채
2) 힘줄, 인대
3) 지라, 림프절
4) 림프
5) 혈액

106

다음 중 그물조직이 아닌 것은?

1) 지라
2) 림프절
3) 가슴샘
4) 골수
5) 홍채

107

결합조직에 있는 세포 중 항체(antibody)를 생산하며 만성 염증이 있을 경우나 림프조직에서 많이 나타나는 것은?

1) 미분화중간엽세포(undifferentiated mesenchymal cell)
2) 큰포식세포(macrophage)
3) 지방세포(adipose cell)
4) 형질세포(plasma cell)
5) 비만세포(mast cell)

문제해설

105 • 고유결합조직 : 피막, 힘줄, 인대 등
• 특수결합조직 : 뼈, 연골, 혈액, 림프 등

성긴결합조직	피부밑, 점막밑, 근육 사이 등
규칙치밀결합조직	힘줄, 인대, 근막, 널힘줄 등
불규칙치밀결합조직	진피, 뼈막, 신경집, 장기의 피막 등
그물조직	지라, 림프절, 가슴샘, 편도, 골수 등
탄력조직	황색인대, 목덜미인대, 대동맥 등
지방조직	피하지방, 성긴결합조직내 지방세포
색소조직	맥락막, 공막, 홍채 등
태아결합조직	탯줄의 와튼아교질(Warton's jelly)

답 2)

106 105번 해설내용 참조

답 5)

107 • 미분화중간엽세포 : 태아조직에서 광범위하게 존재, 다른 결합조직세포로 분화해 나가는 발생 잠재력
• 큰포식세포 : 일명 조직구(histiocyte), 탐식작용
• 지방세포 : 지방 합성 및 저장

답 4)

해부생리학

108

다음 중 특수결합조직에 해당하지 않는 것은?

1) 뼈
2) 연골
3) 혈액
4) 림프
5) 힘줄

109

다음 중 유리연골(hyaline cartilage)에 해당하는 것은?

1) 코중격(nasal septum)
2) 관절원반(articular disc)
3) 두덩사이원반(interpubic disc)
4) 후두덮개(epiglottis)
5) 귀관(auditory tube)

110

다음 중 섬유연골(fibrous cartilage)에 해당하는 것은?

1) 후두연골
2) 관절연골
3) 두덩사이원반
4) 후두덮개
5) 귀바퀴

111

탄력연골(elastic cartilage)로 이루어진 것은?

1) 후두덮개
2) 갈비연골
3) 후두연골
4) 관절연골
5) 기관연골

문제해설

108
- 고유결합조직 : 피막, 힘줄, 인대 등
- 특수결합조직 : 뼈, 연골, 혈액, 림프 등

답 5)

109
- 유리연골 : 소량의 아교섬유 ; 코중격, 후두연골, 기관연골, 관절연골, 갈비연골 등
- 섬유연골(fibrous cartilage) : 다량의 아교섬유, 매우 질긴 연골 ; 척추사이원반, 두덩사이원반(interpubic disc), 관절원반(articular disc) 등
- 탄력연골(elastic cartilage) : 다량의 탄력섬유, 귀바퀴(auricle), 후두덮개, 귀관(auditory tube) 등

답 1)

110 109번 해설내용 참조

답 3)

111
- 유리연골 : 소량의 아교섬유 ; 코중격, 후두연골, 기관연골, 관절연골, 갈비연골 등
- 섬유연골(fibrous cartilage) : 다량의 아교섬유, 매우 질긴 연골 ; 척추사이원반, 두덩사이원반(interpubic disc), 관절원반(articular disc) 등
- 탄력연골(elastic cartilage) : 다량의 탄력섬유, 귀바퀴(auricle), 후두덮개, 귀관(auditory tube) 등

답 1)

112

포식작용(phagocytosis)이 있는 세포로 바르지 않은 것은?

1) 큰포식세포(macrophage) 2) 단핵구(monocyte)
3) 쿠퍼세포(Kupffer's cell) 4) 미세아교세포(microglia cell)
5) 술잔세포(goblet cell)

113

다음 중 우리 몸에서 쌍으로 존재하는 것으로 바르게 조합된 것은?

1) 콩팥, 방광 2) 난소, 고환
3) 안구, 중간뇌 4) 부신, 이자
5) 지라, 간

114

생리식염수(NaCl)의 농도는?

1) 0.3% 2) 0.6%
3) 0.9% 4) 1.2%
5) 1.5%

115

적혈구를 저장액에 넣었을 때 발생하는 현상은?

1) 톱니모양으로 쭈그러든다
2) 용혈현상이 발생한다
3) 아무런 변화가 없다
4) 세포분열을 시작한다
5) 세포호흡을 시작한다

문제해설

112
- 그 외에 각종 림프모양조직 속의 그물세포(reticular cell), 간과 지라, 골수, 부신 등의 굴모세혈관의 내피세포(endothelial cell), 허파의 먼지세포(dust cell)가 포식작용을 한다.
- 술잔세포 : 점액 분비 세포

답 5)

113 방광, 중간뇌, 이자, 지라, 간은 인체에 1개씩 존재

답 2)

114 0.9%의 NaCl을 생리식염수라 한다.

답 3)

115
- 용혈 : 저장액에서 적혈구의 헤모글로빈이 혈구 밖으로 빠져나온다.
- 고장액(hypertonic solution) : 반투막을 이용한 삼투현상을 관찰할 때 압력이 높은 고농도 용액, 세포를 세포 속의 용액보다 농도가 높은 고장액에 담그면 세포가 수축(NaCl 농도 : 0.9%↑)
- 저장액(hypotonic solution) : 압력이 낮은 저농도 용액, 반투막을 사이로 농도가 낮은 용액의 용매가 농도가 높은 쪽으로 이동(NaCl 농도 : 0.9%↓)
- 등장액(isotonic solution) : 삼투압이 같은 2개 이상의 용액(NaCl농도 : 0.9%)

답 2)

해부생리학

116

실질기관(parenchymatous organ) – 속빈기관(hollow organ)으로 바르게 짝지어진 것은?

1) 간 — 자궁
2) 콩팥 — 난소
3) 위 — 식도
4) 이자 — 지라
5) 방광 — 창자

117

다음 중 실질기관(parenchymal organ)이 아닌 것은?

1) 간(liver)
2) 콩팥(kidney)
3) 이자(pancreas)
4) 자궁(uterus)
5) 지라(spleen)

118

포식작용으로(phagocytosis) 소화·분해하여 세포의 방어 기전을 담당하는 세포소기관은 무엇인가?

1) 세포질그물(endoplasmic reticulum)
2) 골지체(Golgi's apparatus)
3) 리보솜(ribosome)
4) 용해소체(lysosome)
5) 중심소체(centriole)

119

유사분열(mitosis) 시 한쌍의 중심소체(centriole)가 세포의 양극으로 이동하는 시기는?

1) 전기
2) 중기
3) 후기
4) 말기
5) G_0기

문제해설

116 • 실질기관 : 내부가 대부분 실질(그 고유의 기능을 영위하기 위한 세포집단)로 구성
• 속빈기관 : 내부가 관이나 주머니를 이루는 장기

답 1)

117 • 실질기관 : 내부가 대부분 실질로 구성
• 속빈기관(hollow organ) : 속 공간을 갖는 기관(위, 창자, 방광, 자궁)
• 실질 : 그 고유의 기능을 영위하기 위한 세포집단(조직)
• 간질 : 중요한 조직을 지지하고 영양을 유지하기 위한 조직

답 4)

118 용해소체는 소화·분해의 능력이 있는 세포소기관이다.

답 4)

119 전기(prophase) : 핵내의 염색질이 농축되어 염색체(chromosome)가 되는 시기, 각각의 염색체는 2개의 염색분체(chromatid)(매듭; centromere에 결합)로 구성, 한쌍의 중심소체(centriole)가 세포의 양극 쪽으로 이동, 방추사(spindle fiber) 출현, 핵막과 핵소체 소실

답 1)

120

세포분열 시 염색체들이 적도판(equatorial plate)에 일직선상으로 배열되는 시기는?

1) 전기(prophase)
2) 중기(metaphase)
3) 후기(anaphase)
4) 말기(telophase)
5) 사이기(interphase)

121

분열시간이 가장 짧은 시기이며 양분되어 염색체가 염색 분체(chromatid)로 분리되는 시기는?

1) 전기(prophase)
2) 중기(metaphase)
3) 후기(anaphase)
4) 말기(telophase)
5) 사이기(interphase)

122

정자 발생과정 중 염색체가 반감되는 시기는?

1) 정자세포 → 정자(sperm)
2) 정조세포(spermatogonium) → 제1차 정모세포(spermatocyte)
3) 제2차 정모세포 → 정자세포(spermatid)
4) 제1차 정모세포 → 제2차 정모세포
5) 정자 발생과정 중 염색체는 반감되지 않음

123

유사분열의 전기에 소실되는 것은?

1) 세포막
2) 핵막과 핵소체(인)
3) 중심소체와 염색체
4) 핵
5) 세포막과 핵막

문제해설

120
- 전기 : 분열 시간 가장 긴 시기, 방추사 형성, 2개의 염색분체 형성, 핵막과 핵소체(인) 소실
- 중기 : 염색체 적도판 배열, 염색체 매듭(centromere)에 방추사 부착
- 후기 : 분열시간 가장 짧은 시기, 양분되어 염색체가 염색 분체로 분리 → 딸염색체
- 말기 : 염색체가 염색질로 환원, 2개의 딸세포 형성

답 2)

121 120번 해설내용 참조

답 3)

122 1차 정모세포(46개의 염색체)에서 2차 정모세포가 될 때 염색채수가 23개로 반감된다.

답 4)

123 말기에 다시 형성

답 2)

해부생리학

124

정자나 난자의 성숙 과정에서 볼 수 있는 분열의 특수 형태는?

1) 무사분열
2) 직접분열
3) 감수분열
4) 간접분열
5) 핵분열

125

감수분열을 볼 수 있는 것은?

1) 신경세포
2) 근육세포
3) 생식세포
4) 뼈세포
5) 혈액세포

126

수용체의 자극을 효소성 단백질이나 이온통로에 전달하는 세포막의 구성물이며 3량체의 소단위(subunit : α, β, γ)로 구성되어 있는 것은?

1) 1차전령
2) 2차전령
3) 이온통로
4) G단백
5) Ca^{2+}

127

단층입방상피에 해당하는 것은?

1) 갑상샘소포
2) 자궁관
3) 기도점막
4) 콩팥잔
5) 요관

문제해설

124 정자와 난자는 감수분열이라는 유사분열의 특수 형태로 정자세포, 난세포 각각 23개의 염색체를 갖는다.

답 3)

125 124번 해설내용 참조

답 3)

126
- 수용체의 자극을 효소성 단백질이나 이온통로에 전달
- 3량체의 소단위(subunit) : α, β, γ
- 수용체의 흥분을 아데닐레이트 사이클레이스(adenylate cyclase)에 전달

답 4)

127 해설내용 참조

답 1)

128

입안, 피부, 식도는 어떤 상피로 이루어져 있는가?

1) 이행상피
2) 중층원주상피
3) 단층원주상피
4) 단층편평상피
5) 중층편평상피

129

콩팥깔때기, 요관, 방광, 요도 등을 이루고 있는 상피는 무엇인가?

1) 편평상피
2) 입방상피
3) 단층원주상피
4) 중층원주상피
5) 이행상피

130

다음 중 이행상피로 이루어진 곳은?

1) 가슴막(pleura)
2) 식도(esophagus)
3) 위(stomach)
4) 항문(anus)
5) 방광(urinary bladder)

문제해설

128 해설내용 참조

답 5)

129 해설내용 참조

답 5)

130 해설내용 참조

답 5)

상피의 종류

Explanation

편평상피	단층	단층편평상피	가슴막, 심장막, 배막, 허파꽈리, 토리주머니, 맥관내피, 윤활주머니 등
	중층	중층편평상피	입안, 피부, 식도, 후두, 성대, 질 등
입방상피	단층	단층입방상피	외분비샘, 갑상샘소포, 난소표면, 샘의 도관 등
	중층	중층입방상피	땀샘 등
원주상피	단층	단층원주상피	위와 창자의 점막상피 등
		단층섬모원주상피	자궁속막, 자궁관, 세기관지, 코곁굴, 척수중심관 등
	중층	중층원주상피	남성 요도의 해면체부, 항문 점막 등
	거짓중층	거짓중층섬모원주상피	기도점막, 귀관 등
이행상피	중층	이행상피	콩팥잔, 콩팥깔때기, 요관, 방광 등

해부생리학

131

다음 중 몸의 4대 기본조직에 해당하지 않는 것은?

1) 상피조직(epithelial tissue) 2) 결합조직(connective tissue)
3) 신경조직(nervous tissue) 4) 근육조직(muscular tissue)
5) 색소조직(pigment tissue)

132

다음 중 몸세포의 분열 형태는 무엇인가?

1) 유사분열 2) 직접분열
3) 감수분열 4) 무사분열
5) 가수분해

133

adenylate cyclase에 의하여 생성되는 2차 전령은 무엇인가?

1) cAMP 2) cGMP
3) IP_3 4) DAG
5) NO

134

포스포리파아제 C(phospholipase C)에 의하여 생성되는 2차 전령은?

1) IP_3 2) cAMP
3) Ca^{2+} 4) NO
5) cGMP

문제해설

131 몸의 기본 4대 조직 : 상피조직, 결합조직, 신경조직, 근육조직

답 5)

132 우리 몸세포의 분열은 간접분열인 유사분열의 형태를 이룬다.

답 1)

133

세포막 효소	2차 전령	세포 내 표적 단백질
adenylate cyclase	cAMP	protein kinase A
guanylate cyclase	cGMP	protein kinase G
phospholipase C	IP_3	Ca^{2+} channel in ER
	DAG	protein kinase C
	Ca^{2+}	Ca^{2+} activated enzyme & protein
	NO	cytoplasmic guanylate cyclase

답 1)

134 133번 해설내용 참조

답 1)

2

C·H·A·P·T·E·R

발생과 성장

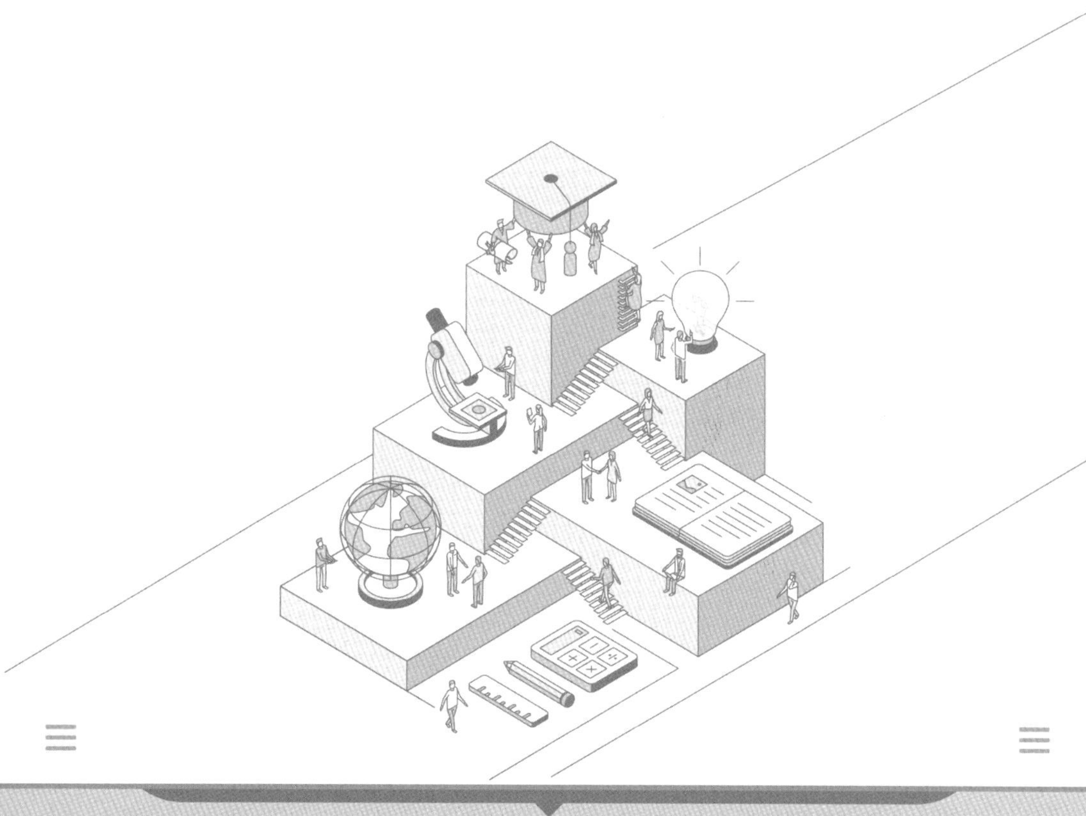

예·상·문·제·풀·이

01

다음 중 중배엽(mesoderm)에서 기원한 기관이 아닌 것은?

1) 연골　　2) 표피
3) 근육　　4) 심장
5) 림프관

02

다음 중 외배엽(ectoderm)에서 기원하는 것은?

1) 인두　　2) 털
3) 진피　　4) 뼈
5) 혈액

03

다음 중 내배엽(endoderm)에서 기원하는 것은?

1) 인두　　2) 뼈
3) 혈액　　4) 심장
5) 근육

문제해설

01
- 외배엽 : 표피, 털, 손·발톱, 피부샘, 신경계통, 감각기 등
- 중배엽 : 진피, 결합조직, 연골, 뼈, 근육, 심장, 혈관, 림프관, 지라, 혈액, 비뇨기 및 대부분의 생식기 상피, 장막 상피 등; 근육계통, 뼈대계통, 순환계통, 비뇨생식계통
- 내배엽 : 소화관 점막상피, 소화샘 상피, 호흡기 점막상피, 요도의 점막 상피, 귀관, 인두, 갑상샘 등; 소화계통, 호흡계통, 내분비계통
- 근육계통 중 외배엽 발생 기관 : 동공조임근, 동공확대근, 땀샘의 민무늬 근육
- 신경계통 중 중배엽 발생 기관 : 신경교세포 중 미세아교세포

답 2)

02 01번 해설내용 참조

답 2)

03 01번 해설내용 참조

답 1)

04

장차 태아가 될 부분으로 내배엽과 외배엽의 두 층을 합하여 가리키는 것은?

1) 원시선(primitive steak)
2) 배아원반(embryonic disc)
3) 중배엽(mesoderm)
4) 탯줄(umbrical cord)
5) 융모막(cohroin)

05

배아의 머리쪽과 꼬리쪽, 앞면과 뒷면, 그리고 왼쪽과 오른쪽을 구별할 수 있는 최초의 기준선이 되는 것은?

1) 분할선(cleavage line)
2) 원시줄무늬(primitive streak)
3) 새줄무늬체(neostriatum)
4) 반사줄무늬(reflex streak)
5) 혈관줄무늬(angioid streak)

06

태아에 대한 설명 중 바르지 못한 것은?

1) 임신 3개월부터 출생 전까지를 태아(fetus)라 한다
2) 5개월째부터 산모는 태동을 느끼게 된다
3) 6개월째 전신이 배냇솜털(lanugo)로 덮인다
4) 7개월째에는 눈꺼풀이 열리고 머리카락이 형성된다
5) 9개월이 되면 외음부에 남·녀의 차이가 난타난다

07

난자와 정자의 수정이 이루어지는 곳은 어디인가?

1) 요도
2) 질
3) 자궁
4) 자궁관
5) 난소

문제해설

04 발생 2주째가 되면 속세포덩이가 내배엽과 외배엽으로 양분되는데 이 두 층을 합하여 배아원반이라고 부르며 장차 태아가 될 부분이다.

답 2)

05 원시줄무늬(원시선)에 대한 설명이다.

답 2)

06
- 2개월까지를 배아(embryo)라 한다.
- 3개월 : 체모가 생기고 외음부에 남·녀의 차이가 난타난다.
- 4개월째부터 태동이 시작되나 일반적으로 모체가 느끼는 시기는 5개월째부터이다.

답 5)

07 일반적으로 난자와 정자의 수정이 이루어지는 곳은 자궁관팽대부

답 4)

08

수정란의 착상(implantation) 부위로 바른 것은?

1) 자궁관술(fimbriae of uterine tube)
2) 자궁관(uterine tube)
3) 자궁벽(uterine wall)
4) 자궁목(uterine cervix)
5) 질(vagina)

09

수정란의 초기 분열 단계에서 여러 개의 구획으로 나누어지는 현상을 무엇이라고 하는가?

1) 감수분열(meiosis)
2) 유사분열(mitosis)
3) 무사분열(amitosis)
4) 분할(cleavage)
5) 분화(differentiation)

10

수정란의 발달과정이 옳은 것은?

1) 중배엽－외배엽 → 내배엽
2) 외배엽－내배엽 → 중배엽
3) 중배엽－내배엽 → 외배엽
4) 외배엽－중배엽 → 내배엽
5) 내배엽－중배엽 → 외배엽

11

배아기(embryonic period)에 배아와 태반을 연결하는 구조물인 탯줄(umbrical cord)로 발달하게 되는 것은?

1) 양막(amnion)
2) 외배엽(ectoderm)
3) 내배엽(endoderm)
4) 난황주머니(york sac)
5) 몸통줄기(body stalk)

문제해설

08 착상 부위는 자궁벽(uterine wall; 자궁안의 위뒷벽)이고 착상 시기는 보통 수정 후 7일

답 3)

09
- 수정란은 자궁관을 지나는 동안 2세포기, 4세포기, 8세포기를 거치는 분할(난할 cleavage)을 하고 오디배기(morulastage)와 주머니배기(blastocyst stage)를 거친다.
- 분화(differentiation) : 세포가 분열, 증식하여 성장하는 동안에 구조나 기능이 서로 특수화하는 현상

답 4)

10
- 발생 2주째 : 속세포덩이(inner cell mass)가 외배엽 내배엽으로 분화
- 발생 3주째 : 원시선(primitive streak), 신경관(neural tube), 척삭(notochord) 형성, 중배엽

답 2)

11
- 양막 : 태아를 싸고 있는 막, 양막 공간 형성, 양수가 차있다.
- 발생 2주째 속세포덩이가 내배엽과 외배엽으로 양분 → 이 두 층을 합하여 배아원반(embrionic disc) → 태아가 될 부분
- 난황주머니 : 초기의 조혈기관으로 작용
- 요막(allantois) : 태아의 배꼽동맥과 배꼽정맥으로 발달

답 5)

12

수정란의 초기 발생 순서로 바른 것은?

1) 오디배기(morula stage) → 주머니배기 → 창자배기 → 세포기
2) 주머니배기(blastocyst stage) → 오디배기 → 세포기 → 오디배기
3) 세포기 → 오디배기 → 주머니배기 → 창자배기(gastrula stage)
4) 주머니배기(blastocyst stage) → 창자배기 → 오디배기 → 세포기
5) 세포기 → 주머니배기 → 오디배기 → 창자배기

13

1개의 난모세포(oocyte)가 성숙난자로 변할 때 극체(polar body)는 몇 개가 생성되는가?

1) 1개
2) 2개
3) 3개
4) 4개
5) 5개

14

1개의 난모세포는 몇 개의 난자를 생성하는가?

1) 1개
2) 2개
3) 3개
4) 4개
5) 5개

15

태아를 싸고 있는 가장 바깥쪽 막은 무엇인가?

1) 양막(amnion)
2) 난황주머니(yolk sac)
3) 요막(allantois)
4) 융모막(chorion)
5) 태반(placenta)

문제해설

12 세포기
2세포기 → 4세포기 → 8세포기

- 오디배기(morula stage) : 수정 후 8~16개의 분할알갱이로 나누어져 마치 뽕나무 오디처럼 보인다.
- 주머니배기(blastocyst stage) : 오디배를 이루고 있는 세포들 사이에 작은 공간 형성, 주변으로부터 액체가 들어와 주머니배공간(blastocoele)이 있는 주머니배(blastocyst) 형성. 주머니배는 속세포덩이(inner cell mass)와 영양막(trophoblast)로 나뉜다.
- 창자배기(gastrula stage) : 주머니배에 이어지는 초기 배단계. 단순형은 2층(외배엽과 중내배엽) 그리고 두 개의 강으로 구동. 한 개의 강은 외배엽과 내배엽 사이에 있고, 다른 한 개의 강은 함입에 의해서 형성되어 내배엽내에 존재하게 되며 한 개의 구멍을 갖는다.

답 3)

13 1개의 정모세포(spermatocyte)에서는 4개의 정자가 생기고 1개의 난모세포에서는 1개의 난자와 3개의 극체(polar body)가 생긴다.

답 3)

14 13번 해설내용 참조

답 1)

15 융모막은 태아 및 태아를 직접 싸고 있는 양막, 난황주머니, 요막을 싸고 있는 가장 바깥막으로 자궁 속막에 부착하여 태반을 형성한다.

답 4)

16

태아막 중 속세포덩이(inner cell mass)로부터 유래하는 것이 아닌 것은?

1) 융모막(chorion)
2) 배아(embryo)
3) 양막(amnion)
4) 난황주머니(york sac)
5) 요막(allantois)

17

태아를 직접 싸고 있는 막은?

1) 난황(yolk)
2) 양막(amnion)
3) 난황주머니(yolk sac)
4) 요막(allantois)
5) 융모막(chorion)

18

태아의 배꼽동맥과 배꼽정맥으로 발달하는 막은 무엇인가?

1) 난황(yolk)
2) 양막(amnion)
3) 난황주머니(yolk sac)
4) 요막(allantois)
5) 융모막(chorion)

19

태아의 초기(배아기) 조혈기관으로 작용하는 것은?

1) 양막(amnion)
2) 난황주머니(yolk sac)
3) 요막(allantois)
4) 융모막(chorion)
5) 태반(placenta)

문제해설

16 융모막은 영양막(trophoblast)으로부터 발달, 자궁속막에 부착하여 태반을 형성

답 1)

17
- 난황주머니(yolk sac) : 초기의 조혈기관으로 작용
- 요막(allantois) : 태아의 배꼽동맥과 배꼽정맥으로 발달하는 막
- 융모막(chorion) : 태아 및 나머지 막들을 싸고 있는 막

답 2)

18 17번 해설내용 참조

답 4)

19 17번 해설내용 참조

답 2)

20

조산(premature labor)의 의미는?

1) 임신 3개월 이전의 출산
2) 임신 5개월 이전의 출산
3) 임신 7개월 이후의 모든 출산
4) 임신 28～37주 사이의 출산
5) 임신 42주 이후의 출산

문제해설

20 • 24～37주 이전 : 간호학대사전
• 20～37주 이전 : 서울대학교병원
• 29～38주 사이 : 두산백과
• 28주 이상 37주 미만 : 기타 책

답 4)

21

분만 예정일은 월경나이(menstrual age)와 수정나이(fecundation age)로 각각 며칠인가?

1) 280일, 266일
2) 100일, 200일
3) 200일, 100일
4) 266일, 280일
5) 280일, 300일

21 • 월경나이(menstrual age) : 마지막 월경의 첫째 날부터 계산
• 수정나이(fecundation age) : 정자와 난자가 수정된 날부터 계산

답 1)

22

태반(placenta)을 구성하는 막으로 바른 것은?

1) 요막
2) 양막
3) 자궁속막과 융모막
4) 요막과 융모막
5) 양막과 요막

22 태반은 산모의 자궁속막과 태아의 융모막으로 구성되며 태아의 생명 유지와 발육을 위해 영양분과 산소를 공급하고 노폐물이나 이산화탄소가 배출되는 곳이다.

답 3)

23

태반의 완성 시기는 언제인가?

1) 임신 1개월 말경
2) 임신 2개월 말경
3) 임신 3개월 말경
4) 임신 4개월 말경
5) 임신 5개월 말경

23 태반은 임신 3개월 초기부터 형성되며 4개월이 지나면 완성된다.

답 4)

24

태아를 분만하게 되면 배출되는 것이 아닌 것은?

1) 태반　　2) 자궁
3) 양막　　4) 탯줄
5) 융모막

25

배아의 기간은 언제인가?

1) 임신 1주일 까지　　2) 임신 1개월 까지
3) 임신 2개월 까지　　4) 임신 3개월 까지
5) 임신 4개월 까지

26

태아의 외부생식기가 나타나는 시기는 언제인가?

1) 발생 1개월　　2) 발생 2개월
3) 발생 3개월　　4) 발생 4개월
5) 발생 5개월

27

얼굴과 팔다리가 형성되는 시기는 언제인가?

1) 4주　　2) 8주
3) 12주　　4) 16주
5) 20주

28

태동을 시작하는 시기는 언제인가?

1) 발생 1개월　　2) 발생 2개월
3) 발생 3개월　　4) 발생 4개월
5) 발생 5개월

문제해설

24 자궁은 배출되지 않는다.

답 2)

25
- 배아 : 발생 8주(2개월) 까지
- 태아 : 발생 9주(3개월)~출생

답 3)

26
- 4~8주 : 인체의 주요 기관과 계통이 형성되는 시기(얼굴, 팔다리 형성)
- 3개월 : 바깥음부(외부생식기) 남녀의 차이, 손가락과 발가락
  - 성감별이 최초로 가능해지는 시기 : 약 14주경
- 4개월 : 태동 시작(산모는 보통 5개월째부터 태동을 느낌)
- 6개월 : 전신에 배냇솜털
- 7개월 : 머리카락 형성, 눈꺼풀 갈라짐

답 3)

27 26번 해설내용 참조

답 2)

28 26번 해설내용 참조

답 4)

29

태아와 산모 사이의 모든 물질교환이 이루어지는 곳은?

1) 난황(yolk)
2) 양수(amniotic fluid)
3) 배냇솜털(lanugo)
4) 태반(placenta)
5) 양막(amnion)

30

양수의 기능으로 바르지 않은 것은?

1) 태아운동 원활
2) 충격으로부터 보호
3) 온도 유지
4) 분만 보조 작용
5) 산소와 양분 공급

31

태아의 태반순환이 시작되는 시기는 언제인가?

1) 발생 3개월 말경
2) 발생 4개월 말경
3) 발생 5개월 말경
4) 발생 6개월 말경
5) 발생 7개월 말경

32

신생아(neonate)란 언제까지를 말하는가?

1) 생후 1주
2) 생후 2주
3) 생후 4주
4) 생후 8주
5) 생후 1년

33

저체중아의 체중은 얼마인가?

1) 0.5kg 이하
2) 1.5kg 이하
3) 2.5kg 이하
4) 3.5kg 이하
5) 4.5kg 이하

문제해설

29 태반은 산모의 자궁속막과 태아의 융모막으로 구성되며 태아의 생명 유지와 발육을 위해 영양분과 산소를 공급하고 노폐물이나 이산화탄소가 배출되는 곳이다.

답 4)

30
- 산소와 양분 공급은 태반을 통해 이루어진다.
- 자궁 수축에 의한 양수 압력의 증가가 자궁 문을 벌어지게 하는 힘으로 작용

답 5)

31 태반순환(placental circulation) : 태반이 만들어지고 나서의 태아 혈액순환; 4개월 말경 태반이 완성

답 2)

32 신생아의 몸무게가 500~1,000g이면 미성숙아(immature infant)라고 하고 정상적인 신생아는 보통 키 50cm, 몸무게 3.3kg 정도 한다.

답 3)

33 저체중아 : 출생 시의 체중이 2,500g 이하인 아이

답 3)

3

C·H·A·P·T·E·R

뼈대계통

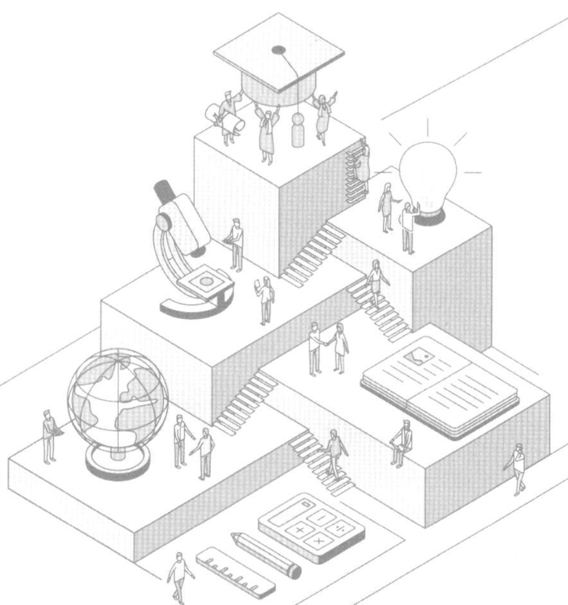

2024 OCCUPATIONAL THERAPY

예·상·문·제·풀·이

01

뼈의 모양에 따른 분류가 바른 것은?

1) 긴뼈 : 손목뼈(carplar bone)
2) 짧은뼈 : 종아리뼈(fibula)
3) 납작뼈 : 무릎뼈(patella)
4) 불규칙뼈 : 척추뼈(vertebra)
5) 종자뼈 : 관자뼈(tempral bone)

02

다음 중 막뼈되기(intramembranous ossification)에 의해서 형성되는 뼈가 아닌 것은?

1) 이마뼈(frontal bone)
2) 마루뼈(parietal bone)
3) 빗장뼈(clavicle)
4) 아래턱뼈(mandible)
5) 노뼈(radius)

03

뼈에 대한 설명으로 잘못된 것은?

1) 머리덮개뼈는 해면뼈로 되어있는 판사이층이 있다
2) 볼크만관으로 혈관과 신경이 지나간다
3) 막뼈되기는 부피성장에 관여한다
4) 연골뼈되기는 길이성장에 관여한다
5) 하버스관은 골수로 차여있다

문제해설

01
- 긴뼈 : 넙다리뼈(femur), 위팔뼈(humerus), 노뼈(radius), 자뼈(ulna), 종아리뼈(fibula), 정강뼈(tibia)
- 짧은뼈 : 손목뼈(carpals), 발목뼈(tarsals)
- 납작뼈 : 머리뼈(skull)의 일부, 어깨뼈(scapula), 갈비뼈(rib), 복장뼈(sternum)
- 공기뼈 : 속면에 공간을 형성하여 공기를 함유하고 있는 뼈; 이마뼈(frontal bone), 위턱뼈(maxilla), 벌집뼈(ethmoid bone), 나비뼈(sphenoid bone), 관자뼈(temporal bone)
- 봉합뼈 : 마루뼈(parietal bone)와 뒤통수뼈(occipital bone)의 봉합사이, wo-mian bone
- 종자뼈 : 힘줄(tendon)이나 관절주머니(articular capsule) 속에 있는 작은 뼈, 가장 큰 종자뼈는 무릎뼈(patella)

답 4)

02
- 막뼈되기는 섬유성결합조직막이 직접 뼈로 전환되는 방식 : 이마뼈, 마루뼈, 뒤통수뼈, 관자뼈, 위턱뼈, 아래턱뼈 같은 납작뼈 그리고 빗장뼈 등
- 연골뼈되기(endocartilagenous ossification) : 대부분의 뼈들이 발생되는 과정으로 유리연골이 퇴행되면서 뼈로 대치되는 방식

답 5)

03 긴 축을 따라 길게 배열된 중심관인 하버스관은 치밀뼈에 있으며 혈관과 신경의 통로가 된다.

답 5)

04

성인의 총 뼈 개수는?

1) 66개
2) 106개
3) 206개
4) 306개
5) 406개

05

뼈끝연골(뼈끝판)의 뼈되기가 완성되는 시기는?

1) 10세 전후
2) 15세 전후
3) 20세 전후
4) 25세 전후
5) 30세 전후

06

다음 중 섬유연골인 것은 무엇인가?

1) 코중격
2) 갈비연골
3) 귀바퀴
4) 후두덮개
5) 척추사이원반

07

뼈의 성장에 관여하는 요인이 아닌 것은?

1) 체중과 운동으로 인한 적당한 자극
2) 칼시트리올(calcitriol)
3) 이눌린(inulin)
4) 에스트로겐(estrogen)
5) 테스토스테론(testosterone)

문제해설

04 머리뼈 22개, 목뿔뼈 1개, 귓속뼈 6개, 척주 26개, 복장뼈 1개, 갈비뼈 24개, 팔뼈 64개, 다리뼈 62개 → 총 206개

답 3)

05 약 25세를 전후로 뼈끝판은 뼈되기가 완성되어 뼈끝선으로 나타난다.

답 4)

06
- 유리연골 : 가장 많이 분포되어 있으며 소량의 아교섬유가 얽혀있다; 코중격, 후두연골, 기관연골, 관절연골, 갈비연골 등
- 섬유연골 : 다량의 아교섬유가 섬유다발을 이루어 분포, 질기다; 척추사이원반, 두덩사이원반, 관절원반 등
- 탄력연골 : 다량의 탄력섬유가 분포; 귀바퀴, 후두덮개, 귀관 등

답 5)

07
- 영양분, 일조량, 체중과 운동으로 인한 적당한 자극
- 콩팥에서 분비되는 칼시트리올(calcitriol)
- 뇌하수체에서 분비되는 성장호르몬(GH)
- 갑상샘에서 분비되는 티록신(tyroxine)과 칼시토닌(calcitonin)
- 부갑상샘에서 분비되는 부갑상샘호르몬(parathormone)
- 난소에서 분비되는 에스트로겐(estrogen), 고환에서 분비되는 테스토스테론(testosterone)
- 비타민 A(골 흡수), C(교원질 합성 촉진), D(작은창자에서 칼슘 흡수 조절)
- 칼슘, 인

답 3)

08

다음 중 가장 먼저 뼈되기(ossification)가 시작되는 뼈는 무엇인가?

1) 노뼈
2) 자뼈
3) 넙다리뼈
4) 정강뼈
5) 빗장뼈

09

뼈조직의 가장 바깥층인 뼈막(periosteum)에 대한 설명으로 바르지 않은 것은?

1) 공기가 들어있어 뼈의 무게를 감소시켜준다
2) 관절연골면을 제외한 뼈의 모든 표면을 싸고 있다
3) 뼈의 보호, 성장 및 재생에 관여하는 질긴 결합조직성 이중막이다
4) 바깥층은 혈관과 신경의 분포가 풍부하고 근육이 부착하는 장소이다
5) 속층은 뼈 속으로 뻗어 들어가 뼈막이 뼈에서 분리되지 않도록 부착시킨다(관통섬유)

10

뼈의 길이를 성장시키는 것은?

1) 뼈막(periosteum)
2) 뼈끝판(epiphyseal plate)
3) 골수(bone marrow)
4) 뼈몸통(diaphysis)
5) 뼈끝(epiphysis)

11

뼈의 부피를 증가시키는 것은?

1) 뼈막
2) 뼈끝판
3) 골수
4) 뼈몸통
5) 뼈끝

문제해설

08 빗장뼈는 몸에서 가장 먼저 뼈되기가 진행

답 5)

09 속면에 공간을 형성하여 공기를 함유하고 있는 뼈는 공기뼈다.

답 1)

10 뼈막 : 뼈의 부피 증가

답 2)

11 뼈끝판 : 뼈의 길이 성장

답 1)

12

다음 중 뼈의 보호, 성장, 재생에 관여하는 것으로 가장 바른 것은?

1) 샤피섬유(sharpey's riber)
2) 치밀뼈(compact bone)
3) 뼈잔기둥(bony trabecula)
4) 볼크만관(Volkmann's canal)
5) 뼈막(periosteum)

13

뼈조직을 흡수하여 골수공간과 혈관 및 신경 등의 통로를 만드는 세포는 무엇인가?

1) 뼈파괴세포(osteoclast)
2) 뼈모세포(osteoblast)
3) 뼈세포(osteocyte)
4) 뼈바탕질(bone matrix)
5) 골수(bone marrow)

14

뼈바탕질을 생산하여 뼈형성에 관여하는 것은 다음 중 무엇인가?

1) 뼈파괴세포
2) 뼈모세포
3) 뼈세포
4) 하버스관
5) 볼크만관

15

다음 중 구성하는 뼈의 수가 바르지 않은 것은?

1) 귓속뼈(auditory ossicle) : 3개
2) 뇌머리뼈(cranial bone) : 8개
3) 얼굴뼈(facial bone) : 15개
4) 목뿔뼈(hyoid) : 1개
5) 보습뼈 : 1개

문제해설

12 뼈막은 뼈의 보호, 영양, 성장, 재생에 관여한다.

답 5)

13
- 뼈모세포 : 뼈바탕질을 생산하여 뼈 형성에 관여
- 뼈세포 : 뼈모세포가 자신이 생산한 뼈바탕질 속에 매몰된 것
- 뼈바탕질 : 아교섬유가 중심인 유기성분과 칼슘, 인 등의 무기성분으로 구성
- 골수 : 혈구 생산하는 조혈기관

답 1)

14 13번 해설내용 참조

답 2)

15
- 머리뼈(skull) 23개 : 뇌머리뼈 8개(이마뼈, 뒤통수뼈, 관자뼈, 마루뼈, 나비뼈, 벌집뼈), 얼굴뼈 15개(눈물뼈, 코뼈, 광대뼈, 입천장뼈, 위턱뼈, 코선반뼈, 보습뼈, 아래턱뼈, 목뿔뼈)
- 귀속뼈 : 6개 – 망치뼈(malleus), 모루뼈(incus), 등자뼈(stapes)

답 1)

16

머리뼈(skull) 중 쌍으로 구성된 것은?

1) 이마뼈(frontal) 2) 뒤통수뼈(occipital)
3) 나비뼈(sphenoid) 4) 눈물뼈(lacrimal)
5) 벌집뼈(ethmoid)

17

머리뼈(skull) 중 1개로 이루어진 것은?

1) 관자뼈 2) 광대뼈
3) 뒤통수뼈 4) 코선반뼈
5) 입천장뼈

18

다음 중 조혈작용과 관련이 있는 것은?

1) 적색골수 2) 황색골수
3) 아교골수 4) 뼈막
5) 연골

19

다음 중 일생동안 적색골수가 존재하는 뼈는?

1) 위팔뼈 2) 노뼈
3) 복장뼈 4) 넙다리뼈
5) 정강뼈

20

뼈막(periosteum)으로부터 중심관을 가로로 연결하는 것은?

1) 하버스관(Haversian canal) 2) 볼크만관(Volkmann's canal)
3) 골수(bone marrow) 4) 뼈끝판(epiphyseal plate)
5) 뼈단위(osteon)

문제해설

16
- 1개 : 이마뼈(frontal), 뒤통수뼈(occipital), 나비뼈(sphenoid), 벌집뼈(ethmoid), 보습뼈(vomer), 아래턱뼈(mandible), 목뿔뼈(hyoid)
- 2개 : 관자뼈(temporal), 마루뼈(parietal), 눈물뼈(lacrimal), 코뼈(nassal), 광대뼈(zygomatic), 입천장뼈(palatine), 위턱뼈(maxilla), 코선반뼈(inferior nasal concha)

답 4)

17 16번 해설내용 참조

답 3)

18
- 황색골수 : 성인이 되면 적색골수가 지방세포로 대치
- 아교골수 : 노인이나 소모성 질환의 환자

답 1)

19 성인에서 적색골수는 짧은 뼈나 납작뼈들의 해면뼈에서만 존재한다.

답 3)

20 긴 축을 따라 길게 배열된 중심관(하버스관, Haversian canal)과 뼈막으로부터 중심관을 가로로 연결하는 볼크만관(Volkmann's canal)은 혈관과 신경의 통로가 된다.

답 2)

21

다음 중 하버스관(Harversian canals, 중심관)을 볼 수 있는 곳은?

1) 뼈막
2) 치밀뼈
3) 해면뼈
4) 골수
5) 뼈끝판

22

긴뼈에서 세로방향으로 길게 배열된 관으로 신경과 혈관의 통로가 되는 것은?

1) 뼈끝판(epiphyseal plate)
2) 골수(bone marrow)
3) 뼈잔기둥(bony trabecula)
4) 볼크만관(Volkmann's canal)
5) 하버스관(haversian canal)

23

인체에 있는 각 뼈의 총 개수로 바르지 않은 것은?

1) 귓속뼈(auditory ossicle) — 6개
2) 목뿔뼈(hyoid) — 1개
3) 복장뼈(sternum) — 3개
4) 갈비뼈(rib) — 24개
5) 척주(vertebral column) — 26개

24

다음 중 얼굴뼈에 해당하지 않는 것은?

1) 광대뼈
2) 아래턱뼈
3) 벌집뼈
4) 보습뼈
5) 목뿔뼈

문제해설

21 긴뼈에서는 중심관을 축으로 하여 이를 둘러싸고 있는 동심원상의 층판구조인 뼈단위층판이 나타나는데 이렇게 긴축을 따라 길게 배열된 중심관이 있고 뼈막으로부터 중심관을 가로로 연결하여 혈관과 신경의 통로가 되는 폴크만관(Volkmann's canal)이 있다.

답 2)

22 세로로 배열된 하버스관(중심관)과 가로로 연결된 볼크만관은 혈관과 신경의 통로가 된다.

답 5)

23 복장뼈는 자루, 몸통, 칼돌기로 구분되는 1개의 뼈다.

답 3)

24 벌집뼈는 뇌머리뼈에 해당

답 3)

25

숫구멍(fontanelle) 중 생후 2년경으로 가장 늦게 폐쇄되는 것은?

1) 앞숫구멍(anterior(frontal) fontanelle)
2) 뒤숫구멍(posterior(occipital) fontanelle)
3) 앞가쪽숫구멍(anterolateral(sphenoidal) fontanelle)
4) 뒤가쪽숫구멍(posterolateral(mastoid) fontanelle)
5) 뒤가쪽숫구멍과 뒤숫구멍(posterolateral(mastoid) and posterior (occipital) fontanelle)

문제해설

25
- 앞숫구멍 : 시상봉합과 관상봉합의 연결부, 생후 2년경 폐쇄
- 뒤숫구멍 : 시상봉합과 시옷봉합의 연결부, 생후 3개월경 폐쇄
- 앞가쪽숫구멍 : 관상봉합과 비늘봉합의 연결부, 생후 6개월경 폐쇄
- 뒤가쪽숫구멍 : 비늘봉합과 시옷봉합의 연결부, 생후 1년경 폐쇄

답 1)

26

숫구멍 중 생후 3개월 경에 가장 먼저 폐쇄되는 것은?

1) 앞숫구멍
2) 뒤숫구멍
3) 앞가쪽숫구멍
4) 위가쪽숫구멍
5) 앞가쪽숫구멍과 뒤가쪽숫구멍

26 25번 해설내용 참조

답 2)

27

몸통뼈대(Axial skeleton)에 속하지 않는 것은?

1) 머리뼈(Skull)
2) 귓속뼈(Auditory ossicle)
3) 목뿔뼈(Hyoid)
4) 척주(vertebral column)
5) 볼기뼈(hip bone)

27
- 몸통뼈대(Axial skeleton) : 80개
  - 머리뼈(Skull) : 22
  - 귓속뼈(Auditory ossicle) : 6
  - 목뿔뼈(Hyoid) : 1
  - 척주(vertebral column) : 26
  - 복장뼈(Sternum) : 1
  - 갈비뼈(Rib) : 24
- 팔다리뼈대(Appendicular skeleton) : 126개
  - 팔뼈(Upper limb) : 64
  - 다리뼈(Lower limb) : 62
    다리이음뼈(pelvic girdle) 2 + 자유다리뼈(bones of free lower limb) 60
  - 다리이음뼈(pelvic girdle) : 다리를 몸통에 연결시키는 왼쪽·오른쪽 볼기뼈(hip bone)

답 5)

28

얼굴뼈(facial bones) 중 1개로 이루어진 것은?

1) 코뼈(nassal)
2) 입천장뼈(palatine)
3) 위턱뼈(maxilla)
4) 보습뼈(vomer)
5) 광대뼈(zygomatic)

28 얼굴뼈 중 보습뼈, 아래턱뼈(mandible)와 목뿔뼈(hyoid)는 1개

답 4)

해부생리학

29

생후 1년 미만 아이의 비늘봉합과 시옷봉합 연결부는 무엇인가?

1) 앞숫구멍
2) 뒤숫구멍
3) 앞가쪽숫구멍
4) 뒤가쪽숫구멍
5) 관자놀이점

30

비늘봉합을 형성하는 뼈로 바른 것은?

1) 마루뼈(parietal)와 마루뼈
2) 마루뼈와 관자뼈(temporal)
3) 마루뼈와 뒤통수뼈(occipital)
4) 마루뼈와 이마뼈(frontal)
5) 뒤통수뼈와 이마뼈

31

관상봉합을 형성하는 뼈로 바른 것은?

1) 마루뼈(parietal)와 마루뼈
2) 마루뼈와 관자뼈(temporal)
3) 마루뼈와 뒤통수뼈(occipital)
4) 마루뼈와 이마뼈(frontal)
5) 뒤통수뼈와 이마뼈

32

눈확(orbit)의 윗벽에 해당하는 것은?

1) 나비뼈의 작은날개
2) 광대뼈
3) 위턱뼈
4) 벌집뼈
5) 눈물뼈

문제해설

29
- 앞숫구멍 : 시상봉합과 관상봉합의 연결부, 생후 2년경 폐쇄
- 뒤숫구멍 : 시상봉합과 시옷봉합의 연결부, 생후 3개월경 폐쇄
- 앞가쪽숫구멍 : 관상봉합과 비늘봉합의 연결부, 생후 6개월경 폐쇄
- 뒤가쪽숫구멍 : 비늘봉합과 시옷봉합의 연결부, 생후 1년경 폐쇄

답 4)

30
- 시상봉합(sagittal suture) : 마루뼈와 마루뼈 사이
- 관상봉합(coronal suture) : 마루뼈와 이마뼈 사이
- 비늘봉합(squamous suture) : 마루뼈와 관자뼈 사이
- 시옷봉합(lambdoid suture) : 마루뼈와 뒤통수뼈 사이

답 2)

31 30번 해설내용 참조

답 4)

32 위벽 : 이마뼈 눈확부분, 나비뼈 작은날개

답 1)

33

공기뼈(air bone)에 해당하지 않는 것은?

1) 이마뼈(frontal bone)
2) 관자뼈(temporal bone)
3) 나비뼈(sphenoid bone)
4) 벌집뼈(ethmoid bone)
5) 아래턱뼈(mandible)

34

굴염(sinusitis) 또는 축농증(empyema)은 주로 어느 곳에 발생하는가?

1) 이마굴(frontal sinus)
2) 벌집굴(ethmoidal sinus)
3) 나비굴(sphenoidal sinus)
4) 위턱굴(maxillary sinus)
5) 코연골(nasal cartilage)

35

코중격(nasal septum)을 형성하는 뼈로 바른 것은?

1) 코선반뼈(nasal concha), 수직판(perpendicular plate)
2) 날개돌기(pterygoid process), 보습뼈(vomer)
3) 수직판(perpendicular plate), 보습뼈(vomer)
4) 코선반뼈(nasal concha), 날개돌기(pterygoid process)
5) 이마굴(frontal sinus), 위턱굴(maxillary sinus)

36

눈확(orbit)을 구성하는 뼈와 관련이 없는 것은?

1) 이마뼈(frontal)
2) 입천장뼈(palatine)
3) 눈물뼈(lacrimal)
4) 나비뼈(sphenoid)
5) 관자뼈(temporal)

문제해설

33
- 공기가 들어있는 뼈 : 위턱뼈, 이마뼈, 벌집뼈, 나비뼈, 관자뼈
- 관자뼈의 꼭지돌기(mastoid process)도 속면에 꼭지벌집(mastoidair cell)을 형성하여 공기를 함유하고 있는 공기뼈

답 5)

34 축농증은 주로 위턱굴에서 발생

답 4)

35 윗부분은 벌집뼈(ethmoid)의 수직판, 뒤아랫부분은 보습뼈, 앞부분은 코중격연골로 이루어져 있다.

답 3)

36
- 윗벽 : 이마뼈(눈확부분), 나비뼈(작은날개)
- 아래벽 : 위턱뼈(눈확면), 입천장뼈(눈확돌기)
- 안쪽벽 : 눈물뼈, 위턱뼈(이마돌기), 벌집뼈(눈확판)
- 가쪽벽 : 나비뼈(큰날개), 광대뼈(눈확면)

답 5)

해부생리학

37

후각신경이 지나가는 벌집뼈의 부위는?

1) 파열구멍
2) 체판구멍
3) 눈확아래구멍
4) 가시구멍
5) 타원구멍

38

뒤통수뼈에서 속면의 위시상정맥굴고랑(groove for superior sag-ittal sinus)과 가로정맥굴고랑(groove for transverse sinus)이 형성하는 것은?

1) 바깥뒤통수뼈융기(external occipital protuberance)
2) 위목덜미선(superior nuchal line)
3) 아래목덜미선(inferior nuchal line)
4) 십자융기(cruciform eminence)
5) 뒤통수뼈관절융기(occipital condyle)

39

다음은 눈확(orbit)에 대한 설명으로 바르지 않은 것은?

1) 안구(eyeball)와 그 부속기가 수용되어 있는 4각 원뿔형의 공간이다
2) 눈확 뒷면의 눈확꼭대기에는 시각신경관, 위눈확틈새와 아래눈확틈새가 있다
3) 시각신경관으로 시각신경과 눈동맥이 지나간다
4) 위눈확틈새로 눈돌림신경, 도르래신경, 갓돌림신경, 눈신경 및 위눈정맥 등이 지나간다
5) 아래눈확틈새로 후각신경이 지나간다

문제해설

37 후각신경은 벌집뼈의 체판구멍을 지나 머리안으로 들어간 다음 후각망울에 이른다.

답 2)

38 십자융기 : 위시상정맥굴고랑과 가로정맥고랑이 형성

답 4)

39
- 위눈확틈새 : 나비뼈의 큰날개와 작은날개 사이
- 아래눈확틈새 : 날개입천장오목 및 관자아래우묵 등과 교통, 눈확아래동맥, 눈확아래정맥, 눈확아래신경 등이 지나간다.
- 시각신경관으로 시각신경과 눈동맥이 지나간다.

답 5)

40

숫구멍의 폐쇄 순서로 바른 것은?

1) 뒤숫구멍 → 앞가쪽숫구멍 → 뒤가쪽숫구멍 → 앞숫구멍
2) 앞숫구멍 → 뒤숫구멍 → 앞가쪽숫구멍 → 뒤가쪽숫구멍
3) 앞가쪽숫구멍 → 앞숫구멍 → 뒤가쪽숫구멍 → 뒤숫구멍
4) 뒤가쪽숫구멍 → 뒤숫구멍 → 앞가쪽숫구멍 → 앞숫구멍
5) 앞숫구멍 → 앞가쪽숫구멍 → 뒤숫구멍 → 뒤가쪽숫구멍

41

시상봉합을 형성하는 뼈로 바른 것은?

1) 마루뼈와 마루뼈
2) 마루뼈와 관자뼈
3) 마루뼈와 뒤통수뼈
4) 마루뼈와 이마뼈
5) 뒤통수뼈와 이마뼈

42

관자놀이점(pterion)을 형성하는 뼈는?

1) 이마뼈, 마루뼈, 뒤통수뼈, 광대뼈
2) 관자뼈, 나비뼈, 입천장뼈, 모루뼈
3) 마루뼈, 관자뼈, 뒤통수뼈, 보습뼈
4) 마루뼈, 뒤통수뼈, 관자뼈, 나비뼈
5) 이마뼈, 마루뼈, 관자뼈, 나비뼈

43

날개입천장오목(pterygopalatine fossa)과 교통하기 위한 구멍이나 틈새와 교통 부위의 연결이 바른 것은?

1) 큰입천장(greater palatine fissure) — 눈확
2) 원형구멍(foramen rotundum) — 머리뼈 안
3) 아래눈확틈새(inferior orbital fissure) — 코안
4) 날개관(pterigoid canal) — 입안
5) 나비입천장구멍(sphenopalatine foramen) — 머리뼈 바닥

문제해설

40 뒤숫구멍 생후 3개월, 앞가쪽숫구멍 생후 6개월, 뒤가쪽숫구멍 생후 1년, 앞숫구멍 생후 2년경 폐쇄

답 1)

41
- 시상봉합(sagittal suture) : 마루뼈와 마루뼈 사이
- 관상봉합(coronal suture) : 마루뼈와 이마뼈 사이
- 비늘봉합(squamous suture) : 마루뼈와 관자뼈 사이
- 시옷봉합(lambdoid suture) : 마루뼈와 뒤통수뼈 사이

답 1)

42 4개의 뼈가 H자 형태로 만나 봉합을 이룬다.

답 5)

43 큰입천장(greater palatine fissure) – 입안, 아래눈확틈새(inferior orbital fissure) – 눈확, 날개관(pterigoid canal) – 머리뼈 바닥, 나비입천장구멍(sphenopalatine foramen) – 코안

답 2)

44

뒤통수뼈(occipital bone)에서 목덜미인대의 부착부가 되는 곳은?

1) 바깥뒤통수뼈융기(external occipital protuberance)
2) 위목덜미선(superior nuchal line)
3) 아래목덜미선(inferior nuchal line)
4) 십자융기(cruciform eminence)
5) 뒤통수뼈관절융기(occipital condyle)

45

다음 중 시각신경관을 통과하는 구조물은?

1) 위턱신경
2) 눈신경
3) 시각신경
4) 얼굴신경
5) 눈돌림신경

46

코곁굴(paranasal sinus)을 형성하는 뼈로 바르지 않은 것은?

1) 이마뼈
2) 벌집뼈
3) 나비뼈
4) 위턱뼈
5) 관자뼈

47

날개입천장오목(pterygopalatine fossa)을 형성하는 뼈로 바른 것은?

1) 위턱뼈, 나비뼈의 날개돌기, 입천장뼈의 수직판
2) 보습뼈, 코선반뼈, 아래턱뼈
3) 광대뼈관자돌기, 아래턱뼈, 관자뼈
4) 관자뼈의 꼭지돌기, 코뼈, 코선반뼈
5) 벌집뼈의 수직판, 나비뼈의 몸통, 눈물뼈

문제해설

44
- 위목덜미선(superior nuchal line), 아래목덜미선(inferior nuchal line) : 목의 근육과 인대들의 부착부
- 십자융기(cruciform eminence) : 속면의 위시상정맥굴고랑(groove ofr superior sagittal sinus)과 가로정맥굴고랑(groove for transverse sinus)이 형성
- 뒤통수뼈관절융기(occipital condyle) : 첫째목뼈인 고리뼈(atlas)와 관절

답 1)

45
- 시각신경관으로 시각신경과 눈동맥이 지나간다.
- 눈신경(ophthalmic nerve) : 삼차신경(trigeminal nerve; 뇌신경Ⅴ)의 분지
- 시각신경(optic nerve) : 뇌신경 Ⅱ

답 3)

46 코곁굴은 코안을 둘러싸고 있으며 공기를 함유하고 있는 뼈로 이마뼈에 있는 이마굴, 벌집뼈미로에 있는 벌집굴, 나비뼈 몸통에 있는 나비굴, 위턱뼈에 있는 위턱굴이 있다.

답 5)

47 날개입천장오목(pterygopalatine fossa)은 관자아래우묵(infratemporal fossa)의 일부가 앞안쪽으로 들어가 이룬 좁은 틈새, 위턱신경(maxillary nerve)과 윗턱동맥의 마지막 가지가 갈라지고 자율신경절인 날개입천장신경절(pterygopalatine ganglion)이 위치하는 장소

답 1)

48

관자뼈(temporal bone)에서 목뿔뼈(hyoid bone), 혀 및 인두(pharynx)를 움직이는 근육들의 부착점이 되는 곳은?

1) 턱관절오목(mandibular fossa)
2) 광대돌기(zygomatic process)
3) 꼭지돌기(mastoid process)
4) 붓돌기(styloid process)
5) 목정맥구멍(jugular foramen)

49

관자뼈(temporal bone)에 있는 구멍이 아닌 것은?

1) 목동맥관(carotid canal)
2) 속귀길(Internal acoustic meatus)
3) 큰구멍(foramen magnum)
4) 붓꼭지구멍(stylomastoid foramen)
5) 목정맥구멍(jugular foramen)

50

중이염을 앓을 때 염증이 번져 감염을 일으킬 수 있는 곳은?

1) 꼭지돌기(mastoid process) 2) 광대돌기(zygomatic process)
3) 목동맥관(carotid canal) 4) 목정맥구멍(jugular foramen)
5) 턱관절오목(mandibular fossa)

51

다음 중 나비뼈에 있는 돌기는 무엇인가?

1) 관자돌기(temporal surface) 2) 위턱돌기(maxillary process)
3) 날개돌기(pterygoid process) 4) 광대돌기(zygomatic process)
5) 이마돌기(frontal process)

문제해설

48
- 턱관절오목(mandibular fossa) : 아래턱뼈와 관절
- 광대돌기(zygomatic process) : 광대뼈의 관자돌기(temporal process)와 광대활(zygomatic arch) 형성
- 꼭지돌기(mastoid process) : 속면에 꼭지벌집(mastoid air cell)을 형성하여 공기 함유, 가운데귀와 교통
- 목정맥구멍(jugular foramen) : 속목정맥(internal jugular vein)과 9번, 10번, 11번 뇌신경 통과

답 4)

49
- 목동맥관(carotid canal) : 속목동맥(internal carotid artery) 통과
- 붓꼭지구멍(stylomastoid foramen) : 얼굴신경관(facial canal)이 통과
- 큰구멍(foramen magnum) : 뒤통수뼈의 머리뼈안과 척주관(vertebral canal)을 연결하는 구멍

답 3)

50 꼭지돌기는 가운데귀와 교통하고 있어 염증이 번져나갈 수 있다.

답 1)

51 날개돌기 : 나비의 다리 같은 아래쪽 1쌍의 돌기

답 3)

해부생리학

52

뇌하수체(hypophysis, pituitary)를 수용하고 있는 곳은?

1) 속귀길(Internal acoustic meatus)
2) 터키안장(sella turcica)
3) 큰구멍(foramen magnum)
4) 턱관절오목(mandibular fossa)
5) 붓꼭지구멍(stylomastoid foramen)

53

다음 중 나비뼈(sphenoid bone)의 날개(wing)에 있는 구멍(통로)이 아닌 것은?

1) 목정맥구멍(jugular foramen)
2) 원형구멍(foramen rotundum)
3) 타원구멍(foramen ovale)
4) 뇌막동맥구멍(foramen spinousum)
5) 시각신경관(optic canal)

54

나비뼈에 있는 구조가 아닌 것은?

1) 터키안장
2) 원형구멍
3) 타원구멍
4) 뇌막동맥구멍
5) 볏돌기

55

관자뼈와 뒤통수뼈 사이에 있는 구멍으로 속목정맥과, 뇌신경 9번(혀인두신경), 10번(미주신경), 11번(더부신경)이 통과하는 구멍은?

1) 목정맥구멍
2) 원형구멍
3) 타원구멍
4) 뇌막동맥구멍
5) 시각신경관

문제해설

52 뇌바닥부에 있으며 터키안장(sella turcica)에 위치하는 이중기원의 상피성 소체. 중요한 내분비 장기 중 하나이다. 압엽, 중간엽, 뒤엽의 세 부분으로 이루어져 있고, 다른 내분비선의 활동을 지배하는 호르몬을 분비하며, 생식과 발육에 밀접한 관계가 있다.

답 2)

53
- 큰날개(greater wing)
  - 원형구멍(foramen rotundum) : 위턱신경
  - 타원구멍(foramen ovale) : 아래턱신경
  - 뇌막동맥구멍(foramen spinousum) : 중간뇌막동맥
- 작은날개(lesser wing)
  - 시각신경관(optic canal) : 시각신경과 눈동맥 통과
  - 위눈확틈새(superior orbital fissure) : 눈확에 출입하는 혈관과 신경들의 통로; 큰날개와 작은날개 사이의 틈새

답 1)

54
- 나비뼈 : 뇌하수체 오목(터키안)
- 큰날개 : 원형구멍, 타원구멍, 뇌막동맥구멍
- 작은날개 : 시신경구멍

답 5)

55 목정맥구멍 : 속목정맥과 9번, 10번, 11번 뇌신경 통과

답 1)

56

머리뼈(skull)를 구성하는 뼈 중 볏돌기가 있는 뼈는?

1) 벌집뼈
2) 눈물뼈
3) 코뼈
4) 나비뼈
5) 보습뼈

57

벌집뼈(ethmoid bone)에서 대뇌낫(falx cerebri)이 부착하는 부위는?

1) 볏돌기(crista galli)
2) 수직판(perpendicular plate)
3) 눈확판(orbital lamina)
4) 체판구멍(olfactory foramina)
5) 벌집뼈벌집(ethmoidal air cell)

58

머리뼈안의 앞머리뼈우묵(anterior cranial fossa)을 형성하는 뼈는?

1) 벌집뼈+이마뼈
2) 나비뼈+관자뼈
3) 뒤통수뼈
4) 이마뼈+관자뼈
5) 나비뼈+뒤통수뼈

59

중간머리뼈우묵을 형성하는 뼈는?

1) 벌집뼈, 이마뼈
2) 나비뼈 몸통, 관자뼈의 비늘부
3) 관자뼈, 마루뼈
4) 관자뼈 꼭지돌기, 위턱뼈 관절돌기
5) 뒤통수뼈

문제해설

56 벌집뼈의 윗면에 대뇌낫이 부착하는 볏돌기가 돌출되어 있다.

답 1)

57 볏돌기는 벌집뼈 체판의 중앙에 있는 튀어나온 부분으로 대뇌낫의 앞쪽부분이 부착된다.

답 2)

58
- 앞머리뼈우묵 : 벌집뼈, 이마뼈
- 중간머리뼈우묵 : 나비뼈 몸통, 관자뼈의 비늘부
- 뒷머리뼈우묵 : 뒤통수뼈

답 1)

59 58번 해설내용 참조

답 2)

60

이마뼈와 관자뼈 사이에 있는 뼈는 무엇인가?

1) 나비뼈
2) 뒤통수뼈
3) 아래턱뼈
4) 모루뼈
5) 벌집뼈

61

다음 중 평형각 및 청각기관이 위치한 뼈는?

1) 이마뼈(frontal bone)
2) 마루뼈(parietal bone)
3) 관자뼈(temporal bone)
4) 뒤통수뼈(occipital bone)
5) 나비뼈(sphenoid bone)

62

다음 설명에 해당하는 뼈는 무엇인가?

> 코안과 코중격 그리고 앞머리우묵의 중앙부를 구성한다. 수평판이라고도 하는 체판(cribriform plate)이 있고 이곳에 후각신경이 통과하는 체판구멍이 열려 있다

1) 나비뼈(sphenoid bone)
2) 코뼈(nasal bone)
3) 보습뼈(vomer)
4) 눈물뼈(lacrimal bone)
5) 벌집뼈(ethmoid bone)

63

관자뼈(temporal bone)와 직접 관절하는 뼈가 아닌 것은?

1) 이마뼈(frontal bone)
2) 마루뼈(parietal bone)
3) 뒤통수뼈(occipital bone)
4) 아래턱뼈(mandible)
5) 나비뼈(sphenoid bone)

문제해설

60 나비뼈는 이마뼈와 관자뼈 사이에 있다.
답 1)

61 관자뼈의 바위부분에 가운데귀 및 속귀가 해당된다.
답 3)

62 벌집뼈에 대한 설명이다.
답 5)

63 이마뼈는 관자뼈와 직접 관절하지 않는다.
답 1)

64

머리뼈 바닥의 중앙에 위치하며 중간머리뼈 우묵을 형성하는 나비 모양의 뼈로 몸통, 큰날개, 작은날개, 날개돌기라는 4부분으로 구분되는 뼈는?

1) 벌집뼈(ethmoid bone)
2) 눈물뼈(lacrimal bone)
3) 코뼈(nasal bone)
4) 나비뼈(sphenoid bone)
5) 보습뼈(vomer)

65

코안과 코중격, 앞머리뼈우묵의 중앙부를 구성하는 입방형의 뼈로 체판, 수직판, 벌집뼈미로의 3부분으로 구분되는 뼈는?

1) 벌집뼈
2) 눈물뼈
3) 코뼈
4) 나비뼈
5) 보습뼈

66

다음 중 벌집뼈(ethmoid bone)를 구성하는 뼈가 아닌 것은?

1) 볏돌기(crista galli)
2) 체판(cribriform plate)
3) 보습뼈(vomer)
4) 수직판(perpendicular plate)
5) 눈확판(orbital plate)

67

보습뼈와 관절을 하는 뼈로 바르지 않은 것은?

1) 나비뼈
2) 단단입천장
3) 벌집뼈의 수직판
4) 코중격연골
5) 위턱뼈

문제해설

64
- 벌집뼈(ethmoid bone) : 코안과 코중격, 앞머리뼈우묵의 중앙부를 구성하는 입방형의 뼈로 체판, 수직판, 벌집뼈미로의 3부분으로 구분
- 눈물뼈(lacrimal bone) : 눈확 안쪽벽 앞쪽에 있는 1쌍의 얇은 뼈판으로 이마뼈, 벌집뼈, 위턱뼈 및 코선반뼈 등과 관절
- 코뼈(nasal bone) : 양쪽 위턱뼈의 이마돌기 사이에 위치하는 1쌍의 얇은 직사각형 뼈
- 보습뼈(vomer) : 쟁기모양의 얇은 1개의 뼈로 코중격 뒤아랫부분을 형성

답 4)

65 64번 해설내용 참조

답 1)

66 벌집뼈를 구성하는 뼈로는 체판, 볏돌기, 수직판, 벌집뼈벌집, 눈확판, 위코선반, 중갈코선반이 있다.

답 3)

67 보습뼈는 윗모서리-나비뼈, 아래모서리-단단입천장, 앞모서리 윗부분-벌집뼈의 수직판, 앞모서리 아래 부분-코중격연골과 관절한다.

답 5)

해부생리학

68

혀와 후두융기(Adam's apple) 사이에 위치하는 U자 모양의 작은 뼈로 다른 뼈들과 관절 없이 인대에 의하여 관자뼈의 붓돌기(styloid process)에 매달려 있는 뼈는 무엇인가?

1) 나비뼈(sphenoid bone)
2) 벌집뼈(ethmoid bone)
3) 목뿔뼈(hyoid bone)
4) 보습뼈(vomer)
5) 아래턱뼈(mandible)

69

관자뼈(temporal bone)의 붓꼭지구멍(stylomastoid foramen)으로 통과하는 것은?

1) 속목동맥(internal carotid artery)
2) 후각신경(olfactory nerve)
3) 미주신경(vagus nerve)
4) 혀밑신경(hypoglossal nerve)
5) 얼굴신경(facial nerve)

70

다음 중 정중입천장봉합으로 결합하여 단단입천장의 앞쪽을 형성하는 것은?

1) 이마돌기
2) 광대돌기
3) 이틀돌기
4) 붓돌기
5) 입천장돌기

71

다음은 머리뼈의 주요 통로이다. 이 중 뒤통수뼈에 있는 것은?

1) 타원구멍(foramen ovale)
2) 원형구멍(foramen rotundum)
3) 날개관(pterygoid canal)
4) 혀밑신경관(hypoglossal canal)
5) 목동맥관(carotid canal)

문제해설

68 목뿔뼈에 대한 설명이다.

답 3)

69 관자뼈의 주요 통로는 목동맥과 붓꼭지구멍, 속귀길이 있으며 이중 붓꼭지구멍으로는 얼굴신경이 통과한다.

답 5)

70
- 이마돌기(frontal process) : 이마뼈 코부위와 관절
- 광대돌기(zygomatic process) : 광대뼈의 위턱돌기와 관절
- 이틀돌기(alveolar process) : 윗니를 수용
- 입천장돌기(palatine process) : 정중입천장봉합(median palatine suture)으로 결합하여 단단입천장의 앞쪽을 형성

답 5)

71
- 원형구멍, 타원구멍, 날개관 : 나비뼈
- 목동맥관 : 관자뼈
- 큰구멍, 혀밑신경관 : 뒤통수뼈

답 4)

72

다음 설명에 해당하는 뼈는 무엇인가?

> 코안의 가쪽벽을 이루는 조개껍질 모양의 1쌍의 뼈로 위턱뼈, 눈물뼈, 벌집뼈 및 입천장뼈와 관절을 하며 중간콧길과 아래콧길의 경계가 된다

1) 보습뼈(vomer)
2) 코선반뼈(inferior nasal concha)
3) 벌집뼈(ethmoid bone)
4) 코뼈(nasal bone)
5) 눈물뼈(lacrimal bone)

73

위턱뼈(maxilla)에 있는 돌기(process)로 바르지 않은 것은?

1) 이마돌기(frontal process)
2) 광대돌기(zygomatic process)
3) 이틀돌기(alveolar process)
4) 붓돌기(mastoid process)
5) 입천장돌기(palatine process)

74

위턱뼈와 나비뼈 사이에 L자 모양으로 단단입천장(hard palate)을 형성하고 있는 뼈는 무엇인가?

1) 보습뼈(vomer)
2) 벌집뼈(ethmoid bone)
3) 입천장뼈(palatine bone)
4) 눈물뼈(lacrimal bone)
5) 코선반뼈(inferior nasal concha)

75

입천장뼈와 함께 단단입천장을 형성하는 뼈는 무엇인가?

1) 이마뼈(frontal bone)
2) 마루뼈(parietal bone)
3) 뒤통수뼈(occipital bone)
4) 위턱뼈(maxilla)
5) 나비뼈(sphenoid bone)

문제해설

72
- Inferior nasal concha(아래코선반, 코선반뼈, 하비갑계)
- 벌집뼈의 돌기인 위·중간코선반(superior·middle nasal concha)에 비하여 좀 더 크다.

답 2)

73
- 이마돌기(frontal process) : 이마뼈 코부위와 관절
- 광대돌기(zygomatic process) : 광대뼈의 위턱돌기와 관절
- 이틀돌기(alveolar process) : 윗니를 수용
- 입천장돌기(palatine process) : 정중입천장봉합(median palatine suture)으로 결합하여 단단입천장의 앞쪽을 형성

답 4)

74 입천장뼈는 위턱뼈와 나비뼈의 날개돌기 사이에 있는 1쌍의 뼈로 수평판과 수직판으로 구분된다.

답 3)

75 위턱뼈의 입천장돌기와 입천장뼈의 수평판으로 구성

답 4)

76

다음 중 나비뼈의 주요 통로가 아닌 것은?

1) 혀밑신경관
2) 원형구멍
3) 타원구멍
4) 뇌막동맥구멍
5) 시각신경관

77

관자뼈와 뒤통수뼈 사이로 혀인두신경, 미주신경, 더부신경, 속목정맥이 지나가도록 형성된 구멍은?

1) 혀밑신경관
2) 원형구멍
3) 타원구멍
4) 뇌막동맥구멍
5) 목정맥구멍

78

눈돌림신경과 도르래신경이 지나가는 곳은?

1) 위눈확틈새
2) 원형구멍
3) 기각신경관
4) 아래눈확틈새
5) 광대얼굴구멍

79

머리뼈의 주요 통로와 통과물의 연결이 옳은 것은?

1) 원형구멍 — 시각신경
2) 아래눈확틈새 — 얼굴신경
3) 타원구멍 — 위턱신경
4) 체판구멍 — 후각신경
5) 붓꼭지구멍 — 중간뇌막동맥

문제해설

76 해설내용 참조

답 1)

77 해설내용 참조

답 5)

78 해설내용 참조

위눈확틈새 : 눈돌림신경, 도르래신경, 갓돌림신경, 눈신경, 위눈정맥

답 1)

79 해설내용 참조

답 4)

80

위눈확틈새를 통해 지나가는 것이 아닌 것은?

1) 눈돌림신경
2) 도르래신경
3) 갓돌림신경
4) 눈신경
5) 얼굴신경

문제해설

80 해설내용 참조

답 5)

머리뼈의 주요 통로

Explanation

머리뼈의 주요 통로		
관자뼈	목동맥관	속목동맥
	붓꼭지구멍	얼굴신경
	속귀길	얼굴신경, 속귀신경, 속귀동맥
관자뼈와 뒤통수뼈 사이	목정맥구멍	혀인두신경, 미주신경, 더부신경, 속목정맥
뒤통수뼈	큰구멍	척수, 더부신경, 척추동맥
	혀밑신경관	혀밑신경
나비뼈	원형구멍	위턱신경
	타원구멍	아래턱신경
	뇌막동맥구멍	중간뇌막동맥
	위눈확틈새(큰날개와 작은날개 사이)	눈돌림신경, 도르래신경, 갓돌림신경, 눈신경, 위눈정맥
	시각신경관	시각신경, 눈동맥
	날개관	교감신경, 부교감신경
나비뼈와 입천장뼈 사이	나비입천장구멍	코입천장신경
나비뼈와 위턱뼈 사이	아래눈확틈새	눈확아래신경, 광대신경
벌집뼈	체판구멍	후각신경
벌집뼈와 아미뼈 사이	벌집뼈관	벌집신경
이마뼈	눈확위구멍	눈확위신경, 동맥
입천장뼈	입천장구멍	입천장신경
광대뼈	광대얼굴구멍	광대얼굴신경
위턱뼈	눈확아래구멍	눈확아래신경, 동맥, 위턱신경
양쪽 위턱뼈 사이	앞니구멍	앞니신경
아래턱뼈	턱뼈구멍	아랫이틀신경, 동맥, 정맥

81

광대활(zygomatic arch)을 형성하는 돌기(process)로 바른 것은?

1) 관자돌기와 광대돌기
2) 위턱돌기와 광대돌기
3) 이마돌기와 광대돌기
4) 관자돌기와 위턱돌기
5) 위턱돌기와 이마돌기

82

다음 중 가로구멍(transverse foramen)을 볼 수 있는 뼈는?

1) 복장뼈(Sternum)
2) 갈비뼈(rib)
3) 어깨뼈(scapula)
4) 목뼈(Cervical vertebra)
5) 이마뼈(frontal bone)

83

광대활(zygomatic arch)을 이루는 뼈는 무엇인가?

1) 광대뼈의 관자돌기＋관자뼈의 광대돌기
2) 광대뼈의 관자돌기＋위턱뼈의 이마돌기
3) 관자뼈의 광대돌기＋위턱뼈의 입천장돌기
4) 광대뼈의 위턱돌기＋광대뼈의 관자돌기
5) 광대뼈의 이마돌기＋위턱뼈의 이틀돌기

84

아래턱뼈와 관절하는 뼈는?

1) 이마뼈(frontal bone)
2) 마루뼈(parietal bone)
3) 뒤통수뼈(occipital bone)
4) 관자뼈(temporal bone)
5) 위턱뼈(maxilla)

문제해설

81
- 위턱돌기(maxillary process) : 위턱뼈의 광대돌기와 결합
- (광대뼈의) 이마돌기(frontal process) : 이마뼈의 광대돌기와 결합
- 관자돌기(temporal surface) : 관자뼈의 광대돌기와 결합하여 광대활(zygomatic arch)을 형성

답 1)

82 가로구멍은 목뼈의 가로돌기에 있는 구멍으로 척추동맥 지나간다.

답 4)

83 광대뼈의 관자돌기와 관자뼈의 광대돌기가 결합하여 광대활을 이룬다.

답 1)

84 아래턱뼈는 관자뼈의 턱관절오목과 결합하여 턱관절을 이룬다.

답 4)

85

아래턱뼈(mandible)에 대한 설명으로 바르지 않은 것은?

1) 턱뼈가지의 끝은 근육돌기와 관절돌기라는 2개의 돌기가 솟아있다
2) 근육돌기에는 씹기근육이 부착한다
3) 턱뼈가지의 속면 중앙에는 아랫니에 분포하는 아랫니틀신경과 혈관의 입구가 되는 턱뼈구멍이 있다
4) 턱뼈구멍에서 앞아래쪽으로 비스듬한 능선을 턱목뿔근선(mylohyoid line)이라고 한다
5) 관절돌기는 위턱뼈의 턱관절오목과 결합하여 턱관절을 형성한다

문제해설

85 관절돌기는 관자뼈의 턱관절오목과 결합하여 턱관절(temporomandibular joint)을 형성한다.

답 5)

86

엉치뼈와 꼬리뼈를 1개씩으로 볼 때 척추의 개수는?

1) 25
2) 26
3) 27
4) 28
5) 31

86 목뼈 : 7개, 등뼈 : 12개, 허리뼈 : 5개, 엉치뼈 : 1개(5개 융합), 꼬리뼈 : 1개(3~5개 융합)

답 2)

87

척주(vertebral column)의 설명으로 옳지 않은 것은?

1) 신생아의 척주는 32~35개의 척추뼈(vertebrae)로 구성되어 있다
2) 성인의 척주는 목뼈(cervical vertebrae) 7개, 등뼈(thoracic vertebrae) 12개, 허리뼈(lumbar vertebrae) 5개, 엉치뼈(sacrum) 1개, 꼬리뼈(coccyx) 1개로 이루어진다
3) 이차굽이(secondary curve)는 등굽이(thoracic curve)와 엉치굽이(sacral curve)이다
4) 척추뼈 사이의 척추사이원반(intervertebral disc)은 23개로 구성된다
5) 척수신경의 통로인 29쌍의 척추사이구멍(intervertebral foramina)이 양쪽으로 열려 있다

87
- 일차굽이 : 등굽이(thoracic curve)와 엉치굽이(sacral curve)
- 이차굽이 : 생후에 생성-목굽이(3~9개월), 허리굽이(12~18개월)

답 3)

88

척추사이구멍(엉치뼈구멍 포함)의 수와 척수신경의 수가 바르게 짝지어진 것은?

1) 21쌍－27쌍
2) 23쌍－29쌍
3) 29쌍－31쌍
4) 32쌍－33쌍
5) 33쌍－35쌍

89

뼈엉성증(osteoporosis)이나 구루병(rachitis, rickets) 등에 의해 등굽이가 너무 많이 굽어 있는 경우를 무엇이라 하는가?

1) 척주앞굽음증(lordosis)
2) 척주뒤굽음증(kyphosis)
3) 척주옆굽음증(scoliosis)
4) 보상성굽이(compensatory curve)
5) 등굽이(thoracic curve)

90

성인의 척추뼈 개수와 척추원반(intervertebral disc)의 개수로 바르게 짝지어진 것은?

1) 25개～25개
2) 26개～23개
3) 27개～28개
4) 28개～25개
5) 29개～30개

91

척추뼈고리(vertebral arch)에서 볼 수 있는 돌기의 개수와 종류 수로 바른 것은?

1) 7개－3종
2) 6개－3종
3) 4개－2종
4) 4개－3종
5) 3개－2종

문제해설

88 성인 척추뼈 26개, 척추사이원반 23개

답 3)

89
- 척주앞굽음증(lordosis) : 허리굽이가 심하게 굽어 있는 상태
- 척주옆굽음증(scoliosis) : 척주가 옆으로 굽어 있는 상태

답 2)

90 성인의 척주는 목뼈 7개, 등뼈 12개, 허리뼈 5개, 엉치뼈 1개, 꼬리뼈 1개로 이루어진다.

답 2)

91
- 가시돌기(spinous process) : 1개
- 가로돌기(transverse process) : 1쌍(2개)
- 위·아래 관절돌기(superior·inferior articular process) : 위와 아래 1쌍씩(4개)

답 1)

92

목뼈(cervical vertebrae)에 대한 설명으로 옳지 않은 것은?

1) 척추뼈몸통(vertebral body)은 작고 타원형이며 윗면은 돌출된 갈고리돌기(uncinate process)가 있다
2) 가로구멍(transverse foramen)이 있다
3) 둘째목뼈～여섯째목뼈의 가시돌기(spinous process)는 흔히 2개로 갈라져 있다
4) 첫째목뼈의 가시돌기는 가장 길어서 흔히 솟을뼈(prominens)라고 한다
5) 목뼈는 모두 7개로 이루어져 있다

93

고리뼈(atlas)라고 하며 척추뼈몸통과 가시돌기가 없는 뼈는 무엇인가?

1) 첫째목뼈
2) 둘째목뼈
3) 일곱째목뼈
4) 첫째등뼈
5) 첫째허리뼈

94

등뼈의 설명으로 바르지 않은 것은?

1) 가로돌기의 시작부분에 돌출되어 있는 덧돌기(accessory process)가 있다
2) 12개로 되어있다
3) 척추뼈몸통의 뒤가쪽에 갈비뼈머리와 관절하는 갈비오목(costal facet)이 있다
4) 열한째등뼈와 열두째등뼈에는 가로돌기갈비오목(transverse costal facet)이 없다
5) 갈비뼈결절과 관절하는 가로돌기갈비오목(transverse costal facet)이 있다

문제해설

92
- 위아래 목뼈가 만나 갈고리관절(unciform(Lusscha's) joint)을 형성
- 1～6째 목뼈에 가로구멍으로 척추동·정맥이 통과; 제7 목뼈는 가로구멍이 작거나 없다.
- 2개로 갈라져(bifid) 있어 강한 목덜미인대의 부착부가 된다.
- 일곱번째목뼈의 가시돌기가 목뼈 중 가장 길어서 솟을뼈라고도 하며 목에서 쉽게 만져진다.

답 4)

93 둘째목뼈 : 중쇠뼈(axis), 치아돌기(dens, odontoid process)가 돌출

답 1)

94
- 12쌍의 갈비뼈를 부착시키는 2종류의 오목부 : 갈비오목과 가로돌기갈비오목(transverse costal facet)
- 덧돌기는 허리뼈에 있다.

답 1)

95

등뼈와 한번만 관절하는 갈비뼈는 무엇인가?

1) 첫째갈비뼈
2) 둘째와 셋째갈비뼈
3) 일곱째갈비뼈
4) 아홉째갈비뼈
5) 열한째와 열두째갈비뼈

96

다음 중 몸통(vertebral body)이 가장 큰 척추뼈는?

1) 첫째목뼈
2) 둘째목뼈
3) 일곱째목뼈
4) 열두째등뼈
5) 다섯째허리뼈

97

가슴우리(thoracic cage)를 이루는 뼈가 아닌 것은 무엇인가?

1) 등뼈(thoracic vertebrae)
2) 갈비뼈(ribs)
3) 복장뼈(sternum)
4) 빗장뼈(clavicle)
5) 갈비연골(costal cartilage)

98

치아돌기오목(facet for dens)을 갖고 있는 뼈와 솟을뼈(prominence)라 불리는 뼈로 바르게 짝지어진 것은?

1) 첫째목뼈 – 일곱째목뼈
2) 첫째등뼈 – 둘째등뼈
3) 첫째허리뼈 – 둘째허리뼈
4) 일곱째목뼈 – 첫째등뼈
5) 열두째등뼈 – 첫째허리뼈

문제해설

95 열한째~열두째갈비뼈에는 갈비뼈결절이 없다. 또한 갈비뼈결절과 관절하는 등뼈의 가로돌기갈비오목이 열한째~열두째등뼈에 없기 때문에 갈비뼈와 한번만 관절한다.

답 5)

96 다섯째허리뼈의 몸통이 척추뼈 중 가장 크다.

답 5)

97
- 등뼈(thoracic vertebrae 12개), 갈비뼈(ribs 24개), 복장뼈(sternum 1개), 갈비연골(costal cartilage)
- 갈비뼈 : 참갈비뼈(1~7), 거짓갈비뼈(8~12), 뜬갈비(11~12)

답 4)

98 첫째목뼈에는 둘째목뼈의 치아돌기와 접하는 치아돌기오목이 있고 가시돌기가 목뼈 중 제일 긴 일곱째목뼈는 솟을뼈라고 한다.

답 1)

99

다음 중 복장뼈(sternum)와 관절을 이루지 않는 뼈는?

1) 빗장뼈
2) 첫째갈비뼈
3) 둘째갈비뼈
4) 열째갈비뼈
5) 열두째갈비뼈

100

복장뼈(sternum)와 연결되지 않은 갈비뼈는 몇 쌍인가?

1) 1
2) 2
3) 3
4) 4
5) 5

101

다음 중 척추원반(intervertebral disc)이 없는 곳은?

1) 첫째목뼈와 둘째목뼈 사이
2) 둘째목뼈와 셋째목뼈 사이
3) 셋째목뼈와 넷째목뼈 사이
4) 넷째목뼈와 다섯째목뼈 사이
5) 다섯째목뼈와 여섯째목뼈 사이

102

허리뼈의 돌기 중 다른 척추뼈에서 볼 수 없는 돌기로 짝지어 진 것은?

1) 가로돌기(transeverse process) – 꼭지돌기(mammillary process)
2) 꼭지돌기(mammillary process) – 덧돌기(accessory process)
3) 덧돌기(accessory process) – 가로돌기(transeverse process)
4) 가시돌기(spinous process) – 가로돌기(transeverse process)
5) 치아돌기(odontoid process) – 덧돌기(accessory process)

문제해설

99 열한~열두째갈비뼈 : 끝이 관절 없이 떠있다. 갈비뼈결절이 없어 등뼈와 한 번만 관절한다.

답 5)

100 11, 12번째 갈비뼈는 복장뼈와 연결되지 않고 떠있다.

답 2)

101 고리뼈(첫째목뼈)에는 척추뼈몸통이 없어 척추원반 또한 없다.

답 1)

102
- 꼭지돌기(mammillary process) : 위관절돌기(superior articular process) 뒤쪽에 둥글게 돌출
- 덧돌기(accessory process) : 가로돌기 시작부분
- 꼭지돌기(mammillary process)와 덧돌기(accessroy process)는 허리뼈에서만 볼 수 있는 돌기이다.

답 2)

해부생리학

103

다음 중 엉치뼈(sacrum)에 대한 설명으로 바르지 않은 것은?

1) 고리뿌리(pedicle)과 고리판(lamina)이 있다
2) 5개의 뼈가 유합된 흔적인 4개의 가로선(transeverse line)이 있다
3) 앞엉치뼈구멍(anterior sacral foramen) 4쌍과 뒤엉치뼈구멍 4쌍이 있다
4) 귀 모양의 귓바퀴면(auricular surface)이 있다
5) 위쪽으로는 허리뼈(lumbar vertebra), 양옆으로는 엉덩뼈(ilium)와 관절을 이룬다

104

첫째엉치척추뼈(1 sacral vertebra)의 척추뼈몸통 부분이 앞으로 돌출되어 골반의 계측지점이 되는 곳을 무엇이라 하는가?

1) 엉치뼈바닥(base)
2) 엉치뼈끝(apex)
3) 엉치뼈곶(promontory)
4) 가로선(transeverse line)
5) 앞엉치뼈구멍(anterior sacral foramen)

105

직접 복장뼈의 갈비패임에 연결된 참갈비뼈가 아닌 것은?

1) 첫째갈비뼈
2) 셋째째갈비뼈
3) 다섯째갈비뼈
4) 일곱째갈비뼈
5) 아홉째갈비뼈

106

복장뼈(sternum)의 부위 중 가로막(diaphragm)과 배곧은근(rectus abdominis) 등이 부착하는 곳은?

1) 복장뼈각(sternal angle)
2) 칼돌기(xiphoid process)
3) 갈비패임(costal notch)
4) 빗장패임(clavicle notch)
5) 목아래패임(jugular notch)

문제해설

103 엉치뼈는 5개가 하나로 유합된 뼈로 고리뿌리와 고리판이 없다.
답 1)

104 엉치뼈곶의 설명이다.
답 3)

105 여덟째~열두째갈비뼈는 거짓갈비뼈라고 한다.
답 5)

106 가로막과 배곧은근은 복장뼈의 칼돌기에 부착된다.
답 2)

107

빗장뼈(clavicle)의 가쪽끝(lateral end)과 관절하고 있는 것은?

1) 복장뼈(sternum)
2) 위팔뼈(humerus)
3) 봉우리(acromion)
4) 부리돌기(coracoid process)
5) 도르래(trochlea)

108

복장뼈(sternum)와 어깨뼈(scapula)를 연결하는 S모양의 뼈는 무엇인가?

1) 위팔뼈(humerus)
2) 자뼈(ulna)
3) 노뼈(radius)
4) 목뼈(cervical vertebrae)
5) 빗장뼈(clavicle)

109

어깨뼈의 봉우리(acromion)와 관절하는 부위는?

1) 위팔뼈(humerus)
2) 자뼈(ulna)
3) 노뼈(radius)
4) 목뼈(cervical vertebrae)
5) 빗장뼈(clavicle)

110

복장뼈 자루와 몸통이 만나는 자루몸통결합부위를 무엇이라 하는가?

1) 복장뼈각
2) 칼돌기
3) 갈비패임
4) 빗장패임
5) 목아래패임

문제해설

107 안쪽끝은 복장뼈의 빗장패임과 관절하고, 가쪽끝은 어깨뼈의 봉우리와 관절하고 있다.

답 3)

108 빗장뼈는 복장뼈와 어깨뼈 사이를 연결한다.

답 5)

109 빗장뼈가 어깨뼈와 연결 시 어깨뼈의 봉우리와 관절한다.

답 5)

110 이곳을 복장뼈각 또는 루이스각(Louis' angle)이라고 한다.

답 1)

111

부리돌기(coracoid process)를 볼 수 있는 뼈는?

1) 갈비뼈(rib)
2) 어깨뼈(scapula)
3) 위팔뼈(humerus)
4) 노뼈(radius)
5) 자뼈(ulna)

112

어깨뼈에서 볼 수 있는 것은?

1) 위관절융기(epicondyle)
2) 갈고리돌기(uncinate process)
3) 큰돌기(greater trochanter)
4) 덧돌기(acccssory process)
5) 부리돌기(coracoid process)

113

다음 중 어깨뼈(scapula)에서 볼 수 있는 부위가 아닌 것은?

1) 원뿔인대결절(conoid tubercle)
2) 부리돌기(coracoid process)
3) 봉우리(acromion)
4) 가시(spine)
5) 관절오목(glenoid cavity)

114

복장뼈각(sternal angle)에 있는 패임(notch)은?

1) 빗장패임
2) 첫째갈비패임
3) 둘째갈비패임
4) 셋째갈비패임
5) 일곱째갈비패임

문제해설

111 부리돌기(coracoid process)는 오훼돌기라고도 하며 어깨뼈 위앞바깥쪽에 있는 작은 갈고리 모양의 구조로 까마귀의 부리와 비슷하다는 의미이다.

답 2)

112 부리돌기는 어깨뼈에서 볼 수 있다.

답 5)

113 원뿔인대결절은 빗장뼈의 봉우리끝 아랫면에 위치

답 1)

114
- 복장뼈자루(manubrium) : 목아래패임, 빗장패임, 첫째갈비패임
- 복장뼈각(sternal angle) : 둘째갈비패임
- 복장뼈몸통(body) : 셋째~일곱째갈비패임, 골수천자부위

답 3)

115

다음 중 팔뼈(upper limb)가 아닌 것은?

1) 알머리뼈(capitate)
2) 자뼈(ulna)
3) 쐐기뼈(cuneiforms)
4) 콩알뼈(pisiform)
5) 갈고리뼈(hamate)

116

다음 중 자뼈(ulna)에서 볼 수 있는 부위는?

1) 큰결절(greater tubercle)
2) 작은결절(lesser tubercle)
3) 도르래(trochlea)
4) 외과목(surgical neck)
5) 갈고리돌기(coronoid process)

117

위팔뼈(humerus)에서 볼 수 있는 부위는?

1) 팔꿈치머리(oleclanon)
2) 도르래패임(trochlear notch)
3) 붓돌기(styloid process)
4) 팔꿈치오목(olecranon fossa)
5) 노뼈패임(radial notch)

118

첫째손허리뼈(first metacarpal bone)와 관절하는 손목뼈(carpal bone)는 무엇인가?

1) 큰마름뼈(trapezium)
2) 작은마름뼈(trapezoid)
3) 알머리뼈(capitate)
4) 갈고리뼈(hamate)
5) 손배뼈(scaphoid)

문제해설

115 쐐기뼈는 발목뼈(tarsal bone)에 해당한다.
답 3)

116 갈고리돌기는 자뼈(ulna)에 있는 부위이고, 나머지는 위팔뼈에 있는 부위이다.
답 5)

117 팔꿈치오목은 위팔뼈에 있는 부위이고, 나머지는 자뼈에서 볼 수 있는 부위이다.
답 4)

118 첫째손허리뼈는 큰마름뼈와 안장관절로 연결된다.
답 1)

119

손목을 이루는 뼈와 발목을 이루는 뼈의 개수로 맞는 것은?

1) 8개~7개
2) 5개~6개
3) 10개~9개
4) 8개~8개
5) 27개~26개

120

몸쪽손목뼈(proximal carpal bone)에 해당하는 것은?

1) 콩알뼈(pisiform)
2) 알머리뼈(capitate)
3) 큰마름뼈(trapezium)
4) 작은마름뼈(trapezoid)
5) 갈고리뼈(hamate)

121

먼쪽손목뼈(distal carpal bone)에 해당하는 것은?

1) 손배뼈
2) 반달뼈
3) 세모뼈
4) 콩알뼈
5) 갈고리뼈

122

자뼈(ulnar)의 구조물에 해당되는 것은?

1) 도르래(trochlea)
2) 갈고리오목(coronoid fossa)
3) 갈고리돌기(coronoid process)
4) 자패임(ulnar notch)
5) 노뼈거친면(radial tuberosity)

문제해설

119
- 손목뼈 : 손배뼈(scaphoid), 반달뼈(lunate), 세모뼈(triquetrum), 콩알뼈(pisiform), 큰마름뼈(trapezium), 작은마름뼈(trapezoid), 알머리뼈(capitate), 갈고리뼈(hamate)
- 발목뼈 : 목말뼈(talus), 발꿈치뼈(calcaneus), 발배뼈(navicular), 입방뼈(cuboid), 쐐기뼈(cuneiforms; 1st, 2nd, 3rd)

답 1)

120
- 몸쪽손목뼈(proximal carpal bone) : 손배뼈(scaphoid), 반달뼈(lunate), 세모뼈(triquetrum, triangular), 콩알뼈(pisiform)
- 먼쪽손목뼈(distal carpal bone) : 큰마름뼈(trapezium), 작은마름뼈(trapezoid), 알머리뼈(capitate), 갈고리뼈(hamate)

답 1)

121 120번 해설내용 참조

답 5)

122
- 자패임(ulnar notch), 노뼈거친면(radial tuberosity) : 노뼈(radius)
- 도르래(trochlea), 갈고리오목(coronoid fossa) : 위팔뼈(humerus)

답 3)

123

다음 중 구성하는 뼈의 개수가 다른 것은?

1) 첫째손가락뼈
2) 둘째손가락뼈
3) 셋째손가락뼈
4) 넷째손가락뼈
5) 다섯째손가락뼈

124

다음 중 바르게 설명한 것은?

1) 한쪽 손목뼈의 개수는 8개이다
2) 빗장뼈는 봉우리와 복장뼈를 연결하는 L자 모양의 뼈이다
3) 위팔뼈에는 붓돌기가 있다
4) 위팔뼈머리가 팔꿈치보다 작다
5) 위팔뼈는 노뼈와 자뼈로 나뉜다

125

넙다리뒤부위 근육들의 부착부가 되고 앉을 때 몸무게를 받치는 곳은?

1) 궁둥뼈가시(ischial spine)
2) 궁둥뼈결절(ischial tuberosity)
3) 폐쇄구멍(obturator foramen)
4) 엉덩뼈능선(iliac crest)
5) 엉치뼈곶(sacral promontory)

126

귀모양면(auricular surface)을 볼 수 있는 곳은?

1) 엉덩뼈(illium), 궁둥뼈(ischium)
2) 엉덩뼈(illium), 엉치뼈(sacrum)
3) 엉치뼈(sacrum), 두덩뼈(pubis)
4) 엉치뼈(sacrum), 궁둥뼈(ischium)
5) 두덩뼈(pubis), 궁둥뼈(ischium)

문제해설

123 첫째손가락(엄지손가락)뼈는 중간마디뼈가 없는 2개

답 1)

124
- 붓빗장뼈는 S자 모양
- 붓돌기는 노뼈와 자뼈에 있는 돌기이고 위팔뼈머리가 팔꿈치머리보다 크다.
- 아래팔(forearm)은 노뼈와 자뼈로 나뉜다.

답 1)

125
- 궁둥뼈가시 : 큰궁둥패임과 작은궁둥패임의 경계, 엉치가시인대의 부착점
- 엉치뼈곶 : 엉치뼈 앞쪽 윗모서리

답 2)

126 엉덩뼈와 엉치뼈에는 귀모양을 닮은 귀모양면이 있어 엉치엉덩관절을 이룬다.

답 2)

127

다음 중 볼기뼈(hip bone)를 구성하는 뼈는 무엇인가?

1) 엉치뼈(sacrum), 꼬리뼈(coccyx)
2) 엉덩뼈(illium), 엉치뼈(sacrum)
3) 엉덩뼈(illium), 궁둥뼈(ischium), 엉치뼈(sacrum)
4) 엉덩뼈(illium), 궁둥뼈(ischium), 두덩뼈(pubis)
5) 엉덩뼈(illium), 궁둥뼈(ischium), 두덩뼈(pubis), 엉치뼈(sacrum)

128

다음 중 골반(pelvis)을 이루는 뼈가 아닌 것은?

1) 엉덩뼈
2) 궁둥뼈
3) 두덩뼈
4) 엉치뼈
5) 허리뼈

129

가쪽세로발바닥활(lateral longitudinal arch)을 구성하는 뼈가 아닌 것은?

1) 발꿈치뼈(calcaneus)
2) 입방뼈(cuboid)
3) 쐐기뼈(cuneiforms)
4) 넷째발허리뼈(4 metatarsal)
5) 다섯째발허리뼈(5 metatarsal)

130

다음 중 발목뼈가 아닌 것은?

1) 발배뼈
2) 목말뼈
3) 입방뼈
4) 쐐기뼈
5) 세모뼈

문제해설

127
- 볼기뼈(hip bone) : 엉덩뼈(illium), 궁둥뼈(ischium), 두덩뼈(pubis)
- 다리이음뼈(pelvic girdle) : 양쪽 볼기뼈(hip bone)
- 골반(pelvis) : 엉덩뼈(illium), 궁둥뼈(ischium), 두덩뼈(pubis), 엉치뼈(sacrum), 꼬리뼈(coccyx)

답 4)

128 127번 해설내용 참조

답 5)

129
- 가쪽세로발바닥활(lateral longitudinal arch) : 발꿈치뼈(calcaneus), 입방뼈(cuboid), metatarsal Ⅳ, Ⅴ로 구성
- 가로발바닥활(transverse arch) : 안쪽쐐기뼈(medial cuneiform), 중간쐐기뼈(intermediate cuneiform), 가쪽쐐기뼈(lateral cuneiform)와 입방뼈(cuboid)를 정점으로 하는 굽이
- 안쪽세로발바닥활(medial longitudinal arch) : 발꿈치뼈(calcaneus), 목말뼈(talus), 발배뼈(navicular), 쐐기뼈(cuneiforms), 첫째발허리뼈(1 metatarsal), 둘째발허리뼈(2 metatarsal), 셋째발허리뼈(3 metatarsal)

답 3)

130 세모뼈는 손목뼈에 있다.

답 5)

131

발목뼈(tarsal bone)를 구성하는 뼈는 몇 개인가?

1) 14개
2) 12개
3) 9개
4) 7개
5) 3개

132

넙다리뼈(femur)의 넙다리뼈머리(head)와 관절을 이루는 곳은?

1) 귓바퀴면(auricular surface)
2) 폐쇄구멍(obturator foramen)
3) 절구(acetabulum)
4) 궁둥뼈결절(ischial tuberosity)
5) 큰궁둥패임(greater sciatic notch)

133

몸쪽발목뼈(proximal tarsal bone)에 해당하는 것은?

1) 발꿈치뼈(calcaneus)
2) 안쪽쐐기뼈(medial cuneiform)
3) 입방뼈(cuboid)
4) 가쪽쐐기뼈(lateral cuneiform)
5) 중간쐐기뼈(intermediate cuneiform)

134

다음 중 발의 입방뼈(cuboid)와 관절하는 뼈는?

1) 목말뼈(talus)
2) 발꿈치뼈(calcaneus)
3) 첫째째발허리뼈(1 metatarsal)
4) 둘째발허리뼈(5 metatarsal)
5) 안쪽쐐기뼈(medial cuneiform)

문제해설

131
- 몸쪽발목뼈 3개 : 목말뼈, 발꿈치뼈, 발배뼈
- 먼쪽발목뼈 4개 : 가쪽쐐기뼈, 중간쐐기뼈, 안쪽쐐기뼈, 입방뼈

답 4)

132
- 절구(acetabulum) : 절구모서리, 절구오목, 반달면, 절구패임
- 큰궁둥패임(greater sciatic notch) : 궁둥신경(sciatic nerve) 통과

답 3)

133
- 몸쪽발목뼈(proximal tarsal bone) : 목말뼈(talus), 발꿈치뼈(calcaneus), 발배뼈(navicular)
- 먼쪽발목뼈 : 안쪽쐐기뼈(medial cuneiform), 중간쐐기뼈(intermediate cuneiform), 가쪽쐐기뼈(lateral cuneiform), 입방뼈(cuboid)

답 1)

134
- 입방뼈(cuboid) : 발꿈치뼈(calcaneus), 넷째·다섯째발허리뼈(5·4 metatarsal)와 관절
- 발배뼈(navicular) : 목말뼈(talus), 쐐기뼈(cuneiforms)와 관절

답 2)

해부생리학

135

가로발바닥활(transverse arch)을 구성하는 뼈가 아닌 것은?

1) 안쪽쐐기뼈(medial cuneiform)
2) 중간쐐기뼈(intermediate cuneiform)
3) 가쪽쐐기뼈(lateral cuneiform)
4) 입방뼈(cuboid)
5) 첫째발허리뼈(1 metatarsal)

136

넙다리뼈(femur)에 있는 명칭이 아닌 것은?

1) 돌기사이능선(intertrochanteric crest)
2) 융기사이오목(intercondylar fossa)
3) 거친선(linea aspera)
4) 볼기근거친면(gluteal tuberosity)
5) 융기사이융기(intercondylar eminence)

137

융기사이융기(intercondylar eminence)에 부착되는 인대(ligament)는?

1) 십자인대(cruciate ligament)
2) 무릎인대(patellar ligament)
3) 곁인대(collateral ligament)
4) 뼈사이막(interosseous membrane)
5) 앞종아리뼈머리인대(anterior ligament of head fibula)

문제해설

135
- 가쪽세로발바닥활(lateral longitudinal arch) : 발꿈치뼈(calcaneus), 입방뼈(cuboid), metatarsal Ⅳ, Ⅴ로 구성
- 가로발바닥활(transverse arch) : 안쪽쐐기뼈(medial cuneiform), 중간쐐기뼈(intermediate cuneiform), 가쪽쐐기뼈(lateral cuneiform)와 입방뼈(cuboid)를 정점으로 하는 굽이
- 안쪽세로발바닥활(medial longitudinal arch) : 발꿈치뼈(calcaneus), 목말뼈(talus), 발배뼈(navicular), 쐐기뼈(cuneiforms), 첫째발허리뼈(1 metatarsal), 둘째발허리뼈(2 metatarsal), 셋째발허리뼈(3 metatarsal)

답 5)

136 융기사이융기(intercondylar eminence)
정강뼈(tibia), 십자인대 부착

답 5)

137 136번 해설내용 참조

답 1)

138

다음 중 아킬레스힘줄이 부착되는 곳은?

1) 목말뼈(talus)
2) 발꿈치뼈(calcaneus)
3) 발배뼈(navicular)
4) 입방뼈(cuboid)
5) 안쪽복사(medial malloelus)

139

큰궁둥패임과 작은궁둥패임의 경계가 되며 엉치가시인대가 부착하는 곳은?

1) 궁둥뼈가시(ischial spine)
2) 궁둥뼈결절(ischial tuberosity)
3) 엉덩뼈능선(iliac crest)
4) 엉치뼈곶(sacral promontory)
5) 폐쇄구멍(obturator foramen)

140

참골반(true pelvis)에 수용된 장기로 옳지 않은 것은?

1) 콩팥(kidney)
2) 곧창자(rectum)
3) 방광(bladder)
4) 자궁(uterus)
5) 구불잘록창자(sigmoid colon)

141

골반기울기(inclination of pelvis)의 설명으로 바른 것은?

1) 위골반문의 엉치뼈곶(promontory)과 두덩결합(symphysis pubis)의 연결 선
2) 위골반문의 앞뒤지름과 수평선의 경사
3) 분계선(terminal line)을 왼쪽과 오른쪽으로 잇는 선
4) 엉치엉덩관절(sacroiliac joint)과 반대쪽 엉덩두덩융기(iliopubic eminence)를 잇는 선
5) 엉치뼈곶(promontory)에서 엉덩뼈의 활꼴선(arcuate line)을 지나 두덩결합의 윗모서리까지 연결선

문제해설

138 아킬레스힘줄 = 발꿈치힘줄(calcaneal tendon)

답 2)

139 궁둥뼈가시의 위쪽은 큰궁둥패임이 있고 아래쪽은 작은궁둥패임이 있다.

답 1)

140 골반은 분계선(골반테두리)을 기준으로 위쪽 큰골반(거짓골반)과 아래쪽 작은골반(참골반)으로 구분되며 참골반에는 구불잘록창자, 곧창자, 방광, 여성의 자궁을 수용한다.

답 1)

141
- 앞뒤지름 : 위골반문의 엉치뼈곶(promontory)과 두덩결합(symphysis pubis)의 연결 선
- 가로지름 : 분계선(terminal line)을 왼쪽과 오른쪽으로 잇는 선
- 빗지름 : 엉치엉덩관절(sacroiliac joint)과 반대쪽 엉덩두덩융기(iliopubic eminence)를 잇는 선
- 분계선(terminal line) : 엉치뼈곶(promontory)에서 엉덩뼈의 활꼴선(arcuate line)을 지나 두덩결합의 윗모서리까지 연결선

답 2)

142

목말뼈(talus)를 받치는 발꿈치뼈(calcaneus)의 돌기는 무엇인가?

1) 안쪽복사(medial malloelus)
2) 붓돌기(styloid process)
3) 가로돌기(transverse process)
4) 목말받침돌기(sustentaculum tali)
5) 가시돌기(spinous process)

143

여성골반의 특징으로 바른 것은?

1) 폐쇄구멍이 타원형이다
2) 큰골반이 넓다
3) 위골반문은 타원형이다
4) 두덩밑각이 좁다(<90°)
5) 엉치뼈가 좁고 길며 많이 굽어있다

144

남성골반과 여성골반의 차이로 옳은 것은?

1) 남성이 여성보다 골반입구가 넓다
2) 남성이 여성보다 두덩활각이 크다
3) 남성이 여성보다 두덩결합이 깊고 길다
4) 골반입구의 모양은 남성은 타원형이고 여성은 심장모양이다
5) 폐쇄구멍 모양은 남성이 삼각형이고 여성은 난형이다

문제해설

142 발꿈치뼈의 목말받침돌기가 목말뼈를 받치고 있다.

답 4)

143

형태	여성	남성
전체 모양	가볍고 매끈하다	무겁고 거칠다
위골반문	넓고 타원형	좁고 심장형
큰골반	좁다	넓다
작은골반	넓고 얕으며 큰 용적	깊고 좁으며 작은 용적
엉치뼈	넓고 짧으며 완만하다	좁고 길며 많이 굽어있다
엉덩뼈	넓다	좁다
두덩결합	짧다	길다
두덩밑각	넓다(>90°)	좁다(<90°)
폐쇄구멍	삼각형	타원형

답 3)

144 남성은 골반입구가 좁고 두덩활각이 작다, 골반입구의 모양은 남성이 심장모양이고 여성은 타원형이다. 폐쇄구멍은 남성이 타원형이고 여성은 삼각형이다.

답 3)

145

선 자세에서의 일반적 골반기울기는 얼마인가?

1) 약 60~65도
2) 약 70~75도
3) 약 80~85도
4) 약 90~95도
5) 약 100도

146

복사(malleolus)를 볼 수 있는 뼈는?

1) 넙다리뼈(femur)
2) 무릎뼈(patella)
3) 종아리뼈(fibula), 정강뼈(tibia)
4) 정강뼈(tibia), 넙다리뼈(femur)
5) 종아리뼈(fibula), 무릎뼈(patella)

147

넙다리뼈에서 볼 수 없는 것은?

1) 큰돌기
2) 가쪽위관절융기
3) 융기사이오목
4) 가쪽복사
5) 안쪽관절융기

148

인체에서 가장 큰 종자뼈(sesamoid bone)는 무엇인가?

1) 콩알뼈
2) 목말뼈
3) 어깨뼈
4) 무릎뼈
5) 종아리뼈

문제해설

145 골반기울기
위골반문의 앞뒤지름과 수평선이 이루는 각
답 1)

146 · 가쪽복사(lateral malleolus) : 종아리뼈
· 안쪽복사(medial malleolus) : 정강뼈
답 3)

147 가쪽복사 : 종아리뼈의 아래쪽 끝 부분이다.
답 4)

148 무릎뼈는 인체에서 가장 큰 종자뼈이다.
답 4)

해부생리학

4

C·H·A·P·T·E·R

관절계통

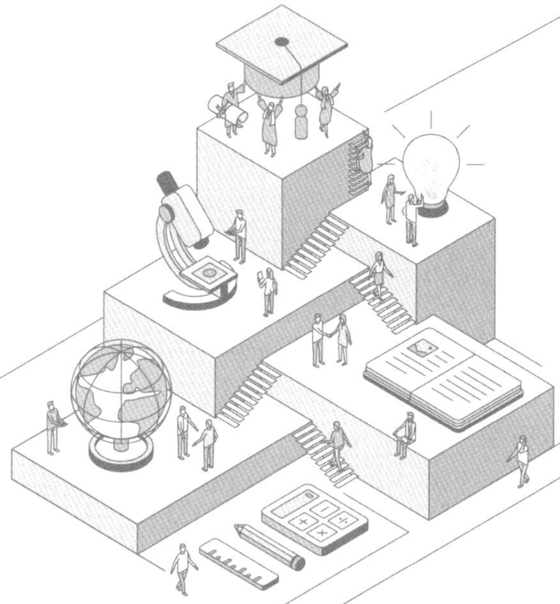

예·상·문·제·풀·이

01

몸쪽노자관절은 다음 중 어떤 관절에 속하는가?

1) 평면관절
2) 경첩관절
3) 안장관절
4) 중쇠관절
5) 절구관절

02

다음 중 평면관절(plane joint)에 해당하는 것은?

1) 어깨관절(shoulder join)
2) 복장빗장관절(sternoclavicular articulation)
3) 손목관절(wrist joint)
4) 팔꿉관절(elbow joint)
5) 손목뼈사이관절(intercarpal joint)

03

안장관절(saddle joint)에 해당하는 것은?

1) 어깨관절(shoulder join)
2) 무릎관절(knee joint)
3) 엉덩관절(hip joint)
4) 고리중쇠관절(atlanto-axial joint)
5) 엄지손목손허리관절(carpometacarpal joint of thumb)

문제해설

01 고리중쇠관절, 몸쪽 및 먼쪽노자관절 등이 중쇠관절(pivot joint)에 속한다.

답 4)

02 평면관절은 미끄럼관절이하고도 하며 손목뼈사이관절, 발목뼈사이관절 등이 해당된다.

답 5)

03
- 평면(미끄럼)관절(plane(gliding) joint) : 손목뼈사이관절, 발목뼈사이관절 등, 무축성관절
- 경첩관절(hinge joint) : 팔꿉관절, 무릎관절 등, 1축성
- 중쇠관절(pivot joint) : 고리중쇠관절, 몸쪽·먼쪽노자관절 등, 1축성
- 융기(타원)관절(condyloid(ellipsoid) joint) : 손목관절, 고리뒤통수관절, 2축성관절
- 안장관절(saddle joint) : 엄지손가락의 손목손허리관절, 복장빗장관절(sterno-clavicular articulation) 등, 2축성
- 절구관절(ball & socket(spheroid) joint) : 어깨관절(shoulder joint=glenohumeral joint), 엉덩관절 등, 다축성관절

답 5)

04

융기(타원)관절(condyloid(ellipsoid) joint)에 해당하는 것은?

1) 어깨관절(shoulder join)
2) 손목관절(wrist joint)
3) 엉덩관절(hip joint)
4) 복장빗장관절(sternoclavicular articulation)
5) 고리중쇠관절(atlanto-axial joint)

05

다음 중 절구관절은 무엇인가?

1) 엉덩관절
2) 팔꿉관절
3) 턱관절
4) 손목관절
5) 발목관절

06

다음 중 중쇠관절(pivot joint)에 해당하는 것은?

1) 팔꿉관절(elbow joint)
2) 손목관절(wrist joint)
3) 엉덩관절(hip joint)
4) 무릎관절(knee joint)
5) 몸쪽노자관절(proximal radio-ulnar joint)

07

다음 중 경첩관절(hinge joint)에 해당하는 것은?

1) 팔꿉관절(elbow joint)
2) 고리중쇠관절(atlanto-axial joint)
3) 엉덩관절(hip joint)
4) 손목관절(wrist joint)
5) 복장빗장관절(sternoclavicular joint)

문제해설

04
- 평면(미끄럼)관절(plane(gliding) joint) : 손목뼈사이관절, 발목뼈사이관절 등, 무축성관절
- 경첩관절(hinge joint) : 팔꿉관절, 무릎관절 등, 1축성
- 중쇠관절(pivot joint) : 고리중쇠관절, 몸쪽·먼쪽노자관절 등, 1축성
- 융기(타원)관절(condyloid(ellipsoid) joint) : 손목관절, 고리뒤통수관절, 2축성관절
- 안장관절(saddle joint) : 엄지손가락의 손목손허리관절, 복장빗장관절(sterno-clavicular articulation) 등, 2축성
- 절구관절(ball & socket(spheroid) joint) : 어깨관절(shoulder joint=glenohumeral joint), 엉덩관절 등, 다축성관절

답 2)

05 04번 해설내용 참조

답 1)

06 04번 해설내용 참조

답 5)

07 04번 해설내용 참조

답 1)

08

머리와 팔뼈(upper limb)들을 지지하고, 직립보행을 가능하게하며, 여러 근육과 갈비뼈, 내장 장기가 붙을 수 있게 해줄 뿐 아니라 척수를 보호하고 척수신경이 지나가는 길을 만들어 주는 구조물은 무엇인가?

1) 척주
2) 머리뼈
3) 가슴
4) 다리이음뼈
5) 팔이음뼈

09

다음 중 어깨관절과 같은 형태의 절구관절은 무엇인가?

1) 엄지손목손허리관절(carpometacarpal joint of thumb)
2) 무릎관절(knee joint)
3) 엉덩관절(hip joint)
4) 고리중쇠관절(atlanto-axial joint)
5) 턱관절(temporomandibular joint)

10

엄지손가락의 손목손허리관절과 복장빗장관절은 다음 중 어느 관절에 해당하는가?

1) 평면관절
2) 경첩관절
3) 중쇠관절
4) 융기관절
5) 안장관절

문제해설

08 척주(척추)에 대한 설명이다.

답 1)

09
- 평면(미끄럼)관절(plane(gliding) joint) : 손목뼈사이관절, 발목뼈사이관절 등, 무축성관절
- 경첩관절(hinge joint) : 팔꿉관절, 무릎관절 등, 1축성
- 중쇠관절(pivot joint) : 고리중쇠관절, 몸쪽·먼쪽노자관절 등, 1축성
- 융기(타원)관절(condyloid(ellipsoid) joint) : 손목관절, 고리뒤통수관절, 2축성관절
- 안장관절(saddle joint) : 엄지손가락의 손목손허리관절, 복장빗장관절(sterno-clavicular articulation) 등, 2축성
- 절구관절(ball & socket(spheroid) joint) : 어깨관절(shoulder joint=glenohumeral joint), 엉덩관절 등, 다축성관절
- 어깨관절과 엉덩관절은 관절머리가 공 모양이고 관절오목이 소켓처럼 오목한 절구관절이다.

답 3)

10 09번 해설내용 참조

답 5)

11

다음 중 섬유연골결합(symphysis)에 해당하는 것은?

1) 뼈끝판(epiphyseal plate)
2) 두덩결합(pubic symphysis)
3) 갈비연골(costal cartilage)결합
4) 치아와 이틀돌기(alveolar process)의 결합
5) 신생아의 머리뼈

12

다음 중 섬유관절(fibrous joint)에 해당하는 것은?

1) 못박이관절(gomphosis)
2) 평면관절(plane joint)
3) 중쇠관절(pivot joint)
4) 안장관절(saddle joint)
5) 절구관절(ball and socket joint)

13

못박이관절(gomphosis)을 볼 수 있는 곳은?

1) 척추
2) 치아
3) 골반
4) 발목
5) 어깨

14

봉합(suture)을 볼 수 있는 곳은?

1) 머리뼈
2) 위팔뼈
3) 갈비뼈
4) 손목뼈
5) 넙다리뼈

문제해설

11
- 유리연골결합(synchondrosis) : 뼈끝판(epiphyseal plate), 갈비연골(costal cartilage)결합, 신생아의 머리뼈
- 섬유연골결합(symphysis) : 두덩결합–두덩사이원반(interpubic disc), 척추뼈들의 연결–척추사이원반(intervertebral disc)

답 2)

12
- 섬유관절 : 봉합(suture), 인대결합(syndesmosis), 못박이관절(gomphosis, 치아와 이틀돌기와의 결합)
- 연골관절 : 유리연골결합(synchondrosis), 섬유연골결합(symphysis)
- 윤활관절 : 경첩관절(hinge joint), 융기관절(condyloid joint), 평면관절(plane joint), 중쇠관절(pivot joint), 안장관절(saddle joint), 절구관절(ball and socket joint)

답 1)

13 12번 해설내용 참조

답 2)

14 머리뼈에서 봉합을 통한 결합을 볼 수 있다.

답 1)

15

유리연골(hyaline cartilage)로 이루어진 것은?

1) 갈비연골(costal cartilage)
2) 귀바퀴(auricle)
3) 후두덮개(epiglottis)
4) 귀관(auditory tube)
5) 두덩사이원반(interpubic disc)

16

다음 중 섬유관절에 해당하는 것은?

1) 경첩관절
2) 융기관절
3) 못박이관절
4) 중쇠관절
5) 절구관절

17

관절의 윤활액에 대한 설명으로 바르지 않은 것은?

1) 투명하고 매끄러운 알칼리성 액체
2) 뼈의 움직임에 대한 윤활작용
3) 아교섬유가 평행으로 배열된 치밀결합조직
4) 관절연골에 영양공급
5) 관절을 감싸는 윤활액 막에서 분비

18

1축성관절(uniaxial joint)에 해당하지 않는 것은?

1) 팔꿉관절(elbow joint)
2) 무릎관절(knee joint)
3) 고리중쇠관절(atlano-axial joint)
4) 먼쪽노자관절(distal radioulnar joint)
5) 턱관절(temporomandibular joint)

문제해설

15 연골은 바탕질의 섬유 종류에 따라 유리연골(hyaline cartilage), 섬유연골(fibrous cartilage) 및 탄력연골(elastic cartilage)로 구분하는데 갈비연골은 유리연골에 해당된다. 두덩사이원반은 섬유연골에 해당되며 나머지는 탄력연골에 해당한다.
답 1)

16 못움직관절=섬유관절
답 3)

17 알칼리성 액체, 윤활작용, 영양공급
답 3)

18
- 단순관절(simple joint) : 2개의 뼈로 구성
- 복합관절(compound joint) : 3개 이상의 뼈로 구성
- 턱관절 : 융기관절(2축성관절)
- 1축성관절, 2축성관절, 다축성관절, 무축성관절

답 5)

19

어깨관절(glenohumeral joint)의 설명으로 옳지 않은 것은?

1) 접시오목(glenoid cavity)과 위팔뼈머리가 이루는 대표적인 절구관절이다
2) 운동범위가 가장 넓지만 관절안이 얕아 탈구가 일어나기 쉽다
3) 여러 강력한 인대의 발달로 탈구를 방지한다
4) 아랫부분은 인대나 근육과 같은 지지물이 빈약하여 탈구의 취약 부위가 된다
5) 운동을 원활하게 하기 위하여 윤활주머니가 발달되어 있다

20

다음 중 팔이음뼈(shoulder girdle)를 이루는 것은?

1) 어깨뼈, 위팔뼈
2) 위팔뼈, 빗장뼈
3) 빗장뼈, 어깨뼈
4) 갈비뼈, 어깨뼈
5) 위팔뼈, 아래팔뼈

21

복장뼈와 관절하는 참갈비뼈(true rib)는 몇 쌍인가?

1) 7쌍
2) 6쌍
3) 5쌍
4) 4쌍
5) 3쌍

22

다음 중 척추사이원반이 없는 곳은?

1) 첫째목뼈와 둘째목뼈 사이
2) 여섯째목뼈와 일곱째목뼈 사이
3) 첫째등뼈와 둘째등뼈 사이
4) 열두째등뼈와 첫째허리뼈 사이
5) 첫째허리뼈와 둘째허리뼈 사이

문제해설

19 인대의 발달이 미약하여 탈구가 쉽게 발생

답 3)

20 빗장뼈와 어깨뼈는 팔이음뼈를 이룬다.

답 3)

21
- 참갈비뼈 : 1~7번 갈비뼈
- 거짓갈비뼈 : 8~10번 갈비뼈
- 뜬갈비뼈 : 11~12번 갈비뼈

답 1)

22 첫째목뼈와 둘째목뼈 사이에는 척추사이원반이 없다.

답 1)

23

중쇠뼈(axis)에서 엉치뼈의 첫마디까지 인접하는 척추뼈고리판(lamina of vertebral arch) 사이를 잇고 탄력섬유가 많은 인대는?

1) 앞세로인대(anterior longitudinal ligament)
2) 황색인대(yellow ligament, ligamentum flavum)
3) 가시사이인대(interspinal ligament)
4) 가로사이인대(intertranseverse ligament)
5) 목덜미인대(nuchal ligament)

24

다음 중 머리의 돌림운동을 제한하는 고리중쇠관절의 인대는 무엇인가?

1) 뒤세로인대(posterior longitudinal ligament)
2) 목덜미인대(nuchal ligament)
3) 날개인대(alar ligament)
4) 오목테두리(glenoid labrum)
5) 앞세로인대(anterior longitudinal ligament)

25

다음 중 뇌척수액을 검사하기 위해 주사바늘을 삽입하여 척추천자(spinal puncture)를 시행하는 곳은?

1) 가쪽뇌실
2) 척수중심관
3) 맥락얼기
4) 연질막공간
5) 거미막밑공간

26

다음 중 관절에서 테두리(labrum)를 볼 수 있는 곳은?

1) 손목관절, 무릎관절
2) 어깨관절, 엉덩관절
3) 고리뒤통수관절, 팔꿉관절
4) 복장빗장관절, 손목뼈사이관절
5) 먼쪽노자관절, 고리중쇠관절

문제해설

23
- 황색인대(yellow ligament, ligamentum flavum) : 황색을 띠는 탄력 섬유가 많은 인대
- 뒤세로인대(posterior longitudinal ligament) : 척추몸통과 섬유테의 뒤쪽을 받쳐 과도한 굽힘을 제한하는 역할, 척추사이원반탈출증에서 중요시 되는 인대

답 2)

24 날개인대 : 치아돌기에서 왼쪽과 오른쪽 뒤통수뼈관절융기 안쪽모서리를 연결하여 머리의 돌림운동을 제한

답 3)

25 연질막과 척수 거미막 사이에는 거미막밑공간(subarachnoid space)이 형성되어 뇌척수액을 함유하고 있다.

답 5)

26
- 어깨관절 : 오목테두리(glenoidal labrum)
- 엉덩관절 : 절구테두리(acetabular labrum)

답 2)

해부생리학

27

다음 중 마름인대(trapezoid ligament)와 원뿔인대(conoid ligament)를 볼 수 있는 곳은?

1) 복장뼈와 빗장뼈 사이
2) 부리돌기와 빗장뼈 사이
3) 어깨뼈와 위팔뼈 사이
4) 위팔뼈와 자뼈 사이
5) 노뼈와 자관뼈 사이

28

다음 중 모음과 벌림이 되는 것은?

1) 팔굽관절
2) 무릎관절
3) 손허리손가락관절
4) 손가락뼈사이관절
5) 손목뼈사이관절

29

척추의 인대가 아닌 것은?

1) 앞세로인대(anterior longitudinal ligament)
2) 황색인대(yellow ligament, ligamentum flavum)
3) 가시사이인대(interspinal ligament)
4) 마름인대(trapezoid ligament)
5) 목덜미인대(nuchal ligament)

30

다음 중 척추뼈몸통이 없는 것은?

1) 첫째목뼈
2) 여섯째목뼈
3) 첫째등뼈
4) 열두째등뼈
5) 첫째허리뼈

문제해설

27 부리돌기와 빗장뼈를 연결하는 마름인대와 원뿔인대를 합하여 부리빗장인대(coracoclavicular ligament)라고 한다.

답 2)

28 1) 굽힘, 폄
2) 굽힘, 폄, 돌림
4) 굽힘, 폄
5) 미끄럼 운동

답 3)

29
- 앞세로인대(anterior longitudinal ligament) : 척추몸통 앞부분, 중쇠뼈~엉치뼈
- 뒤세로인대(posterior longitudinal ligament) : 척주관 속 척추몸통 뒷부분, 중쇠뼈~엉치뼈
- 황색인대(yellow ligament, ligamentum flavum) : 중쇠뼈~엉치뼈
- 가시사이인대(interspinal ligament) : 가시돌기 사이 연결
- 가시끝인대(supraspinal ligament) : 가시돌기 끝 연결
- 가로사이인대(intertranseverse ligament) : 가로돌기 연결
- 마름인대(trapezoid ligament) : 부리돌기~빗장뼈
- 목덜미인대(nuchal ligament) : 바깥뒤통수뼈융기~목뼈의 가시돌기, 탄력성이 강한 섬유막

답 4)

30 첫째목뼈에는 척추뼈몸통이 없다.

답 1)

31

다음 중 팔꿉관절(elbow joint)을 이루는 관절을 모두 나타낸 것은?

1) 위팔노관절, 위팔자관절, 몸쪽노자관절
2) 위팔노관절, 위팔자관절, 먼쪽노자관절
3) 위팔노관절, 위팔자관절
4) 위팔노관절, 먼쪽노자관절
5) 몸쪽노자관절

32

손목관절(wrist joint)을 이루는 뼈로 바르지 않은 것은?

1) 노뼈(radius)
2) 손배뼈(scphoid)
3) 반달뼈(lunate)
4) 세모뼈(triquetrum)
5) 자뼈(ulna)

33

어깨관절(shoulder(glenohumeral) joint)의 관절머리에 비해 관절안이 얕아 탈구가 일어나기 쉬운데 이를 보강하는 구조물은 무엇인가?

1) 오목테두리(glenoid labrum)
2) 봉우리밑주머니(subacromial bursa)
3) 빗장뼈(clavicle)
4) 봉우리(acromoin)
5) 부리돌기밑주머니(subcoracoid bursa)

34

다음 중 엉덩관절(hip joint)과 관련이 없는 것은?

1) 절구테두리
2) 엉덩넙다리인대
3) 관절원반
4) 넙다리뼈머리
5) 절구오목

문제해설

31 위팔노관절(humeroradial joint), 위팔자관절(humeroulnar joint), 몸쪽노자관절(proximal radioulnar joint)이 팔꿉관절을 이룬다.

답 1)

32 손목관절(radiocarpal joint)은 노뼈(radius)의 손목관절면과 손배뼈(scaphoid), 반달뼈(lunate), 세모뼈(triquetrum) 그리고 노뼈와 자뼈를 잇는 관절원반으로 구성된다.

답 5)

33 얕은 어깨관절을 보완하기 위해 오목테두리가 있다.

답 1)

34 엉덩관절에는 관절원반이 없다.

답 3)

35

다음 중 아래앞엉덩뼈가시(anterior inferior iliac spine)에서 넙다리뼈(femur)를 잇는 Y자 형태의 인대는 무엇인가?

1) 절구가로인대(transverse acetabular ligament)
2) 넙다리뼈머리인대(ligament of femoral head)
3) 엉덩넙다리인대(iliofemoral ligament)
4) 궁둥넙다리인대(ischiofemoral ligament)
5) 두덩넙다리인대(pubofemoral ligament)

36

노뼈머리(head of radius)의 둘레를 고리모양으로 싸는 인대와 노뼈목과 자뼈(ulnar)의 노패임 사이를 잇는 인대로 옳은 것은?

1) 뼈사이막(interosseous membrane) – 빗끈(oblique cord)
2) 뼈사이막 – 네모인대(quadrate ligament)
3) 빗끈(oblique cord) – 머리띠인대(annular ligament)
4) 머리띠인대 – 네모인대(quadrate ligament)
5) 네모인대 – 빗끈

37

다음 중 관절안에 위치하는 인대는?

1) 절구가로인대(transverse acetabular ligament)
2) 넙다리뼈머리인대(ligament of femoral head)
3) 엉덩넙다리인대(iliofemoral ligament)
4) 궁둥넙다리인대(ischiofemoral ligament)
5) 두덩넙다리인대(pubofemoral ligament)

문제해설

35
- 절구가로인대(transverse acetabular ligament) : 절구 아래면의 양측 절구패임(acetabular notch)을 가로로 연결
- 넙다리뼈머리인대(ligament of femoral head) : 절구패임에서 넙다리뼈오목(fovea of head of femur)까지
- 엉덩넙다리인대(iliofemoral ligament) : 우리 몸에서 가장 강한 인대, 관절 앞면을 덮고 있으며 엉덩관절의 젖힘을 방지
- 궁둥넙다리인대(ischiofemoral ligament) : 궁둥뼈몸통과 넙다리뼈목(neck of femur)을 연결, 관절 뒤쪽 보강
- 두덩넙다리인대(pubofemoral ligament) : 두덩뼈위가지(superior ramus of pubis)에서 넙다리뼈오목을 연결, 관절 아래쪽 보강

답 3)

36 **노자관절(radioulnar joint)의 보강**
- 몸쪽노자관절 : 노뼈머리띠인대(annular ligament of radius), 네모인대(quadrate ligament)
- 중간노자결합 : 뼈사이막(interosseous membrane), 빗끈(oblique cord)
- 먼쪽노자관절 : 관절원반, 관절주머니

답 4)

37
- 절구가로인대(transverse acetabular ligament) : 절구 아래면의 양측 절구패임(acetabular notch)을 가로로 연결
- 넙다리뼈머리인대(ligament of femoral head) : 절구패임에서 넙다리뼈오목(fovea of head of femur)까지
- 엉덩넙다리인대(iliofemoral ligament) : 우리 몸에서 가장 강한 인대, 관절 앞면을 덮고 있으며 엉덩관절의 젖힘을 방지
- 궁둥넙다리인대(ischiofemoral ligament) : 궁둥뼈몸통과 넙다리뼈목(neck of femur)을 연결, 관절 뒤쪽 보강
- 두덩넙다리인대(pubofemoral ligament) : 두덩뼈위가지(superior ramus of pubis)에서 넙다리뼈오목을 연결, 관절 아래쪽 보강

답 2)

38

큰궁둥구멍(greater sciatic foramen)과 작은궁둥구멍(lesser sciatic foramen)을 구분하는 인대는?

1) 엉치가시인대
2) 엉치결절인대
3) 엉덩허리인대
4) 엉치꼬리인대
5) 엉치엉덩인대

39

다음 중 안쪽반달(medial meniscus)과 가쪽반달을 볼 수 있는 관절은?

1) 어깨관절
2) 엉덩관절
3) 무릎관절
4) 발목관절
5) 팔꿉관절

40

무릎관절(knee joint)의 구조물에 대한 설명으로 옳지 않은 것은?

1) 가쪽반달(lateral meniscus)은 안쪽반달(medial meniscus)보다 손상위험도가 높다
2) 무릎인대는 넙다리네갈래근(quadriceps femoris muscle)의 연장으로 무릎뼈와 정강뼈의 거친면을 연결한다
3) 가쪽곁인대(fibular collaterl ligament)는 넙다리뼈가쪽위관절융기와 종아리뼈머리를 연결한다
4) 넙다리네갈래근힘줄과 넙다리뼈 사이에 무릎위주머니(suprapatellar bursa)가 있다
5) 융기사이융기 뒤쪽에서 일어나 넙다리뼈 안쪽관절융기의 가쪽면을 연결하는 뒤십자인대(posterior cruciate ligament)가 있다

문제해설

38 골반의 인대 중 큰궁둥구멍과 작은 궁둥구멍을 구분하는 인대는 엉치가시인대이다.

답 1)

39 안쪽반달과 가쪽반달은 무릎관절을 보호하는 관절원반의 일종이다.

답 3)

40 안쪽반달(medial meniscus)은 안쪽곁인대와 유합되어 있기 때문에 가쪽반달(lateral meniscus)보다 손상위험도가 약 20배 높다.

답 1)

41

무릎관절(knee joint)을 이루는 것이 아닌 것은?

1) 정강뼈(tibia)
2) 종아리뼈(fibula)
3) 무릎뼈(patella)
4) 넙다리뼈(femur)
5) 관절반달(meniscus)

42

무릎관절(knee joint)을 이루는 뼈를 모두 나타낸 것은?

1) 넙다리뼈(femur), 무릎뼈(patella), 정강뼈(tibia)
2) 넙다리뼈(femur), 무릎뼈(patella), 종아리뼈(fibula)
3) 넙다리뼈(femur), 정강뼈(tibia), 종아리뼈(fibula)
4) 넙다리뼈(femur), 종아리뼈(fibula)
5) 정강뼈(tibia), 무릎뼈(patella)

43

쇼파르관절(Chopart's joint)을 구성하는 뼈가 아닌 것은?

1) 목말뼈(talus)
2) 발꿈치뼈(calcaneus)
3) 발배뼈(navicular)
4) 입방뼈(cuboid)
5) 쐐기뼈(cuneiforms)

44

3번째 4번째 발허리뼈머리(metatarsal head) 사이에 위치하는 통증성 신경종(neuroma)을 무엇이라고 하는가?

1) 몰톤신경종(Morton's neuroma)
2) 절단신경종(Amputation neuroma)
3) 다발신경종(Multiple neuroma)
4) 거짓신경종(False neuroma)
5) 말이집신경종(Myelinic neuroma)

문제해설

41 종아리뼈는 정강뼈의 가쪽아래에 붙어 있어 무릎관절을 이루지 않는다.
답 2)

42 종아리뼈는 넙다리뼈와 관절하지 않아 체중유지와 직접적인 관계가 없음
답 1)

43 가로발목뼈관절(transverse tarsal joint=Chopart's joint=midtarsal joint) : 목말뼈(talus), 발꿈치뼈(calcaneus)와 입방뼈(cuboid), 발배뼈(navicular) 사이의 관절
답 5)

44 몰톤신경종에 대한 설명이다.
답 1)

45

발의 안쪽쐐기뼈(medial cuneiform)와 관절하는 것은?

1) 목말뼈(talus)
2) 가쪽쐐기뼈(lateral cuneiform)
3) 발꿈치뼈(calcaneus)
4) 입방뼈(cuboid bone)
5) 발배뼈(navicula)

46

안쪽세로발바닥활에서 볼 수 없는 것은?

1) 목말뼈
2) 입방뼈
3) 쐐기뼈
4) 발배뼈
5) 발꿈치뼈

47

발목관절(ankle(talocrural) joint)의 보강인대로 정강뼈의 안쪽복사(medial malleolus)에서 발배뼈(navicular), 발꿈치뼈(calcaneus), 목말뼈(talus)에 방사상으로 부착된 인대는 무엇인가?

1) 긴발바닥인대(long plantar ligament)
2) 두갈래인대(bifurcate ligament)
3) 발꿈치종아리인대(calcaneofibular ligament)
4) 세모인대(deltoid ligament)
5) 등쪽목말발배인대(dorsal talonavicular ligament)

48

정강뼈가 앞뒤로 이동하지 않도록 잡아주는 인대는?

1) 무릎인대(patellar ligament)
2) 가쪽곁인대(lateral collateral ligament)
3) 넙다리뼈머리인대(ligament of femoral head)
4) 세모인대(deltoid ligament)
5) 십자인대(cruciate ligament)

문제해설

45 안쪽쐐기뼈와 관절하는 주위의 뼈는 첫째발허리뼈, 둘째발허리뼈, 중간쐐기뼈 그리고 발배뼈가 있다.

답 5)

46 입방뼈 : 발목에서 가장 가장자리 쪽에 있는 뼈

답 2)

47 두껍고 강한 세모인대의 설명이다.

답 4)

48
- 무릎인대(patellar ligament) : 무릎뼈~정강뼈거친면
- 넙다리뼈머리인대(ligament of femoral head) : 엉덩관절의 관절안에 위치, 넙다리뼈머리오목~절구(acetabulum)
- 앞십자인대 : 정강뼈가 앞으로 나오는 것을 방지
- 뒤십자인대 : 정강뼈가 뒤로 빠지는 것을 방지

답 5)

49

탈력성이 많은 인대로 일명 용수철인대(spring ligament)라고 하며 목말뼈머리(head of talus)를 받쳐서 발바닥활(foot arch)을 유지하는 역할을 하는 인대는 무엇인가?

1) 등쪽목말발배인대(dorsal talonavicular ligament)
2) 바닥쪽발꿈치발배인대(plantar calcaneonavicular ligament)
3) 두갈래인대(bifurcate ligament)
4) 세모인대(deltoid ligament)
5) 긴발바닥인대(long plantar ligament)

50

바닥쪽발꿈치발배인대(plantar calcaneonavicular lig.)가 늘어나 발생하는 것은?

1) 발꿈치들린휜발증(talipes equinus)
2) 편평발(talipes planus)
3) 발끝들린휜발증(talipes calcaneus)
4) 가쪽들린휜발증(talipes valgus)
5) 망치발가락(hammer toe)

51

다음 중 정강뼈(tibia)의 가쪽돌림(lateral rotation)과 안쪽돌림(medial rotation)을 제한하는 인대는 각각 무엇인가?

1) 무릎곁인대(collateral ligaments)－십자무릎인대(cruciate ligaments)
2) 십자무릎인대(cruciate ligaments)－엉덩넙다리인대(iliofemoral ligament)
3) 엉덩정강근막띠(iliotibial tract)－무릎인대(patellar ligament)
4) 반달무릎인대(meniscopatellar ligament)－무릎인대(patellar ligament)
5) 무릎곁인대(collateral ligaments)－엉덩정강근막띠(iliotibial tract)

문제해설

49 바닥쪽발꿈치발배인대에 대한 설명이다.
답 2)

50 바닥쪽발꿈치발배인대 : 발바닥활을 유지
답 2)

51
- collateral ligaments : 가쪽돌림 제한
- cruciate ligaments : 안쪽돌림 제한

답 1)

52

다음 중 관절원반(articular disc)이 있는 관절은 무엇인가?

1) 손목손허리관절(carpometacarpal joint)
2) 턱관절(temporomandibular joint)
3) 손목뼈사이관절(intercarpal joint)
4) 발목관절(ankle joint)
5) 발목발허리관절(tarsometatarsal joint)

53

발목관절(ankle(talocrural) joint)을 이루는 뼈를 모두 나타낸 것은?

1) 정강뼈(tibia), 종아리뼈(fibular), 목말뼈(talus)
2) 종아리뼈(fibular), 목말뼈(talus), 발꿈치뼈(calcaneus)
3) 목말뼈(talus), 발꿈치뼈(calcaneus), 발배뼈(navicular)
4) 발꿈치뼈(calcaneus), 발배뼈(navicular), 입방뼈(cuboid)
5) 발배뼈(navicular), 입방뼈(cuboid), 쐐기뼈(cuneiforms)

54

목말뼈(talus) 아랫면과 발꿈치뼈(calcaneus) 윗면 사이의 관절을 무엇이라고 하는가?

1) 목말발꿈치발배관절
2) 목말밑관절
3) 발목관절
4) 발굼치입방관절
5) 발목발허리관절

55

리스프란관절(Lisfranc's joint)에서 발허리뼈(metatarsal bone)의 움직임이 가장 적은 곳은 다음 중 몇 번째 발허리뼈인가?

1) Ⅰ
2) Ⅱ
3) Ⅲ
4) Ⅳ
5) Ⅴ

문제해설

52 그 외 복장빗장관절(sternoclavicular joint), 자뼈(ulna)와 손목뼈(carpal bone)사이, 봉우리빗장관절(acromioclavicular joint; 없는 사람도 있음)

답 2)

53 목말뼈(talus)와 발꿈치뼈(calcaneus)가 이루는 관절 : 목말밑관절(subtalar joint)

답 1)

54 목말밑관절의 설명이다.

답 2)

55
- Ⅱ < Ⅲ < Ⅰ < Ⅳ < Ⅴ로 두 번째 발허리뼈에서 가장 적고 다섯 번째 발허리뼈에서 가장 크다.
- 발목발허리관절(tarsometatarsal joint) = 리스프란관절(Lisfranc's joint)

답 2)

2024 OCCUPATIONAL THERAPY

5

C·H·A·P·T·E·R

근육계통

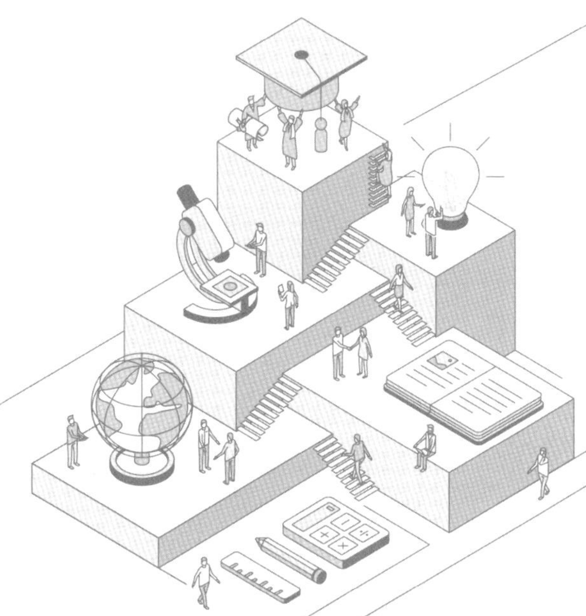

예·상·문·제·풀·이

01

심장근육에서 뼈대근육의 Z-선에 해당하는 부위는 무엇인가?

1) 틈새이음(gap junction)
2) 사이원반(intercalated disc)
3) 가로세관(T-tubule)
4) 트로포닌(troponin)
5) M선(M-line)

02

다음 중 심장근육의 내용으로 바르지 않은 것은?

1) 뼈대근육과 비슷한 구조를 하고 있는 가로무늬불수의근육(striated involuntary muscle)이다
2) 뼈대근육의 세포보다 작고 가늘다
3) 가로세관은 근육세포질그물의 종말수조 1개와 인접하여 두동이(diad)를 형성한다
4) 사이원반 끝에는 저항이 매우 낮아 이온들의 이동 및 전기적인 흥분전달부위로 틈새이음(gap junction)이 있다
5) Ca^{2+}의 부착부로 칼모듈린(calmodulin)이 있다

03

뼈대근육의 특성으로 바른 것은?

1) 불수의근육, 1개의 핵
2) 세포막 부근의 핵, 다수의 핵
3) 가로무늬, 자동성
4) 민무늬, 강축이 발생하지 못함
5) 가로무늬, 1개의 핵

문제해설

01 사이원반은 심장근육에서 뼈대근육의 Z선에 해당하는 것으로 본다.

답 2)

02
- 뼈대근육 : 가로무늬, 수의근육, 다수의 핵, 세포막 부근의 핵
- 심장근육 : 가로무늬, 불수의근육, 1개의 핵, 활동전위기 및 불응기가 길며 강축이 발생하지 못함, 자동성
- 민무늬근육 : 민무늬, 불수의근육, 1개의 핵

	뼈대근육	민무늬근육	심장근육
T-계통	세동이	없음	두동이
Ca^{2+} 유리	근육세포질그물	세포외액	근육세포 질그물과 세포외액
Ca^{2+} 부착부	troponin	calmodulin	troponin

답 5)

03 02번 해설내용 참조

답 2)

04

민무늬근육(smooth muscle)이 수축과정을 진행시킬 때 Ca^{2+}가 결합하는 것은 다음 중 무엇인가?

1) 마이오신(myosin)
2) 치밀소체(dens body)
3) 횡문근형질막(sarcolemma)
4) 칼모듈린(calmodulin)
5) 트로포닌(troponin)

05

민무늬근육의 세포질 속 어둡게 염색되며 뼈대근육의 Z선에 해당하는 것은?

1) 마이오신(myosin)
2) 치밀소체(dens body)
3) 횡문근형질막(sarcolemma)
4) 칼모듈린(calmodulin)
5) 트로포닌(troponin)

06

뼈대근육섬유 중 적색근육의 특징으로 바른 것은?

1) 적은 사립체
2) 많은 글리코겐
3) 빠른 수축
4) 혈관 풍부
5) 적은 미오글로빈

07

다음 중 민무늬근육에서 <u>없는</u> 것은?

1) 치밀소체(dense body)
2) 트로포닌(troponine)
3) 마이오신(myosin)
4) 액틴(actin)
5) 작은함몰(caveola)

문제해설

04
- 민무늬근육은 트로포닌(troponin)이 없기 때문에 Ca^{2+}가 칼모듈린(calmodulin)과 결합하여 수축과정을 진행시킨다.
- 뼈대근육(가로무늬근)에서 Ca^{2+}는 트로포닌과 결합

답 4)

05 치밀소체는 민무늬근육에서 뼈대근육의 Z선에 해당하는 것으로 본다.

답 2)

06
- 적색근육 : 많은 사립체, 혈관 풍부, 높은 미오글로빈 함유도, 수축이 완만하며 지속적, 강한 운동 가능
- 백색근육 : 적은 사립체, 많은 글리코겐과 해당계효소 함유, 혈관 분포 빈약, 낮은 미오글로빈 함유도, 빠른 수축 가능, 지속적이고 강한 운동 어려움

답 4)

07 민무늬근육은 수축과정을 진행시킬 때 트로포닌이 없어 Ca^{2+}가 칼모듈린과 결합한다.

답 2)

08

다음 중 민무늬근육의 특성으로 바른 것은?

1) 세포막 부근에 핵 위치
2) 수의근육
3) 핵 : 1개
4) T-계통 : 세동이
5) Ca^{2+} 유리 : 근육세포질그물

09

다음 중 다단위민무늬근육(multiunit smooth muscle)에 해당하는 것은?

1) 심장 2) 홍채
3) 자궁 4) 방광
5) 위

10

뼈대근육의 미세구조(microscopic structure)에 대한 설명으로 바르지 않은 것은?

1) 가는근육잔섬유(actin filament)만 있어서 밝게 보이는 부위를 밝은 띠(I-band)라 한다
2) 밝은 띠 중간에 어두운 점들이 선처럼 나타나는 곳을 Z선(Z-line)이라고 한다
3) 어두운 띠(A-band) 가운데에 굵은근육잔섬유(myosin filament)만 있어서 좀 더 밝게 보이는 부분을 H대(Hessen's zone)이라고 한다
4) H대 중앙에 굵은근육잔섬유가 부풀어 생긴 점들을 M선(M-line)이라고 한다
5) M선과 M선 사이는 근육원섬유마디라고 하며 뼈대근육의 기능상 기본단위이다

문제해설

08 민무늬근육 : 불수의근육이며 세포중앙에 핵 1개, T-계통 없음, Ca^{2+} 유리는 세포외액에서 유리

답 3)

09
- 단일단위민무늬근육 : 단일단위로 수축; 소화관, 방광 등의 벽
- 다단위민무늬근육 : 다단위로 수축(하나의 덩어리로 추축하지 않음); 큰 혈관의 벽, 눈의 홍채

답 2)

10 Z선과 Z선 사이는 근육원섬유마디(sarcomere)라고 하며 뼈대근육의 기능상 기본단위이다.

답 5)

해부생리학

11

사이원반 끝에서 이온들의 이동 및 전기적인 흥분을 전달하는 부위로 활동전압이 쉽게 전체로 퍼질 수 있어 심방이나 심실이 동시에 수축하도록 하는 것은?

1) 틈새이음부(gap junction)
2) 가로세관(transverse tubule)
3) 칼모듈린(calmodulin)
4) 사립체(mitochondria)
5) 트로포닌(troponin)

12

신경흥분전도에 의해 근육세포질그물(sarcoplasmic reticulum)에서 유리되는 것은?

1) acetylcholine
2) ATP
3) Ca^{2+}
4) troponin
5) calmodulin

13

근육 수축시 일어나는 현상이 아닌 것은?

1) 운동신경졸말에서 시냅스틈새로 아세틸콜린이 유리된다
2) 근세포질그물에서 Ca^{2+}가 유리된다
3) A대의 길이가 줄어든다
4) I대의 길이가 줄어든다
5) Z선과 Z선 사이의 길이가 줄어든다

14

근육계통의 기능이 아닌 것은?

1) 운동
2) 혈액순환
3) 항체생산
4) 음식물 이동
5) 체열생산

문제해설

11 틈새이음이라는 통로가 있어 활동전압이 쉽게 전체로 퍼진다.

답 1)

12 아세틸콜린 방출 → 횡문근형질막의 활동전위 유발 → 가로세관을 통한 흥분전도 → 근육세포질그물(sarcoplasmic reticulum)에서 Ca^{2+} 유리 → ATP분해 → 근육 수축

답 3)

13 근육이 수축하거나 이완하거나 A대의 길이는 변화가 없다.

답 3)

14 그 외 배분, 배뇨, 호흡운동, 자세유지

답 3)

15

근육섬유가 수축할 때 Ca^{2+}을 근형질로 유리하고 재분극시 다시 회수하는 곳은?

1) 횡문근형질막(sarcolemma)
2) 근형질(sarcoplasm)
3) 근육세포질그물(sarcoplasmic reticulum)
4) 치밀소체(dens body)
5) 트로포닌(troponin)

16

뼈대근육의 수축과정에서 Ca^{2+}가 결합하는 것은 다음 중 무엇인가?

1) 마이오신(myosin)
2) 치밀소체(dens body)
3) 횡문근형질막(sarcolemma)
4) 칼모듈린(calmodulin)
5) 트로포닌(troponin)

17

다음 중 근육세포의 횡문근형질막(sarcolemma)은 일반세포에서 무엇에 해당하는가?

1) 근육세포
2) 세포막
3) 세포질
4) 세포질그물
5) 핵

18

축삭을 따라 활동전위가 도착하여 종말단추막을 탈분극시키면 세포외막의 어떤 이온이 종말단추 속으로 유입되어 소포들의 아세틸콜린 유리를 촉발시키는가?

1) Mg^{2+}
2) H^{+}
3) Na^{+}
4) Cl^{-}
5) Ca^{2+}

문제해설

15
- 횡문근형질막(sarcolemma) : 뼈대근육세포의 세포막
- 근형질(sarcoplasm) : 근섬유에 있어서 근원섬유를 제외한 세포질
- 치밀소체(dens body) : 민무늬근육의 세포질 속 어둡게 염색되는 것, 뼈대근육의 Z선에 해당
- 트로포닌(troponin) : 뼈대근육에서 Ca^{2+}의 부착부

답 3)

16 15번 해설내용 참조

답 5)

17
- 근육세포(muscle cell) = 근육섬유(muscle fiber)
- 세포막 = 횡문근형질막(sarcolemma)
- 세포질 = 근형질(sarcoplasm)
- 세포질그물(endoplasmic retinaculum) = 근육세포질그물(sarcoplasmic reticulum)(SR)

답 2)

18 Ca^{2+}가 아세틸콜린 유리를 촉발시킨다.

답 5)

19

다음 중 뼈대근육 섬유의 구조 및 기능적 단위인 근육원섬유마디(sarcomere)는?

1) Z∼Z
2) H∼H
3) A∼A
3) M∼M
5) I∼I

20

뼈대근육수축 시 근육원섬유에 대한 설명으로 옳은 것은?

1) 가는근육잔섬유의 길이가 줄어든다
2) 근육원섬유마디(Z−Z사이)의 길이는 변화가 없다
3) 밝은띠(I-band)의 길이는 늘어난다
4) 어두운띠(A-band)의 길이는 변화가 없다
5) H대(H-zone)는 늘어난다

21

근육이 수축할 때 그 길이가 짧아지지 않는 근육원섬유(myofibril)의 부위는 다음 중 무엇인가?

1) 밝은 띠(I-band)
2) 근원섬유마디(sarcomere)
3) H대(Hessen's zone)
4) 어두운 띠(A-band)
5) 어두운 띠(A-band)와 밝은 띠(I-band)

22

가는근육잔섬유(actin filament)만 있어 밝게 보이는 부위를 지칭하는 것은?

1) A-bnad
2) Hessen's zone
3) M-line
4) I-band
5) sarcomere

문제해설

19 근원섬유마디(sarcomere) : Z선과 Z선 사이, 뼈대근육의 기능상 기본단위

답 1)

20 1) 변화없음
2) 줄어듬
3) 줄어듬
5) 줄어듬

답 4)

21
- 근육원섬유마디(sarcomere) : Z선과 Z선 사이
- 어두운 띠(A-band)는 근육 수축 시 불변

답 4)

22 뼈대근육의 I-band는 가는근육잔섬유만 있어 밝게 보이는 부위이다.

답 4)

23

2개 이상의 자극을 짧은 간격으로 반복하여 크고 지속적인 수축을 발생시키는 것을 무엇이라 하는가?

1) 연축(twitch)
2) 강축(tetanus)
3) 가중(summation)
4) 긴장(tonus)
5) 구축(contracure)

24

2개 이상의 자극에 의해 단독자극의 효과보다 큰 효과가 나타나는 현상을 무엇이라 하는가?

1) 연축
2) 강축
3) 가중
4) 긴장
5) 구축

25

자세유지와 같이 근육의 부분적인 수축의 지속을 무엇이라 하는가?

1) 연축(twitch)
2) 강축(tetanus)
3) 가중(summation)
4) 긴장(tonus)
5) 구축(contracure)

26

근육 수축 시 발생되는 힘과 긴장도를 Ib섬유를 통해 중추신경계에 전달하는 기관은?

1) 운동종말판(motor end plate)
2) 운동단위(motor unit)
3) 지배비율(innervation ratio)
4) 신경근육방추(neuromuscular fiber)
5) 골지힘줄기관(Golgi tendon organ)

문제해설

23
- 연축(twitch) : 역치 이상의 단일자극에 의한 한 번의 수축과 이완이 발생
- 강축(tetanus) : 2개 이상의 자극을 짧은 간격으로 반복 → 크고 지속적인 수축
- 가중(summation) : 2개 이상의 자극에 의해 단독자극의 효과보다 큰 효과
- 긴장(tonus) : 근육의 부분적인 수축 지속(ex. 자세유지)
- 구축(contracure) : 활동전위를 수반하지 않으면서 장기간 가역적인 수축(막의 지속적 탈분극 또는 아세틸콜린이나 카페인 등의 약물에 의해 발생)

답 2)

24 23번 해설내용 참조

답 3)

25 23번 해설내용 참조

답 4)

26
- 운동종말판(motor end plate) : 신경종말과 이를 받아들이는 근막의 특수 구조
- 운동단위(motor unit) : 하나의 신경세포와 그것이 지배하는 근섬유무리를 한데 묶어 일컫는 개념
- 지배비율(innervation ratio) : 수많은 가지를 내어 각각의 근육섬유에 분포하는 분포율; 세밀한 운동을 해야 하는 근육들에서는 낮다.
- 골지힘줄기관(Golgi tendon organ) : 근육이 수축할 때 발생되는 힘과 긴장도를 감지

답 5)

27

하나의 신경세포와 그것이 지배하는 근육섬유무리를 한데 묶어 무엇이라 하는가?

1) 운동종말판(motor end plate)
2) 운동단위(motor unit)
3) 지배비율(innervation ratio)
4) 신경근육방추(neuromuscular fiber)
5) 골지힘줄기관(Golgi tendon organ)

28

근육의 길이와 수축 속도를 감지하는 주머니 모양의 신경구조를 무엇이라 하는가?

1) 운동종말판(motor end plate)
2) 운동단위(motor unit)
3) 지배비율(innervation ratio)
4) 신경근육방추(neuromuscular fiber)
5) 골지힘줄기관(Golgi tendon organ)

29

근육원섬유(myofibril)를 구성하는 단백질이 아닌 것은 무엇인가?

1) 사립체(mitochondria)
2) 마이오신(myosin)
3) 액틴(actin)
4) 트로포닌(troponin)
5) 트로포마이오신(tropomyosin)

30

뼈대근육에서 세동이(triad)를 형성하는 것으로 Ca^{2+}의 저장고 역할을 하는 것은?

1) 사이원반
2) 종말수조
3) 가로세관
4) H대
5) 근육속막

문제해설

27
- 운동종말판(motor end plate) : 신경종말과 이를 받아들이는 근막의 특수 구조
- 운동단위(motor unit) : 하나의 신경세포와 그것이 지배하는 근섬유무리를 한데 묶어 일컫는 개념
- 지배비율(innervation ratio) : 수많은 가지를 내어 각각의 근육섬유에 분포하는 분포율; 세밀한 운동을 해야 하는 근육들에서는 낮다.
- 골지힘줄기관(Golgi tendon organ) : 근육이 수축할 때 발생되는 힘과 긴장도를 감지

답 2)

28 27번 해설내용 참조

답 4)

29 근육원섬유(myofibril)를 구성하는 단백질 : 마이오신(myosin), 액틴(actin), 트로포닌(troponin), 트로포마이오신(tropomyosin)

답 1)

30 세동이는 가로세관 1개와 근육세포질그물이 부풀어 형성된 2개의 종말수조로 구성되며 종말수조는 세포 내 Ca^{2+}의 저장고 역할을 한다.

답 2)

31

연접전신경세포에서 문턱 이하 자극이라도 여러 자극이 가해질 경우 그 자극에 따른 흥분이 중첩되어 연접후신경세포를 흥분시킬 수가 있는데 이를 무엇이라 하는가?

1) 연접지연
2) 집중
3) 가중
4) 후발사
5) 퍼짐

32

굵은근육잔섬유(actin filament)를 구성하는 단백질은 무엇인가?

1) 마이오신(myosin)
2) 트로포마이오신(tropomyosin)
3) 트로포닌(troponin)
4) 액틴(actin)
5) 칼모듈린(calmodulin)

33

근육 수축 시 생성되는 젖산(lactic acid)이 당원(glycogen)으로 재합성되는 곳은?

1) 심장(heart)
2) 지라(spleen)
3) 간(liver)
4) 콩팥(kidney)
5) 허파(lung)

34

역치(threshold) 이상의 단일자극에 의해서 발생하는 근육의 수축을 무엇이라 하는가?

1) 지속근강직(강축, tetanus)
2) 단일수축(연축, twitch)
3) 강직(테타니, tetany)
4) 긴장(tonus)
5) 구축(contracture)

문제해설

31 가중에 대한 설명이다.

답 3)

32
- 굵은근육잔섬유 : 마이오신
- 가는근육잔섬유 : 액틴, 트로포마이오신, 트로포닌

답 1)

33 간은 포도당이나 근육운동으로 생긴 젖산, 글리세린, 아미노산을 글리코겐(당원) 형태로 저장한다.

답 3)

34 역치(threshold) : 흥분을 일으킬 수 있는 최소한의 자극

답 2)

35

눈둘레근(orbicularis oculi)의 설명으로 바른 것은?

1) 안쪽눈꺼풀인대(medial palpebral ligament)와 위턱뼈의 이마돌기(frontal process)에서 시작하여 눈꺼풀을 둥글게 싼다
2) 눈을 감거나 깜박거림에 이용되며 지배신경은 미주신경이다
3) 마비가 오면 눈꺼풀처짐(ptosis)이 발생한다
4) 눈을 살짝 감을 때는 눈확부분(orbital portion)이 작용한다
5) 눈을 꼭 감을 때는 눈꺼풀부분(palpebral portion)이 작용한다

36

다음 중 신경의 지배비율(innervation ratio)이 가장 낮은 근육은?

1) 엄지맞섬근
2) 넙다리네갈래근
3) 넓은등근
4) 큰볼기근
5) 큰허리근

37

다음 중 지배신경이 다른 것은?

1) 눈둘레근(orbicularis oculi)
2) 눈썹내림근(depressor supercilii)
3) 눈꺼풀올림근(levator palpebrae superioris)
4) 입둘레근(orbicularis oris)
5) 볼근(buccinator)

38

다음 중 얼굴신경의 지배를 받지 않는 근육은?

1) 이마근(frontalis)
2) 눈둘레근(orbicularis oculi)
3) 입둘레근(orbicularis oris)
4) 관자근(temporalis)
5) 턱끝근(mentalis)

문제해설

35
- 눈을 살짝 감을 때는 눈꺼풀부분(palpebral portion)이 작용하고, 눈을 꼭 감을 때는 눈확부분(orbital portion)이 작용한다.
- 토끼눈(hare's eye) : 얼굴신경에 장애가 발생하여 눈둘레근의 마비가 오면 눈이 닫히지 않아 먼지 등에 의하여 눈이 빨갛게 되는 상태를 말한다.
- 눈꺼풀 올림을 담당하는 근육은 위눈꺼풀올림근(levator palpebrae superioris)이다.

답 1)

36
- 정밀한 운동을 하는 손, 안구의 근육에서 지배비율이 낮음
- 몸통, 다리근육 : 높음

답 1)

37 눈꺼풀근육과 입근육은 눈돌림신경이 지배하는 눈꺼풀올림근을 제외하고 모두 얼굴신경이 지배한다.

답 3)

38 씹기근육인 관자근은 삼차신경이 지배한다.

답 4)

39

뼈대근육의 길이와 수축 속도를 감지하는 것은?

1) 운동종말판(motor end plate)
2) 운동단위(motor unit)
3) 지배비율(innervation ratio)
4) 근육방추(muscle spindle)
5) 골지힘줄기관(Golgi tendon organ)

40

씹기근육 중 아래턱뼈를 앞으로 당기며 턱을 여는데 관여하는 근육은 무엇인가?

1) 깨물근
2) 관자근
3) 안쪽날개근
4) 가쪽날개근
5) 입둘래근

41

턱을 앞아래로 당겨 입을 여는데 관여하는 근육은?

1) 깨물근
2) 관자근
3) 안쪽날개근
4) 가쪽날개근
5) 목뿔근

42

씹기근육 중 아래턱뼈를 앞으로 당기며 턱을 여는데 관여하는 근육은?

1) 깨물근
2) 관자근
3) 안쪽날개근
4) 가쪽날개근
5) 입둘레근

문제해설

39
- 핵주머니섬유(nuclear bag fiber) : 근육의 길이와 근육 수축 속도를 감지하여 중추신경으로 전달하는 Ia형 신경섬유가 분포
- 핵사슬섬유(nuclear chain fiber) : 근육 길이의 변화를 감지하는 Ⅱ형 신경섬유가 분포

답 4)

40 가쪽날개근에 대한 설명이다.

답 4)

41 씹기근육 : 깨물근, 관자근, 안쪽날개근, 가쪽날개근

답 4)

42 가쪽날개근은 아래턱뼈를 앞으로 당기며 턱을 여는 작용을 한다.

답 4)

해부생리학

43

씹기근육(mastication muscle)에 해당하지 않는 것은?

1) 깨물근(massenter)
2) 관자근(temporalis)
3) 안쪽날개근(medial pterygoid)
4) 가쪽날개근(lateral pterygoid)
5) 턱끝근(mentalis)

44

입주위근육을 지배하는 신경은?

1) 얼굴신경
2) 눈돌림신경
3) 도르래신경
4) 삼차신경
5) 더부신경

45

다음 중 아래턱뼈를 앞으로 당기며 턱을 여는 근육은?

1) 깨물근
2) 관자근
3) 안쪽날개근
4) 가쪽날개근
5) 입둘래근

46

다음 중 표정근에 해당하지 않는 것은?

1) 이마힘살근
2) 눈둘레근
3) 볼근
4) 턱근
5) 가쪽날개근

문제해설

43
- 삼차신경(Ⅴ)의 아래턱신경(mandibular nerve) 지배를 받는다.
- 턱을 위로 당겨 음식물을 씹는데 주로 깨물근과 관자근이 관여
- 음식물의 가는 작용은 안쪽날개근, 가쪽날개근이 관여
- 씹기근육은 아니지만 볼근(buccinator muscle)도 음식물을 씹는 과정에서 협동근으로 작용
- 턱끝근 : 터 피부에 주름 형성

답 5)

44 머리덮개근육, 눈주위근육, 입주위근육은 얼굴신경이 지배한다.

답 1)

45 씹기근육 중 가쪽날개근에 대한 설명이다.

답 4)

46
- 얼굴근육(표정근육, 피부근육)은 수축하면 관절의 운동보다는 얼굴의 피부를 움직여 감정을 표현하는데 관여한다. 위치에 따라 머리덮개근육, 귓바퀴근육, 눈꺼풀근육, 코근육, 입근육으로 구분한다.
- 가쪽날개근은 씹기근육이다.

답 5)

47

입꼬리를 뒤위쪽으로 당겨 웃는 표정을 만드는 근육은?

1) 입둘레근
2) 볼근
3) 큰광대근
4) 위입술올림근
5) 턱끝근

48

얼굴신경마비로 입을 닫고 입술을 오므리는 작용을 하지 못한다면 어떤 근육의 마비를 의심할 수 있는가?

1) 큰광대근
2) 입둘레근
3) 위입술올림근
4) 입꼬리당김근
5) 턱끝근

49

다음 중 손목이나 발목에서처럼 많은 힘줄을 고정시켜 이탈을 방지하는 것은?

1) 지지띠(retinaculum)
2) 힘줄집(tendon sheath)
3) 윤활주머니(synovial bursa)
4) 종자뼈(sesamoid bone)
5) 널힘줄(aponeurosis)

50

다음 중 힘줄이나 근육이 뼈 위를 지날 때 그 사이에서 마찰을 감소시켜 주는 것은?

1) 근막(fascia)
2) 종자뼈(sesamoid bone)
3) 지지띠(retinaculum)
4) 윤활주머니(synovial bursa)
5) 널힘줄(aponeurosis)

문제해설

47 입근육 중 큰광대근에 대한 설명이다.
답 3)

48 입둘레근은 입을 닫고 입술을 오므리는 작용을 한다.
답 2)

49 지지띠를 통해 힘줄을 고정시킨다.
답 1)

50 윤활주머니는 윤활작용으로 마찰을 감소시킨다.
답 4)

51

씹기근육을 지배하는 신경은?

1) 얼굴신경
2) 눈돌림신경
3) 도르래신경
4) 삼차신경
5) 더부신경

52

입을 닫고 입술을 오므리는 근육은 무엇인가?

1) 입둘레근(orbicularis oris muscle)
2) 볼근(buccinator muscle)
3) 큰광대근(zygomaticus major muscle)
4) 입꼬리당김근(risorius muscle)
5) 턱끝근(mentalis muscle)

53

다음 중 근육수축에서 사용되는 에너지원은?

1) ATP
2) acetylcholine
3) insulin
4) glucagon
5) Ca^{2+}

54

다음 중 목뿔아래근육에 해당하는 것은?

1) 두힘살근(digastric muscle)
2) 붓목뿔근(stylohyoid muscle)
3) 턱목뿔근(mylohyoid muscle)
4) 턱끝목뿔근(geniohyoid muscle)
5) 복장목뿔근(sternohyoid muscle)

문제해설

51
- 씹기근육은 삼차신경의 아래턱신경이 지배한다.
- 삼차신경(Ⅴ)의 가지인 아래턱신경이 씹기근육(깨물근, 관자근, 안쪽날개근, 가쪽날개근)을 지배하여 음식물을 씹고 가는데 관여한다.

답 4)

52
- 입둘레근(orbicularis oris muscle) : 입을 닫고 입술을 오므림
- 큰광대근(zygomaticus major muscle) : 입꼬리를 뒤안쪽으로 당겨 웃는 표정을 만듦
- 입꼬리당김근(risorius muscle) : 입꼬리를 가쪽으로 당겨 볼에 보조개를 만듦
- 턱끝근(mentalis muscle) : 턱 피부에 주름을 만듦

답 1)

53 사용 순서 : ATP → creatine phosphate → Glucose

답 1)

54
- 목뿔아래근육(infrahyoid muscles) : 복장목뿔근, 어깨목뿔근, 복장방패근, 방패목뿔근
- 목뿔위근육(suprahyoid muscles) : 두힘살근, 붓목뿔근, 턱목뿔근, 턱끝목뿔근

답 5)

55

뼈대근육 수축을 주도하는 신경전달물질은?

1) 아세틸콜린
2) 노르에피네프린
3) 도파민
4) 엔돌핀
5) 칼모듈린

56

신경근육방추(neuromuscular spindle, muscle spindle)의 핵주머니섬유(nuclear bag fiber)가 중추신경에 전달하는 것은 무엇인가?

1) 근육 긴장도
2) 근육 수축 속도
3) 근육 길이
4) 근육 길이와 수축 속도
5) 근육의 힘과 긴장도

57

뼈대근육의 불응기는?

1) 1초
2) 0.8초
3) 0.02초
4) 0.005초
5) 0.0001초

58

근육의 작용이 바르게 연결된 것은?

1) 입둘레근 — 입을 닫고 입술을 오므림
2) 볼근 — 턱 피부에 주름을 만듦
3) 큰광대근 — 윗입술을 위로 당겨 부정적인 표정을 만듦
4) 작은광대근 — 입고리를 뒤위쪽으로 당겨 웃는 표정을 만듦
5) 턱끝근 — 입안의 압력을 유지시키고 성난 표정을 만듦

문제해설

55 민무늬근육은 아세틸콜린과 노르에피네프린이라는 2종의 신경전달물질 이용

답 1)

56
- 핵주머니섬유(nuclear bag fiber) : 근육의 길이와 근육 수축 속도를 감지하여 중추신경으로 전달하는 Ia형 신경섬유가 분포
- 핵사슬섬유(nuclear chain fiber) : 근육 길이의 변화를 감지하는 Ⅱ형 신경섬유가 분포

답 4)

57 뼈대근육의 불응기 : 약 0.005초

답 4)

58 2) 턱끝근
3) 작은광대근
4) 큰광대근
5) 볼근

답 1)

59

목의 앞면과 가쪽면의 피부밑에 넓게 퍼져있는 얇은 1쌍의 근육으로 얼굴신경(Ⅶ)의 지배를 받으며 슬픈 표정을 만드는데 관여하는 한편 면도할 때 피부의 긴장도를 유지시키고 목의 주름을 잡아 목정맥의 압박을 완화시키는 작용을 하는 근육은?

1) 목긴근(longus colli)
2) 두힘살근(digastric)
3) 넓은목근(platysma)
4) 앞목갈비근(anterior scalene)
5) 목빗근(sternocleidomastoid)

60

입안의 압력을 유지시키고 성난 표정을 만드는 근육은?

1) 입둘레근(orbicularis oris muscle)
2) 볼근(buccinator muscle)
3) 큰광대근(zygomaticus major muscle)
4) 입꼬리당김근(risorius muscle)
5) 턱끝근(mentalis muscle)

61

단일수축(연축, twitch)의 잠복기는?

1) 0.001초
2) 0.005초
3) 0.01초
4) 0.05초
5) 0.1초

62

뼈대근육의 1회 단일수축(연축, twitch)에 소요되는 시간은?

1) 0.1초
2) 0.01초
3) 0.001초
4) 0.5초
5) 0.05초

문제해설

59 넓은목근에 대한 설명이다.

답 3)

60
- 입둘레근(orbicularis oris muscle) : 입을 닫고 입술을 오므림
- 큰광대근(zygomaticus major muscle) : 입꼬리를 뒤안쪽으로 당겨 웃는 표정을 만듦
- 입꼬리당김근(risorius muscle) : 입꼬리를 가쪽으로 당겨 볼에 보조개를 만듦
- 턱끝근(mentalis muscle) : 턱 피부에 주름을 만듦

답 2)

61
- 잠복기 : 자극 후 근육 수축 전(0.01초)
- 수축기 : 근육의 수축(0.04초)
- 이완기 : 안정상태로 회복(0.05초)

답 3)

62 잠복기 0.01초, 수축기 0.04초, 이완기 0.05초 0.01+0.04+0.05

답 1)

63

다음 목뿔근 중 지배신경이 다른 하나는?

1) 복장목뿔근
2) 어깨목뿔근
3) 복장방패근
4) 방패목뿔근
5) 턱목뿔근

64

다음 중 근육 수축 시 분해되는 것은?

1) ADP
2) CO_2
3) lactic acid
4) creatine
5) glucose

65

다음 중 근육 수축 후 생성되는 것은?

1) ATP
2) O_2
3) creatine phosphate
4) glucose
5) lactic acid

66

뇌신경인 더부신경(accessory nerve; XI)과 척수신경인 목신경의 이중지배를 받는 근육으로 바른 것은?

1) 넓은목근(platysma), 넓은등근(latissimus dorsi)
2) 목갈비근(scalenus), 붓목뿔근(stylohyoid)
3) 목빗근(sternocleidomastoid), 등세모근(trapezius)
4) 긴목근(longus colli), 어깨올림근(levator scapulae)
5) 작은마름근(rhomoid minor), 큰마름근(rhomboid major)

문제해설

63 1), 2), 3), 4) 목신경
5) 아래턱신경

답 5)

64
- 수축 시 분해 : ATP, O_2, glucose, creatine phosphate
- 수축 후 생성 : ADP, CO_2, lactic acid, creatine

답 5)

65 64번 해설내용 참조

답 5)

66
- 넓은목근(platysma), 붓목뿔근(stylohyoid) : 얼굴신경(facial nerve; Ⅶ)
- 넓은등근(latissimus dorsi) : 가슴등신경(thoracodorsal nerve)
- 목갈비근(scalenus), 긴목근(longus colli) : 목신경
- 어깨올림근(levator scapulae), 작은마름근(rhomoid minor), 큰마름근(rhomboid major) : 어깨등신경

답 3)

67

다음 중 날숨근육(expirator)로 작용하는 것은?

1) 가슴가로근(transversus thoracis)
2) 바깥갈비사이근(external intercostals)
3) 목빗근(sternocleidomastoid)
4) 목갈비근(scalenes)
5) 앞톱니근(serratus anterior)

68

다음 중 가로막(diaphragm)에 있는 구멍은 무엇인가?

1) 식도구멍(esophageal hiatus)
2) 모음근구멍(adductor hiatus)
3) 이틀구멍(alveolar foramen)
4) 숫구멍(fontanelle)
5) 날문구멍(pyloric orifice)

69

가로막(diaphragm)의 설명으로 바르지 않은 것은?

1) 가슴안과 배안을 경계짓는 둥근지붕모양의 근육이다
2) 지배신경은 목신경얼기의 가지인 가로막신경(phrenic nerve)이다
3) 호흡근육으로 작용한다
4) 가슴과 배안을 연결하는 대동맥구멍(aortic hiatus)과 대정맥구멍(vena caval foramen)이라는 단 2개의 큰 구멍이 있다
5) 3곳의 이는곳(origin)과 이곳에서 나온 섬유들이 닿아있는 잎사귀 모양의 중심널힘줄(central tendon)이 있다

70

목뿔아래근육과 지배신경이 같은 근육은?

1) 앞힘살근
2) 뒤힘살근
3) 붓목뿔근
4) 턱목뿔근
5) 턱끝목뿔근

문제해설

67
- 들숨근육(inspirator) : 바깥갈비사이근(external intercostals), 목빗근(sternocleidomastoid), 목갈비근(scalenes), 앞톱니근(serratus anterior)
- 날숨근육(expirator) : 속갈비사이근(internal intercostals), 가슴가로근(transversus thoracis), 배바깥빗근(external oblique abdominal), 배속빗근(internal oblique abdominal), 배가로근(transversus abdominis), 배곧은근(rectus abdominis)

답 1)

68 가로막에는 가슴안과 배안을 연결하는 대동맥구멍, 대정맥구멍 및 식도구멍이라는 3개의 큰 구멍이 있어 각종 기관들이 지나간다.

답 1)

69
- 3개의 큰 구멍 : 식도구멍(esophageal hiatus), 대동맥구멍(aortic hiatus), 대정맥구멍(vena caval foramen)
- 3곳의 이는곳(origin)
  - 허리부분(lumbar part) : 1~4허리뼈 앞면
  - 갈비부분(costal part) : 7~9갈비뼈 속면, 10~12갈비뼈 먼쪽끝
  - 복장부분(sternal part) : 칼돌기(xiphoid process) 속면

답 4)

70
- 목뿔아래근(목신경)
- 두힘살근 : 앞힘살(아래턱신경), 뒤힘살(얼굴신경)
- 붓목뿔근(얼굴신경)
- 턱목뿔근(아래턱신경)

답 5)

71

백색선(linea alba)의 설명으로 바른 것은?

1) 양쪽 배곧은근의 안쪽모서리가 맞닿은 정중선이며 칼돌기에서 배꼽을 지나 두덩결합을 잇는 섬유성 띠로 정중절개 시 자주 이용된다
2) 배바깥빗근 아래 끝의 널힘줄이 두꺼워져 형성되며 엉덩뼈의 위앞엉덩뼈가시와 두덩뼈의 두덩뼈결절 사이에 걸쳐 있어 배와 넙다리를 경계 짓는다
3) 배바깥빗근을 덮고 있는 2층의 막
4) 배가로근의 속면을 싸고 있는 얇은 막
5) 배곧은근을 싸고 있는 2겹의 결합조직성막으로 배바깥빗근, 배속빗근, 배가로근의 근막으로 구성된다

72

앞배벽근육(muscles of anterior abdominal wall)에 해당하지 않는 것은?

1) 배바깥빗근(external oblique abdominal)
2) 허리네모근(quadratus lumborum)
3) 배가로근(transversus abdominis)
4) 배곧은근(rectus abdominis)
5) 배세모근(pyramidalis)

73

뒤통수뼈, 몰덜미인대 및 7목뼈~12등뼈의 가시돌기가 이는곳(origin)이고 빗장뼈, 어깨뼈가시 및 봉우리가 닿는곳(insertion)인 근육은 다음 중 무엇인가?

1) 등세모근　　2) 넓은등근
3) 어깨올림근　　4) 작은마름근
5) 큰마름근

문제해설

71
- 샅고랑인대(inguinal ligament) : 2)
- 얕은배근막(superficial abdominal fascia) : 3)
- 배가로근막(transversalis fascia) : 4)
- 배곧은근집(sheath of rectus abdominis) : 5)

답 1)

72
- 앞배벽근육 : 배바깥빗근(external oblique abdominal), 배속빗근(internal oblique abdominal), 배가로근(transversus abdominis), 배곧은근(rectus abdominis), 배세모근(pyramidalis)
- 뒤배벽근육 : 큰허리근(psoas major), 작은허리근(psoas minor), 엉덩근(iliacus), 허리네모근(quadratus lumborum)

답 2)

73 등세모근(trapezius)의 이는 곳과 닿는 곳의 설명이다.

답 1)

74

이는곳(origin)은 목덜미인대, 7번째 목뼈와 1~5번째 등뼈이고 닿는곳(insertion)은 어깨뼈 안쪽모서리(medial border)인 근육은 다음 중 무엇인가?

1) 등세모근
2) 넓은등근
3) 어깨올림근
4) 마름근
5) 긴목근

75

이는곳(origin)은 6~12등뼈와 허리뼈, 등허리근막 및 엉덩뼈능선이고 닿는곳(insertion)은 위팔뼈의 결절사이고랑(intertubercular groove)인 근육은 다음 중 무엇인가?

1) 등세모근
2) 넓은등근
3) 어깨올림근
4) 작은마름근
5) 큰마름근

76

다음 중 닿는곳이 어깨뼈의 부리돌기(coracoid process)인 것은?

1) 큰가슴근
2) 작은가슴근
3) 앞톱니근
4) 어깨밑근
5) 큰원근

77

어깨뼈(scapula)의 가시위오목(supraspinatus fossa)에서 일어나서 봉우리(acromion) 밑을 지나 위팔뼈의 큰결절(greater tubercle)에 닿아있는 근육으로 어깨세모근(deltoid muscle)을 도와 위팔을 벌림(abduction)시키는 근육은?

1) 어깨밑근(subscapularis)
2) 가시위근(supraspinatus)
3) 가시아래근(infraspinatus)
4) 작은원근(teres minor)
5) 큰원근(teres major)

문제해설

74 마름근(rhomboid : rohomboid minor + rhomboid major)의 이는 곳과 닿는 곳의 설명이다.

답 4)

75 넓은등근(latissimus dorsi)의 이는 곳과 닿는 곳의 설명이다.

답 2)

76
- 작은가슴근 : 2~5째 갈비뼈-어깨뼈의 부리돌기
- 큰가슴근 : 빗장뼈부(빗장뼈 안쪽끝), 복장뼈부(복장뼈와 갈비연골), 복부(배바깥빗근의 근막)-위팔뼈의 큰결절과 결절사이고랑

답 2)

77 가시위근에 대한 설명이다.

답 2)

78

가로막(diaphragm)을 통과하는 구조물이 아닌 것은?

1) 내림대동맥(descending aorta)
2) 가슴림프관(thoracic duct)
3) 아래대정맥(inferior vena cava)
4) 식도(esophagus)
5) 더부신경(accessory nerve)

79

골반가로막(pelvic diaphragm)을 구성하는 근육 중 엉덩꼬리근(iliococcygenus)과 두덩꼬리근(pubococcygenus)으로 구성된 것은?

1) 항문올림근
2) 요도조임근
3) 샅가로근
4) 망울해면체근
5) 궁둥해면체근

80

다음 중 대정맥구멍(vena caval foramen)을 통과하는 것은?

1) 내림대동맥
2) 가슴림프관
3) 홀정맥
4) 오른가로막신경
5) 식도

81

다음 중 식도구멍을 통해 가로막을 통과하는 것은?

1) 내림대동맥
2) 가슴림프관
3) 아래대정맥
4) 오른가로막신경
5) 미주신경

문제해설

78
- 대동맥구멍(aortic hiatus) : 내림대동맥(descending aorta), 가슴림프관(thoracic duct), 홀정맥(azygos vein), 교감신경얼기(sympathetic plexus)
- 대정맥구멍(vena caval foramen) : 아래대정맥(inferior vena cava), 오른가로막신경(right phrenic nerve)
- 식도구멍(esophageal hiatus) : 식도(esophagus), 미주신경(vagus nerve)

답 5)

79
- 골반가로막 : 항문올림근(엉덩꼬리근+두덩꼬리근)과 꼬리근(coccygeus)이 중심
- 비뇨생식가로막 : 요도조임근, 얕은샅가로근, 깊은샅가로근, 망울해면체근, 궁둥해면체근

답 1)

80
- 대동맥구멍 : 내림대동맥, 가슴림프관, 홀정맥, 교감신경얼기 통과
- 대정맥구멍 : 아래대정맥, 오른가로막신경 통과
- 식도구멍 : 식도, 미주신경 통과

답 4)

81
- 대동맥구멍(aortic hiatus) : 내림대동맥(descending aorta), 가슴림프관(thoracic duct), 홀정맥(azygos vein), 교감신경얼기(sympathetic plexus)
- 대정맥구멍(vena caval foramen) : 아래대정맥(inferior vena cava), 오른가로막신경(right phrenic nerve)
- 식도구멍(esophageal hiatus) : 식도(esophagus), 미주신경(vagus nerve)

답 5)

해부생리학

82

다음 중 어깨의 근육이 아닌 것은?

1) 어깨세모근(deltoid)
2) 가시위근(supraspinatus)
3) 가자미근(soleus)
4) 작은원근(teres minor)
5) 어깨밑근(subscapularis)

83

어깨관절의 안정성을 보강하는 돌림근띠(rotator cuff)로 바르지 않은 것은?

1) 가시위근(supraspinatus)
2) 가시아래근(infraspinatus)
3) 작은원근(teres minor)
4) 어깨밑근(subscapularis)
5) 앞톱니근(serratus anterior)

84

다음 중 어깨뼈(scapula)를 아래방향돌림(downward rotation) 시키는 근육은?

1) 작은원근(teres minor)
2) 앞톱니근(serratus anterior)
3) 마름근(rhomboids)
4) 위등세모근(upper trapezius)
5) 아래등세모근(lower trapezius)

85

어깨뼈를 위방향돌림(upward rotation 상방회전)하는 근육은?

1) 아래등세모근(lower trapezius)
2) 큰마름근(rhomboid major)
3) 어깨올림근(levator scapulae)
4) 빗장밑근(subclavius)
5) 어깨밑근(subscapularis)

문제해설

82 가자미근은 종아리의 근육이다.

답 3)

83 돌림근띠(근육둘레띠)는 가시위근, 가시아래근, 작은원근, 어깨밑근으로 이루어져있다.

답 5)

84 아래쪽돌림(downward rotation) : 마름근(rhomboid), 어깨올림근(levator scapulae)

답 3)

85 어깨뼈를 위방향돌림(upward rotation 상방회전)하는 근육에는 앞톱니근(serratus anterior), 위등세모근(upper trapezius), 아래등세모근(lower trapezius)이 있다.

답 1)

86

앞톱니근(serratus anterior)을 지배하는 신경은?

1) 자신경(ulnar nerve)
2) 노신경(radial nerve)
3) 더부신경(accessory nerve)
4) 어깨밑신경(subscapular nerve)
5) 긴가슴신경(long thoracic nerve)

87

어깨 굽힘(shoulder flexion)에 관여하는 근육이 아닌 것은?

1) 어깨세모근(deltoid)
2) 큰가슴근(pectoralis major)
3) 부리위팔근(coracobrachialis)
4) 큰원근(teres major)
5) 위팔두갈래근(biceps brachii)

88

복장뼈와 빗장뼈에서 기시하여 꼭지돌기(mastoid process)에 정지하며 머리의 회전과 굽힘 등의 역할을 수행하는 근육은?

1) 목빗근
2) 두힘살근
3) 복장목뿔근
4) 복장방패근
5) 머리널판근

89

팔(arm)을 벌림(abduction)하는 근육에 해당하는 것은?

1) 가시위근(supraspinatus)
2) 넓은등근(latissimus dorsi)
3) 큰원근(teres major)
4) 작은원근(teres minor)
5) 부리위팔근(coracobrachialis)

문제해설

86 앞톱니근은 어깨뼈를 앞으로 당겨 가슴벽에 붙이고 돌리는 작용을 하며 지배하는 신경은 긴가슴신경(long thoracic nerve)이다.

답 5)

87 어깨관절에 작용하는 근육

- 폄 : 어깨세모근(deltoid), 넓은등근(latissimus dorsi), 큰원근(teres major), 위팔세갈래근(triceps brachii)
- 벌림 : 어깨세모근, 가시위근(supraspinatus), 위팔두갈래근(biceps brachii)
- 모음 : 큰가슴근(pectoralis major), 넓은등근, 큰원근, 위팔세갈래근
- 안쪽돌림 : 어깨밑근(subscapularis), 어깨세모근, 큰가슴근, 넓은등근
- 가쪽돌림 : 가시아래근(infraspinatus), 작은원근(teres minor), 어깨세모근

답 4)

88 목빗근에 대한 설명이다.

답 1)

89 어깨세모근과 가시위근은 팔을 벌림하는 역할을 하고 2~5번 근육은 모음(adduction)을 한다.

답 1)

해부생리학

90

위팔(arm)의 움직임에서 60° 까지는 굽힘근으로 작용하고 90° 이상에서는 폄근으로 작용하는 근육은?

1) 어깨밑근(subscapularis)
2) 작은원근(teres minor)
3) 큰가슴근(pectoralis major)
4) 넓은등근(latissimus dorsi)
5) 부리위팔근(corachobrachilais)

91

다음 중 팔꿉관절의 굽힘에 작용하는 근육은?

1) 긴노쪽손목폄근(extensor carpi radialis longus)
2) 팔꿈치근(anconeus)
3) 위팔세갈래근(triceps brachii)
4) 네모엎침근(pronator qudratus)
5) 짧은엄지굽힘근(flexor pollicis brevis)

92

다음 중 닿는곳(insertion)이 어깨뼈의 작은결절(lesser tubercle)인 근육은?

1) 가시위근(supraspinatus)
2) 가시아래근(infraspinatus)
3) 작은원근(teres minor)
4) 어깨밑근(subscapularis)
5) 부리위팔근(coracobrachialis)

93

앞톱니근(serratus anterior muscle)이 닿는(insertion) 곳은?

1) 관절오목(glenoid cavity)
2) 두갈래근고랑(bicipital groove)
3) 큰결절(greater tubercle)
4) 복장뼈자루(manubrium)
5) 어깨뼈 안쪽모서리(medial border)

문제해설

90 큰가슴근은 빗장뼈와 복장뼈, 1~6갈비연골에서 시작하여 위팔뼈의 큰결절능선(crest of greater tubercle)에 닿아 각도에 따라 굽힘근과 폄근으로 작용한다.

답 3)

91
- 긴노쪽손목폄근(extensor carpi radialis longus) : 손목폄과 벌림, 팔꿉굽힘
- 짧은노쪽손목폄근(extensor carpi radialis brevis) : 손목폄, 팔꿉굽힘

답 1)

92 1), 2), 3) 위팔뼈의 큰결절(greater tubercle)
5) 위팔뼈의 안쪽모서리

답 4)

93 앞톱니근 : 제1~8갈비뼈의 가쪽면－어깨뼈의 안쪽모서리

답 5)

94

팔(arm)을 움직이는 근육 중 넓은등근(latissimus dorsi)과 같은 움직임을 일으키는 근육은?

1) 어깨밑근(subscapularis)
2) 부리위팔근(corachobrachilais)
3) 가시아래근(infraspinatus)
4) 큰가슴근(pectoralis major)
5) 큰원근(teres major)

95

목빗근(SCM)의 작용으로 바르지 않은 것은?

1) 복장뼈(sturnum)와 빗장뼈(clavicle)를 내린다(depression)
2) 머리를 동측으로 굽힌다(ipsilateral sidebending)
3) 머리를 반대측으로 회전한다(contralateral rotation)
4) 머리를 폄한다(extension)
5) 목굽이(cervical lordosis)를 증가시킨다

96

목빗근(Sternocleidomastoid)과 등세모근(Trapezius)을 지배하는 신경은?

1) 자신경(ulnar nerve)
2) 노식경(radial nerve)
3) 더부신경(accessory nerve)
4) 어깨밑신경(subscapular nerve)
5) 긴가슴신경(long thoracic nerve)

97

근육둘레띠(rotator cuff)가 아닌 것은?

1) 가시아래근
2) 가시위근
3) 어깨밑근
4) 작은원근
5) 큰원근

문제해설

94 넓은등근(latissimus dorsi)과 큰원근(teres major) 모두 팔의 폄, 모음, 안쪽돌림을 일으킨다.

답 5)

95 목빗근은 복장뼈(sturnum)와 빗장뼈(clavicle)를 올린다(elevation)

답 1)

96 더부신경은 11번째 뇌신경(cranial nerve)으로 목빗근(Sternocleidomastoid)과 등세모근(Trapezius)을 지배한다.

답 3)

97 근육둘레띠(rotator cuff)는 몸쪽으로 어깨뼈에서부터 먼쪽으로 위팔뼈 결절까지 붙은 4개의 근육들로 구성 되어있다.

답 5)

98

다음 중 팔꿉관절의 굽힘 및 아래팔 엎침과 뒤침에 관여하는 근육은?

1) 손가락폄근
2) 부리위팔근
3) 팔꿈치근
4) 위팔노근
5) 위팔근

99

다음 중 위팔(arm)의 굽힘(flexion)과 벌림(abduction) 및 모음(adduction)에 모두 작용하는 근육은?

1) 어깨밑근(subscapularis)
2) 위팔두갈래근(biceps brachii)
3) 가시위근(supraspinatus)
4) 부리위팔근(corachobrachilais)
5) 넓은등근(latissimus dorsi)

100

위팔두갈래근(biceps brachii)의 짧은갈래(short head)가 이는 곳(origin)은?

1) 두갈래근고랑(bicipital groove)
2) 팔꿈치머리(olecranon)
3) 부리돌기(coracoid process)
4) 관절오목위결절(supraglenoid tubercle)
5) 빗장뼈(clavicle)

101

부리위팔근, 위팔두갈래근 및 위팔근을 지배하는 신경은?

1) 노신경
2) 자신경
3) 정중신경
4) 근육피부신경
5) 어깨밑신경

문제해설

98 위팔노근(brachioradialis) : 팔꿉관절의 굽힘 및 아래팔 엎침과 뒤침에 관여

답 4)

99 위팔두갈래근은 long head에 의해 벌림(abduction)이 일어나고 벌림상태에서 short head에 의해 모음(adduction)을 일으킨다.

답 2)

100 위팔두갈래근의 이는곳은 어깨뼈의 관절모목위결절(긴갈래)과 어깨뼈의 부리돌기(짧은갈래)이며 닿는곳은 모두 노뼈거친면이다.

답 3)

101 부리위팔근, 위팔두갈래근, 위팔근을 지배하는 신경은 근육피부신경이다.

답 4)

102

위팔세갈래근을 도와 팔꿉관절의 폄에 관여하는 근육은 무엇인가?

1) 위팔근(brachialis)
2) 위팔두갈래근(biceps brachii)
3) 팔꿈치근(anconeus)
4) 위팔세갈래근(triceps brachii)
5) 부리위팔근(coracobrachialis)

103

팔꿉관절(elbow joint)의 굽힘에 작용하는 근육이 아닌 것은?

1) 위팔근(brachialis)
2) 위팔두갈래근(biceps brachii)
3) 팔꿈치근(anconeus)
4) 위팔노근(brachioradialis)
5) 원엎침근(pronator teres)

104

다음 중 지배 신경이 다른 하나는?

1) 팔꿈치근(anconeus)
2) 위팔세갈래근(triceps brachii)
3) 위팔노근(brachioradialis)
4) 위팔근(brachialis)
5) 자쪽손목폄근(extensor carpi ulnaris)

105

다음 중 아래팔을 뒤침(supination)하게하는 가장 강력한 근육은 무엇인가?

1) 위팔두갈래근(biceps brachii)
2) 위팔노근(brachioradialis)
3) 위팔세갈래근(triceps brachii)
4) 팔꿈치근(anconeus)
5) 위팔근(brachialis)

문제해설

102 팔꿈치근은 작은 근육으로 위팔세갈래근의 작용을 돕는다.

답 3)

103 팔꿈치근(anconeus)

위팔뼈의 가쪽위관절융기(lateral epicondyle) 뒷면에서 일어나서 자뼈의 팔꿈치머리(olecranon) 가쪽면에 닿아 있는 3각형의 작은 근육으로 수축시 위팔세갈래근(triceps brachii)을 도와 팔꿉관절의 폄(elbow extension)에 관여한다.

답 3)

104
- 위팔근(brachialis) : 근육피부신경(musculocutaneous nerve)
- 나머지 : 노신경(radial nerve)

답 4)

105 위팔두갈래근은 아래팔의 굽힘 및 뒤침, 위팔의 굽힘을 일으키는 근육으로 뒤침하게 하는 근육 중 가장 강력한 근육이다.

답 1)

해부생리학

106

다음 굽힘근(flexor muscle) 중 노신경(radial nerve)의 지배를 받는 것은?

1) 부리위팔근(coracobrachialis) 2) 위팔노근(brachioradialis)
3) 위팔근(brachialis) 4) 위팔세갈레근(triceps brachii)
5) 팔꿈치근(anconeus)

107

다음 중 엎침(pronation)과 뒤침(supination)을 둘 다 돕는 근육은 무엇인가?

1) 위팔근(brachialis) 2) 위팔세갈래근(triceps brachii)
3) 손뒤침금(supinator) 4) 위팔노근(brachioradialis)
5) 네모엎침근(pronator quadratus)

108

겨드랑(axilla)의 경계를 이루는 근육으로 바르지 않은 것은?

1) 큰가슴근(pectoralis major) 2) 부리위팔근(coracobrachialis)
3) 넓은등근(latissimus dorsi) 4) 위팔두갈래근(biceps brachii)
5) 어깨세모근(deltoid)

109

다음 중 이는곳(origin)이 위팔뼈의 안쪽위관절융기(medial epicondyle)가 아닌 것은?

1) 원엎침근(pronator teres)
2) 노쪽손목굽힘근(flexor carpi radialis)
3) 긴손바닥근(palmaris longus)
4) 짧은엄지굽힘근(flexor pollicis brevis)
5) 자쪽손목굽힘근(flexor carpi ulnaris)

문제해설

106
- 위팔노근 : 아래팔의 굽힘
- 부리위팔근, 위팔근 : 굽힘근, 근육피부신경
- 위팔세갈래근, 팔꿈치근 : 노신경, 폄근

답 2)

107 위팔노근(brachioradialis)은 아래팔을 굽히는데 작용하며 또한 엎침(pronation)의 시작단계와 뒤침(supination)의 시작단계에서 작용한다.

답 4)

108
- 앞벽 : 큰가슴근(pectoralis major), 작은가슴근(pectoralis minor)
- 뒤벽 : 넓은등근(latissimus dorsi), 큰원근(teres major), 어깨밑근(subscapularis)
- 안쪽벽 : 가슴벽
- 가쪽벽 : 부리위팔근(coracobrachialis), 위팔두갈래근(biceps brachii)

답 5)

109 짧은엄지굽힘근의 이는곳 : 굽힘근지지띠, 큰마름뼈

답 4)

110

종아리를 형성하는 강대한 근으로 넙다리뼈의 안·가쪽 관절융기에서 기시하여 하행하고 강한 발꿈치(아킬레스)힘줄이 되어 발꿈치뼈융기(calcaneal tuberosity)에 정지하는 근육은?

1) 장딴지근(gastrocnemius)
2) 가자미근(soleus)
3) 장딴지빗근(plantaris)
4) 긴발가락굽힘근(flexor digitorum longus)
5) 오금근(popliteus)

111

닿는곳(insertion)이 발꿈치뼈(calcaneus)이면서 발의 발바닥굽힘(jplantar flexion)을 일으키는 근육은?

1) 종아리세갈래근, 장딴지빗근
2) 앞정강근, 긴발가락폄근
3) 긴종아리근, 넙다리빗근
4) 두덩정강근, 반막모양근
5) 뒤정강근, 긴엄지굽힘근

112

긴종아리근(peroneus longus)의 닿는곳(insertion)은 어디인가?

1) 5번째 발허리뼈의 가쪽결절(lateral tubercle of metatarsal Ⅴ)
2) 발꿈치뼈(calcaneus)
3) 1번째 발허리뼈 바닥(base of metatarsal Ⅰ)
4) 입방뼈(cuboid)
5) 목말뼈(talus)

문제해설

110 장딴지근에 대한 설명이다.

답 1)

111 종아리세갈래근(장딴지근, 가자미근)과 장딴지빗근은 발꿈치뼈융기에 닿아 발의 발바닥굽힘을 일으킨다.

답 1)

112 긴종아리근의 이는곳(origin)은 종아리뼈머리와 위바깥몸통이고 닿는곳은 안쪽쐐기뼈(cuneiform)와 첫 번째 발허리뼈 이다.

답 3)

113

다음 중 종아리의 안쪽돌림(medial rotation of knee)을 하는 근육이 아닌 것은?

1) 넙다리빗근(sartorius)
2) 반힘줄근(semitendinous)
3) 반막근(seminembranosus)
4) 넙다리두갈래근(biceps femoris)
5) 두덩정강근(gracilis)

114

이는곳이 넙다리뼈 안쪽관절융기와 가쪽관절융기이고 닿는 곳은 발꿈치뼈로 종아리세갈래근을 구성하는 근육은?

1) 장딴지근
2) 가자미근
3) 장딴지빗근
4) 뒤정강근
5) 오금근

115

발목에서 발바닥쪽굽힘(plantar flexion)과 내번(inversion)을 하며 발아치(arch of foot)를 지지하는 근육은?

1) 긴엄지폄근
2) 뒤정강근
3) 셋째종아리근
4) 긴종아리근
5) 짧은종아리근

116

다음 중 허리척주앞굽음(lumbar lordosis)을 증가시킬 수 있는 근육은?

1) 긴종아리근(peroneus longus)
2) 큰허리근(psoas major)
3) 넙다리뒤근육(hamstring m.)
4) 앞정강근(tibialis anterior)
5) 중간넓은근(vastus intermedius)

문제해설

113 넙다리근막긴장근(tensor fasciae latae), 넙다리두갈래근(biceps femoris) : 종아리의 가쪽돌림(lateral rotation)

답 4)

114 장딴지근(gastrocnemius)의 설명이다.

답 1)

115 종아리뒤쪽근육인 뒤정강근에 대한 설명이다.

답 2)

116 큰허리근의 이는곳은 제12등뼈~제4허리뼈의 몸통과 가로돌기이고 닿는곳은 넙다리뼈의 작은 돌기로 양측 수축 시 허리척주앞굽음을 증가시키는데 관여한다.

답 2)

117

넙다리곧은근(rectus femoris)의 이는곳(origin)과 닿는곳(insertion)으로 바른 것은?

1) 거친선(linea aspera) – 정강뼈거친면(tibial tuberosity)
2) 바깥엉덩뼈오목(external iliac fossa) – 큰돌기(greater trochanter)
3) 속엉덩뼈오목(internal iliac fossa) – 작은돌기(lesser trochanter)
4) 폐쇄막(obturator membrane) – 큰돌기(greater trochanter)
5) 아래앞엉덩뼈가시(AIIS) – 정강뼈거친면(tibial tuberosity)

118

다음 중 근육의 이는곳(origin)과 닿는곳(insertion)을 제공하지 않는 뼈는?

1) 넙다리뼈(femur)
2) 종아리뼈(fibula)
3) 발꿈치뼈(calcaneus)
4) 정강뼈(tibia)
5) 목말뼈(talus)

119

해부학코담배갑(anatomical snuff box)의 안쪽면(medial border)을 이루는 것은?

1) 긴엄지폄근(extensor pollicis longus)의 힘줄
2) 짧은엄지폄근(extensor pollicis brevis)의 힘줄
3) 엄지벌림근(abductor pollicis longus)의 힘줄
4) 짧은엄지벌림근(abductor pollicis brevis)의 힘줄
5) 엄지맞섬근(adductor pollicis)의 힘줄

문제해설

117 넙다리곧은근의 이는곳은 아래앞엉덩뼈가시, 닿는곳은 넙다리네갈래근(quadriceps femoris) 힘줄을 형성하여 무릎뼈에 이르고, 연속하여 무릎인대가 되어 정강뼈 거친면에 닿음

답 5)

118 목말뼈는 근육의 이는곳과 닿는곳을 제공하지 않는다.

답 5)

119 가쪽면(lateral border) : 짧은엄지폄근(extensor pollicis brevis), 긴엄지벌림근(abductor pollicis longus)

답 1)

해부생리학

120

다음 중 닿는 곳(insertion)이 굽힘근지지띠(flexor retinaculum)와 손바닥널힘줄(palmar aponeurosis)인 근육은?

1) 짧은엄지벌림근(extensor pollicis brevis)
2) 긴손바닥근(palmaris longus)
3) 벌레근(lumbricals)
4) 뼈사이근(interossei)
5) 집게폄근(extensor indicis)

121

다음 중 지배신경이 정중신경(median nerve)과 자신경(ulnar nerve) 두 개인 것은?

1) 짧은엄지굽힘근(flexor hallucis brevis)
2) 벌레근(lumbrical)
3) 엄지맞섬근(opponens pollicis)
4) 바닥쪽뼈사이근(plantar interosseous)
5) 엄지모음근(adductor pollicis)

122

다음 중 엄지두덩근육(thenar eminence muscle)이 아닌 것은?

1) 짧은엄지굽힘근(flexor pollicis brevis)
2) 짧은엄지폄근(Extensor pollicis longus)
3) 짧은엄지벌림근(abductor pollicis brevis)
4) 엄지맞섬근(opponens pollicis)
5) 엄지모음근(adductor pollicis)

문제해설

120 긴손바닥근(palmaris longus) : 위팔뼈의 안쪽위관절융기－손바닥널힘줄

답 2)

121
- 짧은엄지굽힘근(flexor hallucis brevis), 엄지맞섬근(opponens pollicis) : 정중신경(median nerve)
- 바닥쪽뼈사이근(plantar interosseous), 엄지모음근(adductor pollicis) : 자신경(ulnar nerve)
- 벌레근(lumbricals) : 1st and 2nd(median nerve), 3rd and 4th(ulnar nerve)

답 2)

122 짧은엄지폄근은 엄지두덩근육에 해당하지 않는다.

답 2)

123

벌레근(lumbricals)의 가쪽 2개가 마비되었다면 어느 신경에 문제가 있는 것인가?

1) 정중신경　　2) 노신경
3) 자신경　　4) 근육피부신경
5) 어깨밑신경

124

다음 근육 중 엉덩뼈를 올리는 작용을 하는 근육은?

1) 가로막(diaphragm)　　2) 뭇갈래근(multifidus)
3) 꼬리근(coccygeus)　　4) 등세모근(trapezius)
5) 허리네모근(quadratus lumborum)

125

엉치뼈(sacrum)의 앞면에서 일어나서 큰궁둥구멍(greater sciatic foramen)을 통과한 후 두꺼운 힘줄이 되어 넙다리뼈(femur)의 큰돌기(greater trochanter) 끝에 닿은 근육은 무엇인가?

1) 궁둥구멍근(piriformis)
2) 넙다리근막긴장근(tensor fasciae latea)
3) 넙다리네모근(quadratus femoris)
4) 큰볼기근(gluteus maximus)
5) 큰허리근(psoas major)

126

다음 중 넓적다리(thigh)의 굽힘(flexion)을 하는 근육으로 바른 것은?

1) 큰볼기근(gluteus maximus)　2) 작은볼기근(gluteus minimus)
3) 엉덩근(iliacus)　　4) 넙다리두갈래근(biceps femoris)
5) 반힘줄모양근(semitendinosus)

문제해설

123
- 가쪽 2개 : 정중신경(median nerve)
- 안쪽 2개 : 자신경(ulnar nerve)

답 1)

124 허리네모근 : 엉덩뼈능선 뒷부분－제 12 갈비뼈, 1~4허리뼈의 가로돌기

답 5)

125
- 넙다리근막긴장근(tensor fasciae latea) : 가장 가쪽에 넙다리근막으로 싸여 있는 편평한 근육으로 엉덩뼈능선(iliac crest)의 앞쪽에서 일어나 엉덩정강띠(iliotibial tract)에 닿아 있다.
- 넙다리네모근(quadratus femoris) : 궁둥뼈결절에서 일어나 넙다리뼈의 큰돌기 아랫부분에 닿아 있는 사각형의 근육

답 1)

126
- 엉덩근(iliacus) : 이는곳(엉덩뼈오목,엉덩뼈능선)~닿는곳(넙다리뼈 작은돌기), 넙다리신경
- 큰볼기근(gluteus maximus) : 넓적다리의 폄과 가쪽돌림, 아래볼기신경
- 작은볼기근(gluteus minimus) : 넓적다리의 벌림과 안쪽돌림, 위볼기신경

답 3)

해부생리학

127

다음 중 넙다리(넓적다리)를 벌림(abduction) 하는 근육은?

1) 중간볼기근(gluteus medius) 2) 넙다리곧은근(rectus femoris)
3) 오금근(popliteus) 4) 두덩정강근(gracilis)
5) 두덩근(pectineus)

128

다음 중 엉덩관절(hip joint) 및 무릎관절(knee joint)의 굽힘(flexion) 운동에 관여하는 근육은?

1) 넙다리네갈레근(quadriceps femoris)
2) 넙다리빗근(sartorius)
3) 두덩정강근(gracilis)
4) 넙다리두갈래근(biceps femoris)
5) 큰볼기근(gluteus maximus)

129

넙다리네갈래근(quadriceps femoris)에 해당하는 근육이 아닌 것은 무엇인가?

1) 넙다리곧은근(rectus femoris)
2) 가쪽넓은근(vastus lateralis)
3) 중간넓은근(vastus intermedius)
4) 안쪽넓은근(vastus medialis)
5) 넙다리두갈래근(biceps femoris)

130

우리 몸에서 가장 긴 근육은 무엇인가?

1) 넙다리빗근(sartorius) 2) 넙다리곧은근(rectus femoris)
3) 가쪽넓은근(vastus lateralis) 4) 안쪽넓은근(vastus medialis)
5) 중간넓은근(vastus intermedius)

문제해설

127 중간볼기근은 넙다리를 벌리고 안쪽돌림한다.

답 1)

128 넙다리빗근은 엉덩관절 및 무릎관절의 굽힘운동에 관여하며 책상다리 자세로 앉을 때(hip lateral rotation, abduction) 작용하는 근육이다.

답 2)

129 넙다리곧은근, 가쪽넓은근, 중간넓은근, 안쪽넓은근은 엉덩관절 굽힘과 무릎관절 폄을 주도하는 큰 근육으로 넙다리네갈래근이라 한다.

답 5)

130 넙다리빗근(sartorius)은 우리 몸에서 가장 긴 근육으로 폭이 좁은 띠 모양이며 봉제사의 근(tailor's muscle)이라고도 한다. 위앞엉덩뼈가시에서 정강뼈 위끝 안쪽면으로 이어진다. 엉덩관절 및 무릎관절의 굽힘운동에 관여하며, 책상다리 자세로 앉을 때 작용하는 근육이다.

답 1)

131

종아리세갈래근(triceps surae)에 해당하는 근육은 무엇인가?

1) 장딴지빗근(plantaris), 뒤정강근(gastrocnemius)
2) 장딴지빗근(plantaris), 장딴지근(gastrocnemius)
3) 장딴지근(gastrocnemius), 가자미근(soleus)
4) 가자미근(soleus), 뒤정강근(gastrocnemius)
5) 반막모양근(semimembranosus), 반힘줄모양근(semitendinosus)

132

다음 중 무릎을 펴는 작용을 하는 근육은?

1) 넙다리두갈래근(biceps femoris)
2) 반힘줄모양근(semitendinosus)
3) 반막모양근(semimembranosus)
4) 장딴지근(gastrocnemius)
5) 넙다리네갈래근(quadriceps femoris)

133

다음 중 발꿈치힘줄(calcaneal tendon)과 가장 관계가 깊은 근육은?

1) 긴종아리근(peroneus longus)
2) 넙다리곧은근(rectus femoris)
3) 뒤정강근(tibialis posterior)
4) 종아리세갈래근(triceps surae)
5) 셋째종아리근(peroneus tertius)

문제해설

131 강인한 발꿈치힘줄(calcaneal tendon)=아킬레스힘줄(Achilles tendon)이 되어 발꿈치뼈융기(calcaneal tuberosity)에 닿아 있다.

답 3)

132 넙다리곧은근, 가쪽넓은근, 중간넓은근, 안쪽넓은근은 엉덩관절 굽힘과 무릎관절 폄을 주도하는 큰 근육으로 넙다리네갈래근이라 한다.

답 5)

133 종아리세갈래근은 장딴지근과 가자미근으로 이루어져 있으며 강력한 발꿈치힘줄(아킬레스힘줄)이 되어 발꿈치뼈융기에 닿아 있다.

답 4)

해부생리학

134

넙다리(femur)의 모음(adduction) 작용을 하는 근육이 아닌 것은?

1) 두덩근(pectineus)
2) 두덩정강근(gracilis)
3) 긴모음근(adductor longus)
4) 중간볼기근(gluteus medius)
5) 큰모음근(adductor magnus)

135

뒤넙다리근(hamstring muscle)에 해당하는 근육은?

1) 장딴지빗근(plantaris)
2) 반막모양근(semimembranosus)
3) 장딴지근(gastrocnemius)
4) 뒤정강근(gastrocnemius)
5) 안쪽넓은근(vastus medialis)

136

다음 중 넙다리를 굽히는 근육이 아닌 것은?

1) 큰허리근(psoas major)
2) 큰볼기근(gluteus maximus)
3) 엉덩근(iliacus)
4) 넙다리곧은근(rectus femoris)
5) 넙다리근막긴장근(tensor fasciae latae)

137

발의 발등굽힘 근육인 앞정강근을 지배하는 신경은?

1) 얕은종아리신경
2) 깊은종아리신경
3) 정강신경
4) 폐쇄신경
5) 가쪽발바닥신경

문제해설

134 중간볼기근(gluteus medius), 작은볼기근(gluteus minimus), 넙다리근막긴장근(tensor fasciae latae) : 넙다리 벌림(abduction)

답 4)

135 넙다리뒤근육(뒤넙다리근)은 엉덩관절의 폄과 무릎관절의 굽힘에 관여하는 넙다리두갈래근, 반막근(반막모양근), 반힘줄근(반힘줄모양근)이다.

답 2)

136 큰볼기근 : 넙다리를 펴고 가쪽돌림

답 2)

137 깊은종아리신경이 앞정강근(tibialis anterior)을 지배

답 2)

138

다음 중 닿는곳(insertion)이 넙다리뼈의 큰돌기(greater trochanter)가 아닌 것은?

1) 중간볼기근(gluteus medius)
2) 작은볼기근(gluteus minimus)
3) 궁둥구멍근(piriformis)
4) 속폐쇄근(internal obturator)
5) 넙다리근막긴장근(tensor fasciae latea)

139

발목에서 발의 발등굽힘(dorsiflexion)을 일으키는 근육에 해당하지 않는 것은?

1) 긴종아리근(peroneus longus)
2) 앞정강근(tibialis anterior)
3) 긴엄지폄근(extensor hallucis longus)
4) 긴발가락폄근(extensor digitorum longus)
5) 셋째종아리근(peroneus tertius)

문제해설

138
- 바깥폐쇄근(external obturator), 위쌍동이근(superior gemellus), 아래쌍동이근(inferior gemellus) : 닿는곳
- 넙다리뼈의 큰돌기(greater trochanter)
- 넙다리근막긴장근(tensor fasciae latea) : 닿는곳－엉덩정강띠

답 5)

139 긴종아리근(peroneus longus)은 발바닥 굽힘(plantar flexion)을 일으키는 근육

답 1)

2024 OCCUPATIONAL THERAPY

6

C·H·A·P·T·E·R

신경계통

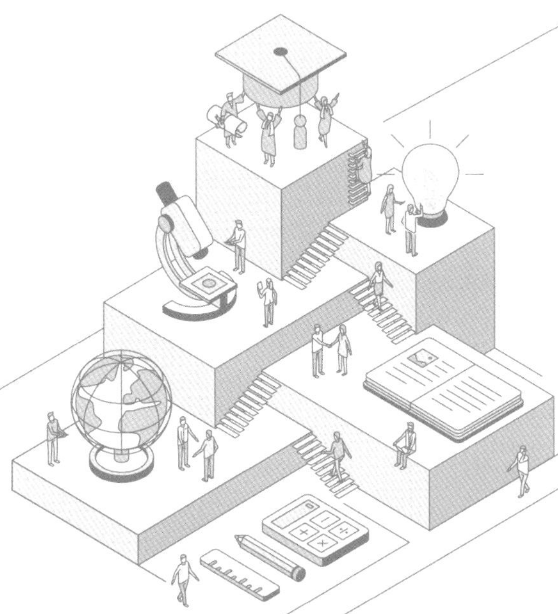

예·상·문·제·풀·이

01

말초신경계통에서 신경세포(neuron)의 세포체(cell body)가 모인 집단을 무엇이라 하는가?

1) 핵(nucleus)
2) 신경절(ganglion)
3) 겉질(cortex)
4) 축삭(axon)
5) 전도로(tract)

02

C섬유가 전달하는 것은?

1) 느린 통각
2) 빠른 통각
3) 촉각
4) 압각
5) 온각

03

다음 중 여성의 신경세포에서만 볼 수 있는 것은?

1) 니슬소체
2) 바르소체
3) 핵소체
4) 사립체
5) 축삭

04

중추신경계통에서 말이집을 형성하는 신경아교세포는?

1) 희소돌기아교세포
2) 별아교세포
3) 미세아교세포
4) 신경아교세포
5) 뇌실막세포

문제해설

01 핵(nucleus)
중추신경계에서 신경세포(neuron)의 세포체가 모인 집단

답 2)

02 Aδ : 촉각, 압각, 빠른통각, 온각

답 1)

03 여성의 신경세포에는 바르소체라는 성염색질을 함유한다.

답 2)

04 말초신경계통에서 말이집을 형성하는 것은 신경집세포이고 중추신경계에서는 희소돌기아교세포이다.

답 1)

05

다음 중 말초신경의 슈반세포(Schwann's cell)와 기능적으로 유사한 중추신경계의 버팀세포(supporting cell)는 무엇인가?

1) 별아교세포(astrocyte) 2) 뇌실막세포(ependymal cell)
3) 미세아교세포(microglia) 4) 위성세포(stellite cell)
5) 희소돌기아교세포(oligodendrocyte)

06

다음 중 중추신경계통의 신경아교세포(neuroglial cell)에 해당하지 않는 것은 무엇인가?

1) 별아교세포(astrocyte) 2) 뇌실막세포(ependymal cell)
3) 미세아교세포(microglia) 4) 위성세포(satellite cell)
5) 희소돌기아교세포(oligodendrocyte)

07

1.5mm 정도의 간격으로 말이집(myelin sheath) 사이에 형성되는 것으로 잘록한 마디를 이루는 부분을 무엇이라 하는가?

1) 축삭둔덕 2) 말이집
3) 랑비에(결)절 4) 종말단추
5) 니슬소체

08

호반소체(tigroid body)라고도 하며 과립세포질그물(granular endoplasmic reticulum)과 리보솜(ribosome)이 결합한 소기관으로 단백질을 합성하여 신경세포 영양과 재생에 관여하는 것은 무엇인가?

1) 니슬소체(Nissl body) 2) 바르소체(Barr body)
3) 핵소체(nucleolus) 4) 사립체(mitochondria)
5) 축삭(axon)

문제해설

05 희소돌기아교세포는 뇌와 척수를 통과하는 신경세포의 축삭을 동심원상으로 둘러 감아 말이집을 형성한다. 따라서 이러한 기능적인 면에서 말초신경의 신경집세포(Schwann's cell)와 유사하다.

답 5)

06 **말초신경계통의 신경아교세포 (neuroglial cell)**

신경집세포(Schwann's cell), 위성세포(satellite cell)

답 4)

07 랑비에(결)절은 1.5mm의 간격으로 Na^+와 K^+통로가 집중되어 있으며 곁가지가 나오는 곳이다.

답 3)

08
- 니슬소체(Nissl body) : 대부분 핵주위부에 있고 가지돌기(dendrite)에는 일부 존재하지만 축삭에는 없다.
- 바르소체(Barr body) : 사이기에 진하게 염색되는 뭉친염색질(heterochromatin) 덩어리로 암컷의 X염색체 하나가 불활성화 되어 나타난다.

답 1)

09

니슬소체(Nissl body)를 볼 수 있는 곳은?

1) 근육세포
2) 신경세포
3) 토리의 발세포
4) 생식세포
5) 뼈세포

10

세포체로부터 축삭이 시작되는 부위는?

1) 축삭둔덕
2) 말이집
3) 랑비에(결)절
4) 종말단추
5) 니슬소체

11

축삭을 둘러싸고 있는 여러 겹의 융합된 신경집세포의 세포막구조를 무엇이라 하는가?

1) 축삭둔덕
2) 말이집
3) 랑비에(결)절
4) 종말단추
5) 니슬소체

12

다음 중 틀린 설명은?

1) 뉴런(neuron)은 신경계의 구조 및 기능상의 기본단위이다
2) 니슬소체(nissl body)는 단백질 합성에 관여한다
3) 말이집신경(유수신경)이 민말이집신경(무수신경)보다 신경흥분 전달 속도가 빠르다
4) 출생 후 중추신경계의 수초는 신경집세포(schwann cell)에 의해 형성된다
5) 신경계통은 크게 중추신경계(CNS)와 말초신경계(PNS)로 나뉜다

문제해설

09 니슬소체는 신경세포의 핵주위부에 대부분 있고 가지돌기 일부에도 존재한다.
답 2)

10 축삭둔덕은 세포체로부터 축삭이 시작되는 부위를 말하며 축삭둔덕에서 말이집형성이 시작되는 분절을 시작분절이라 한다.
답 1)

11 말이집(myelin sheath)에 대한 설명이다.
답 1)

12 출생 후 말초신경계의 수초는 신경집세포(schwann cell), 중추신경계의 수초는 희돌기교세포(oligodendrocyte)에 의해 형성된다.
답 4)

13

다음 중 세포체의 양쪽극에서 각각 1개씩의 가지돌기(dendrite)와 축삭(axon)이 나오는 신경세포로 눈의 망막, 후각상피(olfactory epithelium) 및 귀의 안뜰신경절(vestibular ganglion), 달팽이신경절(cochlear ganglion) 등의 특수감각기를 구성하는 신경세포는 무엇인가?

1) 홑극신경세포(unipolar neuron)
2) 거짓홑극신경세포(pseudounipolar neuron)
3) 두극신경세포(bipolar neuron)
4) 뭇극신경세포(multipolar neuron)
5) 사이신경세포(interneuron)

14

척수신경절을 구성하는 감각신경세포는 무엇인가?

1) 홑극신경세포(unipolar neuron)
2) 거짓홑극신경세포(pseudounipolar neuron)
3) 두극신경세포(bipolar neuron)
4) 뭇극신경세포(multipolar neuron)
5) 사이신경세포(interneuron)

15

뼈대근육을 지배하는 운동신경세포는 무엇인가?

1) 홑극신경세포(unipolar neuron)
2) 거짓홑극신경세포(pseudounipolar neuron)
3) 두극신경세포(bipolar neuron)
4) 뭇극신경세포(multipolar neuron)
5) 사이신경세포(interneuron)

문제해설

13
- 홑극신경세포(unipolar neuron) : 세포체에서 1개의 돌기가 나오는 신경세포로 신경조직이 처음 분화될 때 나타난다.
- 거짓홑극신경세포(pseudounipolar neuron) : 세포체에서 1개의 돌기가 나와 'T'자 형태의 돌기로 갈라지고 척수신경의 뒤뿌리신경절(dorsal root ganglion)과 일부 감각성뇌신경절(sensory cranial ganglion)을 구성한다.
- 뭇극신경세포(multipolar neuron) : 1개의 축삭(axon), 다수의 가지돌기(dendrite). 운동신경세포(motor neuron), 사이신경세포(interneuron) 등의 신경세포
- 사이신경세포(interneuron) : 뇌와 척수에서 감각신경세포와 운동신경세포 사이를 연결하는 신경세포

답 3)

14 13번 해설내용 참조

답 2)

15 13번 해설내용 참조

답 4)

16

외배엽에서 유래하는 것은?

1) 귀관　　2) 인두
3) 연골　　4) 뼈
5) 신경계통

17

다음 중 뇌와 척수에서 감각신경세포와 운동신경세포 사이를 연결하는 신경세포를 무엇이라 하는가?

1) 홑극신경세포　　2) 거짓홑극신경세포
3) 두극신경세포　　4) 뭇극신경세포
5) 사이신경세포

18

별아교세포(astrocyte)에 대한 설명으로 바르지 <u>않은</u> 것은?

1) 신경아교세포 중 가장 많은 수를 차지
2) 혈액－뇌장벽(blood-brain barrier)을 형성
3) 대사산물, 분비된 신경전달물질 및 손상된 조직 찌꺼기 처리
4) 축삭돌기의 말이집(myelin sheath) 형성과 신경 재생에 관여
5) 신경세포와 혈관 사이의 물질운반에 관여

19

말초신경계통의 버팀세포로 축삭돌기의 말이집을 형성하고 신경 재생에 관여하는 세포는?

1) 뇌실막세포　　2) 별아교세포
3) 신경집세포　　4) 미세아교세포
5) 위성세포

문제해설

16
- 귀관, 인두 : 내배엽
- 연골, 뼈 : 중배엽
- 외배엽 : 뇌, 척수, 자율신경계, 입, 표피, 모발, 한선, 유선, 피지선 등
- 중배엽 : 진피, 골격, 근육, 순환기, 생식기, 비뇨기 등
- 내배엽 : 소화기, 호흡기, 내분비계, 방광 등

답 5)

17 사이신경세포(interneuron)는 뇌와 척수에서 감각신경세포와 운동신경세포 사이를 연결하는 역할을 한다.

답 5)

18
- 뇌실막세포(ependymal cell) : 뇌척수액 분비 및 순환에 관여
- 희소돌기아교세포(oligodendrocyte) : 뇌와 척수를 통과하는 신경세포의 축삭을 동심원상으로 둘러 감아 말이집(myelin sheath)을 형성
- 별아교세포(astrocyte)는 모세혈관 벽과 접촉함으로 신경세포와 혈관 사이의 물질운반에 관여
- 미세아교세포(microglia) : 조직 속을 떠다니며 식작용과 물질 운반, 이물질의 파괴 및 제거 기능
- 신경집세포(Schwann's cell) : 말초신경계통에서 축삭돌기의 말이집 형성, 신경 재생에 관여
- 위성세포(satellite cell) : 신경절(ganglion)이나 신경세포의 세포체 주위를 둘러싸 보호하는 세포

답 4)

19 중추신경의 희소돌기아교세포와 유사하다.

답 3)

해부생리학

20

일반적으로 신경세포의 안전막전압은 얼마인가?

1) 70mV
2) 30mV
3) 0mV
4) −30mV
5) −70mV

21

다음 신경물질 중 억제성으로 작용하는 것은 무엇인가?

1) Glutamate
2) GABA
3) Aspartate
4) Acetylcholine
5) histamine

22

다음 신경물질 중 통증과 관련이 있는 것은?

1) acetylcholine
2) substance P
3) serotonin
4) dopamine
5) GABA

23

부족 시 파킨슨병을 일으키는 신경전달물질은?

1) acetylcholine
2) substance P
3) serotonin
4) dopamine
5) GABA

24

우울증과 관련이 있는 신경전달물질은?

1) acetylcholine
2) substance P
3) serotonin
4) dopamine
5) GABA

문제해설

20 신경세포가 −70mV 정도의 일정한 안정막전압을 유지하는 기원은 능동운반인 Na^+-K^+펌프, 확산작용에 의한 Na^+와 K^+의 투과성, 세포내에 있는 음전하를 지닌 단백질 등에 의한다.

답 5)

21 해설내용 참조

답 2)

22 해설내용 참조

답 2)

23 해설내용 참조

답 4)

24 해설내용 참조

답 3)

25

다음 신경전달물질 중 뼈대근육을 수축시키는 것은 무엇인가?

1) acetylcholine　　2) substance P
3) serotonin　　4) dopamine
5) GABA

문제해설

25 해설내용 참조

답 1)

신경전달물질

Explanation

Acetylcholine(Ach)	뇌의 창백핵 등, 척수, 신경근육연접, 자율신경 시냅스	알쯔하이머, 중증근육무력증(myasthenia gravis)
생체아민(Biogenic amine)		
dopamine	뇌의 흑색질 등, 척수, 자율신경 시냅스	파킨슨병, 정신분열증
norepinephrine	뇌의 청색반점 등, 척수, 자율신경 시냅스	우울증, 각성, 주의력
epinephrine	부신속질, 전도로	교감신경계 자극
serotonin	솔기핵raphe nuclei 등, 척수	우울증, 수면
histamine	시상하부 등, 척수	각성, 수면
Amino acids		
Glutamate & Aspartate	뇌, 척수	흥분성
GABA	꼬리핵, 조가비핵 등	억제성
Glycine	뇌, 척수	억제성
신경펩티드(Neuropeptides)		
substance P	뇌, 척수	통증자극
Endorphine & Enkephalins	중추 및 말초신경계	통증경감
산화질소(Nitric oxide)	뇌, 척수, 콩팥위샘(adrenal gland) 등	2차 전령, 학습

• 카테콜아민(catecholamines) : dopamine, norepinephrine, epinephrine

26

과다분극을 일으키는 이온은 무엇인가?

1) H^+
2) Cl^-
3) Na^+
4) Ca^{2+}
5) K^+

27

신경섬유의 자극에 대한 불응기(refractory period)의 기간은 얼마인가?

1) 0.1～0.5
2) 0.01～0.05초
3) 0.001～0.005초
4) 1초
5) 1～5초

28

신경섬유의 분류에서 근육방추(muscle spindle)에 분포하는 운동신경의 섬유유형은 무엇인가?

1) $A\alpha$
2) $A\beta$
3) $A\gamma$
4) $A\delta$
5) B

29

근육방추에 분포하는 고유감각성신경섬유는 무엇인가?

1) Ⅰa
2) Ⅰb
3) Ⅱ
4) Ⅲ
5) Ⅳ

문제해설

26 재분극이 일어나면 K^+ 유출의 지속으로 인해 안정막전위보다 더 낮게 세포안이 음전위가 되며 이를 과다분극(hyperpolarization)이라 부른다.

답 5)

27 신경섬유의 불응기는 약 0.001초, 뼈대근육의 불응기는 약 0.005초

답 3)

28 해설내용 참조

답 3)

29 해설내용 참조

답 1)

30

다음 중 전도 속도가 가장 느린 것은?

1) $A\alpha$
2) $A\beta$
3) $A\gamma$
4) B
5) C

31

감각성 신경섬유 중 전도속도가 가장 빠른 것은 무엇인가?

1) $A\alpha$
2) $A\beta$
3) $A\delta$
4) C
5) B

문제해설

30 해설내용 참조

답 5)

31
- 신경전도속도는 $A\alpha$가 가장 빠르고 C가 가장 느리다.
- B는 운동성 신경섬유이다.

답 1)

신경섬유의 유형

Explanation

섬유유형		특성	직경(μm)	전도속도(msec)
Ⅰa $A\alpha$	감각성	근육방추(고유감각)	12~20	70~120
Ⅰb $A\alpha$	감각성	골지힘줄기관(고유감각)	12~20	70~120
Ⅱ $A\beta$	감각성	근육방추(촉각, 압각, 진동)	5~10	30~70
Ⅲ $A\delta$	감각성	촉각, 압각, 빠른통각, 온각	2~6	12~30
Ⅳ C	감각성	느린 통각, 온각	0.5~1	0.5~2
$A\alpha$	운동성	척수 앞뿔(방추바깥근육)	12~20	15~120
$A\gamma$	운동성	척수 앞뿔(방추속근육)	2~10	10~45
B	운동성	자율신경의 전전섬유(말이집신경섬유)	3	03~15
C	운동성	자율신경의 절후섬유(민말이집신경섬유)	1	2

32

신경절이나 신경세포의 세포체 주위를 둘러싸 보호하는 신경아교세포는?

1) 뇌실막세포
2) 회소돌기아교세포
3) 미세아교세포
4) 별아교세포
5) 위성세포

33

다음 신경아교세포(neuroglia)에 대한 설명으로 올바른 것은?

1) 뇌실막세포(ependymal cell) : 모세혈관 벽과 접촉함으로 신경세포와 혈관 사이의 물질운반에 관여
2) 별아교세포(astrocyte) : 신경 재생에 관여
3) 희소돌기교세포(oligodendrocyte) : 말초신경계내의 축삭을 동심원상으로 둘러 감아 수초를 형성
4) 위성세포(satellite cell) : 신경절의 신경섬유를 둘러싸고 있는 피막을 형성
5) 미세아교세포(microglia) : 포식작용과 물질의 운반, 이물질의 파괴와 제거 등의 역할

34

중배엽 기원의 세포로 뇌 혹은 척수의 혈관 근처에서 관찰되고 조직 속을 떠다니며 식작용과 물질 운반, 이물질의 파괴 및 제거 기능을 수행하는 세포는 무엇인가?

1) 뇌실막세포(ependymal cell)
2) 희소돌기아교세포(oligodendrocyte)
3) 미세아교세포(microglia)
4) 신경집세포(Schwann's cell)
5) 위성세포(satellite cell)

문제해설

32 위성세포(satellite cell) : 신경절이나 신경세포의 세포체 주위를 둘러싸 보호하는 세포

답 5)

33
- 뇌실막세포(ependymal cell) : 뇌척수액 분비 및 순환에 관여
- 희소돌기아교세포(oligodendrocyte) : 뇌와 척수를 통과하는 신경세포의 축삭을 동심원상으로 둘러 감아 말이집(myelin sheath)을 형성
- 별아교세포(astrocyte)는 모세혈관 벽과 접촉함으로 신경세포와 혈관 사이의 물질운반에 관여
- 미세아교세포(microglia) : 조직 속을 떠다니며 식작용과 물질 운반, 이물질의 파괴 및 제거 기능
- 신경집세포(Schwann's cell) : 말초신경계통에서 축삭돌기의 말이집 형성, 신경 재생에 관여
- 위성세포(satellite cell) : 신경절(ganglion)이나 신경세포의 세포체 주위를 둘러싸 보호하는 세포

답 5)

34 33번 해설내용 참조

답 3)

35

다음 중 카테콜아민 신경전달물질에 해당하는 것은?

1) 도파민 2) 글루카곤
3) 콜레시스토키닌 4) 소마토스타틴
5) 아스파르트산

36

문턱이하 자극이라도 여러 자극이 가해질 경우 흥분이 중첩되어 연접후신경세포를 흥분시키는 현상은?

1) 퍼짐(divergence) 2) 집중(convergence)
3) 막힘(occlusion) 4) 가중(summation)
5) 지연(delay)

37

역치 이하의 자극 강도를 가진 여러 개의 연접전신경원(presynaptic neuron)의 자극이 연접후신경원(postsynaptic neuron)으로 동시에 전달될 때 역치 이상의 자극으로 연접후신경원이 흥분하는 현상은 무엇인가?

1) 실무율(all or none law) 2) 시간가중(temporal summation)
3) 연접지연(synaptic delay) 4) 공간가중(spatial summation)
5) 연접피로(synaptic fatigue)

38

어떤 자극이 일단 역치 수준까지 이르게 되면 자극의 강도에 관계없이 활동전압은 같은 크기로 발생되지만 역치에 도달하지 못한 자극에 대해서는 전혀 활동전압이 일어나지 않는 것을 무엇이라 하는가?

1) 공간가중 2) 시간가중
3) 연접지연 4) 실무율
5) 연접피로

문제해설

35 카테콜아민 : 도파민, 노르에피네피린, 에피네피린

답 1)

36 가중에 대한 설명이다.

답 4)

37
- 시간가중(temporal summation) : 신경종말이 시간적 차이를 두고 연접한 신경원에 흥분전압을 발생
- 실무율(all or none law) : 어떤 자극이 일단 역치 수준까지 이르게 되면 자극의 강도에 관계없이 활동전압은 같은 크기로 발생되지만 역치에 도달하지 못하는 자극에 대해서는 전혀 활동전압이 일어나지 않는 것을 말한다.

답 4)

38
- 시간가중(temporal summation) : 신경종말이 시간적 차이를 두고 연접한 신경원에 흥분전압을 발생
- 실무율(all or none law) : 어떤 자극이 일단 역치 수준까지 이르게 되면 자극의 강도에 관계없이 활동전압은 같은 크기로 발생되지만 역치에 도달하지 못하는 자극에 대해서는 전혀 활동전압이 일어나지 않는 것을 말한다.

답 4)

39

실무율을 나타내는 그래프는 무엇인가?

1) 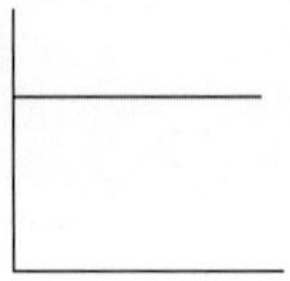

2) 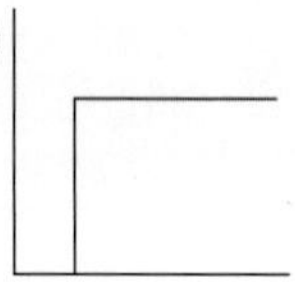

3) 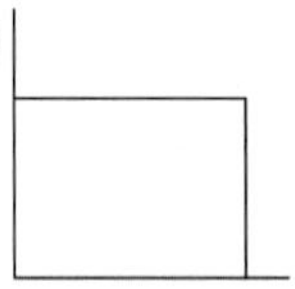

4) 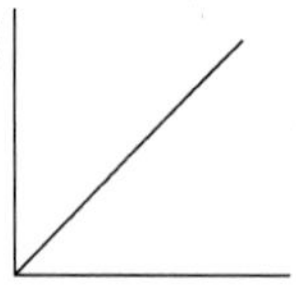

5) 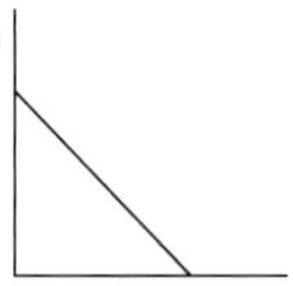

40

다음 활동전압에 대한 설명 중 옳은 것을 고르시오.

1) 막전압이 100mV에서 급속하게 변동하는 부분을 발화점(firing point)이라고 한다
2) 탈분극이 일어나면서 바깥쪽은 양전하(+), 안쪽은 음전하(−)를 띠는 안정막전압의 역전 현상이 보이게 된다
3) 역전현상 후 다시 안정막전압으로 복귀하는 현상을 탈분극이라고 한다
4) Na^+투과성이 갑자기 증가되어 Na^+가 빠른 속도로 세포 안으로 들어가게 되어 이로 인해 막전압이 감소하는 현상을 재분극이라고 한다
5) 0mV에서 +30mV사이의 곡전을 지나치기(over shoot)라고 한다

문제해설

39 실무율 : 어떤 자극이 문턱수준까지 이르면 자극의 강도와 관계없이 활동전위는 같은 크기로 발생되지만 문턱에 도달하지 못하는 자극은 활동전위가 일어나지 않는다.

답 2)

40 1) Na^+투과성이 갑자기 증가되어 Na^+가 빠른 속도로 세포 안으로 들어가게 되어 이로 인해 막전압이 감소하는 현상은 탈분극현상이다.
2) 탈분극이 일어나면서 세포막 안쪽은 양전하(+), 바깥쪽은 음전하(−)를 띠는 안정막전압의 역전현상이 보인다.
3) 역전현상 후 다시 안정막전압으로 복귀하는 현상은 재분극과정이다.
4) 막전압이 −55mV에서 급속하게 변동하는 부분을 발화점이라고 한다.

답 5)

41

뇌에 대한 설명으로 옳은 것은?

1) 대뇌의 겉질은 백색질이고, 속질은 회색질이다
2) 사이뇌는 외부에서 관찰하기 쉽다
3) 둘레계통은 정서반응을 조절하고 기억의 중추라고 할 수 있다
4) 양쪽 대뇌반구를 잇는 맞교차섬유는 활꼴섬유이다
5) 흑색질과 적색핵을 볼 수 있는 뇌는 소뇌이다

42

일차뇌포(primary brain vesicle)에 해당하는 것은?

1) 앞뇌(prosencephalon)
2) 끝뇌(telencephalon)
3) 사이뇌(diencephalon)
4) 뒤뇌(metencephalon)
5) 숨뇌(medulla oblongata)

43

뇌에 대한 설명으로 맞는 것은?

1) 일차운동영역은 중심뒤이랑에 위치한다
2) 운동신경로는 숨뇌에서 모두 교차한다
3) 뇌신경과 척수신경은 중추신경계에 속한다
4) 몸에서 가장 큰 말초신경은 폐쇄신경이다
5) 뇌신경 중 후각신경, 시각신경, 속귀신경은 감각성 신경이다

44

다음 중 뇌줄기(brainstem)에 해당하는 것을 모두 고른 것은?

1) 중간뇌, 다리뇌, 숨뇌
2) 시상, 기저핵, 중간뇌(midbrain)
3) 해마, 뇌들보, 시상하부
4) 다리뇌, 숨뇌, 척수
5) 대뇌, 소뇌, 중간뇌

문제해설

41 1) 겉질 : 회색질, 속질 : 백색질
2) 어렵다
4) 뇌들보
5) 중간뇌

답 3)

42
- 일차뇌포 : 앞뇌(prosencephalon) → 이차뇌포 : 끝뇌(telencephalon), 사이뇌(diencephalon)
- 일차뇌포 : 중간뇌(mesencephalon) → 이차뇌포 : 중간뇌(mesencephalon)
- 일차뇌포 : 마름뇌(rhombencephalon) → 이차뇌포 : 뒤뇌(metencephalon), 숨뇌(medulla oblongata)

답 1)

43 1) 중심앞이랑
2) 가쪽겉질척수로는 숨뇌에서 교차하지만 앞겉질척수로는 해당 척수분절에서 교차
3) 말초신경계
4) 궁둥신경

답 5)

44 중간뇌, 다리뇌, 숨뇌를 합쳐 뇌줄기라고 한다.

답 1)

45

이차뇌포인 뒤뇌는 무엇으로 분화되는가?

1) 대뇌반구
2) 시상
3) 뒤판
4) 소뇌
5) 숨뇌

46

다음 중 덮개, 뒤판, 대뇌섬유다리가 속하는 뇌는?

1) 끝뇌
2) 사이뇌
3) 중간뇌
4) 뒤뇌
5) 숨뇌

47

뇌의 안쪽면에서 볼 수 있는 구조로 옳은 것은?

1) 해마고랑
2) 곁고랑
3) 마루속고랑
4) 중심뒤고랑
5) 실비우스틈새

48

다음 중 대뇌겉질의 기능영역에 대해 옳은 것은?

1) 좌, 우 대뇌반구의 연합영역에서는 동일한 부분이면 그 기능도 같다
2) 고등동물일수록 연합영역은 좁다
3) 대뇌피질의 기능영역은 크게 운동영역, 감각영역, 연합영역으로 구분할 수 있다
4) Brodmann은 대뇌피질은 52개영역, 대뇌수질은 5개 영역으로 구분하여 총 57개 영역으로 나누었다
5) 운동성 언어영역은 베르니케 영역이라고도 한다

문제해설

45
- 끝뇌 → 대뇌반구, 줄무늬체, 후각뇌
- 사이뇌 → 시상상부, 시상, 시상하부, 시상밑부
- 중간뇌 → 덮개, 뒤판, 대뇌섬유다리
- 뒤뇌 → 소뇌, 다리뇌
- 숨뇌 → 숨뇌

답 4)

46 45번 해설내용 참조

답 3)

47
- 해마고랑 : 뇌들보고랑의 연속, 치아이랑과 해마곁이랑의 경계
- 곁고랑 : 위통수엽의 바닥표면
- 마루속고랑 : 중심뒤고랑의 뒤쪽
- 중심뒤고랑 : 중심고랑 뒤쪽
- 실비우스틈새 = 가쪽고랑

답 1)

48
1) 동일한 부분이라도 그 기능은 같지 않고 대뇌편측화가 일어난다.
2) 좁다가 아닌 넓다. 그래서 사람에 있어서는 피질면적의 약 86% 정도가 된다.
4) 대뇌피질은 47개, 대뇌수질은 5개로 총 52개 영역으로 나누었다.
5) 베르니케영역은 감각성언어영역이고, 운동성언어영역은 브로카 언어영역이다.

답 3)

49

각 부분마다 특징적인 기능을 수행하는 곳이 정해져 있으며 최고의 정신기능이 영위되는 곳은?

1) 시상
2) 대뇌겉질
3) 대뇌속질
4) 바닥핵
5) 소뇌

50

대뇌겉질의 시각영역이 위치하는 곳은?

1) 이마엽(frontal lobe)
2) 마루엽(parietal lobe)
3) 뒤통수엽(occipital lobe)
4) 관자엽(temporal lobe)
5) 뇌섬엽(insula)

51

1차 시각영역은 어느 엽에 해당되는가?

1) 이마엽
2) 관자엽
3) 마루엽
4) 뒤통수엽
5) 도엽

52

대뇌겉질의 운동앞구역(premotor area) 손상으로 근육의 마비나 운동, 지각, 언어 등의 이상이 없는데도 목적하는 동작을 올바로 할 수 없는 현상이 발생했다면 올바른 진단은?

1) 행위상실증(apraxia)
2) 감각언어상실증(sensory aphasia)
3) 인식불능증(agnosia)
4) 자폐증(autism)
5) 치매(dementia)

문제해설

49 대뇌겉질에 대한 설명이다.

답 2)

50
- 운동영역 : 이마엽
- 몸감각영역 : 마루엽
- 미각영역 : 마루엽의 중심뒤이랑 바닥
- 후각영역 : 관자엽의 안쪽면
- 청각영역 : 관자엽

답 3)

51
- 뒤통수엽의 안쪽면에 있는 새발톱고랑의 주변
- 1차 시각영역 : 망막에서 일어난 흥분이 사이뇌의 가쪽무릎체를 거쳐 입사되는 부위로 물체의 색과 크기, 모양 및 움직임 등을 인지
- 시각연합영역 : 안구의 운동, 시각인식의 심리적 해석, 시각인상과 그 외의 정보들을 통합하고 연결

답 4)

52 행위상실증에 대한 설명이다.

답 1)

해부생리학

53

대뇌겉질의 운동영역이 위치하는 곳은?

1) 이마엽
2) 마루엽
3) 뒤통수엽
4) 관자엽
5) 뇌섬엽

54

시상, 시상하부, 시상상부, 그리고 시상밑부로 이루어진 것은?

1) 사이뇌
2) 중간뇌
3) 다리뇌
4) 숨뇌
5) 소뇌

55

뇌세포가 주로 이용하는 물질은 무엇인가?

1) 지방
2) 포도당
3) 펩톤
4) 아미노산
5) 젖산

56

브로카영역과 베르니케영역을 연결하는 활신경다발(arcuate fasciculus, 궁상속) 손상 시 나타나는 장애는?

1) 말은 유창하지만 대부분 의미가 없으며, 상대방의 말을 따라 하지 못하게 된다
2) 특정 단어나 사람 또는 사물의 이름을 생각해내지 못한다
3) 다른 사람의 말을 이해하거나 말을 구사할 수는 있으나 글을 읽지 못한다
4) 시각과 청각이 정상임에도 말 또는 글을 이해하지 못한다
5) 언어 구사와 관련된 근육은 정상이지만 말하기를 힘들어 한다

문제해설

53 대뇌겉질의 운동영역은 이마엽에 있다.
답 1)

54 사이뇌(diencephalon)는 시상, 시상하부, 시상상부, 그리고 시상밑부로 구분된다.
답 1)

55 뇌세포는 주로 포도당을 이용한다.
답 2)

56 1) 전도언어상실증(conduction aphasia)
2) 명칭언어상실증(anomia aphasia)
3) 읽기언어상실증(alexia)
4) 베르티케언어상실증(Wernicke aphasia) 또는 감각언어상실증(sensory aphasia)
5) 브로카언어상실증(Broca aphasia) 또는 운동언어상실증(motor aphasia)
답 1)

57

브로카영역과 베르니케영역을 연결하는 활꼴 다발(arcuate fasciculus)의 손상에 의해 나타나는 질환은?

1) 전도성 언어상실증(conduction aphasia)
2) 전체성 언어상실증(global aphasia)
3) 건망성 언어상실증(anomic aphasia)
4) 수용성 언어상실증(wernicke aphasia)
5) 운동성 언어상실증(broca aphasia)

58

뇌의 중심고랑(central sulcus)과 마루뒤통수고랑(parietooccipital sulcus) 사이에 해당하는 엽(lobe)은?

1) 이마엽(frontal lobe)
2) 마루엽(parietal lobe)
3) 뒤통수엽(occipital lobe)
4) 관자엽(temporal lobe)
5) 뇌섬엽(insula)

59

이마엽과 관자엽의 경계가 되는 고랑은?

1) 중심고랑
2) 마루뒤통수고랑
3) 가쪽고랑
4) 위관자고랑
5) 아래관자고랑

60

이마엽과 마루엽의 경계가 되는 고랑(sulcus)은 무엇인가?

1) 중심고랑
2) 가쪽고랑
3) 뇌들보고랑
4) 띠고랑
5) 새발톱고랑

문제해설

57 전도성 언어상실증
이해력과 표현력이 비교적 양호하지만 상대방의 말을 따라하지 못하는 특징
답 1)

58
- 중심고랑central sulcus : 이마엽과 마루엽의 경계
- 마루뒤통수고랑 : 마루엽과 뒤통수엽의 경계
- 가쪽고랑 : 이마엽과 관자엽의 경계

1) 중심고랑 앞쪽
3) 마루뒤통수고랑의 뒤쪽
4) 가쪽고랑의 뒤아래쪽
5) 태아의 뇌에서는 표면에 노출되어 있으나 성인의 뇌에서 가쪽고랑 속에 매몰되어 있기 때문에 외부에서 보이지 않는 구조물

답 2)

59 58번 해설내용 참조
답 3)

60 이마엽과 마루엽 사이에는 중심고랑이 있다.
답 1)

61

태아의 뇌에서는 표면에 노출되어있으나 성인의 뇌에서는 가쪽 고랑 속에 들어있기 때문에 외부에서 보이지 않는 엽은 무엇인가?

1) 둘레엽(변연엽)
2) 관자엽
3) 이마엽
4) 마루엽
5) 대뇌섬(뇌섬엽)

62

대뇌반구 안쪽면의 중간부를 서로 연결하는 것은?

1) 틈새(fissure)
2) 이랑(gyrus)
3) 고랑(sulcus)
4) 뇌들보(corpus callosum)
5) 대뇌엽(cerbral lobe)

63

다음 중 손상되면 인식불능증(agnosia)이 나타나는 곳은?

1) 일차몸감각영역
2) 몸감각연합영역
3) 일차시각영역
4) 시각연합영역
5) 안뜰영역

64

언어의 종합적인 운동영역으로 침해 시 상대의 대화를 들을 수 있고, 책의 내용을 읽으며 의미를 이해할 수 있지만 자신의 생각을 말로 표현할 수 없는 증상이 초래되는 뇌의 영역은?

1) 브로카영역
2) 베르니케영역
3) 운동앞영역
4) 1차 운동영역
5) 청각연합영역

문제해설

61 대뇌섬(뇌섬엽, 도엽)에 대한 설명이다.

답 5)

62 뇌들보는 대뇌반구의 안쪽에서 양쪽 대뇌반구를 연결한다.

답 4)

63
- 일차몸감각영역에서 느낀 감각의 종류를 종합분석하여 양감, 질감, 크기 등을 판단
- 손상 시 촉각으로 물체를 인식할 수 없음

답 2)

64
- 이마앞영역(9, 10, 11, 12) : 예견, 판단과 같은 고위정신기능들에 기초한 행동 및 운동 조절
- 일차운동영역(4) : (섬세한) 수의운동 수행
- 운동앞영역(6) : 학습된 운동의 계획
- 보조운동영역(6) : 복잡한 운동의 유형 및 순서 계획
- 일차몸감각영역(3, 1, 2) : 촉각, 압각, 온도감각 등의 인식
- 안뜰영역(2, 3) : 머리의 공간적 위치와 운동의 인식

답 1)

65

대뇌겉질의 몸감각영역이 위치한 곳은?

1) 이마엽(frontal lobe)
2) 마루엽(parietal lobe)
3) 뒤통수엽(occipital lobe)
4) 관자엽(temporal lobe)
5) 뇌섬엽(insula)

66

대뇌겉질의 청각영역이 위치한 곳은?

1) 이마엽
2) 마루엽
3) 뒤통수엽
4) 관자엽
5) 뇌섬엽

67

뇌의 모이랑(angular gyrus)이 손상되어 나타날 수 있는 증상으로 옳은 것은?

1) 실독증
2) 치매
3) 근육조절이상
4) 자폐증
5) 실금

68

뇌의 운동성언어영역이 손상되면 나타나는 증상으로 바른 것은?

1) 브로카언어상실증
2) 베르니케언어상실증
3) 전도언어상실증
4) 명칭언어상실증
5) 관념성실행증

문제해설

65
- 운동영역 : 이마엽
- 몸감각영역 : 마루엽
- 미각영역 : 마루엽의 중심뒤이랑 바닥
- 후각영역 : 관자엽의 안쪽면
- 청각영역 : 관자엽

답 2)

66 대뇌겉질의 청각영역은 관자엽에 있다.

답 4)

67 모이랑의 손상은 수용성실어증(receptive aphasia, 언어를 듣고 본 후에 이해하는 능력에 장애가 있는 감각성 실어증으로 쓰고 말하고 접촉한 것의 언어적 상징을 이해하지 못한다.)을 일으킨다. 글을 읽고 쓰고 해석하는 기능과 관련된 것으로 본다. finger tap agnosia, alexia(inability to read), acalcula(inability to use arithmetic operations), agraphia(inability to copy), and left-right confusion

답 1)

68 운동성언어영역은 브로카영역이라고도 하며 손상 시 운동언어상실증 또는 브로카언어상실증이라고 하는 언어장애가 발생한다.

답 1)

69

다음은 언어상실증(aphasia) 중 어느 장애에 대한 설명인가?

> 베르니케영역이 손상되면 나타나기 때문에 베르니케언어상실증 혹은 수용성언어상실증이라고도 한다. 이런 환자는 시각과 청각이 정상임에도 불구하고 말 또는 글을 이해하지 못하며, 말은 유창하지만 전혀 의미가 없는 내용 및 단어들을 사용하기 때문에 횡설수설언어상실증이라고도 한다

1) 운동언어상실증
2) 감각언어상실증
3) 전도언어상실증
4) 명칭언어상실증
5) 완전언어상실증

70

브로카언어상실증(Broca aphasia)을 발생시킬 수 있는 대뇌의 영역으로 바른 것은?

1) 운동성언어영역
2) 감각성언어영역
3) 운동영역
4) 감각영역
5) 청각영역

71

베르니케언어상실증(Wernicke aphasia)을 발생시킬 수 있는 대뇌의 영역으로 바른 것은?

1) 운동성언어영역
2) 감각성언어영역
3) 운동영역
4) 감각영역
5) 청각영역

문제해설

69
- 운동성실어증 : 브로카영역 손상 시 발생. 브로카언어상실증, 표현언어상실증이라고도 함. 근육은 정상이지만 언어 형성기능의 장애에 기인하기 때문에 말하기를 힘들어 하며, 말을 하더라도 더듬거리고 문법이 없다.
- 전도언어상실증 : 베르니케영역과 브로카영역을 연결하는 위세로다발이 손상되면 말은 유창하지만 대부분 의미가 없으며 상대방의 말을 따라할 수 없는 상태
- 명칭언어상실증 : 위관자이랑의 뒤쪽에 손상이 오면 나타나는 장애로 특정 단어나 사람 또는 사물의 이름을 생각해내지 못하는 상태
- 완전언어상실증 : 브로카영역과 베르니케영역을 모두 침범하는 병변. 말을 할 수도 없고, 말과 글을 이해할 수도 없는 상태

답 2)

70
- 운동성언어영역 : 브로카영역이라고도 하며 침해 시 운동언어상실증(motor aphasia) 혹은 브로카언어상실증(Broca aphasia)이 나타난다.
- 감각성언어영역 : 베르니케영역(Wernicke's area)이라고도 하며 침해 시 수용언어상실증(sensory aphasia) 혹은 베르니케언어상실증(Wernicke aphasia)이 나타난다.
- 운동언어상실증(motor aphasia) : 말하거나 쓰는 능력이 없어진 것. 즉 환자는 듣는 말과 쓴 글을 이해하며 또 하고 싶은 말도 알고 있으나, 실제로 말이 나오지는 않는다.
- 수용언어상실증(sensory aphasia) : 남의 언어를 들을 수는 있지만, 어떤 의미인지 이해하지 못하는 상태이다.

답 1)

71 70번 해설내용 참조

답 2)

72

다음의 내용에 맞는 용어를 쓰시오.

거수 경례, 키스 보내기와 같은 상징적 제스처를 수행하는 능력이 상실 되고 복잡한 운동과제를 수행하지 못하는 기능 장애이다. 즉 아무 생각 없이 자발적인 운동은 할 수 있지만, 명령을 받았을 때는 명령대로 운동을 할 수가 없다. 전운동영역이나 연상회가 손상되면 나타난다

1) 실행증
2) 관념성실행증
3) 구성실행증
4) 착의실행증
5) 관념운동성실행증

73

손상 시 운동언어상실증(브로카언어상실증)이 나타날 수 있는 대뇌의 엽은?

1) 이마엽
2) 관자엽
3) 뒤통수엽
4) 마루엽
5) 둘레엽

74

대뇌부챗살의 아래끝이 형성한 넓은 띠 모양의 신경다발로 시상과 꼬리핵에 의해 안쪽으로 돌고 렌즈핵에 의하여 바깥쪽으로 돌아가는 것은?

1) 뇌들보
2) 앞맞교차
3) 속섬유막
4) 뇌활맞교차
5) 뒤맞교차

문제해설

72
- 실행증 : 운동 및 감각은 없으나 의도하는 행동을 하지 못하는 상태를 말한다.
- 관념성실행증 : 사물 및 도구를 사용하는데 장애가 있는 상태로 이는 도구에 대한 착각으로 인하여 도구를 잘못 사용하는 것이다.
- 구성실행증 : 기하학적 형태의 구성. 즉 토막 쌓기로 물건을 만드는 것 같이 외부공간 또는 신체 공간에 맞도록 하는 구성행위에 장애가 생기는 것이다.
- 착의실행증 : 의복을 입거나 벗는 것이 불가능 해지는 장애로 우측 대뇌의 두정엽 후두엽에 병소가 있을 때 나타난다.

답 5)

73 운동언어영역(브로카영역) : 가쪽고랑 앞의 이마엽에 위치

답 1)

74 뇌출혈로 인하여 속섬유막의 내림섬유들이 장애를 입으면 반대측의 운동마비가 초래된다.

답 3)

75

다음 설명에 대한 증상의 명칭으로 옳은 것을 고르시오.

> 꼬리핵(caudate nucleus)과 조가비핵(putamen)이 위축되어 나타나는 운동성 기능장애로 불수의적 운동이 마치 춤을 추고 있는 것처럼 나타난다. 주로 줄무늬체(striatum)에 있는 GABA 함유 신경원의 파괴 시 야기되는 헌팅튼병 Huntington's disease의 주 증상이 된다

1) 진전(tremor)
2) 아테토시스(athetosis)
3) 무도병(chorea)
4) 발리즘(ballism)
5) 저긴장증(hypotonia)

76

바닥핵(basal nucleus)에서 렌즈핵(lentiform nucleus)은 무엇으로 구성되는가?

1) 꼬리핵(caudate nucleus), 담장(claustrum)
2) 조가비핵(putamen), 창백핵(globus pallidus)
3) 편도체(amygdaloid body), 조가비핵(putamen)
4) 담장(claustrum), 창백핵(globus pallidus)
5) 꼬리핵(caudate nucleus), 편도체(amygdaloid body)

77

바닥핵으로 도파민을 보내는 흑색질(substantia nigra)이 장애를 받아 근육의 경직(rigidity)과 안정떨림(resting tremor), 운동못함증(akinesia)의 3대 증상으로 하는 떨림마비(paralysis agitans)를 유발시키는 병은?

1) 무도병(chorea)
2) 곰지락운동(athetosis)
3) 알츠하이머병(Alzheimer's disease)
4) 파킨슨병(Parkinson's disease)
5) 중증근무력증(myasthenia gravis)

문제해설

75 조가비핵(putamen)과 꼬리핵(caudate nucleus) 등에 변성이 오면 근 긴장도의 저하와 함께 무도병(chorea) 및 곰지락운동(athetosis) 등이 생긴다.

1) 신체의 일부분이 자신의 의지와는 상관없이 규칙적으로 움직여지는 증상
2) 손가락, 발 등을 서서히 비꼬면서 비트는 운동을 반복하는 운동장애
4) 격렬하게 사지를 휘두르는 불수의적 운동
5) 근육이 이완된 상태로 있는 것

답 3)

76

- 바닥핵(basal nucleus) : 꼬리핵(caudate nucleus), 렌즈핵(lentiform nucleus), 담장(claustrum), 편도체(amygdaloid body)
- 렌즈핵(lentiform nucleus) : 조가비핵(putamen)+창백핵(globus pallidus)
- 줄무늬체(corpus striatum) : 새줄무늬체(꼬리핵, 조가비핵), 옛줄무늬체(창백핵)

답 2)

77 파킨슨병에 대한 설명이다.

답 4)

78

시각교차(optic chiasm)가 있는 곳은?

1) 시상하부(hypothalamus)
2) 중간뇌(midbrain)
3) 다리뇌(pons)
4) 숨뇌(medulla oblongata)
5) 척수(spinal cord)

79

둘레계통(limbic system, 변연계)에서 기억과정과 가장 관련이 깊은 것은?

1) 해마(hippocampus)
2) 치아이랑(dentate gyrus)
3) 띠이랑(cingulate gyrus)
4) 해마곁이랑(parahippocampal gyrus)
5) 편도체(amygdaloid body)

80

다음 중 분노 등의 감정, 공격적인 행동, 내분비계통의 활성, 성적 태도, 음식물의 섭취 조절 등과 가장 관련이 깊은 것은?

1) 해마
2) 치아이랑
3) 띠이랑
4) 해마곁이랑
5) 편도체

81

해마형성체(hippocampal formation)의 구성으로 옳은 것은?

1) 고유해마－치아이랑－해마이행부
2) 뇌들보－고삐핵－치아이랑
3) 중심고랑－해마곁이랑－편도체
4) 유두체－후각겉질－중심뒤고랑
5) 앞맞교차－시상앞핵－뇌활

문제해설

78 시상하부의 앞쪽 바닥에 시각교차가 있다.

답 1)

79
- 둘레계통(limbic system) : 대뇌겉질과 시상하부 사이에 위치한 핵무리들의 조합
- 둘레엽(limbic lobe) : 둘레계통을 구성하는 중심적 구조
  - 바깥쪽 큰 고리 : 띠이랑(cingulate gyrus), 해마곁이랑(parahippocampal gyrus)이 형성
  - 안쪽 작은 고리 : 해마(hippocampus)와 치아이랑(dentate gyrus)이 형성
- 해마(hippocampus) : 기억과정, 학습 및 새로운 것의 인식 등에 영향
- 편도체(amygdaloid body) : 분노 등의 감정, 공격적인 행동, 내분비계통의 활성, 성적 태도, 음식물의 섭취 조절 등
- 기억 : 해마와 영역 17, 시각영역 주위 18, 19 등

답 1)

80 79번 해설내용 참조

답 5)

81 해마형성체
- 학습, 기억 및 새로운 것의 인식 등에 작용; 가쪽뇌실의 바닥 일부를 형성; 고유해마(hippocampus proper), 치이랑(dentate gyrus), 해마이행부(subiculum)로 구성
- 그 외 전해마이행부(presubiculum), 부해마이행부(parasubiculum), 후각뇌속겉질(enterhinal cortex)을 포함

답 1)

82

감정처리 및 기억과 관련된 파페즈 회로(papez circuit)에 해당하지 않는 것은?

1) 해마체
2) 유두체
3) 뇌활
4) 고삐핵
5) 시상앞핵

83

시상에서 시각을 대뇌의 시각영역으로 투사하는 중계소 역할을 하는 것은 무엇인가?

1) 앞핵
2) 앞배쪽핵
3) 속섬유판
4) 가쪽배쪽핵
5) 가쪽무릎체

84

후각이외의 모든 감각을 종합하여 대뇌겉질로 전도하는 중계소는?

1) 숨뇌
2) 시상
3) 바닥핵
4) 뇌들보
5) 뇌하수체

85

변연계(limbic system, 둘레계통)의 기능으로 옳은 것은?

1) 수분대사 조절
2) 고등한 정신활동을 주관
3) 근육의 긴장조절, 신체운동 및 평행 유지
4) 무의식적인 자율기능과 정서활동에 관여
5) 생명유지에 필수적인 심장·호흡 및 소화 등 관여

문제해설

82 파페즈 회로
해마체(hippocampal formation) → 뇌활(fornix) → 유두체(mammillary bodies) → 유두시상다발(mammillothalamic tract) → 시상앞핵(anterior thalamic nucleus) → 띠다발(cingulum) → 속후각겉질(entorhinal cortex) → 해마체(hippocampal formation)
답 4)

83 시상의 가쪽무릎체(lateral geniculate body)는 시각로를 통하여 전도하는 시각을 뒤통수엽의 시각영역(17)으로 투사하는 중계소이다.
답 5)

84 시상은 제 3뇌실의 양측 벽에 있는 큰 타원형의 회색질로 후각 이외의 모든 감각을 종합하여 대뇌겉질로 전도하는 중계소이다.
답 2)

85 1) 시상하부의 기능
2) 대뇌의 기능
3) 소뇌의 기능
5) 숨뇌의 기능
답 4)

86

대뇌의 백색질(cerebral white matter)을 구성하고 있는 심경섬유다발 중 연합섬유(association fiber)에 해당하지 않는 것은?

1) 갈고리섬유다발(uncinate fasciculus)
2) 위세로다발(superior longitudinal fasciculus)
3) 속섬유막(internal capsule)
4) 아래세로다발(inferior longitudinal fascicle)
5) 띠다발(cingulum)

87

다음 중 투사섬유(projection fiber)에 해당하는 것은?

1) 갈고리섬유다발
2) 활꼴섬유
3) 위세로다발
4) 띠다발
5) 대뇌부챗살

88

다음 중 투사섬유에 해당하지 않는 것은?

1) 오름섬유
2) 내림섬유
3) 속섬유막
4) 바깥섬유막
5) 가로섬유다발

89

다음 중 바닥핵(basal nucleus)을 구성하는 것이 아닌 것은?

1) 꼬리핵(caudate nucleus)
2) 렌즈핵(lentiform nucleus)
3) 담장(claustrum)
4) 편도체(amygdaloid body)
5) 유두체(mammillary body)

문제해설

86
- 연합섬유(association fiber) : 같은 쪽 대뇌반구의 여러 겉질을 서로 연락하여 하나의 통합된 기능을 수행할 수 있도록 도와주는 섬유(활꼴섬유, 갈고리섬유다발, 위세로다발, 아래세로다발, 띠다발)
- 맞교차섬유(commissural fiber) : 대뇌겉질에서 반대쪽으로 연결되는 가로섬유다발. 뇌들보(corpus callosum), 앞맞교차(anterior commissure), 뇌활맞교차(commissure of fornix)
- 투사섬유(projection fiber) : 대뇌겉질과 아래중추인 뇌줄기 및 척수를 연결하는 오름·내림섬유, 속섬유막(internal capsule), 바깥섬유막(external capsule), 대뇌부챗살(corona radiata)

답 3)

87 86번 해설내용 참조

답 5)

88 86번 해설내용 참조

답 5)

89
- 유두체는 시상하부(hypothalamus)에 해당된다.
- 바닥핵은 편도체와 담장을 제외하고 꼬리핵과 렌즈핵, 사이뇌의 시상밑핵, 중간뇌의 흑색질을 총칭하기도 한다.

답 5)

해부생리학

90

시상하부(hypothalamus)에서 식욕과 관련된 핵은 다음 중 무엇인가?

1) 유두체(mammillary body)
2) 깔대기(infundibulum)
3) 뇌실곁핵(paraventricular nucleus)
4) 가쪽핵(lateral nucleus)
5) 시각교차위핵(supraoptic nucleus)

91

인체의 체온조절 중추는 무엇인가?

1) 대뇌겉질
2) 소뇌
3) 시상하부
4) 바닥핵
5) 중간뇌

92

시상하부의 핵 중 파괴 시 고열이 발생하는 것은?

1) 가쪽핵
2) 교차위핵
3) 활꼴핵
4) 유두핵
5) 앞핵

93

시상하부의 시각교차위핵(시각로위핵, supraoptic nucleus)에서 생산하는 호르몬으로 뇌하수체 뒤엽으로 이동하여 분비되는 것은?

1) 항이뇨호르몬(ADH)
2) 옥시토신(oxytocin)
3) 성장호르몬(GH)
4) 프로락틴(prolactin)
5) 갑상샘자극호르몬(TSH)

문제해설

90
- 가쪽핵은 섭식중추로 파괴시 식욕부진 또는 기아를 유발한다.
- 배쪽안쪽핵은 포만중추이다.

답 4)

91 우리 인체의 체온을 조절하는 중추는 시상하부이다.

답 3)

92
- 시상하부는 체온조절중추로 앞핵은 온열중추, 뒤핵은 한냉중추이다.
- 온열중추 : 인위적로 온도를 높이면 땀을 흘리고 혈관이확장되는 등 열을 발산하여 체온 조절
- 한냉중추 : 체온이 떨어지면 열을 내게 하는 중추

답 5)

93 supraoptic nucleus(시각교차위핵, 시각로위핵) : 항이뇨호르몬 생산

답 1)

94

옥시토신을 생산하는 곳은?

1) 뇌하수체 뒤엽
2) 시상하부의 뇌실곁핵
3) 시상의 가쪽시상핵
4) 중간뇌의 적색핵
5) 숨뇌의 의문핵

95

둘레계통(limbic system)과 뇌의 다른 부분을 연결하고 감정변화에 대한 자율신경 및 행동반응에 관여하는 시상하부의 관련핵들을 조절하는 것은?

1) 뇌하수체
2) 시상
3) 시상하부
4) 시상상부
5) 숨뇌

96

시상하부(hypothalamus)의 기능이 아닌 것은?

1) 자율신경계 조절
2) 행동 조절
3) 체온 조절
4) 수분의 균형 조절
5) 학습 조절

97

셋째뇌실의 양쪽벽에 있는 1쌍의 달걀 모양의 회색질(gray matter)로 후각 이외의 모든 감각을 종합하여 대뇌겉질(cerebral cortex)로 전도하는 중계소가 되는 것은?

1) 뇌들보(corpus callosum)
2) 시상(thalamus)
3) 중간뇌(midbrain)
4) 다리뇌(pons)
5) 숨뇌(medulla oblongata)

문제해설

94 옥시토신

시상하부의 뇌실곁핵(paraventricular nucleus)에서 생산 → 뇌하수체 뒤엽으로 이동하여 분비

답 2)

95 시상상부

고삐삼각(habenular trigone; 작은 삼각 모양의 함몰부, 고삐핵을 포함), 솔방울샘(pineal gland), 고삐맞교차(habenular commissure)로 구성, 시상하부 자율신경/행동반응 관련핵 조절

답 4)

96 자율신경계의 조절중추일 뿐만 아니라 정사반응과 행동 조절, 체온 조절, 수분의 균형과 갈증 조절, 수면과 각성 주기의 조절, 내분비계의 기능 조절 등

답 5)

97 시상에 대한 설명이다.

답 2)

98

시상(thalamus)에서 청각의 중계소역할을 하는 것은 무엇인가?

1) 안쪽무릎체(medial geniculate body)
2) 가쪽무릎체(lateral geniculate body)
3) 뇌하수체(hypophysis)
4) 뇌실곁핵(paraventricular nucleus)
5) 시각위핵(suprapotic nucleus)

99

중간뇌(midbrain)와 시상하부(hypothalamus)의 경계를 이루는 것은 다음 중 무엇인가?

1) 회색융기(tuber cinereum)
2) 깔대기(infundibulum)
3) 뇌하수체(pituitary gland)
4) 유두체(mammillary body)
5) 솔방울샘(pineal gland)

100

시상의 안쪽무릎체(medial geniculate body)가 중간뇌의 어떤 구조물로부터 정보를 받아 청각의 중계역할을 하는가?

1) 위둔덕(superior colliculus)
2) 아래둔덕(inferior colliculus)
3) 위소뇌다리(superior cerebellar peduncle)
4) 대뇌다리(cerebral peduncle)
5) 중간뇌수도관(cerebral aqueduct)

101

체온조절, 체액과 전해질 균형의 조절, 음식물 섭취의 조절 등 몸의 항상성 유지에 관여하는 부분이 속한 뇌는?

1) 소뇌(cerebellum)
2) 사이뇌(diencephalon)
3) 중간뇌(midbrain)
4) 다리뇌(pons)
5) 숨뇌(medulla oblongata)

문제해설

98
- 시각 : 눈 → 시각로 → 가쪽무릎체 → 대뇌겉질의 일차시각영역(17)
- 안쪽무릎체 : 중뇌의 청각을 대뇌의 청각영역으로 투사하는 중계소
- 가쪽 무릎체 : 시각로를 통하여 전도하는 시각을 시각영역으로 투사하는 중계소

답 1)

99
- 시상하부(hypothalamus)의 바닥부분에는 회색융기(tuber cinereum)가 있고, 여기서 깔대기(infundibulum)가 아래쪽으로 뻗어 나와 끝에 뇌하수체(pituitary gland)를 매달고 있다.
- 시상하부의 뒤쪽에는 중간뇌와 경계부위인 유두체가 있다.
- 솔방울샘(pineal gland)은 시상상부를 구성

답 4)

100 중간뇌의 아래둔덕 → 시상의 안쪽무릎체 → 대뇌겉질의 일차청각영역(41, 42)

답 2)

101
- 체온조절, 체액과 전해질 균형의 조절, 음식물 섭취의 조절 등 몸의 항상성 유지에 관여하는 부분－시상하부(hypothalamus)
- 사이뇌는 시상, 시상하부, 시상상부, 시상밑부로 구성되어 있다.

답 2)

102

자율신경작용과 내분비기능의 중추는 다음 중 무엇인가?

1) 시상하부
2) 바닥핵
3) 중뇌
4) 다리뇌
5) 숨뇌

103

자율신경계의 최고중추인 시상하부에서 항이뇨호르몬(anti-diuretic hormone, ADH)의 분비와 관련된 핵은 무엇인가?

1) 시각로위핵(Supraoptic nucleus)
2) 뇌실곁핵(paraventricular nucleus)
3) 가쪽시상핵(lateral hypothalamic nucleus)
4) 배쪽안쪽핵(ventromedial hypothalamic nucleus)
5) 교차위핵(suprachiasmatic nucleus)

104

시상상부(Epithalamus)의 구성 부위로 멜라토닌이라는 호르몬이 분비되어 생체리듬의 조정에 관영하는 것은 무엇인가?

1) 뇌하수체(pituitary gland)
2) 갑상샘(thyroid gland)
3) 솔방울샘(pineal gland)
4) 부갑상샘(parathyroid glands)
5) 가슴샘(thymus)

105

다음 중 시상상부(epithalamus)를 구성하는 것은?

1) 깔대기
2) 뇌실곁핵
3) 시각앞핵
4) 고삐핵
5) 유두체

문제해설

102 내장기능, 자율신경작용, 내분비기능의 중추로서 감성과 정서행위 표현에 관련된 여러 영역을 관장한다. 체온유지, 먹고 마시는 일, 짝짓기, 생식주기, 수면활동, 두려움, 분노의 표현 등을 담당한다.
답 1)

103
- 뇌실곁핵(paraventricular nucleus) : 옥시토신(oxytocin)
- 가쪽시상핵(lateral hypothalamic nucleus) : 섭식중추로 작용
- 배쪽안쪽핵(ventromedial hypothalamic nucleus) : 포만중추
- 교차위핵(suprachiasmatic nucleus) : 낮밤주기의 조절

답 1)

104 시상상부의 솔방울샘에서 멜라토닌 분비
답 3)

105 시상상부는 고삐핵, 고삐교련, 시상섬유줄, 솔방울샘으로 구성된다.
답 4)

106

시각로를 통하여 전도된 시각을 대뇌의 시각영역으로 투사하는 중계소는?

1) 뇌들보
2) 아래둔덕
3) 적색핵
4) 가쪽무릎체
5) 둥근핵

107

자율신경계의 조절기능에 영향을 주는 중추신경계가 아닌 것은?

1) 뇌줄기그물핵(nuclei of reticular formation of brain stem)
2) 척수(spinal cord)
3) 대뇌겉질(cerebral cortex)
4) 가장자리계통(limbic system)
5) 소뇌(cerebellum)

108

손상을 받으면 파킨슨병이 나타나는 곳은?

1) 흑색질
2) 피라밋
3) 위둔덕
4) 그물체
5) 적색핵

109

숨뇌에 대한 설명으로 옳지 않은 것은?

1) 피라밋교차를 형성한다
2) Ⅸ, Ⅹ, Ⅺ, Ⅻ 뇌신경이 나온다
3) 섬유띠교차를 형성한다
4) 심장, 호흡 및 소화 등에 관한 반사중추들이 있다
5) 시각 및 청각 반사중추가 있다

문제해설

106 시강의 가쪽무릎테는 시각로를 통하여 전도되는 시각을 뒤통수엽의 시각영역으로 투사하는 중계소이다.

답 4)

107 자율신경계의 조절기능에 영향을 주는 중추신경계는 뇌줄기그물핵(nuclei of reticular formation of brain stem), 척수(spinal cord), 대뇌겉질(cerebral cortex), 가장자리계통(limbic system), 시상하부(hypothalamus)

답 5)

108 흑색질은 바닥핵과 연결

답 1)

109
- 그 외에 숨뇌는 그물체가 발달되어 있으며 안쪽섬유띠라는 강대한 섬유다발도 이루고 있다.
- 중간뇌 : 시각 및 청각의 반사중추, 안구운동 및 동공수축의 조절중추가 있다.

답 5)

110

다리뇌(pons)에서 나오는 뇌신경(cranial nerve)이 아닌 것은?

1) 도르래신경(trochlear nerve(Ⅳ))
2) 삼차신경(trigeminal nerve(Ⅴ))
3) 갓돌림신경(abducent nerve(Ⅵ))
4) 얼굴신경(facial nerve(Ⅶ))
5) 속귀신경(vestibulocochlear nerve(Ⅷ))

111

중간뇌에서 나오는 뇌신경은?

1) 시각신경(optic nerve)
2) 눈돌림신경(oculomotor nerve)
3) 혀인두신경(glossopharyngeal nerve)
4) 미주신경(vagus nerve)
5) 더부신경(accessory nerve)

112

숨뇌를 가로로 잘랐을 때 볼 수 있는 것이 아닌 것은?

1) 피라밋(pyramid)
2) 올리브핵(olivary mucleus)
3) 쐐기핵(cuneate nucleus)
4) 널판핵(gracile nucleus)
5) 적색핵(red nucleus)

113

다음 중 바닥핵과 연결되어 근육의 긴장 조절에 관여하는 것은?

1) 적색핵(red nucleus)
2) 흑색질(substantia nigra)
3) 눈돌림신경핵(oculomotor nucleus)
4) 에딩거베스트팔핵(Edinger-Westphal nucleus)
5) 도르래신경핵(trochlear nucleus)

문제해설

110
- 중간뇌에서 나오는 뇌신경 : 눈돌림신경(oculomotor nerve(Ⅲ)), 도르래신경(trochlear nerve(Ⅳ))
- 숨뇌(medulla oblongata)에서 나오는 뇌신경 : 혀인두신경(glossopharyngeal nerve(Ⅸ)), 미주신경(vagus nerve(Ⅹ)), 더부신경(accessory nerve(Ⅺ)), 혀밑신경(hypoglossal nerve(Ⅻ))

답 1)

111 110번 해설내용 참조

답 2)

112
- 그 외 의문핵(nucleus ambigus), 고립로핵(solitary nucleus)
- 적색핵은 중간뇌에서 볼 수 있음

답 5)

113
- 적색핵(red nucleus)은 소뇌와 협조하여 직립보행 등의 운동 조절에 관여, 붉게 보인다.
- 흑색질은 멜라닌 착색으로 어둡게 보이며 시상과 바닥핵에 신호를 보내 근육의 긴장 조절에 관여한다.

답 2)

114

소뇌와 협조하여 직립보행 등의 운동을 조절하는 것은?

1) 적색핵(red nucleus)
2) 흑색질(substantia nigra)
3) 눈돌림신경핵(oculomotor nucleus)
4) 에딩거베스트팔핵(Edinger-Westphal nucleus)
5) 도르래신경핵(trochlear nucleus)

115

삼킴운동의 조절중추는 어디에 있는가?

1) 시상(thalamus)
2) 바닥핵(기저핵basal nucleus)
3) 중간뇌(midbrain)
4) 다리뇌(pons)
5) 숨뇌(medulla oblongata)

116

다음 중 중간뇌의 구조물로 시각 자극에 따른 눈과 목의 위치를 반사적으로 조정하는 일종의 반사 중추는?

1) 위둔덕
2) 아래둔덕
3) 피라밋
4) 적색핵
5) 치아핵

117

중간뇌 앞면에는 위쪽의 대뇌겉질에서 뇌줄기, 소뇌 및 척수로 내려가는 신경섬유들이 통과하는 1쌍의 구조물이 있는데 이는 무엇인가?

1) 위둔덕(superior colliculus)
2) 아래둔덕(inferior colliculus)
3) 위소뇌다리(superior cerebellar peduncle)
4) 대뇌다리(cerebral peduncle)
5) 중간뇌수도관(cerebral aqueduct)

문제해설

114 중간뇌의 내부구조를 보면 소뇌와 협조하여 직립보행 등의 운동 조절에 관여하는 신경세포무리가 있는데 많은 혈액공급으로 붉게 보이기 때문에 적색핵이라 한다.

답 1)

115 삼킴운동의 조절중추는 숨뇌에 있다.

답 5)

116
- 위둔덕(superior colliculus) : 시각 자극에 따른 눈과 목의 위치를 반사적으로 조정
- 아래둔덕(inferior colliculus) : 청각전도로의 중계핵

답 1)

117 116번 해설내용 참조

답 4)

118

대뇌다리를 볼 수 있는 구조물은?

1) 사이뇌 2) 중간뇌
3) 다리뇌 4) 숨뇌
5) 소뇌

119

중간뇌(midbrain)의 설명으로 바르지 않은 것은?

1) 체온 조절 중추
2) 각종 신경로의 통로 및 중계소
3) 시각의 반사 중추
4) 청각의 반사 중추
5) 안구 운동 및 동공수축의 조절 중추

120

가로로 절단하였을 때 적색핵(red nucleus), 흑색질(substantia nigra), 에딩거-베스트팔핵(Edinger-Westphal nucleus)을 볼 수 있는 것은?

1) 시상 2) 바닥핵
3) 중간뇌 4) 다리뇌
5) 숨뇌

121

중간뇌의 대뇌다리를 대뇌섬유다리와 뒤판으로 나누는 것은?

1) 흑색질 2) 적색핵
3) 중간뇌수도관 4) 안쪽섬유띠
5) 위둔덕

문제해설

118 중간뇌의 앞면에는 대뇌다리(cerebral peduncle), 뒷면에는 덮개판(tectal palte)이 있다.

답 2)

119 체온 조절은 시상하부의 주요기능이다.

답 1)

120 • 중간뇌를 가로로 전단하였을 때는 적색핵, 흑색질, 에딩거베스트팔핵 등을 볼 수 있다.
• 숨뇌의 가로 단면 : 아래올리브핵, 혀밑신경핵, 미주신경등쪽운동핵, 안뜰핵, 의문핵, 고립로핵 등

답 3)

121 대뇌다리는 검은 띠 모양의 흑색질에 의해 대뇌섬유다리(cerebral crus)와 뒤판(tegmentum)으로 나뉜다.

답 1)

122

중간뇌를 가로로 절단했을 때 볼 수 있는 것은?

1) 치아핵(dentate nucleus)
2) 적색핵(red nucleus)
3) 마개핵(emboliform nucleus)
4) 의문핵(nucleus ambiguus)
5) 깔때기(infundibulum)

123

중간뇌를 가로로 절단했을 때 구분되는 구조로 바르지 않은 것은?

1) 뒤판(tegmentum)
2) 대뇌섬유다리(crus cerebri)
3) 덮개(tectum)
4) 피라밋(pyramid)
5) 중간뇌수도관(cerebral aqueduct)

124

숨뇌(medulla oblongata)에서 나오는 뇌신경이 아닌 것은?

1) 혀밑신경(hypoglossal nerve)
2) 더부신경(accessory nerve)
3) 미주신경(vagus nerve)
4) 혀인두신경(glossopharyngeal nerve)
5) 도르래신경(trochlear nerve)

125

짧은 신경섬유와 신경세포가 서로 뒤엉켜 그물모양을 이룬 조직으로 숨뇌의 피라밋교차에서 부터 중간뇌 및 사이뇌의 시상 일부에 까지 걸쳐 퍼져있는 것을 무엇이라 하는가?

1) 그물체
2) 숨뇌
3) 다리뇌
4) 중간뇌
5) 뇌줄기

문제해설

122
- 중간뇌를 가로로 절단했을 때는 적색핵, 흑색질(substantia nigra), 에딩거베스트팔핵(Edinger-Westphal nucleus) 등을 볼 수 있다.
- 깔때기는 시상하부에 해당하며 치아핵은 소뇌의 핵이다.

답 2)

123 중간뇌를 가로로 절단해보면 앞쪽은 대뇌섬유다리(crus cerebri), 가운데는 뒤판(tegmentum)과 중간뇌수도관(cerebral aqueduct), 뒤쪽은 덮개(tectum)로 구분된다.

답 4)

124
- 중간뇌에서 나오는 뇌신경 : 눈돌림신경(oculomotor nerve(Ⅲ)), 도르래신경(trochlear nerve(Ⅳ))
- 숨뇌(medulla oblongata)에서 나오는 뇌신경 : 혀인두신경(glossopharyngeal nerve(Ⅸ)), 미주신경(vagus nerve(Ⅹ)), 더부신경(accessory nerve(Ⅺ)), 혀밑신경(hypoglossal nerve(Ⅻ))

답 5)

125 그물체에 대한 설명이며 이것은 생명유지에 직접적으로 관계되는 원시적인 기능을 담당한다고 본다.

답 1)

126

그물체(reticular formation)가 발달되어 있으며 생명유지에 필수적인 심장·호흡·소화 등에 관한 중요한 반사중추들이 있는 곳은?

1) 척수(spinal cord)
2) 숨뇌(medulla oblongata)
3) 다리뇌(pons)
4) 중간뇌(midbrain)
5) 대뇌겉질(cerebral cortex)

127

다음 중 길항반복운동과 겨냥이상에 관련된 뇌는?

1) 대뇌
2) 사이뇌
3) 중간뇌
4) 숨뇌
5) 소뇌

128

섬세한 운동조정, 근육의 긴장도 유지, 몸의 자세와 균형 유지에 관여하여 신체 운동의 권고와 조정을 하는 것은?

1) 대뇌겉질
2) 바닥핵
3) 시상
4) 숨뇌
5) 소뇌

129

소뇌의 병변으로 나타날 수 있는 기능의 문제점으로 맞지 않은 것은?

1) 손상 반구의 같은 쪽 운동 장애
2) 연속반복운동불능증
3) 조화운동불능
4) 겨냥이상
5) 얼굴마비

문제해설

126 그물체(reticular formation) : 뇌줄기의 뒤판 중앙에 긴 가지돌기가 있는 신경세포들의 집단이 그물 모양의 축삭다발에 둘러 싸여 있는 구조; 뼈대근육의 긴장 및 평형유지, 수면-각성주기와 의식 등 대뇌겉질의 기능 조절, 생명에 필요한 호흡, 심장 박동 및 혈압조절중추 등이 관련

답 2)

127
- 길항운동반복불능(adiadochokinesia) : 손바닥을 뒤집어 손등을 보이는 동작(방향이 상반된 운동)을 반복하게 했을 때 할 수 없는 경우
- 겨냥이상(dysmetria) : 손끝을 코끝에 대거나, 좌우의 집게손가락을 맞닿게 할 때 목표가 빗나가 정확히 댈 수 없게 되는 현상

답 5)

128 소뇌는 대뇌의 자문기관으로 근육의 긴장 등에 관여하여 신체 운동의 권고와 조정에 관여한다.

답 5)

129
- 한쪽의 소뇌반구가 손상을 입으면 대뇌와는 달리 같은 쪽 몸 부위에 운동장애가 발생한다.
- 조화운동불능증(ataxia), 연속반복운동불능증(adiadochoiinesia), 겨냥이상(dysmetria), 운동분해(decomposition of movement), 의도떨림(intension tremor), 말더듬증(dysarthria)과 같은 기능 장애가 나타난다. → 새소뇌증후군

답 5)

130

대뇌와 소뇌를 구분하는 것은 무엇인가?

1) 소뇌천막
2) 대뇌낫
3) 소뇌낫
4) 피라밋
5) 맥락얼기

131

소뇌(celebellum)의 주요 기능이 아닌 것은?

1) 섬세한 운동 조정
2) 근육의 긴장도 유지
3) 자세 유지
4) 감각 중계
5) 균형 유지

132

다음 중 소뇌핵에 관한 설명으로 옳은 것은?

1) 둥근핵(globose nucleus) : 마개핵의 안쪽에 있으며 대체로 둥근모양이다. 뼈대근육의 고유감각에 관여하는 핵이며 위소뇌다리를 통해 중간뇌의 적색핵으로 날신경섬유를 내보낸다
2) 마개핵(emboliform nucleus) : 대뇌 의지운동 억제와 섬세한 손 운동에 관여하는 핵으로 소뇌핵 중 가장 크다
3) 치아핵(dental nucleus) : 서 있는 자세에서 중력을 지탱하는데 관여하는 쐐기 모양의 회색질이다
4) 꼭지핵(fastigial nucleus) : 둥근핵과 마개핵을 합하여 부르는 말이다
5) 사이핵(interposed nucleus) : 벌레 정중선 양측에서 제 4뇌실 천장과 가까이에 위치하는 달걀모양의 핵으로 공간에서의 평형감각을 조절하는데 관여하는 것으로 알려져 있다

문제해설

130
- 대뇌낫 : 대뇌반구를 구분하는 낫 모양의 주름
- 소뇌낫 : 대뇌낫 밑에서 소뇌반구를 경계하는 주름
- 소뇌는 대뇌 뒤통수엽의 아래부위와 맞닿아 있지만 소뇌천막이라는 경질막에 의해 구분된다.

답 1)

131 감각 중계 : 시상(thalamus)

답 4)

132
2) 치아핵(dental nucleus)에 관한 설명이다.
3) 마개핵(emboliform nucleus)에 관한 설명이다.
4) 사이핵(interposed nucleus)에 관한 설명이다.
5) 꼭지핵(fastigial nucleus)에 관한 설명이다.

답 1)

133

소뇌핵과 그 기능이 바르게 연결되지 않은 것은?

1) 치아핵(dentate nucleus) — 대뇌 의지운동 억제와 섬세한 손운동
2) 마개핵(emboliform nucleus) — 서있는 자세에서 중력을 지탱
3) 의문핵(nucleus ambiguus) — 미각과 내장감각에 대한 정보 전달
4) 둥근핵(globose nucleus) — 뼈대근육의 고유감각
5) 꼭지핵(fastigial nucleus) — 공간에서의 평형감각 조절

134

소뇌겉질과 관련이 없는 것은?

1) 뭇모양층(multiform layer)
2) 과립층(granular lyer)
3) 바구니세포(basket cell)
4) 분자층(molecular layer)
5) 조롱박세포층(Purkinje cell layer)

135

소뇌겉질로 들어오는 들신경섬유로 바른 것은?

1) 활꼴섬유(arcuate fibers)
2) 이끼섬유(mossy fiber)
3) 세로다발(longitudinal fasciculus)
4) 조롱박세포(Purkinje cell)
5) 투사섬유(projection fiber)

136

손상 시 눈떨림(nystagmus), 구음장애(dysarthria), 운동장애(movement disorder), 불균형(disequilibrium)을 나타내는 곳은?

1) 숨뇌
2) 중간뇌
3) 척수원뿔
4) 이마엽
5) 소뇌

문제해설

133 • 숨뇌의 의문핵(nucleus ambiguus) : 혀인두신경, 미주신경, 더부신경의 운동신경섬유가 나오는 핵
• 숨뇌의 고립로핵(solitary nucleus) : 미각과 내장감각에 대한 정보 전달

답 3)

134 뭇모양층은 대뇌의 층

답 1)

135 소뇌겉질로 들어오는 모든 들신경섬유는 오름섬유와 이끼섬유이다.

답 2)

136 소뇌가 손상되면 눈떨림, 구음장애, 운동장애, 불균형 등이 나타날 수 있다.

답 5)

137

소뇌 손상 시 나타나는 현상은 무엇인가?

1) 언어상실증(aphasia)
2) 기억상실증(amnesia)
3) 읽기언어상실증(alexia)
4) 사지마비(quadriplegia)
5) ~~조화운동못함증~~(ataxia)

138

깨어 있는 상태로 정신적인 활동이나 긴장상태에서 볼 수 있는 뇌파는?

1) α파
2) β파
3) δ파
4) θ파
5) γ파

139

다음 중 척수의 가쪽뿔을 볼 수 있는 곳은?

1) 목분절과 가슴분절
2) 가슴분절과 허리분절
3) 허리분절과 엉치분절
4) 엉치분절과 꼬리분절
5) 꼬리분절

140

척수에 대한 설명으로 옳은 것은?

1) 중심관은 뇌척수액의 순환경로이다
2) 목분절과 가슴분절의 중간회색질에는 가쪽뿔(lateral horn)이 있다
3) 발생 초기 신경관의 머리 부분이 발달 및 성장하여 형성된다
4) 날개판(ala plate)은 척수로 들어가는 감각신경세포 및 이들과 시냅스를 이루는 중간신경세포가 포함된 앞뿔을 형성하게 된다
5) 척수 분절은 위에서부터 엉치분절, 가슴분절, 허리분절, 목분절로 구분한다

문제해설

137 소뇌손상 시 조화운동못함증(실조)이 발생한다.

답 5)

138
- 알파파는 깨어 있지만 눈을 감고 쉬고 있을 때(명상, 안정, 휴식처럼 뇌가 각성하지 않은 상태) 나타난다.
- 세타파는 어린이에게서 볼 수 있으며 때때로 어른의 경우 수면 초기와 불쾌, 욕구불만 같은 스트레스 상황에서 증가한다.
- 델타파는 수면 중에 나타난다.
- 뇌파는 알파파, 베타파, 세타파, 델타파의 4가지로 구분된다.

답 2)

139 가슴분절과 허리분절의 중간회색질

답 2)

140
2) 목분절과 가슴분절 → 가슴분절과 허리분절의 중간회색질에 가쪽뿔(lateral horn)이 있다.
3) 신경관의 머리 부분이 발달하여 된다. → 꼬리 부분이 발달하여 됨
4) 앞뿔을 형성 → 뒤뿔을 형성함
* 복부의 융기인 바닥판이 척수의 운동신경원이 포함된 전각이 됨
5) 척수 분절은 위에서부터 엉치분절, 가슴분절, 허리분절, 목분절로 구분한다. → 위에서부터 목분절, 가슴분절, 허리분절, 엉치분절 순

답 1)

141

뇌척수액(cerebrospinal fluid, CSF)의 순환로가 바른 것은?

1) 가쪽뇌실(lateral ventricle)셋째뇌실(third ventricle) → 중간뇌수도관(cerebral aqueduct) → 넷째뇌실(fourth ventricle) → 뇌실사이구멍(interventricular foramen) → 척수중심관(central canal) → 종말뇌실(terminal ventricle)
2) 종말뇌실 → 척수중심관 → 가쪽뇌실 → 뇌실사이구멍 → 셋째뇌실 → 중간뇌수도관 → 넷째뇌실
3) 셋째뇌실 → 중간뇌수도관 → 넷째뇌실 → 척수중심관 → 종말뇌실 → 뇌실사이구멍 → 가쪽뇌실
4) 가쪽뇌실 → 뇌실사이구멍 → 셋째뇌실 → 중간뇌수도관 → 넷째뇌실 → 척수중심관 → 종말뇌실
5) 넷째뇌실 → 척수중심관 → 종말뇌실 → 중간뇌수도관 → 가쪽뇌실 → 뇌실사이구멍 → 셋째뇌실

142

가쪽뇌실(lateral ventricle)과 셋째뇌실(third ventricle)을 연결하는 것은?

1) 뇌실사이구멍(interventricular foramen)
2) 척수중심관(central canal)
3) 중간뇌수도관(cerebral aqueduct)
4) 정중구멍(median aperture)
5) 가쪽구멍(lateral aperture)

143

셋째뇌실과 넷째뇌실을 연결하는 것은?

1) 뇌실사이구멍
2) 척수중심관
3) 중간뇌수도관
4) 정중구멍
5) 가쪽구멍

문제해설

141
- 뇌실사이구멍(interventricular foramen) = 몬로공(foramen of Monro)
- 넷째뇌실에는 거미막밑공간(subarachnoid space)으로 통하는 3개의 구멍인 정중구멍(median aperture = 마젠디구멍(foramen of Margendie)) 1개와 가쪽구멍(lateral aperture = 루쉬카구멍(foramaen of Luschka) 2개가 있어 뇌척수액의 순환경로로 이용

정중구멍(median aperture) → 거미막밑공간(subarachnoid space)
↑
넷째뇌실(fourth ventricle) → 척수중심관 → 종말뇌실(terminal ventricle)
↓
가쪽구멍(lateral aperture) → 거미막밑공간(subarachnoid space)

답 4)

142 141번 해설내용 참조

답 1)

143 가쪽뇌실 → 뇌실사이구멍 → 셋째뇌실 → 중간뇌수도관 → 넷째뇌실 → 척수 수중심관 → 종말뇌실

답 3)

144

뇌척수막(meninges)과 막 사이의 공간을 바깥부터 순서대로 잘 배열한 것은?

1) 연질막(pia mater) – 거미막(arachnoid membrane) – 거미막밑공간(subarachnoid space) – 경질막(dura mater) – 경질막밑공간(subdural space)
2) 거미막 – 거미막밑공간 – 연질 – 경질막 – 경질막밑공간
3) 경질막 – 경질막밑공간 – 거미막 – 거미막밑공간 – 연질막
4) 경질막 – 경질막밑공간 – 연질막 – 거미막 – 거미막밑공간
5) 거미막 – 거미막밑공간경질막 – 경질막밑공간 – 연질막

문제해설

144
- 뇌경질막(cerebral dura amter)은 2층 구조, 척수 경질막(spinal dura mater)은 단층의 막
- 척수 거미막(spinal arachnoid)은 경질막(dura mater)과 붙어있다.

답 3)

145

대뇌겉질(cerebral cortex)의 엽(lobe)과 기능이 바르게 연결되지 않은 것은?

1) 이마엽(frontal lobe) — 수의(맘대로)운동(voluntary movement)
2) 마루엽(parietal lobe) — 피부감각
3) 관자엽(temporal lobe) — 듣기
4) 뒤통수엽(occipital lobe) — 시각
5) 뇌섬엽(insula lobe) — 공복감

145
- 운동영역 : 이마엽
- 몸감각영역 : 마루엽
- 미각영역 : 마루엽의 중심뒤이랑 바닥
- 후각영역 : 관자엽의 안쪽면
- 청각영역 : 관자엽

답 5)

146

발생 초기의 구조물과 발생이 진행됨에 따라 형성되는 것이 바르게 연결되지 않은 것은?

1) 바닥판(basal plate) → 앞뿔(anterior horn)과 가쪽뿔(lateral horn)
2) 신경관(neural tube) 속공간 → 중심관(central canal)
3) 날개판(alar plate) → 뒤뿔(posterior horn)
4) 신경능선(neural crest) → 척삭(notochord)
5) 신경관(neural tube) → 뇌, 척수

146
- 날개판(alar plate) → 뒤뿔(posterior horn)
- 신경능선(neural crest) → 척수신경절(spinal ganglion)
- 척삭(notochord) → 척추(vertebrae)
- 신경관속 공간 → 척수의 중심관

답 4)

해부생리학

147

뇌의 발생 배엽은 무엇인가?

1) 외배엽(ectoderm)
2) 내배엽(endoderm)
3) 중배엽(mesoderm)
4) 내배엽과 중배엽
5) 양막중배엽(amniotic mesoderm)

148

교통사고로 인해 척수가 손상되고 가로막이 마비되어 사망하였다면 척수손상 수준으로 옳은 것은?

1) C_2
2) C_7
3) T_2
4) T_7
5) L_2

149

척수천자를 하는 곳은 다음 중 어느 곳인가?

1) 경질막바깥공간(epidural space)
2) 경질막정맥동굴(sinus of dura mater)
3) 거미막밑공간(subarachnoid space)
4) 가쪽뇌실(lateral ventricle)
5) 척수중심관(central canal)

150

셋째뇌실이 위치한 곳은?

1) 대뇌 속
2) 사이뇌 속
3) 중간뇌 속
4) 다리뇌 속
5) 숨뇌 속

문제해설

147 신경계는 외배엽으로부터 발생, 미세아교세포(microglia)는 중배엽에서 발생
답 1)

148 가로막신경 $C_3 \sim C_5$
답 1)

149 거미막(arachnoid membrane)과 연질막(pia mater) 사이에 거미막밑공간을 형성하여 뇌척수액(cerebrospinal fluid)을 수용
답 3)

150
- 가쪽뇌실 : 대뇌
- 넷째뇌실 : 다리뇌, 숨뇌, 소뇌 사이

답 2)

151

뇌척수액이 분비되는 곳은?

1) 맥락얼기(choroid plexus)
2) 경질막정맥동굴(sinus of dura mater)
3) 대뇌낫(falx cerebri)
4) 소뇌천막(tentorium cerebelli)
5) 소뇌낫(falx cerebelli)

152

척수원뿔 내의 척수중심관에 있는 주머니 모양의 팽대부로 뇌척수액의 순환로에 해당하는 것은?

1) 가쪽뇌실
2) 뇌실사이구멍
3) 중간뇌수도관
4) 종말뇌실
5) 정중구멍

153

피라밋교차(pydramidal decussation)가 일어나는 곳은?

1) 시상
2) 중간뇌
3) 다리뇌
4) 숨뇌
5) 소뇌

154

척수 연질막(spinal pia mater)이 둘째엉치뼈 높이에서 경질막(dura mater)의 일부와 합쳐져 형성하며 꼬리뼈 뒷면에 부착하고 있는 것은?

1) 꼬리인대
2) 치아인대
3) 종말끈
4) 말꼬리
5) 척수원뿔

문제해설

151
- 가쪽뇌실, 셋째 및 넷째뇌실의 맥락얼기에서 1일 약 500ml 정도가 분비되나, 뇌실 속에 유지되고 있는 양은 140ml 정도이다.
- 경질막정맥동굴(sinus of dura mater) : 뇌 경질막(dura mater) 속층과 바깥층 사이에 형성
- 대뇌낫(falx cerebri) : 대뇌반구를 구분하는 낫모양의 경질막 주름
- 소뇌천막(tentorium cerebelli) : 대뇌 뒤통수엽(occipital lobe)과 소뇌의 경계인 가로틈새(transverse fissure)에 있는 경질막 주름
- 소뇌낫(falx cerebelli) : 대뇌낫 밑에서 소뇌반구를 경계하는 경질막 주름

답 1)

152 뇌척수액은 척수중심관으로 내려가 척수 끝의 척수원뿔 내 넓은 부분인 종말뇌실(termional ventricle)에 이른다.

답 4)

153 피라밋교차는 숨뇌에서 발생

답 4)

154 척수 연질막(spinal pia mater)은 둘째엉치뼈 높이에서 경질막(dura mater)의 일부와 합쳐져 꼬리인대(coccygeal ligament)를 형성하며 꼬리뼈 뒷면에 부착하고 있다.

답 1)

155

연질막(pia mater)으로부터 20여 쌍이 나와 경질막에 부착하여 척수를 고정하는 인대는?

1) 고리인대(annular ligaments)
2) 치아인대(denticulate ligaments)
3) 귓바퀴인대(auricular ligaments)
4) 곁인대(collateral ligaments)
5) 관절주머니인대(auricular ligaments)

156

다음 중 무릎반사나 아킬레스힘줄반사에 해당하는 것은?

1) 접칼반사(clasp-knife reflex)
2) 도피반사(withdrawal reflex)
3) 뻗침반사(stretch reflex)
4) 교차폄반사(crossed extension reflex)
5) 고환올림근반사(cremasteric reflex)

157

다음 반사 중 뇌반사(brain reflex)에 해당하는 것은?

1) 뻗침반사
2) 접칼반사
3) 삼킴반사
4) 도피반사
5) 교차폄반사

158

다음 반사 중 척수반사(spinal reflex)에 해당하는 것은?

1) 각막반사
2) 고환올림근반사
3) 깨물근반사
4) 삼킴반사
5) 조건반사

문제해설

155 경질막에 부착하여 척수를 고정하는 인대는 치아인대이다.

답 2)

156 척수반사에 속하는 뻗침반사는 뼈대근육을 지속적으로 신장(stretch)하면 그 신장에 저항하듯 신장된 근육에 반사적으로 수축이 일어나 긴장이 고조되는 현상으로 무릎반사나 아킬레스힘줄반사가 이에 해당된다.

답 3)

157 156번 해설내용 참조

답 3)

158
- 척수반사 : 뻗침반사, 접칼반사, 도피반사, 교차폄반사, 고환올림근반사
- 뇌반사(brain reflex) : 각막반사, 깨물근반사, 구토반사, 삼킴반사, 흡인저작반사, 자세 및 평형반사, 조건반사

답 2)

해부생리학

159

다음 중 무의식적 고유감각을 전달하는 신경로는?

1) 뒤기둥－안쪽섬유띠로
2) 척수시상로
3) 척수소뇌로
4) 겉질척소로
5) 피라밋외로

160

다음 중 부교감신경섬유를 포함하고 있는 뇌신경(cranial nerve)이 아닌 것은?

1) 눈돌림신경(oculomotor nerve)
2) 삼차신경(trigeminal nerve)
3) 얼굴신경(facial nerve)
4) 혀인두신경(glossopharyngeal nerve)
5) 미주신경(vagus nerve)

161

척수 뒤기둥(posterior column)으로 올라가는 신경로 중 다리의 감각과 팔의 감각을 전달하는 신경로를 바르게 짝지어진 것은?

1) 널판다발－겉질척수로
2) 쐐기다발－앞척수시상로
3) 쐐기다발－안뜰척수로
4) 널판다발－쐐기다발
5) 적색척수로－덮개척수로

162

다음 중 숨뇌의 핵에서 시작하여 말초 뼈대근육의 운동 활성을 조절하는 신경로는?

1) 적색척수로
2) 안뜰척수로
3) 그물척수로
4) 덮개척수로
5) 올리브척수로

문제해설

159
- 척수소뇌로 : 무의식적 고유감각 전달
- 뒤기둥－안쪽섬유띠로 : 의식적 고유감각 전달

답 3)

160 부교감성신경 : 눈돌림신경, 얼굴신경, 혀인두신경, 미주신경, 엉치신경(S_2~S_4)

답 2)

161
- 널판다발 : 몸통 아랫부분, 샅, 다리 등의 감각
- 쐐기다발 : 몸통 윗부분, 팔, 목 등의 감각

답 4)

162 피라밋외로인 올리브척수로(olivospinal tract)은 숨뇌의 아래올리브핵에서 시작하여 말초 뼈대근육의 운동 활성을 조절하는데 관여한다.

답 5)

163

공간에서의 평형과 균형을 조절하여 자세를 유지하도록 하는데 관여하는 신경로는?

1) 적색척수로(rubrospinal tract)
2) 안뜰척수로(vestibulospinal tract)
3) 그물척수로(reticulospinal tract)
4) 덮개척수로(tectospinal tract)
5) 올리브척수로(olivospinal tract)

164

시각에 따른 반사적 자세운동에 관여하는 신경로는?

1) 적색척수로
2) 안뜰척수로
3) 그물척수로
4) 덮개척수로
5) 올리브척수로

165

소뇌와 협력하여 굽힘근의 작용 촉진, 항중력근의 작용 억제, 긴장성 유지, 직립보행 원활에 관여하는 신경로는?

1) 적색척수로
2) 안뜰척수로
3) 그물척수로
4) 덮개척수로
5) 올리브척수로

166

다음 중 더부신경(accessory nerve)의 지배를 받는 근육은?

1) 가시위근, 위팔두갈래근
2) 목빗근, 등세모근
3) 머리곧은근, 머리빗근
4) 두힘살근, 어깨목뿔근
5) 긴목근, 긴머리근

문제해설

163
- 적색척수로 : 소뇌와 협력하여 굽힘근의 작용 촉진, 항중력근의 작용 억제, 긴장성 유지, 직립보행 원활
- 안뜰척수로 : 소뇌와 속귀의 조정을 받아 굽힘근은 억제하고 폄근은 촉진, 공간에서의 평형과 균형을 조절하여 자세 유지
- 그물척수로 : 수의적인 운동과 반사작용에 영향
- 덮개척수로 : 시각에 따른 반사적 자세운동에 관여
- 올리브척수로 : 말초 뼈대근육의 운동 활성을 조절

답 2)

164 163번 해설내용 참조

답 4)

165 163번 해설내용 참조

답 1)

166 더부신경은 11번째 뇌신경으로 등세모근과 목빗근 및 인·후두근을 지배한다.

답 2)

해부생리학

167

다음은 척수의 어느 부위에 병변이 일어났을 때 나타나는 징후와 현상인가?

- 이곳에 병변이 있을시 고유감각과 진동감각만 손상되고 다른 기능은 모두 정상이다
- 대개 고유감각정보가 입력되지 못하므로 눈을 감고 발을 모은 채로 정지된 자세를 유지할 수 없는 롬버그징후(romberg's sing)가 나타난다
- 환자는 감각성운동실조(sensory ataxia)를 보인다
- 이 질환의 원인은 매독(syphilis)이다

1) 뒤섬유단의 손상(dorsal column lesion)
2) 중심부의 큰 병변(large central lesion)
3) 반쪽 절단(complete hemisection)
4) 뒤뿌리의 종양(tumors of the dorsal root)
5) 중심부의 작은 병변(small central lesion)

168

뇌신경 중 얼굴·목의 감각과 씹기근육(muscles of mastication)을 지배하는 신경은?

1) 눈돌림신경(oculomotor nerve)
2) 도르래신경(trochlear nerve)
3) 삼차신경(trigeminal nerve)
4) 갓돌림신경(abducent nerve)
5) 얼굴신경(facial nerve)

169

다음 중 얼굴신경이 지배하지 않는 근육은?

1) 뒤통수이마근
2) 눈둘레근
3) 눈썹주름근
4) 눈썹내림근
5) 눈꺼풀올림근

문제해설

167 뒤섬유단의 병변(손상) 시 고유감각과 진동감각만 손상되며 매독(syphilis)이 질환의 원인이 된다. 또한, 감각성 운동실조(sensory ataxia : 고유감각의 소실에 의해 발생, 눈을 감았을 때 더 심해짐)와 롬버그징후(romberg's sing)가 나타난다.

답 1)

168 삼차신경(trigeminal nerve)

- 눈신경(ophthalmic nerve) : 안구, 결막, 앞이마, 코점막 등에 분포하는 감각신경
- 위턱신경(maxillary nerve) : 아래눈꺼풀, 윗니, 뺨, 입천장, 위입술 및 위턱뼈동굴(maxillary sinus) 등에 분포하는 감각신경
- 아래턱신경(mandibular nerve) : 씹기근육, 턱목뿔근(mylohyoid muscle), 두힘살근(digastric muscle), 고막긴장근(tensor tympani muscle), 입천장긴장근(tensor velli palatini muscle) 등에 분포하는 운동신경과 관자부위, 바깥귀, 뺨, 아랫입술, 턱, 입안 점막, 아랫니 혀 등에 분포하는 감각신경

답 3)

169 눈꺼풀올림근은 눈돌림신경(Ⅲ)이 지배한다.

답 5)

170

삼차신경(trigeminal nerve)의 가지 중 혼합성 신경은 무엇인가?

1) 눈신경
2) 위턱신경
3) 아래턱신경
4) 달팽이신경
5) 안뜰신경

171

다음 척수덮개로(spinotectal tract)에 대한 설명으로 옳은 것은?

1) 시각에 따른 눈과 머리의 협동운동을 조절하는 무의식 반사 전도로이다
2) 목과 팔의 근육방추, 골지힘줄기관, 관절수용체들의 감각정보를 전달하는 경로
3) 피부감각과 고유감각 정보를 소뇌로 전달하는 전도로이다
4) 가슴안이나 배안의 장기들로부터 일어나는 감각정보를 대뇌피질로 전도하는 전도로이다
5) 가벼운 촉각이나 압력감각을 전도하는 신경로이다

172

직경이 새끼손가락 정도이고 길이는 약 1m나 되는 전신에서 가장 큰 말초신경이며 L_4~S_3로 구성된 정강신경(tibial nerve)과 L_4~S_2로 구성된 온종아리신경(common peroneal nerve)이 합쳐져서 이룬 신경은?

1) 넙다리신경(femoral nerve)
2) 폐쇄신경(obturator nerve)
3) 음부신경(pudendal nerve)
4) 엉덩아랫배신경(iliohypogastric nerve)
5) 궁둥신경(sciatic nerve)

문제해설

170
- 삼차신경 가지 : 눈신경(감각성), 위턱신경(감각성), 아래턱신경(혼합성)
- 속귀신경 가지 : 달팽이신경(감각성), 안뜰신경(감각성)

답 3)

171
2) 쐐기소뇌로(cuneocerebellar tract)
3) 척수올리브로(spinoolivary tract)
4) 내장감각전도로(visceral sensory tract)
5) 앞척수시상로(anterior spinothalamic tract)

답 1)

172 궁둥신경 → 정강신경, 온종아리신경

답 5)

173

척수의 주요 신경로 중 분별촉각과 위치감각 및 진동감각을 전도하는 것은?

1) 뒤기둥–안쪽섬유띠로(posterior column-medial lemniscal tract)
2) 척수시상로(spinothalamic tract)
3) 척수소뇌로(spinocerebellar tract)
4) 겉질척수로(corticospinal tract)
5) 피라밋외로(extrapyramidal tract)

174

다음 중 비분별성 촉각 및 통각, 온도감각을 전도하는 전도로는?

1) 뒤기둥–안쪽섬유띠(posterior column-medial lemniscal tract)
2) 척수시상로(spinothalamic tract)
3) 척수소뇌로(spinocerebellar tract)
4) 겉질척수로(corticospinal tract)
5) 피라밋외로(extrapyramidal tract)

문제해설

173
- 뒤기둥–안쪽섬유띠로(posterior column-medial lemniscal tract)
  - 쐐기다발(cuneate fasciculus) : 몸통 윗부분과 팔, 목, 등의 분별촉각, 위치감각, 진동감각
  - 널판다발(glacile fasciculus) : 몸통 아랫부분, 샅 및 다리의 분별촉각, 위치감각, 진동감각
- 척수시상로(spinothalamic tract)
  - 앞척수시상로(anterior spinothalamic tract) : 비분별성 촉각, 압각
  - 가쪽척수시상로(lateral spinothalamic tract) : 통각, 온도각
- 척수소뇌로(spinocerebellar tract)
  - 뒤척수소뇌로(posterior spinocerebellar tract) : 몸통, 다리의 고유감각
  - 쐐기소뇌로(cuneocerebellar) : 목, 팔의 고유감각
  - 앞척수소뇌로(anterior spinocerebellar tract) : 다리의 고유감각
- 겉질척수로(corticospinal tract)
  - 가쪽겉질척수로(lateral corticospinal tract), 앞겉질척수로(anterior corticospinal tract) : 뼈대근육의 수의운동 조절, 피라밋로
- 피라밋외로(extrapyramidal tract)
  - 적색척수로(rubrospinal tract) : 근육의 장력 조절
  - 안뜰척수로(vestibulospinal tract) : 몸 균형의 조절
  - 그물척수로(reticulospinal tract) : 골격근의 긴장과 반사조절
  - 덮개척수로(tectospinal tract) : 시각에 대한 머리와 목 및 팔의 조절
  - 올리브척수로(olivospinal tract) : 뼈대근육 운동의 활성 조절

답 1)

174 173번 해설내용 참조

답 2)

175

뇌신경(cranial nerve) 중 혼합신경(mixed nerve)에 해당하지 않는 신경은?

1) 삼차신경(trigeminal nerve)
2) 얼굴신경(facial nerve)
3) 혀인두신경(glossopharyngeal nerve)
4) 미주신경(vagus nerve)
5) 더부신경(accessory nerve)

176

다음 중 감각신경만으로 이루어진 것은?

1) 삼차신경
2) 얼굴신경
3) 속귀신경
4) 혀인두신경
5) 미주신경

177

뇌신경(cranial nerve) 중 운동신경(mixed nerve)에 해당하지 않는 신경은?

1) Ⅳ. 도르래신경
2) Ⅵ. 갓돌림신경
3) Ⅷ. 속귀신경
4) Ⅺ. 더부신경
5) Ⅻ. 혀밑신경

178

다음 중 감각신경에 해당하는 신경은?

1) 도르래신경(trochlear nerve)
2) 갓돌림신경(abducent nerve)
3) 속귀신경(vestibulocochlear nerve)
4) 더부신경(accessory nerve)
5) 혀밑신경(hypoglossal nerve)

문제해설

175
- 감각신경 : 후각신경(olfactory nerve), 시각신경(optic nerve), 속귀신경(vestibulocochlear nerve)
- 운동신경 : 눈돌림신경(oculomotor nerve), 도르래신경(trochlear nerve), 갓돌림신경(abducent nerve), 더부신경(accessory nerve), 혀밑신경(hypoglossal nerve)
- 혼합신경 : 삼차신경, 얼굴신경, 혀인두신경, 미주신경

답 5)

176 나머지는 혼합신경

답 3)

177
- 감각신경 : 후각신경(olfactory nerve), 시각신경(optic nerve), 속귀신경(vestibulocochlear nerve)
- 운동신경 : 눈돌림신경(oculomotor nerve), 도르래신경(trochlear nerve), 갓돌림신경(abducent nerve), 더부신경(accessory nerve), 혀밑신경(hypoglossal nerve)
- 혼합신경 : 삼차신경, 얼굴신경, 혀인두신경, 미주신경

답 3)

178
- 감각신경 : 후각신경(olfactory nerve), 시각신경(optic nerve), 속귀신경(vestibulocochlear nerve)
- 운동신경 : 눈돌림신경(oculomotor nerve), 도르래신경(trochlear nerve), 갓돌림신경(abducent nerve), 더부신경(accessory nerve), 혀밑신경(hypoglossal nerve)
- 혼합신경 : 삼차신경, 얼굴신경, 혀인두신경, 미주신경

답 3)

179

뇌신경 중 부교감신경섬유를 포함하는 것은?

1) 후각신경(olfactory nerve)
2) 시각신경(optic nerve)
3) 눈돌림신경(oculomotor nerve)
4) 도르래신경(trochlear nerve)
5) 삼차신경(trigeminal nerve)

180

다음 중 부교감신경과 가장 연관이 있는 신경은?

1) 후각신경
2) 도르래신경
3) 속귀신경
4) 미주신경
5) 더부신경

181

혀 앞쪽 약 2/3에 있는 맛봉오리를 지배하는 신경은?

1) 삼차신경
2) 얼굴신경
3) 혀인두신경
4) 미주신경
5) 더부신경

182

뇌신경 중에서 가장 작으며 유일하게 뇌줄기의 등쪽에서 나오는 신경은?

1) 후각신경(olfactory nerve, Ⅰ)
2) 시각신경(optic nerve, Ⅱ)
3) 눈돌림신경(oculomotor nerve, Ⅲ)
4) 도르래신경(trochlear nerve, Ⅳ)
5) 삼차신경(trigeminal nerve, Ⅴ)

문제해설

179 부교감신경에는 눈돌림신경(Ⅲ), 얼굴신경(Ⅶ), 혀인두신경(Ⅸ), 미주신경(Ⅹ)과 엉치분절(S_2~S_4)이 해당된다.

답 3)

180
- 부교감성신경 : Ⅲ, Ⅶ, Ⅸ, Ⅹ뇌신경, 엉치분절(S_2~S_4)
- 눈돌림신경(Ⅲ) : 눈의 동공조임근이나 섬모체근에 분포
- 얼굴신경(Ⅶ) : 턱밑샘과 혀밑샘을 지배
- 혀인두신경(Ⅸ) : 귀밑샘을 지배
- 미주신경(Ⅹ) : 가슴안과 배안의 장기들에 분포

답 4)

181 얼굴신경의 분지인 고실끈신경이 지배

답 2)

182 도르래신경에 대한 설명이다.

답 4)

183

청각과 평형감각을 전도하는 뇌신경은?

1) 도르래신경
2) 삼차신경
3) 갓돌림신경
4) 얼굴신경
5) 속귀신경

184

교감신경이 흥분했을 때 일어나는 현상이 아닌 것은?

1) 위장관운동성촉진
2) 심박수 증가
3) 침분비 억제
4) 모양체근이완
5) 동공확대

185

등세모근(trapezius muscle)과 목빗근(sternocleidomastoid muscle)을 지배하는 뇌신경은 무엇인가?

1) Ⅳ. 도르래신경
2) Ⅵ. 갓돌림신경
3) Ⅷ. 속귀신경
4) Ⅺ. 더부신경
5) Ⅻ. 혀밑신경

186

위팔두갈래근, 위팔근, 부리위팔근 등의 위팔쪽의 굽힘근을 지배하는 신경은?

1) 겨드랑신경
2) 근육피부신경
3) 정중신경
4) 자신경
5) 노신경

문제해설

183 속귀신경은 청각을 전도하는 달팽이신경과평형감각을 전도하는 안뜰신경으로 나뉜다.

답 5)

184 위장관운동성은 억제된다.

답 1)

185 더부신경은 숨뇌에서 나오는 뇌뿌리와 척수에서 나오는 척수뿌리가 있는데 척수뿌리의 말초가 목빗근과 등세모근에 분포한다.

답 4)

186 근육피부신경은 위팔두갈래근, 위팔근, 부리위팔근 등의 위팔쪽의 굽힘근을 지배한다.

답 2)

187

가로막(diaphragm)을 지배하는 신경은?

1) 정중신경
2) 얼굴신경
3) 가로막신경
4) 갈비사이신경
5) 겨드랑신경

188

손상 시 팔꿉관절을 펴는데 장애가 올 수 있는 신경은?

1) 정중신경
2) 자신경
3) 노신경
4) 근육피부신경
5) 긴가슴신경

189

척수 양측을 출입하는 말초신경의 개수로 바르지 않은 것은?

1) 목신경 7쌍
2) 가슴신경 12쌍
3) 허리신경 5쌍
4) 엉치신경 5쌍
5) 꼬리신경 1쌍

190

다음 중 눈신경(opthalmic nerve), 위턱신경(maxillary nerve), 아래턱신경(mandibular nerve)과 가장 관련이 있는 뇌신경은?

1) 눈돌림신경(oculomotor nerve)
2) 삼차신경(trigeminal nerve)
3) 얼굴신경(facial nerve)
4) 혀인두신경(glossopharyngeal nerve)
5) 고실끈신경(chorda tympani)

문제해설

187 가로막은 목신경얼기의 가지인 가로막신경이 지배한다.

답 3)

188
- 정중신경 손상 : 유인원손(ape hand)
- 자신경 손상 : 갈퀴손(claw hand)
- 근육피부신경 손상 : 팔꿉관절 굽힘 불가
- 노신경 손상 : 손목처짐(wrist drop); 팔꿈치가 펴지지 않고 손목과 손가락이 구부러지며 팔이 축 늘어짐

답 3)

189 목신경 8쌍

답 1)

190
- 삼차신경(trigeminal nerve)의 가지에 해당
- 고실끈신경은 얼굴신경의 가지

답 2)

191

다음 뇌신경 중 혀에 분포하는 감각신경을 포함하지 않는 것은?

1) 삼차신경(trigeminal nerve)
2) 얼굴신경(facial nerve)
3) 혀인두신경(glossopharyngeal nerve)
4) 혀밑신경(hypoglossal nerve)
5) 미주신경(vagus nerve)

192

다음 중 미각과 관련이 있는 신경이 아닌 것은 무엇인가?

1) 혀밑신경(hypoglossal nerve)
2) 미주신경(vagus nerve)
3) 혀인두신경(glossopharyngeal nerve)
4) 얼굴신경(facial nerve)
5) 고실끈신경(chorda tympani)

193

마비 시 팔꿈치가 펴지지 않고 손목과 손가락이 구부러지며 팔이 축 늘어지는 손목처짐(wrist drop)이 야기되는 신경은?

1) 겨드랑신경(axillary nerve)
2) 근육피부신경(musculocutaneous nerve)
3) 정중신경(median nerve)
4) 자신경(ulnar nerve)
5) 노신경(radial nerve)

문제해설

191 혀밑신경(hypoglossal nerve) : 12번째 뇌신경으로 혀에 분포하는 운동신경이다.

답 4)

192
- 삼차신경Ⅴ(일반감각, 얼굴신경과 만나 고실끈신경 형성), 얼굴신경Ⅶ(의 가지인 고실끈신경 : 앞쪽 2/3 미각), 혀인두신경Ⅸ(뒤쪽 1/3 미각), 미주신경Ⅹ(인두, 후두, 입천장의 맛봉오리): 감각
- 혀밑신경Ⅻ : 운동

답 1)

193 팔신경얼기(brachial plexus(C_5~T_1))의 주요 종말가지
- 겨드랑신경(axillary nerve) : 어깨세모근, 작은원근
- 근육피부신경(musculocutaneous nerve) : 위팔두갈래근, 위팔근, 부리위팔근; 마비 시 팔굽관절의 굽힘 불가능
- 정중신경(median nerve) : 마비 시 손의 엎침이나 손목 및 손가락의 굽힘 불능, 엄지두덩근 위축, 엄지손가락의 맞섬 등에 문제가 야기되는 원숭이손(ape hand)
- 자신경(ulnar nerve) : 마비 시 손가락 끝마디가 굽혀지고, 새끼두덩근의 위축이 발생하며 손가락의 모음과 벌림이 불가능하게 되어진 갈퀴손(claw hand, 독수리손)

답 5)

194

마비 시 손의 엎침이나 손목 및 손가락의 굽힘 불능, 엄지두덩근 위축, 엄지손가락 맞섬 등에 문제가 발생되는 질환의 명칭과 해당 신경을 바르게 짝지은 것은?

1) 원숭이손(ape hand) — 정중신경(median nerve)
2) 손목처짐(wrist drop) — 노신경(radial nerve)
3) 갈퀴손(claw hand) — 자신경(ulnar nerve)
4) 손목굴증후군(carpal tunnel syndrome) — 겨드랑신경(axillary nerve)
5) 포착신경병(entrapment neuropathy) — 근육피부신경(musculocutaneous nerve)

195

마비 시 팔꿈치가 펴지지 않고 손목과 손가락이 구부러지며 팔이 축 늘어지는 손목처짐(wrist drop)이 야기되는 신경은?

1) 겨드랑신경(axillary nerve)
2) 근육피부신경(musculocutaneous nerve)
3) 정중신경(median nerve)
4) 자신경(ulnar nerve)
5) 노신경(radial nerve)

196

마비 시 손가락 끝마디가 굽혀지고, 새끼두덩근의 위축이 발생하며 손가락의 모음과 벌림이 불가능하게 되어진 갈퀴손이 야기되는 신경은?

1) 정중신경(median nerve)
2) 노신경(radial nerve)
3) 자신경(ulnar nerve)
4) 겨드랑신경(axillary nerve)
5) 근육피부신경(musculocutaneous nerve)

문제해설

194 정중신경 마비 시 손의 엎침이나 손목 및 손가락의 굽힘 불능, 엄지두덩근위축, 엄지손가락 맞섬 등에 문제가 야기되는 원숭이손 발생

답 1)

195 팔신경얼기(brachial plexus(C_5~T_1))의 주요 종말가지

- 겨드랑신경(axillary nerve) : 어깨세모근, 작은원근
- 근육피부신경(musculocutaneous nerve) : 위팔두갈래근, 위팔근, 부리위팔근; 마비 시 팔굽관절의 굽힘 불가능
- 정중신경(median nerve) : 마비 시 손의 엎침이나 손목 및 손가락의 굽힘 불능, 엄지두덩근 위축, 엄지손가락의 맞섬 등에 문제가 야기되는 원숭이손(ape hand)
- 자신경(ulnar nerve) : 마비 시 손가락 끝마디가 굽혀지고, 새끼두덩근의 위축이 발생하며 손가락의 모음과 벌림이 불가능하게 되어진 갈퀴손(claw hand, 독수리손)

답 5)

196 정중신경 마비 시 손의 엎침이나 손목 및 손가락의 굽힘 불능, 엄지두덩근위축, 엄지손가락 맞섬 등에 문제가 야기되는 원숭이손 발생

답 3)

197

땀샘을 제외한 교감신경절이후섬유의 신경전달물질은 다음 중 무엇인가?

1) 아세틸콜린(acetylcholine) 2) 무스카린(muscarine)
3) 니코틴(nicotine) 4) 노르에피네프린(norepinephrine)
5) 가스트린(gastrin)

198

부교감신경의 신경전달물질은 무엇인가?

1) 아세틸콜린(acetylcholine) 2) 무스카린(muscarine)
3) 니코틴(nicotine) 4) 노르에피네프린(norepinephrine)
5) 가스트린(gastrin)

199

교감신경과 부교감신경의 설명으로 틀린 것은?

1) 교감신경의 이는 곳은 뇌와 엉치분절이다
2) 교감신경은 신경절이전섬유가 짧고 신경절이후섬유가 길다
3) 교감신경 신경절이후섬유의 전달물질은 norepinephrine이다
4) 종말신경절은 부교감신경절이다
5) 부교감신경 신경절이후섬유의 전달물질은 acetylcholine이다

200

내장에서 나타나는 통증이 피부에서 나타나는 것처럼 느끼는 것은?

1) 환상통 2) 연관통
3) 내장통 4) 잔상통
5) 편두통

문제해설

197 교감신경에서 신경절이전섬유의 전달물질은 아세틸콜린이고 신경절이후섬유의 전달물질은 노르에피네프린이다.
답 4)

198 197번 해설내용 참조
답 1)

199 교감신경의 이는 곳 : 가슴분절($T_1 \sim T_{12}$), 허리분절($L_1 \sim L_3$)
답 1)

200 환상통 : 사지절단으로 인해 더 이상 존재하지 않는 신체의 부위에서 있는 것처럼 통증을 느끼는 것
답 2)

201

동공조임근에 작용하는 뇌신경은 무엇인가?

1) 눈돌림신경(occulomotor nerve)
2) 얼굴신경(facial nerve)
3) 혀인두신경(glossopharyngeal nerve)
4) 미주신경(vagus nerve)
5) 더부신경(accessory nerve)

202

다음 중 눈물샘과 관련하여 부교감신경을 분지하는 것은?

1) 눈돌림신경
2) 얼굴신경
3) 혀인두신경
4) 미주신경
5) 둘째~넷째 엉치신경

203

다음 중 교감신경과 관련이 있는 것은?

1) 눈돌림신경
2) 얼굴신경
3) 알파 혹은 베타 수용체
4) 종말신경절
5) 엉치분절(S_2~S_4)

204

몸에서 가장 큰 말초신경으로 정강신경과 온종아리신경으로 갈라지는 것은?

1) 엉덩샅굴신경(ilioinguinal nerve)
2) 음부넙다리신경(genitofemoral nerve)
3) 폐쇄신경(obturator nerve)
4) 궁둥신경(sciatic nerve)
5) 음부신경(pudendal nerve)

문제해설

201 눈돌림신경은 안구의 위·아래·안쪽곧은근, 아래빗근, 눈꺼풀올림근, 동공조임근에 작용한다.

답 1)

202
- 교감신경 : 첫째가슴분절~둘째허리분절 사이의 가쪽뿔(lateral horn)
- 부교감신경
  - 눈돌림신경(섬모체근(ciliary muscle), 동공조임근(pupillae muscle))
  - 얼굴신경(눈물샘, 코샘, 입천장샘, 턱밑샘)
  - 혀인두신경(혀밑샘, 귀밑샘), 미주신경(목, 가슴 및 배의 내장)
  - 둘째~넷째엉치신경(sacral nerve : 내림잘록창자, 구불잘록창자, 곧창자, 방광, 생식기)

답 2)

203 알파 혹은 베타 수용체는 교감신경 신경절이후섬유 전달물질인 Norepinephrin의 수용체로 교감신경 효과기 수용체이다.

답 3)

204
- 엉덩샅굴신경(ilioinguinal nerve) : 바깥음부
- 음부넙다리신경(genitofemoral nerve) : 고환올림근
- 폐쇄신경(obturator nerve) : 넙다리의 모음근
- 궁둥신경 : 직경이 새끼손가락 정도이고 길이는 약 1m 정도 된다.
- 음부신경(pudendal nerve) : 항문부위, 샅부위, 바깥음부, 마비시 실금

답 4)

205

교감신경 흥분에 대한 각 기관의 반응으로 바른 것은?

1) 동공(pupil) 축소
2) 소화샘 분비 촉진
3) 심박동 감소
4) 방광벽(bladder wall) 이완
5) 방광조임근(sphincter muscle of urinary bladder) 이완

문제해설

205 해설내용 참조

답 4)

자율신경 흥분에 대한 각 기관의 반응

Explanation

기관		교감신경	부교감신경
눈	동공 섬모체근 눈물샘	동공산대 원점을 위한 이완 약간 분비 증가	동공축소 근점을 위한 수축 분비 크게 증가
외피	땀샘 털세움근	국소 분비 수축	전신분비 영향없음
소화기	침샘 민무늬근육 소화샘 조임근 쓸개	분비감소 연동운동 억제 분비 억제 수축 이완	분비크게 증가 연동운동 촉진 분비 촉진 이완 수축
호흡기	기관지근 기관지샘	이완 억제	수축 촉진
심장	동굴심방결절 심방 방실결절 심실 심장혈관	심박동 증가 수축력 증가 전도속도 증가 수축력 증가 수축과 이완	심박동 감소 수축력 감소 전도속도 감소 수축력 감소 이완
혈관	피부 뼈대근육 내장	수축 수축과 이완 수축과 이완	
췌장	외분비부위 내분비부위	분비 억제 분비 억제	분비 촉진 분비 촉진
비뇨기	콩팥 방광조임근 방광벽	레닌 renin 분비 수축 이완	 이완 수축
생식기	남자생식기 자궁	사정 수축과 이완	발기 다양함

206

압박성 신경병증인 손목터널증후군(carpal tunnel syndrome)에서 압박이 발생되는 신경은?

1) 노신경
2) 자신경
3) 정중신경
4) 근육피부신경
5) 겨드랑신경

207

발처짐(foot drop)이 있을 때 발생하는 보행은?

1) 가위보행(Scissor gait)
2) 넙다리네갈래근보행(Quadriceps gait)
3) 트렌델렌버그보행(Trendelenburg gait)
4) 계상보행(steppage gait)
5) 파킨슨보행(Parkinsonian gait)

208

뇌신경 중 유일하게 몸통의 주요 내장장기에 분포하는 신경은?

1) 삼차신경(trigeminal nerve)
2) 얼굴신경(facial nerve)
3) 미주신경(vagus nerve)
4) 더부신경(accessory nerve)
5) 혀인두신경(glossopharyngeal nerve)

209

입천장과 인두 및 후두 등에 있는 맛봉오리를 지배하여 미각을 감지하는 신경은?

1) 얼굴신경(facial nerve)
2) 고실끈신경(chorda tympani nerve)
3) 혀인두신경(glossopharyngeal nerve)
4) 미주신경(vagus nerve)
5) 삼차신경(trigeminal nerve)

문제해설

206 손목터널증후군(carpal tunnel syndrome)은 상지에서 가장 흔히 발생하는 압박성 신경병증으로 정중신경 압박 또는 손목 관절에서 발생한 정중신경 포착(Median nerve entrapment)에 의해 발생한다.

답 3)

207 발이 끌리지 않도록 발을 번쩍 올리며 걷게 됨

답 4)

208 미주신경은 몸통의 주요 내장장기에 분포하고 운동핵, 감각핵, 부교감신경핵을 가지고 있다.

답 3)

209 미주신경의 미각 감지에 대한 설명이다.

답 4)

210

다음 중 주로 혀에 분포하는 미각신경은 무엇인가?

1) 도르래신경(trochlear nerve)
2) 혀인두신경(glossopharyngeal nerve)
3) 미주신경(vagus nerve)
4) 더부신경(accessory nerve)
5) 혀밑신경(hypoglossal nerve)

문제해설

210
- 얼굴신경(facial nerve) : 분지인 고실끈신경(chorda tympani nerve)이 혀 앞 2/3 맛
- 혀인두신경(glossopharyngeal nerve) : 혀 뒤 1/3 맛
- 삼차신경(trigeminal nerve) : 아래턱신경의 주요 가지인 혀신경(lingual nerve)은 얼굴신경에서 갈라진 고실끈신경과 결합하여 혀의 촉각이나 압각 및 온도감각 등의 기타 감각
- 미주신경(vagus nerve) : 입천장, 인두 및 후두 등에 있는 맛봉오리(taste bud)

답 2)

211

다음 중 척수신경얼기(spinal plexus)가 아닌 것은 어느 것인가?

1) 목신경얼기(cervical plexus)
2) 팔신경얼기(brachial plexus)
3) 가슴신경얼기(thoracic plexus)
4) 허리신경얼기(lumbar plexus)
5) 엉치신경얼기(sacral plexus)

211
- 가슴신경(thoracic nerve)은 척수신경얼기(spinal plexus)를 만들지 않는다. 뒤가지는 척주세움근을 지배하고 앞가지는 갈비사이신경과 갈비밑신경(subcostal nerve)이 되어 갈비사이근(intercostal muscle), 위·아래뒤톱니근(serratus posterior inferior·superior muscle) 및 앞배벽근육(muscles of anterior abdominal wa)과 가슴의 피부에 분포한다.
- 목신경얼기(cervical plexus) : $C_1 \sim C_4$
- 팔신경얼기(brachial plexus) : $C_5 \sim T_1$
- 허리신경얼기(lumbar plexus) : $T_{12} \sim L_4$
- 엉치신경얼기(sacral plexus) : $L_4 \sim S_5$
- 꼬리신경얼기(coccygeal plexus) : $S_4 \sim C_0$

답 3)

212

팔신경얼기에 대한 설명 중 맞지 않는 것은?

1) 줄기(trunks)는 위·중간·아래줄기로 이루어져 있다
2) 뿌리(roots)는 $C_5 \sim T_1$까지 5개 이다
3) 겨드랑신경은 뒤다발(posterior cords)에 속한다
4) 각 줄기는 위·중간·아래갈래로 나누어진 후 다발을 이룬다
5) 다발은 뒤다발, 가쪽다발, 안쪽다발로 이루어져 있다

212 줄기는 각각 앞갈래와 뒤갈래로 나누어진 후(6개의 갈래(division)) 서로 얽혀 다발을 이룬다.

답 4)

213

다음 중 부교감신경의 신경절(ganglion)이 아닌 것은?

1) 복강신경절(celiac ganglion)
2) 섬모체신경절(ciliary ganglion)
3) 날개입천장신경절(pterygopalatine ganglion)
4) 턱밑신경절(submandibular ganglion)
5) 귀신경절(otic ganglion)

문제해설

213 • 교감신경의 신경절
- 교감신경줄기신경절(Ganglia of sympathetic trunk) = 척추옆신경절(paravertebral ganglion)
- 복강신경절(celiac ganglion)
- 위창자간막신경절(superior mesenteric ganglion)
- 아래창자간막신경절(inferior mesenteric ganglion)

• 부교감신경의 신경절 : 종말신경절(terminal ganglion), 섬모체신경절, 날개입천장신경절, 턱밑신경절, 귀신경절

답 1)

214

부교감신경의 특성으로 바른 것은?

1) 이는 곳 : $T_1 \sim T_{12}$, $L_1 \sim L_3$
2) 신경절이후섬유 전달물질 : Norepinephrine(땀샘 제외)
3) 신경절 : 중간신경절
4) 신경절이전섬유 전달물질 : Acetylcholine
5) 신경절이전섬유 길이 : 짧음

214 해설내용 참조

답 4)

교감신경과 부교감신경의 특성 비교
Explanation

구분		교감신경	부교감신경
이는곳		가슴분절($T_1 \sim T_{12}$), 허리분절($L_1 \sim L_3$)	뇌(Ⅲ, Ⅶ, Ⅸ, Ⅹ뇌신경), 엉치분절($S_2 \sim S_4$)
신경절		교감신경줄기신경절, 중간신경절	종말신경절
신경절이전섬유	길이	짧다	길다
	전달물질	Acetylcholine	Acetylcholine
신경절수용체		Nicotinic	Nicotinic
신경절이후섬유	길이	길다	짧다
	전달물질	Norepinephrine(땀샘 제외)	acetylcholine
효과기		민무늬근육, 심장근육, 샘	민무늬근육, 심장근육, 샘
효과기 수용체		α, β	Muscarinic

215

뇌신경들이 구성하는 뇌신경절(cranial ganglion) 중 감각신경절(sensory ganglion)에 해당하는 것은?

1) 섬모체신경절(ciliary ganglion)
2) 무릎신경절(geniculate ganglion)
3) 날개입천장신경절(pterygopalatine ganglion)
4) 귀신경절(otic ganglion)
5) 턱밑신경절(submandibular ganglion)

216

뇌신경들이 구성하는 뇌신경절 중 자율신경절 해당하는 것은?

1) 삼차신경절
2) 달팽이신경절
3) 섬모체신경절
4) 안뜰신경절
5) 무릎신경절

217

안구의 운동에 관여하는 뇌신경으로 위곧은근, 아래곧은근, 안쪽곧은근 및 아래빗근을 지배하는 신경은?

1) 시각신경(optic nerve)
2) 눈돌림신경(oculomotor nerve)
3) 도르래신경(trochlear nerve)
4) 삼차신경(trigeminal nerve)
5) 갓돌림신경(abducent nerve)

218

팔신경얼기에서 나오는 가지로 앞톱니근을 지배하는 신경은?

1) 겨드랑신경
2) 긴가슴신경
3) 더부신경
4) 근육피부신경
5) 갈비사이신경

문제해설

215
- 감각신경절
  - 삼차신경절(trigeminal ganglion), 무릎신경절(geniculate ganglion), 달팽이신경절(spiral ganglion), 안뜰신경절(vestibular ganglion), 위·아래신경절(superior·inferior ganglion)
- 자율신경절
  - 섬모체신경절(ciliary ganglion), 날개입천장신경절(pterygopalatine ganglion), 귀신경절(otic ganglion), 턱밑신경절(submandibular ganglion)

답 2)

216 215번 해설내용 참조

답 3)

217 시각신경은 감각성 신경이다.

답 2)

218
- 겨드랑신경 : 어깨세모근, 작은원근 지배
- 더부신경 : 입속의 근육, 목과 어깨(등세모근, 목빗근)의 일부 근육 지배
- 근육피부신경 : 위팔굽힘근육 지배
- 갈비사이신경 : 갈비사이근육 지배

답 2)

219

사람에서는 흔적만 남아있는 척수신경얼기는?

1) 목신경얼기
2) 팔신경얼기
3) 허리신경얼기
4) 엉치신경얼기
5) 꼬리신경얼기

220

바깥항문조임근(external anal sphincter)과 바깥요도조임근(external urethral sphincter)을 지배하는 신경은?

1) 음부신경
2) 아래볼기신경
3) 위볼기신경
4) 정강신경
5) 궁둥신경

221

다음 중 얕은종아리신경(superficial peroneal nerve)이 지배하는 근육은?

1) 앞정강근
2) 긴종아리근
3) 장딴지근
4) 가자미근
5) 뒤정강근

222

뇌신경 중 청각과 평형각을 전도하는 것은?

1) 속귀신경(vestibulocochlear nerve)
2) 얼굴신경(facial nerve)
3) 혀인두신경(glossopharyngeal nerve)
4) 미주신경(vagus nerve)
5) 더부신경(accessory nerve)

문제해설

219 척수신경 $S_4 \sim C_0$이 형성한 것으로 사람에서는 흔적만 남아 있고 이곳에 항문고리신경이 나와 꼬리근과 꼬리뼈 부위 피부에 분포한다.

답 5)

220 음부신경은 항문부와 샅 및 바깥음부에 신경가지를 분지하고 있으며 마비 시 대변실금, 요실금이 발생한다.

답 1)

221
- 긴종아리근(peroneus longus) 짧은종아리근(peroneus brevis)은 얕은종아리신경이 지배한다.
- 앞정강근 : 깊은종아리신경
- 장딴지근, 가자미근, 뒤정강근 : 정강신경(tibial n.)

답 2)

222 청각과 평형각을 전도하는 뇌신경은 속귀신경이다.

답 1)

7

C·H·A·P·T·E·R

감각계통

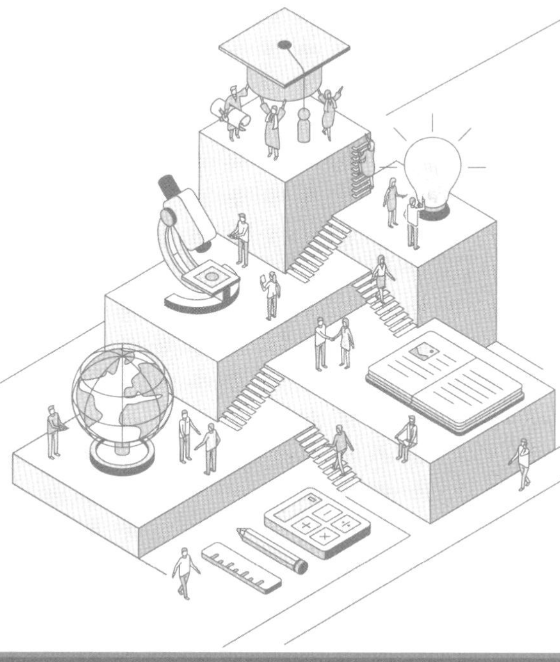

2024 OCCUPATIONAL THERAPY

예·상·문·제·풀·이

01

다음 중 장기들의 보호와 외부 자극의 감수, 각종 물질의 흡수와 분비, 체온조절, 비타민 D의 저장 등과 같은 중요한 기능을 하는 것은?

1) 피부
2) 폐
3) 콩팥
4) 털
5) 간

02

1도 화상에 의해 표면 상피가 손상 되었을 때 나타나는 증상은?

1) 홍반
2) 물집
3) 근육손상
4) 신경조직 손상
5) 심한 통증

03

아포크린땀샘(apocrine gland)을 볼 수 있는 곳이 아닌 것은?

1) 코(nose)
2) 겨드랑(axilla)
3) 젖꽃판(areola)
4) 바깥귀길(external acoustic meatus)
5) 음부(pudendum)

문제해설

01 피부의 기능에 대한 설명이다.

답 1)

02
- 1도 화상 : 홍반, 충혈, 동통
- 2도 화상 : 수포(물집), 심한통증
- 3도 화상 : 피부신경 손상(통증이 느껴지지 않음)
- 4도 화상 : 근육, 신경 및 뼈 조직 손상

답 1)

03 땀샘은 전신에 분포하는 일반적인 샘분비땀샘(eccrine sweat gland)과 특유의 냄새를 함유하고 있는 아포크린땀샘(apocrine gland)이 있다.

답 1)

04

손·발톱의 성장 및 재생을 주관하는 곳은?

1) 몸통(nail body) 2) 뿌리(nail root)
3) 반달(lunule) 4) 바탕질(nail matrix)
5) 바닥(nail bed)

05

표피의 각질화가 시작되는 층은 무엇인가?

1) 각질층(horny layer) 2) 투명층(clear layer)
3) 과립층(granular layer) 4) 가시층(spinous layer)
5) 바닥층(basal layer)

06

피부의 층 중 분할선(cleavage lines) 또는 랑거선(Langer's lines) 이라고 하는 것과 관련이 있는 층은?

1) 각질층 2) 투명층
3) 과립층 4) 종자층
5) 그물층

07

다음 중 피부를 이루는 상피는 무엇인가?

1) 단층편평상피(simple squamous epithelium)
2) 중층편평상피(stratified squamous epithelium)
3) 단층입방상피(simple cuboidal epithelium)
4) 중층입방상피(stratified cubodial epithelium)
5) 단층원주상피(simple columnar epithelium)

문제해설

04 뿌리부분의 아래층인 바탕질에서 성장과 재생을 주관한다.

답 4)

05 각질화가 시작되는 층은 과립층이다. 그 아래 종자층은 각질화되어 떨어져 나가는 층의 세포들을 보충해주는 층이다.

답 3)

06 진피의 그물층에 분할선 또는 랑거선이라고 불리는 주름이 있고, 피부를 절개할 때 이 선들과 평행하게 자르면 깨끗하게 잘려진다.

답 5)

07 피부는 중층편평상피에 해당한다.

답 2)

08

표피의 층 중 세포분열을 통해 새로운 세포가 만들어지는 층은?

1) 각질층
2) 투명층
3) 과립층
4) 유두층
5) 종자층

09

다음 중 외수용기에 해당하지 않는 것은?

1) 기계수용기
2) 온도수용기
3) 화학수용기
4) 고유감각수용기
5) 통각수용기

10

다음 중 특수감각에 해당하지 않는 것은?

1) 시각
2) 청각
3) 압각
4) 후각
5) 평형각

11

내장에서 통증이 발생되었을 때 마치 피부가 아픈 것처럼 느끼게 되는 것을 무엇이라 하는가?

1) 연관통증
2) 환상통증
3) 가선통증
4) 내림통증
5) 느린통증

문제해설

08 종자층은 세포분열을 하면서 표면으로 올라가 위쪽 피부 층이 되어 표피를 새롭게 바꾼다.

답 5)

09
- 외수용기 : 기계수용기, 전자기수용기(전자기 자극을 수용), 온도수용기, 화학수용기, 통각수용기
- 고유감각수용기 : 근육방추, 힘줄기관
- 내장수용기 : 장관별의 수축력과 혈관에 대한 자극 등 수용

답 4)

10
- 특수감각 : 시각, 청각, 후각, 미각, 평형각
- 피부감각 : 촉각, 통각, 압각, 온각

답 3)

11 연관통증에 대한 설명이다.

답 1)

해부생리학

12

다음 중 멜라닌색소(melanin pigment)가 있는 표피의 층은 무엇인가?

1) 각질층(horny layer)
2) 투명층(clear layer)
3) 과립층(granular layer)
4) 유두층(papillary layer)
5) 종자층(germinative layer)

13

표피(epidermis)의 층을 바깥쪽부터 순서대로 바르게 나열한 것은?

1) 각질층－투명층－과립층－종자층
2) 투명층－과립층－종자층－각질층
3) 과립층－종자층－각질층－투명층
4) 각질층－과립층－종자층－투명층
5) 종자층－각질층－투명층－과립층

14

지문(finger print), 손금(palmar print), 족문(foot print)과 관련이 있는 층은 무엇인가?

1) 각질층(horny layer)
2) 투명층(clear layer)
3) 과립층(granular layer)
4) 유두층(papillary layer)
5) 그물층(reticular layer)

문제해설

12
- 표피(epidermis)
  - 각질층(horny layer) : 핵이 없고 각질(keratin)로 차있다.
  - 투명층(clear layer) : 광택, 손바닥과 발바닥
  - 과립층(granular layer) : 3~5층의 납작한 세포, 각질유리질(keratohyalin)의 불규칙한 과립
  - 종자층(germinative layer) : 가시층과 바닥층으로 구성, 멜라닌색소 과립 함유
    - 가시층(spinous layer) : 짧은 가시돌기가 있어 이웃 세포의 돌기들과 연결
    - 바닥층(basal layer) : 표피를 진피에 고정
- 진피(dermis)
  - 유두층 : 지문, 손금, 족문
  - 그물층

답 5)

13 12번 해설내용 참조

답 1)

14 12번 해설내용 참조

답 4)

15

표피의 층 중 손바닥과 발바닥에만 볼 수 있는 층은 무엇인가?

1) 각질층(horny layer)
2) 투명층(clear layer)
3) 과립층(granular layer)
4) 가시층(spinous layer)
5) 바닥층(basal layer)

16

다음 중 땀샘(sweat gland)이 가장 많은 곳은?

1) 코
2) 겨드랑
3) 손바닥
4) 바깥귀길
5) 음부

17

망막(retina)에 상이 맺힐 수 있도록 암실을 만드는 역할을 하는 것은?

1) 각막(cornea)
2) 공막(sclera)
3) 맥락막(choroid)
4) 섬모체(ciliary body)
5) 홍채(iris)

18

다음 중 빛반사(light reflex) 및 지향반사(orienting reflex)와 관련이 있는 것은?

1) 새발톱고랑(calcarine sulcus)
2) 가쪽무릎체(lateral geniculate body)
3) 위둔덕(superior colliculus)
4) 아래둔덕(inferior colliculus)
5) 눈꺼풀판샘(tarsal gland)

문제해설

15 표피는 각질층-투명층-과립층-종자층(가시층, 바닥층)으로 구성되어 있으며 투명층은 각질층 아래의 광택이 나는 층으로 손바닥과 발바닥에만 볼 수 있다.
답 2)

16 손바닥과 발바닥에 가장 많이 존재
답 3)

17 공막의 속면을 덮고 있는 맥락막은 망막에 상이 맺힐 수 있도록 암실을 만든다.
답 3)

18 시각신경의 일부가 중간뇌의 위둔덕에 가서 빛반사(빛의 양에 따라 동공 크기 조절)와 지향반사(눈과 목을 물체 쪽으로 향하게 하여 그 대상을 시야의 중심에 둘 수 있도록)에 관여한다.
답 3)

19

안구에서 섬유막에 해당하는 것은?

1) 망막
2) 공막
3) 맥락막
4) 섬모체
5) 홍채

20

섬모체근의 이상으로 발생할 수 있는 문제는?

1) 수정체 두께 조절 이상
2) 각막 손상
3) 눈떨림 발생
4) 안구색소 이상
5) 혈관 장애

21

수정체(lens)의 두께를 조절하는 것은?

1) 각막(cornea)
2) 공막(sclera)
3) 맥락막(choroid)
4) 섬모체(ciliary body)
5) 홍채(iris)

22

동공의 크기를 조절하는 것은?

1) 각막
2) 홍채
3) 수정체
4) 섬모체띠
5) 유리체

23

각막(cornea)에 대한 설명으로 틀린 것은?

1) 안구 앞부분 1/6
2) 투명막
3) 눈신경 분포
4) 혈관 분포
5) 빛 굴절기구

문제해설

19 섬유막 : 각막(cornea), 공막(sclera)

답 2)

20 수정체는 섬모체근의 수축과 이완에 의하여 두께가 조절된다.

답 1)

21 수정체는 섬모체 속에 있는 섬모체근에 의해 두께가 조절된다.

답 4)

22 동공은 빛이 통과하는 구멍으로 홍채에는 동공조임근과 동공확대근이 있어 동공의 크기를 조절함

답 2)

23 각막에는 혈관 분포가 없다.

답 4)

24

안구 뒷부분 5/6을 이루는 흰색의 막은 무엇인가?

1) 홍채
2) 맥락막
3) 각막
4) 공막
5) 망막

25

이오돕신(iodopsin, 요돕신, 아이오돕신)이라는 물질이 들어있고 색조를 인식하며 망막의 중심오목에 집결되어 있는 것은?

1) 막대세포(rod cell)
2) 원뿔세포(cone cell)
3) 피라밑세포(pyramid cell)
4) 적세포(red cell)
5) 신경절(ganglion)

26

로돕신(rhodopsin)이라는 물질이 들어있어 밤눈보기와 관련이 있는 세포는?

1) 막대세포(rod cell)
2) 원뿔세포(cone cell)
3) 피라밑세포(pyramid cell)
4) 적세포(red cell)
5) 신경절(ganglion)

27

망막(retina)의 막대세포(rod cell)에 대한 설명으로 바른 것은?

1) 색조을 인식한다
2) 밤눈보기에 적응되어 있다
3) 황반(macula lutea) 중심오목(central fovea)에 집결되어 있다
4) 방수(aqueous humor)를 흡수한다
5) 수정체의 두께를 조절한다

문제해설

24 공막(sclera)은 안구의 뒷부분을 이루는 섬유막으로 흔히 흰자위라고도 한다.

답 4)

25
- 이오돕신 = 레티날(retinal) + 포톱신(photopsin)
- 막대세포(rod cell)에는 로돕신(rhodopsin), 원뿔세포(cone cell)에는 이오돕신이라는 물질이 들어있다.

답 2)

26 로돕신 = 레티날 + 스코톱신(scotopsin)

답 1)

27
- 막대세포(rod cell) : 밤눈보기, 새조 감각은 없다.
- 원뿔세포(cone cell) : 낮눈보기, 색조 인식, 황반(macula lutea)의 중심오목(central fovea)에 집결
- 각막 가까운 부분에 공막정맥굴이 있어 방수(aqueous humor)가 흡수되어 섬모체정맥에 이어진다.
- 황반의 중심오목(central fovea) : 상이 가장 선명하게 맺히는 곳; 원뿔세포가 밀집

답 2)

해부생리학

28

감각상피가 없어 물체의 상이 맺히지 않아 맹점(blind spot)이라고 불리는 곳은?

1) 황반(macula lutea)
2) 중심오목(fovea centralis)
3) 시각신경원반(optic disc)
4) 톱니둘레(ora serrata)
5) 백내장(cataract)

29

동공(pupil)이라는 구멍이 뚫려있고 멜라닌색소를 함유하고 있어 눈의 색깔을 좌우하는 곳은?

1) 각막(cornea)
2) 공막(sclera)
3) 맥락막(choroid)
4) 섬모체(ciliary body)
5) 홍채(iris)

30

다음 중 안구의 가장 안쪽 막은 무엇인가?

1) 결막(conjunctiva)
2) 각막(cornea)
3) 공막(sclera)
4) 맥락막(choroid)
5) 망막(retina)

31

망막(retina)과 섬모체(ciliary body)를 연결하는 이음부는?

1) 유리체관(hyaloid canal)
2) 섬모체돌기(ciliary process)
3) 홍채(iris)
4) 톱니둘레(ora serrata)
5) 망막중심오목(fovea)

문제해설

28
- 망막은 톱니둘레를 경계로 앞부분(비시각부분)과 뒤부분(시각부분)으로 구분
- 사각신경원반＝시각유두

답 3)

29 동공(pupil) : 빛이 통과하는 구멍으로 둘레의 동공조임근(sphincter pupillae muscle)과 동공확대근(dilator pupillae muscle)에 의해 동공의 크기가 조절되어 광선의 통과량이 조절된다.

답 5)

30 결막 → 공막, 각막 → 맥락막 → 망막

답 5)

31 톱니둘레는 망막과 섬모체을 연결하는 이음부로 망막을 앞·뒤 부분으로 구분하는 경계가 된다.

답 4)

32

로돕신(rhodopsin)과 관계가 있는 비타민은 무엇인가?

1) 비타민 A
2) 비타민 B
3) 비타민 C
4) 비타민 D
5) 비타민 E

33

다음 안구근육 중 도르래신경이 지배하는 근육은?

1) 위곧은근
2) 아래곧은근
3) 가쪽곧은근
4) 위빗근
5) 아래빗근

34

수정체(lens)의 혼탁이 심하여 시력장애가 야기되는 것을 무엇이라 하는가?

1) 정시안(emmetropia)
2) 백내장(cataract)
3) 녹내장(glaucoma)
4) 근시(myopia)
5) 난시(astigmatism)

35

눈으로 들어온 먼지나 작은 이물이 머무는 곳은?

1) 결막구석(conjunctival fornix)
2) 눈꺼풀판샘(tarsal gland)
3) 눈꺼풀틈새(palpebral fissure)
4) 공막정맥굴(scleral venous sinus)
5) 각막(cornea)

문제해설

32 로돕신(rhodopsin) : 빛을 감지하는 빛색소(photopigment), 단백질인 옵신(opsin)과 비타민 A로부터 합성되는 레티날(retinal)이라는 색소가 부착되어 형성

답 1)

33
- 눈돌림신경 : 위곧은근, 아래곧은근, 안쪽곧은근, 아래빗근
- 갓돌림신경 : 가쪽곧은근
- 도르래신경 : 위빗근

답 4)

34
- 정시안(emmetropia) : 시력이 정상인 눈
- 근시(myopia) : 시각을 형성하는 눈의 촛점이 망막보다 앞쪽에 맞추어져 가까이 있는 물체는 보이지만, 멀리 있는 물체가 잘 보이지 않는 현상, 오목렌즈를 착용 시킨다.
- 원시(hyperopia) : 망막 뒤에서 촛점을 맺는 경우, 볼록렌즈를 눈앞에 장치하여 굴절력을 증가시켜 준다,
- 난시(astigmatism) : 각막의 표면이 균일한 볼록렌즈와 같지 못하고 일정치 못한 것, 원주렌즈(cylindrical lens)로 교정

답 2)

35 눈꺼풀판샘은 기름샘으로 이 샘의 염증을 다래끼(stye)라고 하며 위와 아래에 있는 결막구석이 주머니처럼 오목하게 되어 있어 눈으로 들어온 먼지나 작은 이물이 머무는 곳이다.

답 1)

36

수정체의 두께를 조절하는 것은?

1) 각막(ornea)
2) 방수(queous humor)
3) 홍채(ris)
4) 섬모체(ciliary body)
5) 공막(sclera)

37

눈으로 들어오는 빛의 통과순서로 바른 것은?

1) 각막 → 방수 → 수정체 → 유리체 → 망막
2) 각막 → 망막 → 방수 → 수정체 → 유리체
3) 망막 → 각막 → 방수 → 유리체 → 수정체
4) 망막 → 방수 → 유리체 → 수정체 → 각막
5) 수정체 → 유리체 → 망막 → 각막 → 방수

38

다래끼(stye)가 발생하는 곳은?

1) 눈꺼풀결막(palpebral conjunctiva)
2) 눈꺼풀판샘(tarsal gland)
3) 눈물샘(lacrimal gland)
4) 속눈썹(eyelash)
5) 각막(cornea)

39

다음 중 눈돌림신경(occulomotor nerve)이 지배하는 것이 아닌 것은?

1) 위곧은근
2) 아래곧은근
3) 안쪽곧은근
4) 아래빗근
5) 위빗근

문제해설

36 수정체는 섬모체 속에 있는 섬모체근에 의해 두께가 조절된다.

답 4)

37 방수는 각막과 수정체 사이에 있으며 유리체는 수정체와 망막 사이에 있다.

답 1)

38 눈꺼풀판샘(tarsal gland)의 염증

답 2)

39
- 도르래신경(trochlear nerve) : 위빗근
- 갓돌림신경(abducent nerve) : 가쪽곧은근

답 5)

40

동공의 조절 반응으로 틀린 것은?

1) 동공조임근은 부교감신경의 지배를 받는다
2) 강한 빛에 의해 동공은 확대된다
3) 동공의 조절은 불수의적이다
4) 동공의 크기는 양쪽 눈 동공이 동시에 반응을 나타낸다
5) 동공이 좁아지면 상이 잘 보인다

41

망막(retina)에서 상이 가장 선명하게 맺히는 곳은?

1) 시각신경관
2) 맹점
3) 수정체
4) 중심오목
5) 시각신경원반

42

방수의 순환장애가 일어나 방수가 증가하면 안압이 상승하는데 이를 무엇이라 하는가?

1) 정시안(emmetropia)
2) 백내장(cataract)
3) 녹내장(glaucoma)
4) 근시(myopia)
5) 난시(astigmatism)

43

녹내장의 원인은?

1) 방수의 순환장애
2) 수정체의 혼탁
3) 수정체 두께 조절 이상
4) 황반 변성
5) 이오돕신 부족

문제해설

40 동공축소

답 2)

41 황반의 중심오목은 물체의 상이 선명하게 맺히는 곳으로 원뿔세포가 집결되어 있다.

답 4)

42 녹내장에 대한 설명이다.

답 3)

43 42번 해설내용 참조

답 1)

해부생리학

44

안방을 채우고 있는 방수가 흡수되는 곳은?

1) 공막정맥굴(Schlemm's canal)
2) 수정체(lens)
3) 맥락막(choroid)
4) 섬모체(ciliary body)
5) 홍채(iris)

45

안구의 근육인 위빗근을 지배하는 신경은?

1) 눈돌림신경
2) 삼차신경
3) 도르래신경
4) 갓돌림신경
5) 얼굴신경

46

다음 중 동공반사중추는?

1) 대뇌
2) 사이뇌
3) 중간뇌
4) 다리뇌
5) 숨뇌

47

눈에 관한 설명 중 옳은 것은?

1) 섬모체근은 섬유막에 속한다
2) 안구의 벽은 섬유막, 혈관막, 망막의 3층으로 구성된다
3) 홍채는 수정체의 두께를 조절한다
4) 공막은 안구의 앞 1/6을 구성한다
5) 동공조임근과 동공확대근은 섬모체에 있다

문제해설

44
- 안방을 채우고 있는 방수가 흡수되는 곳은 공막정맥굴(venous sinus of sclera, Schlemm's canal)이고 이를 통해 정맥으로 유입된다.
- 방수의 순환 : 섬모체돌기(ciliary process) → 뒤방(posterior chamber) → 앞방(anterior chamber) → 홍채각막구석공간(spaces of iridocorneal angle) → 공막정맥굴(scleral venous sinus) → 정맥(vein)

답 1)

45
- 위빗근 : 도르래신경
- 가쪽곧은근 : 갓돌림신경
- 나머지 안구근육 : 눈돌림신경

답 3)

46
- 동공이 수축, 확대되는 반사
- 중간뇌의 덧눈돌림신경핵 (Edinger Westphal nucleus)

답 3)

47
1) 혈관막에 속한다.
3) 섬모체의 섬모체근이 수정체 두께 조절
4) 뒤 5/6
5) 홍채에 있음

답 2)

48

안구의 근육 중 그 지배신경이 다른 하나는?

1) 위곧은근
2) 아래곧은근
3) 안쪽곧은근
4) 위빗근
5) 아래빗근

49

다음 중 안뜰창(vestibular window)과 연결된 뼈는 무엇인가?

1) 망치뼈(malleus)
2) 모루뼈(incus)
3) 등자뼈(stapes)
4) 나비뼈(sphenoid)
5) 고막(ear drum)

50

고막의 진동을 약 22배 증폭하는 것은?

1) 귓바퀴
2) 바깥귀길
3) 고막배꼽
4) 귓속뼈
5) 귀인두관

51

고막에서부터 연결된 귀속뼈(auditory ossicles)의 순서가 바른 것은?

1) 망치뼈(malleus) → 모루뼈(incus) → 등자뼈(stapes)
2) 모루뼈(incus) → 등자뼈(stapes) → 망치뼈(malleus)
3) 등자뼈(stapes) → 망치뼈(malleus) → 모루뼈(incus)
4) 모루뼈(incus) → 망치뼈(malleus) → 등자뼈(stapes)
5) 망치뼈(malleus) → 등자뼈(stapes) → 모루뼈(incus)

문제해설

48 위곧은근, 아래곧은근, 안쪽곧은근 및 아래빗근은 눈돌림신경이 지배를 하고 가쪽곧은근은 갓돌림신경이 위빗근은 도르래신경이 지배를 한다.

답 4)

49 안뜰창(타원창)
(vestibular(oval) window)

등자뼈(stapes)의 등자뼈바닥과 접하여 귓속뼈가 증폭한 진동을 달팽이 속에 있는 안뜰계단(scala vestibuli)의 바깥림프에 전달

답 3)

50 귓속뼈는 망치뼈, 모루뼈, 등자뼈로 이루어져 있으며 고막의 진동을 약 22배 증폭한다.

답 4)

51
- 고막 – 망치뼈 – 모루뼈 – 등자뼈 – 안뜰창 순으로 연결
- 고막과 안뜰창 사이의 고실에 있는 3개의 뼈이다.

답 1)

52

고실의 기압이 외기압과 평형을 이루도록 하는 것은?

1) 귓속뼈(auditory ossicles)
2) 귀관(auditory tube)
3) 달팽이창(cochlear window)
4) 달팽이관(cochlear duct)
5) 막미로(membranous labyrinth)

53

동공조임근을 지배하는 신경은?

1) 시각신경
2) 눈돌림신경
3) 도르래신경
4) 삼차신경
5) 갓돌림신경

54

바깥귀(external ear)와 가운데귀(middle ear)의 경계는 무엇인가?

1) 고막(ear drum)
2) 고실(tympanic cavity)
3) 귀관(auditory tube)
4) 뼈미로(bony labyrinth)
5) 막미로(membranous labyrinth)

55

등자뼈의 등자뼈바닥과 접해있고, 귀속뼈가 증폭한 진동을 속귀의 달팽이 속에 있는 안뜰계단의 바깥림프에 전달하는 구실을 하는 것은?

1) 고막
2) 안뜰창
3) 달팽이창
4) 둥근창
5) 귀관

문제해설

52 음식물이나 침을 삼킬 때 잠깐 열리는 귀관(귀인두관)은 인두와 고실을 연결하는 관이다.

답 2)

53 눈돌림신경(Ⅲ) : 안구의 위·아래·안쪽 곧은근, 아래빗근, 눈꺼풀올림근, 동공조임근

답 2)

54
- 고실(tympanic cavity) : 관자뼈(temporal bone) 속의 공간, 귀속뼈(auditory ossicles) 수용
- 귀관(auditory tube) : 인두(pharynx)와 고실을 연결하는 관, 고실의 기압이 외기압과 평형을 이루도록
- 뼈미로(bony labyrinth), 막미로(membranous labyrinth) : 속귀(internal ear)에 해당

답 1)

55 안뜰창＝타원창

답 2)

56

고막의 속면에 접해 있는 것은 무엇인가?

1) 망치뼈(malleus)
2) 모루뼈(incus)
3) 등자뼈(stapes)
4) 나비뼈(sphenoid)
5) 안뜰창(vestibular window)

57

다음 중 인체에서 가장 작은 뼈는?

1) 목뿔뼈
2) 보습뼈
3) 벌집뼈
4) 눈물뼈
5) 등자뼈

58

다음 중 우리 몸에서 가장 짧은 뼈대근육은 무엇인가?

1) 고막긴장근(tensor tympani muscle)
2) 등자근(stapedius muscle)
3) 넙다리빗근(sartorius muscle)
4) 짧은엄지벌림근(adductor pollicis brevis muscle)
5) 짧은발가락폄근(extensor digitorum brevis muscle)

59

등자뼈의 과도한 진동을 제한하여 큰소리로부터 귀를 보호하는 것은?

1) 고막긴장근
2) 등자근
3) 귀관
4) 안뜰창
5) 달팽이관

문제해설

56 고막－망치뼈－모루뼈－등자뼈－안뜰창 순으로 연결

답 1)

57 인체에서 가장 작은 뼈는 귓속뼈 중 하나인 등자뼈이다.

답 5)

58
- 고막긴장근(tensor tympani muscle) : 고막의 긴장에 관여
- 등자근(stapedius muscle) : 등자뼈(stapes)의 과도한 진동을 제한하여 큰소리로부터 귀를 보호
- 넙다리빗근(sartorius muscle) : 가장 긴 근육

답 2)

59 58번 해설내용 참조

답 2)

60

청각의 전달에서 음파의 자극이 액체(림프)의 진동으로 바뀌는 곳은?

1) 고막
2) 귓속뼈
3) 안뜰계단
4) 바깥귀길
5) 귀인두관

61

입천장과 인두 및 후두 등에 있는 맛봉오리를 지배하는 신경은?

1) 고실끈신경(chorda tympani nerve)
2) 혀인두신경(glossopharyngeal nerve)
3) 미주신경(vagus nerve)
4) 삼차신경(trigeminal nerve)
5) 혀밑신경(hypoglossal nerve)

62

혀에서 촉각이나 압각 및 온도감각 등의 기타 감각을 전달하는 신경은?

1) 고실끈신경(chorda tympani nerve)
2) 혀인두신경(glossopharyngeal nerve)
3) 미주신경(vagus nerve)
4) 삼차신경(trigeminal nerve)
5) 혀밑신경(hypoglossal nerve)

문제해설

60 음파는 고막을 진동시키고 이를 귓속뼈가 타원창으로 전달하여 안뜰계단의 바깥림프가 진동하게 된다.

답 3)

61
- 고실끈신경(chorda tympani nerve) : 얼굴신경(facial nerve)의 분지, 혀 앞쪽 2/3의 맛봉오리(taste bud)
- 혀인두신경(glossopharyngeal nerve) : 나머지 1/3
- 미주신경(vagus nerve) : 입천장, 인두, 후두 등에 있는 맛봉오리
- 삼차신경(trigeminal nerve) : 촉각이나 압각 및 온도감각 등의 가타 감각, 고실끈신경과 결합하여 혀 앞쪽 2/3의 감각
- 미각섬유 → 고립로(solitary tract) → 고립로핵(solitary nucleus) → 반대쪽으로 → 안쪽섬유띠(medial lemniscus) → 시상(thalamus)의 배쪽핵 → 대뇌 관자엽(temporal lobe)의 미각중추

답 3)

62 61번 해설내용 참조

답 4)

63

혀 앞쪽 2/3의 맛봉오리(taste bud)를 지배하여 미각을 전달하는 신경은 다음 중 어느 것인가?

1) 고실끈신경(chorda tympani nerve)
2) 혀인두신경(glossopharyngeal nerve)
3) 미주신경(vagus nerve)
4) 삼차신경(trigeminal nerve)
5) 혀밑신경(hypoglossal nerve)

64

달팽이(cochlea)를 가로로 절단했을 때 나타나는 청각 관여 감각상피부는?

1) 콜티기관(organ of Corti)
2) 안뜰계단(scala vestibuli)
3) 달팽이관(cochlear duct)
4) 고실계단(scala tympani)
5) 귀관(auditory tube)

65

달팽이(cochlea)를 가로로 절단했을 때 나타나는 관의 개수는?

1) 1개
2) 2개
3) 3개
4) 4개
5) 5개

66

다음의 전도로는 무엇을 전달하는 것인가?

나선기관 → 달팽이신경 → 아래둔덕 → 안쪽무릎체 → 관자엽

1) 시각
2) 평형감각
3) 회전감각
4) 청각
5) 고유수용성감각

문제해설

63
- 고실끈신경(chorda tympani nerve) : 얼굴신경(facial nerve)의 분지, 혀 앞쪽 2/3의 맛봉오리(taste bud)
- 혀인두신경(glossopharyngeal nerve) : 나머지 1/3
- 미주신경(vagus nerve) : 입천장, 인두, 후두 등에 있는 맛봉오리
- 삼차신경(trigeminal nerve) : 촉각이나 압각 및 온도감각 등의 가타 감각, 고실끈신경과 결합하여 혀 앞쪽 2/3의 감각
- 미각섬유 → 고립로(solitary tract) → 고립로핵(solitary nucleus) → 반대쪽으로 → 안쪽섬유띠(medial lemniscus) → 시상(thalamus)의 배쪽핵 → 대뇌 관자엽(temporal lobe)의 미각중추

답 1)

64
- 달팽이를 가로로 절단 : 안뜰계단(scala vestibuli) – 달팽이관(중간계단, scala media) – 고실계단(scala tympani)이 나타남
- 나선기관(콜티기관)은 청각에 관여하는 감각상피부

답 1)

65 64번 해설내용 참조

답 3)

66
- 나선기관(코르티기관), 아래둔덕(중간뇌), 안쪽무릎체(시상)
- 시각 : 망막 → 시각신경 → 시각로 → 가쪽무릎체 → 뒤통수엽
- 평형감각 : 팽대능선, 평형반 → 안뜰신경 → 안뜰핵 → 안뜰소뇌로, [시상] → 소뇌, [대뇌겉질]
- 회전감각은 머리나 몸통의 회전 시 인지하는 평형감각

답 4)

해부생리학

67

다음 중 망치뼈(malleus)와 연결되는 것은?

1) 둥근창
2) 달팽이창
3) 안뜰창
4) 고막
5) 등자뼈

68

머리의 운동방향과 가속도의 크기, 즉 회전운동시의 평형을 감지하는 곳은?

1) 둥근주머니평형반
2) 타원주머니평형반
3) 팽대능선
4) 나선기관
5) 고막

69

회전감각에 관여하는 것은?

1) 귀속뼈(auditory ossicles)
2) 반고리관(semicircular duct)
3) 고막(ear drum)
4) 평형반(maculae)
5) 안뜰창(타원창)(vestibular(oval) window)

70

속귀의 팽대능선이 손상되었을 때 발생할 수 있는 현상은 무엇인가?

1) 소리를 증폭할 수 없다
2) 머리를 급히 돌리는 자세 변화를 감지할 수 없다
3) 고실의 기압이 외기압과 평형을 이룰 수 없다
4) 속림프생산을 할 수가 없다
5) 몸의 위치에 대한 평형각이 증폭된다

문제해설

67 가운데귀는 "고막 – 망치뼈 – 모루뼈 – 등자뼈 – 안뜰창(타원창)"으로 연결

답 4)

68 반고리관 속의 팽대능선은 안뜰신경이 연결되어 있어 몸의 급격한 회전 혹은 머리를 급히 돌리는 등의 자세 변화 시 이를 감지하는 평형감각 수용기이다.

답 3)

69 반고리관 → 팽대능선 → 안뜰신경

답 2)

70 팽대능선의 감각세포 바닥은 안뜰신경이 연결되어 있어 몸의 급격한 회전이나 머리를 급히 돌리는 자세변화를 감지할 수 있다.

답 2)

71

다음 중 몸의 위치나 머리 운동에 관한 평형감각과 관련이 있는 것은?

1) 평형반, 평형모래, 안뜰신경
2) 고막, 귀속뼈(auditory ossicles), 안뜰창
3) 귀인두관, 고실, 나선기관
4) 달팽이창, 달팽이신경, 속림프
5) 바깥림프, 덮개막, 털세포

72

평형반에 대한 설명으로 옳은 것은?

1) 3개의 막성관이 서로 연결되어 있는 구조이다
2) 회전가속도를 감지한다
3) 평형모래의 비중을 이용해 평형각을 감지한다
4) 음파를 진동으로 바꾼다
5) 고실압을 조절한다

73

다음 중 청각에 관여하는 감각상피는 무엇인가?

1) 반고리관(semicircular duct) 속의 팽대능선(ampullary crest)
2) 평형반(maculae)
3) 콜티나선기(organ of corti)의 털세포(hair cell)
4) 맛봉오리(taste bud)
5) 중심오목(foveola)

문제해설

71
- 평형반(maculae) : 평형각 감수에 관여하는 신경상피, 둥근주머니평형반(macrostomia sacculi)과 타원주머니평형반(macrostomia utriculi)
- 평형모래(otolith) : 평형반 끝에 평형모래막이 있고 그 안에 탄산칼슘 결정으로 된 평형모래가 아교질에 묻혀 있다.

답 1)

72 평형반은 평형각을 감지한다.

답 3)

73 청각 : 달팽이관의 콜티나선기

답 3)

74

다음 중 청각을 감지하는 감각상피가 있는 곳은?

1) 안뜰계단
2) 반고리관
3) 코르티기관
4) 팽대능선
5) 평형반

75

등자뼈(stapes)의 바닥과 연결되어 있으며 진동을 달팽이 속에 있는 안뜰계단(scala vestibuli)의 바깥림프에 전달하는 것은?

1) 망치뼈(malleus)
2) 귀관(auditory tube)
3) 달팽이창(cochlear window)
4) 고막(ear drum)
5) 안뜰창(vestibular window)

문제해설

74 코르티기관(organ of corti)=나선기관(spiral organ) : 청각 감지 기관

답 3)

75
- 안뜰창(타원창)(vestibular(oval) window)
- 고막－망치뼈－모루뼈－등자뼈－안뜰창(타원창) 순으로 연결되어 있다.

답 5)

OCCUPATIONAL THERAPY

8

C·H·A·P·T·E·R

순환계통

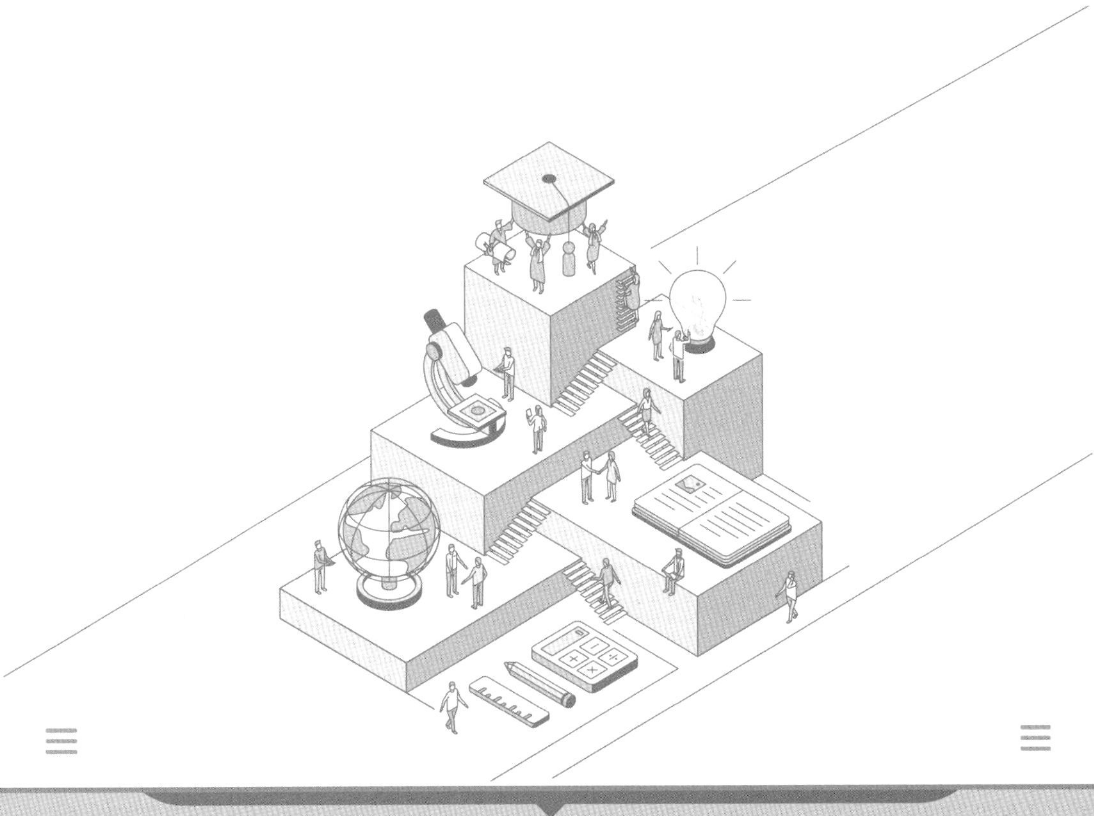

2024 OCCUPATIONAL THERAPY

예·상·문·제·풀·이

01

성인의 혈액량은?

1) 1L
2) 2L
3) 3L
4) 4L
5) 5L

02

혈장(plasma)에서 섬유소원(fibrinogen)을 제외한 나머지를 무엇이라 하는가?

1) 혈청(serum)
2) 혈구(cell)
3) 전해질(electrolyte)
4) 혈소판(platelet)
5) 단핵구(monocyte)

03

다음 중 백혈구에 해당하지 않는 것은?

1) 글로블린
2) 중성구
3) 호산구
4) 호염기구
5) 림프구

04

다음 중 무과립백혈구(agranular leucocyte)인 것은?

1) 중성구(neutrophil)
2) 호산구(esinophil)
3) 호염기구(basophil)
4) 림프구(lymphocyte)
5) 혈소판(platelets)

문제해설

01 혈액은 비중이 1.055~1.065이고, pH는 7.4±0.2, 성인에 있어 그 양은 체중의 8~9%인 5~6L

답 5)

02 혈액은 혈구와 혈장으로 나뉘고 혈장은 섬유소원과 혈청으로 나뉜다. 따라서 혈장에서 섬유소원을 제외하면 혈청이 남는다.

답 1)

03 글로블린은 면역과 Fe, Cu와 같은 특수물질의 운반에 관여하는 혈장단백질이다.

답 1)

04
- 과립백혈구 : 중성구(neutrophil), 호산성구(esinophil), 호염기구(basophil)
- 무과립백혈구 : 림프구(lymphocyte), 단핵구(monocyte)

답 4)

05

다음 중 핵이 없는 세포로 바르게 짝지어진 것은?

1) 적혈구 – 혈소판
2) 근육세포 – 신경세포
3) 상피세포 – 거대핵세포
4) 림프구 – 단핵구
5) 호염구 – 호산구

06

다음 중 핵이 없는 세포는 무엇인가?

1) 단핵구
2) 적혈구
3) 호염구
4) 중성구
5) 림프구

07

혈액의 일반적인 기능에 해당하지 않는 것은?

1) 호흡작용
2) 조절작용
3) 운반작용
4) 배설작용
5) 저장작용

08

적혈구에 대한 설명으로 옳은 것은?

1) 남성에 비하여 여성에서 더 많이 존재한다
2) 대부분 콩팥에서 파괴된다
3) 파괴 시 쓸개즙색소인 프로트롬빈(prothrombin)이 형성된다
4) 직경 7um 정도의 다핵세포이다
5) 산소분압이 낮아지면 헤모글로빈에서 산소와의 결합이 해리된다

문제해설

05 혈액을 구성하는 세포 중 적혈구와 혈소판은 핵이 없는 세포이다.

답 1)

06 혈액을 구성하는 세포 중 적혈구와 혈소판은 핵이 없는 세포이다.

답 2)

07
- 산소와 이산화탄소의 교환을 통한 호흡작용
- 호르몬을 표적기관에 운반하여 각 기관을 조절하고 체액과 체온을 조절하는 조절작용
- 영양분을 몸의 각종 세포에 보내는 운반작용
- 노폐물을 운반하여 내보내는 배설작용
- 백혈구의 식균작용이나 혈액응고에 의한 몸의 보호작용

답 5)

08 남성에게 더 많이 존재, 대부분 간이나 지라에서 파괴, 약 7.7um 정도, 핵이 존재하지 않음
쓸개즙 색소 : 빌리루빈(주성분이며 혈색소가 분해되어 형성)과 빌리베르딘
산소분압이 높은 곳에서는 산소와 결하하여 산화혈색소가 되고 산소분압이 낮은 곳에서는 산소가 분리되어 환원혈색소가 된다.

답 5)

09

다음 중 구성 비율이 가장 높은 것은?

1) 중성구(neutrophil)
2) 호산구(eosinophil)
3) 호염기구(basophil)
4) 림프구(lymphocyte)
5) 단핵구(monocyte)

10

다음 중 크기가 가장 큰 것은?

1) 중성구(neutrophil)
2) 호산구(eosinophil)
3) 호염기구(basophil)
4) 림프구(lymphocyte)
5) 단핵구(monocyte)

11

백혈구 중 강한 식균작용이 있는 것으로 짝지어진 것은?

1) 림프구(lymphocyte), 호염기구(basophil)
2) 호산구(eosinophil), 림프구(lymphocyte)
3) 중성구(neutrophil), 단핵구(monocyte)
4) 호산구(eosinophil), 호염기구(basophil)
5) 중성구(neutrophil), 림프구(lymphocyte)

12

포식작용이 아주 약한 큰 과립을 가진 백혈구이며 주로 알레르기 반응이 일어날 때 증가하는 것은?

1) 중성구
2) 호산구
3) 호염기구
4) 림프구
5) 단핵구

문제해설

09 중성구(55~65%), 림프구(20~30%), 단핵구(1~8%), 호산성구(1~4%), 호염기구(< 1%)

답 1)

10 가장 작은 것은 림프구

답 5)

11
- 중성구(neutrophil) : 강한 식균작용(급성염증) – 증가하는 경우(세균감염, 백혈병 등)
- 호산구(eosinophil) : 약한 식균작용 – 증가하는 경우(알레르기, 기생충 감염 등)
- 호염기구(basophil) : 헤파린, 히스타민 함유 – 증가하는 경우(백혈병 등)
- 림프구(lymphocyte) : 항체생산, 면역작용 – 증가하는 경우(백혈병 등)
- 단핵구(monocyte) : 강한 식균작용(만성염증) – 증가하는 경우(결핵, 백혈병 등)

답 3)

12
- 중성구 : 가장 많고 세균의 포식능력이 매우 강한 백혈구, 1개의 중성구가 20여개 세균 포식
- 호염기구 : 헤파린(항응고제) 함유
- 림프구 : 운동성 및 포식작용은 없으나 면역체나 항체 형성; T림프구(세포성면역), B림프구(체액성 면역)
- 단핵구 : 한 개의 큰 핵을 가진 포식작용이 가장 강한 백혈구, 1개의 단핵구가 100여개 세균 포식, 혈액에서 조직으로 빠져나와 큰포식세포로 성숙, 주로 만성염증 시 방어 역할

답 2)

13

생리식염수(physiological salt solution, physiological saline)의 NaCl 농도는?

1) 0.3%
2) 0.6%
3) 0.9%
4) 1.2%
5) 1.5%

14

가스와 영양분 및 노폐물 등을 운반하는 계통은 무엇인가?

1) 뼈대계통
2) 관절계통
3) 순환계통
4) 소화계통
5) 생식계통

15

정상성인 남자의 적혈구용적률(hematocrit)은?

1) 10%
2) 25%
3) 30%
4) 45%
5) 50%

16

다음 중 혈장 단백질(plasma protein)에 해당되는 것은 무엇인가?

1) 섬유소원(fibrinogen)
2) 혈소판(platelet)
3) 염류
4) 지질
5) 물

문제해설

13 우리 몸의 체액을 0.9% NaCl(염화나트륨) 용액으로 가정하여 이와 농도를 동일하게 조정하여 제조한 등장액을 말한다.

답 3)

14 순환계통의 역할을 설명한 것이다.

답 3)

15 헤마토크릿(hematocrit, Ht, Hct)은 일반적으로 남자는 45% 내외, 여자는 40% 내외를 정상으로 본다.

답 4)

16
- 혈장단백질 : 알부민, 글로블린, 섬유소원
- 알부민(albumin) : 간에서 생성, 모세혈관 주위조직에서 수분을 모세혈관 속으로 끌어들이는 데 필요한 삼투압을 제공
- 글로불린(globulin)
  - α-글로불린, β-글로불린; 간에서 생성, 지용성 비타민 운반
  - γ-글로불린; 림프구에 의해 생성되며, 면역기능
- 섬유소원(fibrinogen) : 간에서 생성, 응고형성 과정 동안 피브린(fibrin)으로 전환

답 1)

17

B림프구가 외부에서 침입한 세균이나 바이러스 등의 항원에 노출되어 이를 특이적으로 인식하면 무엇이 되는가?

1) T림프구
2) 형질세포
3) 항원
4) 면역글로불린
5) 술잔세포

문제해설

17
- 세포가 분열과 증식, 분화하여 많은 항체를 체액으로 분비하는 형질세포(plasma cell)가 된다.
- 형질세포에서 면역글로불린(immunoglobulin, Ig)이 생성된다.

답 2)

18

다음 중 항체생산 및 면역작용과 관련이 깊은 것은?

1) 중성구(neutrophil)
2) 호산구(eosinophil)
3) 호염기구(basophil)
4) 림프구(lymphocyte)
5) 단핵구(monocyte)

18
- B-림프구 : 체액성면역(항체생산을 통한 면역)
- T-림프구 : 세포성면역(항원을 직접 파괴)

답 4)

19

다음 중 생성되는 곳이 <u>다른</u> 것은?

1) 알부민(albumin)
2) α-글로불린(globulin)
3) β-글로불린
4) γ-글로불린
5) 섬유소원(fibrinogen)

19
- 알부민, α-글로불린, β-글로불린, 섬유소원 → 간에서 생성
- γ-글로불린 → 림프구에서 생성

답 4)

20

다음 중 헤파린과 히스타민을 함유한 과립을 가지고 있는 것은?

1) 중성구(neutrophil)
2) 호산구(eosinophil)
3) 호염기구(basophil)
4) 림프구(lymphocyte)
5) 단핵구(monocyte)

20
- 중성구(neutrophil) : 강한 식균작용(급성염증)－증가하는 경우(세균감염, 백혈병 등)
- 호산구(eosinophil) : 약한 식균작용－증가하는 경우(알레르기, 기생충 감염 등)
- 호염기구(basophil) : 헤파린, 히스타민 함유－증가하는 경우(백혈병 등)
- 림프구(lymphocyte) : 항체생산, 면역작용－증가하는 경우(백혈병 등)
- 단핵구(monocyte) : 강한 식균작용(만성염증)－증가하는 경우(결핵, 백혈병 등)

답 3)

21

간에서 생성되며, 혈액응고 형성 과정 동안 피브린(fibrin)으로 전환되는 것은?

1) 알부민
2) α-글로불린
3) β-글로불린
4) γ-글로불린
5) 섬유소원

22

모세혈관 주위조직에서 수분을 모세혈관 속으로 끌어들이는 데 필요한 삼투압(혈장콜로이드삼투압)을 제공하는 것은?

1) 알부민(albumin)
2) α-글로불린(globulin)
3) β-글로불린
4) γ-글로불린
5) 섬유소원(fibrinogen)

23

다음 중 면역기능과 관련이 깊은 것은?

1) 알부민(albumin)
2) α-글로불린(globulin)
3) β-글로불린
4) γ-글로불린
5) 섬유소원(fibrinogen)

24

다음 면역글로불린(Ig) 중 기생충감염환자에서 높은 값을 나타내고, 알레르기반응을 야기하는 것은?

1) IgG
2) IgA
3) IgM
4) IgD
5) IgE

문제해설

21 섬유소원(fibrinogen)은 간에서 생성되어 혈액응고 형성 과정 동안 피브린(fibrin)으로 전환된다.

답 5)

22
- 알부민(albumin) : 간에서 생성, 모세혈관 주위조직에서 수분을 모세혈관 속으로 끌어들이는 데 필요한 삼투압을 제공
- 글로불린(globulin) : α-글로불린, β-글로불린; 간에서 생성, 지용성 비타민 운반, γ-글로불린; 림프구에 의해 생성되며, 면역기능
- 섬유소원(fibrinogen) : 간에서 생성, 응고형성 과정 동안 피브린(fibrin)으로 전환

답 1)

23 22번 해설내용 참조

답 4)

24 immunoglobulin E : 기생충감염환자에는 높은 값을 나타낸다. 히스타민(histamine), 세로토닌(serotonin), 단백질가수분해효소(protease), 시토카인(cytokine), 케모카아인(chemokine) 등 여러 가지 생리활성물질을 유리하여, I형 알레르기반응을 야기한다.

답 5)

25

혈장단백질 중 면역에 관여하는 것은?

1) 혈소판
2) T림프구
3) 섬유소원
4) 알부민
5) 감마글로불린

26

적혈구를 성숙시키는 비타민과 응고에 관여하는 비타민으로 바른 것은?

1) C－K
2) B_{12}－K
3) D－B_6
4) E－A
5) C－B_{12}

27

적혈구 성숙 인자가 아닌 것은?

1) Fe
2) Cu
3) Ca
4) B_9
5) Na

28

혈액 응고인자가 아닌 것은?

1) 피브리노겐(fibrinogen)
2) 프로트롬빈(prothrombin)
3) 트롬보플라스틴(thromboplastin)
4) Ca^{2+}
5) 알부민(albumin)

문제해설

25 혈소판과 T림프구는 혈구이다.
알부민 : 체액 삼투압 유지 관여

답 5)

26
- 적혈구 성숙 인자 : Fe, Cu, Ca, 엽산(folic acid, B_9), 피리독신(B_6), 리보플라빈(B_2), 코발라민(B_{12})
- 비타민 K : 기름에 용해되는 지용성 비타민이며 혈액응고에 필수적인 비타민으로 항출혈성비타민(antihekdcn-orrhagic vitamin)으로 불린다.

답 2)

27 26번 해설내용 참조

답 5)

28 혈소판 파괴 → thromboplastin 유리＋calcium → prothrombin이 thrombin으로 전환 → fibrinogen이 fibrin으로 전환 → clotting

답 5)

29

산소와 헤모글로빈의 결합에 영향을 미치는 인자가 아닌 것은?

1) pH
2) 온도
3) 산소분압
4) 질소분압
5) 2,3-diphosphoglycerate

30

거대핵세포(megakaryocyte)의 파편으로 미세한 무색 소체이며 지혈 및 혈액응고에 관여하는 것은?

1) 적혈구
2) 혈소판
3) 중성구
4) 단핵구
5) 림프구

31

호중구(neutrophil)에 관한 설명 중 옳은 것은?

1) 급성 염증의 방어기능을 가진 과립백혈구이다
2) 수명은 약 200일이다
3) heparin을 함유한다
4) 총 백혈구의 20%를 차지한다
5) 항체를 만들어낸다

32

다음 중 항응고제가 아닌 것은?

1) 아스피린(aspirin)
2) 쿠마린(coumarin)
3) 헤파린(heparin)
4) 구연산염(citrate)
5) 프로트롬빈(prothrombin)

문제해설

29 pH↓, 온도↑, 산소분압↓, 2,3-diphosphoglycerate↑ → 헤모글로빈과 산소의 해리

답 4)

30 혈소판에 대한 설명이다.

답 2)

31
- 급성 염증의 방어기전을 가진 과립백혈구이다. – 호중구(neutrophil)
- 수명은 약 200일이다. – 단핵구(monocyte)
- heparin을 함유한다. – 호염기구(basophil)
- 총 백혈구의 20%를 차지한다. – 림프구(lymphocyte)
- 항체를 만들어낸다. – 림프구(lymphocyte)

답 1)

32
- 프로트롬빈(prothrombin) : 응고 인자
- 아스피린(aspirin) : 프로스타글란딘 생성을 저해하여 혈소판 방출반응이 소실
- 쿠마린(coumarin) : 바타민 K의 활성화를 저해
- 헤파린(heparin) : 트롬빈의 활성을 억제
- 구연산염(citrate) : Ca^{2+}에 결합하여 많은 응고인자들의 활성을 저해

답 5)

33

트롬빈(thrombin)의 활성을 억제하는 항응고제는?

1) 아스피린(aspirin)
2) 헤파린(heparin)
3) 쿠마린(coumarin)
4) 구연산염(citrate)
5) 프로프롬빈(prothrombin)

34

간세포를 자극하여 프로트롬빈 생성을 증가시키는 작용을 하는 것은?

1) 비타민 C
2) 비타민 K
3) 비타민 D
4) 비타민 E
5) 비타민 B_{12}

35

다음 중 인체에서 혈전을 용해시키는 성분은?

1) 피브리노겐(fibrinogen)
2) 프로트롬빈(prothrombin)
3) 트롬보플라스틴(thromboplastin)
4) 플라스민(plasmin)
5) 알부민(albumin)

36

심장의 구조물 중 심방사이막(atrial septum)에 있는 것은?

1) 오른방실구멍(right atrioventricular orifice)
2) 대동맥구멍(aortic hiatus)
3) 힘줄끈(chordae tendineae)
4) 타원오목(fossa ovalis)
5) 이첨판막(bicuspid valve)

문제해설

33 헤파린(heparin) : 트롬빈의 활성을 억제
답 2)

34 비타민 K는 혈액응고 비타민으로 간에서 프로트롬빈(prothrombin) 생성에 관여한다.
답 2)

35 플라스민이 섬유소를 용해
답 4)

36 심방사이막에는 태아순환(타원구멍)의 흔적인 타원오목이 있다.
답 4)

37

심장의 오른방실구멍에 위치한 판막으로 바른 것은?

1) 삼천판막
2) 승모판막
3) 이첨판막
4) 허파동맥판막
5) 대동맥판막

38

적혈구의 생성을 자극하는 에리스로포이에틴(erythropoietin)을 생성하는 기관은?

1) 간(liver)
2) 심장(heart)
3) 콩팥(kidney)
4) 지라(spleen)
5) 이자(pancreas)

39

다음 중 박동조율기(pacemaker)라고 불리는 것은?

1) 굴심방결절
2) 방실결절
3) 발실다발
4) 왼오른갈래
5) 포킨지섬유

40

심장자체의 조직에 혈액을 공급하는 혈관은?

1) 심장동맥
2) 허파동맥
3) 위대정맥
4) 심장정맥굴
5) 대동맥

문제해설

37 • 방실판막 : 오른방실판막(삼첨판막), 왼방실판막(이첨판막, 승모판막)
• 반달판막 : 허파동맥, 대동맥판막

답 1)

38 erythropoietin은 콩팥에서 분비되는 호르몬으로 적혈구를 만들게 하는 호르몬

답 3)

39 굴심방결절(sinoatrial node) : 심장근육의 수축을 시작하고 수축률을 조정하기 때문에 박동조율기(pacemaker)라고도 한다.

답 1)

40 심장순환 : 오름대동맥 → 심장동맥 → 모세혈관 → 심장정맥 → 심장정맥굴 → 오른심방
심장의 정맥 중 앞심장정맥과 최소심장정맥(테베시우스정맥)은 심장정맥굴을 거치지 않고 직접 오른심방으로 유입된다.

답 1)

41

심장의 오른심방귀(right auricle)와 왼심방귀(left auricle)를 설명한 것으로 바른 것은?

1) 태아순환의 흔적인 타원오목이 있다
2) 바깥에서 심방과 심실의 경계가 되며 심장에 분포하는 혈관들이 지나간다
3) 소량의 심장막액이 차 있어 심장이 뛸 때 주위와의 충격을 완화시킨다
4) 심장박동을 원활하게 해주는 귓바퀴 모양의 돌출물이다
5) 오른실심과 왼심실에 존재한다

42

심장의 판막(vlave of heart)과 그 설명이 바른 것은?

1) 삼첨판막(tricuspid valve) – 오른심방과 오른심실 사이의 구멍에 위치하는 막
2) 승모판막(mitral valve) – 허파동맥구멍에 있는 판막
3) 이첨판막(bicuspid valve) – 대동맥구멍에 있는 크고 두꺼운 판막
4) 삼첨판막(tricuspid valve) – 왼심방과 왼심실 사이의 구멍에 위치하는 막
5) 이첨판막(bicuspid valve) – 오른심방과 오른심실 사이의 구멍에 위치하는 막

43

다음 중 심장에 대한 설명으로 바르지 않은 것은?

1) 가슴세포칸에 위치한다
2) 심장박동을 원활하게 하는 귓바퀴 모양의 돌출물이 있다
3) 심장의 벽은 심장바깥막, 심장근육층, 심장속막의 3층 구조이다
4) 왼심실의 벽은 오른심실보다 2배 두껍다
5) 판막은 2개의 방실판막과 2개의 반월판막이 있다

문제해설

41 심방귀 : 오른심방과 왼심방에 해당하는 부위에 심장의 박동을 원활하게 해주는 귓바퀴 모양의 돌출물
1) 심방사이막
2) 방실사이고랑(coronary groove)
3) 심장막안(pericardial fluid)

답 4)

42
- 삼첨판막=오른방실판막 : 오른심방과 오른심실 사이의 구멍에 위치하는 막
- 승모판=이첨판막=왼방실판막 : 왼심방과 왼심실 사이의 구멍에 위치하는 막
- 허파동맥판막(pulmonary valve) : 허파동맥구멍에 있는 판막, 3개의 반달모양의 첨판
- 대동맥판막(aortic valve) : 대동맥구멍에 있는 크고 두꺼운 판막, 3개의 반달모양의 첨판

답 1)

43 왼실심실의 벽은 오른심실의 벽보다 3배 두껍다

답 4)

44

심장의 전도계통 순서가 바른 것은?

1) 굴심방결절(sinoatrial node) → 방실결절(atrioventricular node) → 방실다발(atrioventricular bundle) → 왼·오른갈래(left·right crus)
2) 굴심방결절(sinoatrial node) → 왼·오른갈래(left·right crus) → 방실결절(atrioventricular node) → 방실다발(atrioventricular bundle)
3) 방실결절(atrioventricular node) → 굴심방결절(sinoatrial node) → 왼·오른갈래(left·right crus) → 방실다발(atrioventricular bundle)
4) 방실결절(atrioventricular node) → 왼·오른갈래(left·right crus) → 굴심방결절(sinoatrial node) → 방실다발(atrioventricular bundle)
5) 방실다발(atrioventricular bundle) → 왼·오른갈래(left·right crus) → 방실결절(atrioventricular node) → 굴심방결절(sinoatrial node)

문제해설

44
- 굴심방결절(S-A node) → 방실결절(A-V node) → 방실다발(atrioventricular bundle) → 심장전도근육섬유(Purkinje fiber)
- 굴심방결절(sinoatrial node) : 심장근육의 수축을 시작하고 수축률을 조정하기 때문에 박동조율기(pacemaker)라고도 한다.
- 심장전도근육섬유(Purkinje fiber) : 방실다발 이하의 자극전도 섬유를 총칭

답 1)

45

다음 심장의 판막 중 2개의 판막으로 구성되어있고 승모판이라 불리는 것은?

1) 왼방실판막
2) 오른방실판막
3) 허파동맥판막
4) 대동맥판막
5) 허파동맥판막과 대동맥판막

45 왼방실판막은 두 개의 첨판으로 되어 있기 때문에 일반적으로 이첨판막(bicuspid valve)이라고 하며, 승려의 모자와 모양이 비슷하다 하여 승모판막(mitral valve)이라고도 한다.

답 1)

46

제1심음과 관련이 없는 것은?

1) 심실추축 시작
2) 방실판막의 열림과 닫힘
3) 큰 동맥으로 혈액이 박출
4) 길고 낮은 소리
5) 대동맥판막 및 허파동맥판막 폐쇄

46
- 방실판막 : 삼천판막과 승모판막(이첨판막)
- 2심음 : 짧고 높은 소리, 심실수축이 끝나고 감속박출기 끝에 대동맥판막과 허파동맥판막의 폐쇄음
- 3심음(젊은이에게서만 들을 수 있음)과 4심음은 듣기 어려움

답 5)

47

심방흥분에 의한 파동을 나타내는 것은?

1) P파
2) Q파
3) R파
4) S파
5) T파

48

심전도상 심실근육의 재분극을 나타내는 것은?

1) P파
2) Q파
3) R파
4) S파
5) T파

49

혈관별로 저장되어 있는 혈액량을 큰 순서대로 바르게 나열한 것은?

1) 대동맥 > 동맥 > 세동맥 > 모세혈관 > 세정맥 > 정맥 > 대정맥
2) 대정맥 > 정맥 > 동맥 > 대동맥 > 모세혈관, 세정맥 > 세동맥
3) 대정맥 > 대동맥 > 정맥 > 동맥 > 세동맥 > 세정맥 > 모세혈관
4) 대동맥 > 대정맥 > 동맥 > 정맥 > 세동맥 > 세정맥 > 모세혈관
5) 모세혈관 > 세정맥 > 정맥 > 세동맥 > 대정맥 > 동맥 > 대동맥

50

운동직후, 청년, 가슴벽(흉벽)이 얇은 사람에게 청취 가능한 심음은?

1) 제 1심음
2) 제 2심음
3) 제 3심음
4) 제 4심음
5) 제 5심음

문제해설

47
- P파 : 심방의 탈분극, 굴심방결절 흥분
- QRS파 : 심실이 탈분극
- T파 : 심실근육의 재분극

답 1)

48 47번 해설내용 참조

답 5)

49
- 혈액량(%) : 대정맥(49) > 정맥(20) > 동맥(13) > 대동맥(6) > 모세혈관(5), 세정맥(5) > 세동맥(2)
- 내압(mmHg) : 대동맥(100) > 동맥(90) > 세동맥(60) > 모세혈관(30) > 세정맥(20) > 정맥(15) > 대정맥(10)
- 직경(mm) : 대정맥(30) > 대동맥(25) > 정맥(5) > 동맥(4) > 세동맥(0.3) > 세정맥(0.02) > 모세혈관(0.008)
- 벽두께(mm) : 대동맥(2) > 대정맥(1.5) > 동맥(0.8) > 정맥(0.5) > 세동맥(0.02) > 세정맥(0.002) > 모세혈관(0.001)
- 단면적(cm^2)모세혈관(2500) > 세정맥(250) > 정맥(80) > 세동맥(40) > 대정맥(28) > 동맥(20) > 대동맥(2.5)

답 2)

50 제 3심음은 심음도 기록에는 나타나나 청진기로는 젊은이에게서만 들을 수 있다.

답 3)

51

심장의 조절중추는?

1) 대뇌
2) 시상
3) 중간뇌
4) 소뇌
5) 숨뇌

52

다음 심장 정맥 중 심장정맥굴(coronary sinus)로 유입되는 혈관이 아닌 것은 무엇인가?

1) 큰심장정맥(great cardiac vein)
2) 중간심장정맥(middle cardiac vein)
3) 작은심장정맥(small cardiac vein)
4) 왼심실뒤정맥(posterior vein of left ventricle)
5) 앞심장정맥(anterior cardiac vein)

53

다음 중 심장의 박동수와 박출량을 증가시키는 호르몬을 분비하는 곳은?

1) 위
2) 이자
3) 지라
4) 부신
5) 허파

54

심장의 일회박출량의 조절 요인과 관련이 없는 것은?

1) 뇌압
2) 평균 대동맥압
3) 심실수축의 강도
4) 심실내 압력
5) 확장기말용적

문제해설

51 심장의 조절중추는 숨뇌이며, 교감신경과 부교감성 미주신경이 지배

답 5)

52 앞심장정맥과 최소심장정맥(smallest cardiac (thebesian) vein; 테베시우스정맥)은 오른심방으로 직접 유입

답 5)

53 부신의 속질에서는 epinephrine, norepinephrine을 분비하여 심장의 박동수와 박출량을 증가시킨다.

답 4)

54 일회박출량은 직접적으로 확장기말용적(end-diastolic volume)에 비례한다. 또한 수축력에 직접적으로 비례하여 심실이 1보다 강하게 수축하면 보다 많은 혈액을 박출한다. 혈액을 박출하기 위해서는 심실수축에 의한 심실내 압력이 평균 동맥압보다 높아야 한다. 일회박출량은 동맥압에 반비례한다.

답 1)

55

혈관 중 단면적이 가장 큰 것은?

1) 모세혈관
2) 정맥
3) 동맥
4) 대정맥
5) 대동맥

56

혈관 중 단면적이 가장 작은?

1) 대동맥
2) 동맥
3) 대정맥
4) 정맥
5) 모세혈관

57

혈류 저항을 높은 순서대로 바르게 나열한 것은?

1) 세동맥 > 모세혈관 > 대동맥 > 세정맥 > 대정맥
2) 대정맥 > 대동맥 > 모세혈관 > 세정맥 > 세동맥
3) 대정맥 > 대동맥 > 세동맥 > 세정맥 > 모세혈관
4) 대동맥 > 대정맥 > 세동맥 > 세정맥 > 모세혈관
5) 모세혈관 > 세정맥 > 세동맥 > 대정맥 > 대동맥

58

허파순환의 순서로 바른 것은?

1) 왼심방 → 왼심실 → 허파 → 허파동맥 → 허파정맥
2) 왼심실 → 왼심방 → 허파동맥 → 허파 → 허파정맥
3) 왼심방 → 왼심실 → 허파 → 오른심실 → 오른심방
4) 오른심실 → 허파동맥 → 허파 → 허파정맥 → 왼심방
5) 오른심실 → 허파정맥 → 왼심방 → 허파동맥 → 허파

문제해설

55 단면적(cm^2)모세혈관(2500) > 세정맥(250) > 정맥(80) > 세동맥(40) > 대정맥(28) > 동맥(20) > 대동맥(2.5)

답 1)

56 단면적 : 모세혈관 > 세정맥 > 정맥 > 세동맥 > 대정맥 > 동맥 > 대동맥

답 1)

57 저항은 관의 길이가 길수록, 관의 반지름이 작을수록, 혈액의 점도가 클수록 커진다. 세동맥은 강한 수축성을 나타내어 저항혈관이라고 한다.

답 1)

58 오른심실에서 시작하여 허파를 거쳐 왼심방에 이르는 허파순환은 소순환이라고도 한다.

답 4)

59

다음 혈관에 작용하는 물질 중 그 작용이 다른 것은?

1) 안지오텐신(angiotensin) 2) 카테콜아민(catecholamine)
3) 바소프레신(vasopressin) 4) 브레디키닌(bradykinin)
5) 나트륨(sodium)

60

체액성조절을 통한 혈압 상승과 관련이 없는 것은?

1) 레닌 분비
2) 안지오텐신 I 을 안지오텐신 II 로 전환
3) 알도스테론 분비
4) Na^+ 재흡수 촉진
5) 심방나트륨이뇨펩타이드(ANP) 분비

61

혈관이 분포하지 않는 곳은?

1) 뼈 2) 간
3) 콩팥 4) 방광
5) 각막

62

작은 혈관에 의해서 정상적으로 존재하는 혈관과 혈관사이의 연결을 가리키는 말은 무엇인가?

1) 세동정맥연결(arteriovenous anastomosis)
2) 곁순환로(collateral circulation)
3) 연결(anastomosis)
4) 끝동맥(end(terminal) artery)
5) 세동정맥그물(rete mirabile)

문제해설

59 • 그 외 혈관 축소 : 칼슘
• 혈관 확장 : 브레디키닌, 마그네슘, 칼륨

답 4)

60 • 혈압의 체액성조절 기전 : 콩팥 혈류량 감소 → 토리곁세포에서 레닌 분비 → 혈장속의 안지오텐시노겐을 안지오텐신 I 으로 전환 → 전환효소(ACE)에 의해 안지오텐신 II 로 전환 → 부신겉질에 작용하여 알도스테론 분비 → Na^+ 재흡수 촉진 → 물배설 억제 → 혈액량 증가 → 혈압 상승
• norepinephrine, epinephrine, ADH : 혈압 상승
• ANP : Na^+ 배설을 촉진하여 혈압 감소

답 5)

61 혈관이 분포하지 않는 곳 : 각막, 표피, 연골 등

답 5)

62 • 세동정맥연결(arteriovenous anastomosis) : 세동맥과 세정맥이 직접 연결
• 곁순환로(collateral circulation) : 순환 장애가 발생하면 돌아가는 통로가 되는 비교적 굵은 혈관들의 연결
• 끝동맥(end(terminal) artery) : 혈관 끝이 연결을 이루지 않고 장기와 조직에 분포하는 동맥
• 세동정맥그물(rete mirabile) : 모세혈관이 되기 이전에 여러 개의 세동맥으로 갈라져 혈관그물을 이루고 있는 구조, 콩팥의 토리(glomerulus)

답 3)

63

혈액에서 대부분의 이산화탄소가 운반되는 형태는 무엇인가?

1) H_2O
2) CO_3
3) $HbCO_2$
4) HCO_3^-
5) $H_2CO_3^-$

64

다음 중 인체에 없는 혈관은 무엇인가?

1) 왼팔머리동맥, 온목정맥
2) 오른팔머리정맥, 온목동맥
3) 왼팔머리정맥, 겨드랑동맥
4) 홀정맥, 큰두렁정맥
5) 척추동맥, 혀동맥

65

다음 중 속목동맥에서 직접 분지되는 혈관이 아닌 것은?

1) 눈동맥(opthalmic artery)
2) 앞대뇌동맥(anterior cerebral artery)
3) 중간대뇌동맥(middle cerebral artery)
4) 위턱동맥(maxillary artery)
5) 뒤교통동맥(posterior communicating artery)

66

다음 중 대동맥활에서 직접 갈라지는 동맥은?

1) 팔머리동맥
2) 오른온목동맥
3) 오른빗장밑동맥
4) 바깥목동맥
5) 속목동맥

문제해설

63
- 혈장에 녹아서 HCO_3^- 형태로 약 10%
- 적혈구 속으로 들어와 헤모글로빈과 결합 한 카바미노헤모글로빈 형태($HbCO_2$)로 약 20%
- 적혈구 속으로 들어와 H^+와 HCO_3^- 형태로 해리되어 약 70% 운반

답 4)

64 왼·오른팔머리정맥과 온목동맥은 있지만 왼팔머리동맥과 온목정맥은 없다.

답 1)

65 바깥목동맥에서 분지 : 위갑상동맥(superior thyroid artery), 혀동맥(lingual artery), 얼굴동맥(facial artery), 뒤통수동맥(occipital artery), 뒤귓바퀴동맥(posterior auricular artery), 오름인두동맥(ascending pharyngeal artery), 얕은관자동맥(superficial temporal artery), 위턱동맥(maxillary artery)

답 4)

66 오른온목동맥과 오른빗장밑동맥은 팔머리동맥에서 갈라져 나온다.

답 1)

67

목뼈의 가로구멍(transverse foramen)을 통과해 뒤통수뼈(occipital bone)의 큰구멍(foramen magnum)을 거쳐 머리뼈안으로 들어가 뇌바닥동맥(basilar artery)을 이루는 동맥은 무엇인가?

1) 척추동맥(vertebral artery)
2) 겨드랑동맥(axillary artery)
3) 위팔동맥(brachial artery)
4) 노동맥(radial artery)
5) 자동맥(ulnar artery)

68

척추동맥(vertebral artery)이 지나가는 곳은?

1) 뒤통수뼈 큰구멍
2) 가로막 구멍
3) 등뼈 가로돌기
4) 척추뼈 몸통
5) 샅고랑인대

69

척추동맥이 통과하는 곳은?

1) 원형구멍
2) 척추뼈구멍
3) 가로구멍
4) 척추사이구멍
5) 목동맥관

70

속목동맥과 뇌바닥동맥이 가지를 내어 형성함으로 뇌조직의 혈액순환과 혈압을 안정되고 균등하게 유지하는 역할을 하는 것은?

1) 대뇌정맥
2) 대뇌동맥고리
3) 경질막정맥굴
4) 척추동맥
5) 뿌리동맥

문제해설

67 척추동맥(vertebral artery) → 뇌바닥동맥(basilar artery) → 뒤대뇌동맥(posterior cerebral artery)

답 1)

68 척추동맥은 목뼈의 가로구멍을 통과한 후 뒤통수뼈의 큰구멍을 통해 머리뼈안으로 들어가 뇌바닥동맥을 이룸

답 1)

69 척추동맥은 가로구멍과 큰구멍을 지나 뇌바닥동맥에 연결된다.

답 3)

70 대뇌동맥고리는 속목동맥의 가지인 앞대뇌동맥, 중간대뇌동맥과 척추동맥으로부터 나온 뇌바닥동맥에서 갈라진 뒤대뇌동맥이 뇌 아래면에서 앞교통동맥과 뒤교통동맥으로 서로 연결되어 대뇌의 혈류량을 일정하게 유지한다.

답 2)

71

척추동맥과 뒤대뇌동맥 사이를 연결하는 혈관은 무엇인가?

1) 앞대뇌동맥(anterior cerebral a.)
2) 중간대뇌동맥(middle cerebral a.)
3) 뒤교통동맥(posterior communicating a.)
4) 속목동맥(internal caroid a.)
5) 뇌바닥동맥(basilar a.)

문제해설

71 척추동맥 → 뇌바닥동맥 → 뒤대뇌동맥 → 뒤교통동맥으로 이어진다.

답 5)

72

다음 중 인체의 맥박점이 아닌 것은?

1) 얕은관자동맥
2) 온목동맥
3) 자동맥
4) 넙다리동맥
5) 발등동맥

72
- 머리와 목 : 얕은관자동맥, 얼굴동맥, 뒤통수동맥, 온목동맥
- 팔 : 겨드랑동맥, 위팔동맥, 노동맥
- 다리 : 넙다리동맥, 오금동맥, 발등동맥, 뒤정강동맥

답 3)

73

다음 중 머리 및 목에서 느낄 수 있는 인체의 맥박점(pulse point)으로 바르지 않은 것은?

1) 얕은관자동맥(superficial temporal a.)
2) 얼굴동맥(facial a.)
3) 뒤통수동맥(occipital a.)
4) 온목동맥(common carotid a.)
5) 뇌바닥동맥(basilar artery)

73
- 머리 및 목 : 뒤통수동맥, 얕은관자동맥, 얼굴동맥, 온목동맥
- 팔 : 겨드랑동맥(axillary artery), 위팔동맥(brachial artery), 노동맥(radial artery)
- 다리 : 넙다리동맥(femoral artery), 오금동맥(popliteal artery), 발등동맥(dorsalis pedis artery), 뒤정강동맥(posterior tibial artery)

답 5)

74

홀정맥(azygos vein)이 연결하는 정맥은 무엇인가?

1) 아래대정맥과 위대정맥
2) 아래대정맥과 간정맥
3) 위대정맥과 팔머리정맥
4) 팔머리정맥과 겨드랑정맥
5) 문맥과 간정맥

74 홀맥정맥계통은 아래대정맥과 위대정맥을 연결하는 곁순환로로 홀정맥, 반홀정맥이 있다.

답 1)

75

목동맥토리(carotid body)와 대동맥토리(aortic body)는 다음 중 무엇과 가장 관련이 있는가?

1) 골츠반사
2) 압력수용기
3) 화학수용기
4) 아쉬너반사
5) 베인브리지반사

76

대동맥활과 목동맥팽대는 다음 중 무엇과 가장 관련이 있는가?

1) 골츠반사
2) 압력수용기
3) 화학수용기
4) 아쉬너반사
5) 베인브리지반사

77

대동맥활(aortic arch)에서 일어나 오른빗장밑동맥(right subclavian artery) 및 오른온목동맥(right common carotid artery)으로 갈라지기 전까지의 혈관은 무엇인가?

1) 속목동맥(internal carotid artery)
2) 왼온목동맥(left common carotid artery)
3) 오름대동맥(ascending aorta)
4) 바깥목동맥(external carotid artery)
5) 팔머리동맥(brachiocephalic trunk)

78

다음 중 척수에 혈액을 공급하는 혈관은 무엇인가?

1) 뿌리동맥
2) 경질막정맥굴
3) 속목동맥
4) 가슴대동맥
5) 척추동맥

문제해설

75
- 압력수용기(pressoreceptor, stretch receptor) : 속목동맥의 분기부와 대동맥활의 혈관벽, 심장과 혈관에 억제적으로 영향을 미쳐 혈압을 낮춤
- 화학수용기 : O_2와 CO_2 농도를 감지, 호흡조절을 주관; 목동맥토리(carotid body), 대동맥토리(aortic body)

답 3)

76 압력수용기 : 목동맥팽대(속목동맥의 분기부)와 대동맥활의 혈관벽 → 압력이 높아지면 압력수용기가 흥분하고, 이 흥은 신경전달을 통하여 심장을 억제적으로 조절한다.

답 2)

77 대동맥활에서 오른쪽으로 가는 동맥은 왼쪽으로 가는 동맥처럼 왼온목동맥과 왼빗장밑동맥으로 바로 나뉘지 않고 팔머리동맥 이후에 오른온목동맥과 오른빗장밑동맥으로 나뉜다.

답 5)

78 1개의 앞척수동맥, 1쌍의 뒤척수동맥, 척수의 뒤뿌리와 앞면에 분포하는 뿌리동맥에 의해 척수는 혈액이 공급된다.

답 1)

79

어떤 기관의 모세혈관이 정맥으로 연결된 다음 심장으로 들어가지 않고 다시 인접 장기로 들어가 모세혈관이 되는 순환을 무엇이라 하는가?

1) 소순환(lesser circulation) 2) 문맥순환(portal circulation)
3) 태아순환(fetal circulation) 4) 곁순환(collateral circulation)
5) 몸순환(systemic circulation)

80

아래대정맥과 위대정맥을 연결하는 곁순환로는 다음 중 무엇인가?

1) 홀정맥, 반홀정맥 2) 문맥, 간정맥
3) 온덩덩정맥, 오른심방 4) 큰두렁정맥, 작은두렁정맥
5) 왼온엉덩정맥, 오른온엉덩정맥

81

위대정맥은 다음 중 어떤 혈관이 합쳐져서 이루어졌는가?

1) 왼·오른겨드랑정맥 2) 왼·오른위상시정맥굴
3) 왼·오른팔머리정맥 4) 왼·오른빗장밑정맥
5) 왼·오른속목정맥

82

노·자정맥 이후의 정맥으로 자쪽피부정맥으로 부터도 정맥혈이 유입되는 겨드랑정맥이 되기 이전의 정맥은?

1) 빗장정맥 2) 손가락정맥
3) 위팔정맥 4) 노쪽피부정맥
5) 팔머리정맥

문제해설

79 • 간문맥(hepatic portal vein) : 배안의 장기들인 위, 작은창자. 이자, 지라, 쓸개 등의 정맥혈을 한 곳으로 모아 간으로 운반하는 길이 약 7cm인 정맥으로 소화관에서 흡수한 영양분을 운반하는 중요한 경로가 된다.
• 콩팥문맥계(renal portal system)
• 뇌하수체문맥((hypophyseal portal system)

답 2)

80 79번 해설내용 참조

답 1)

81 속목정맥과 빗장밑정맥 → 팔머리정맥 → 위대정맥

답 3)

82 자쪽피부정맥 : 아래팔의 자쪽을 올라가 위팔의 윗부분에서 위팔정맥에 유입
손가락정맥 → 얕은·깊은손바닥정맥활 → 노·자정맥 → 위팔정맥 → 겨드랑정맥 → 빗장밑정맥 → 팔머리정맥 → 위대정맥

답 3)

83

위, 간, 지라에 혈액을 보내는 동맥은?

1) 왼아래가로막동맥
2) 복강동맥
3) 위창자간막동맥
4) 왼허리동맥
5) 아래창자간막동맥

84

다리에 분포하는 동맥의 시작인 넙다리동맥(femoral artery)과 연속되어 있는 바로 전 동맥은 무엇인가?

1) 가슴대동맥(thoracic aorta)
2) 배대동맥(abdominal aorta)
3) 온엉덩동맥(common iliac artery)
4) 바깥엉덩동맥(external iliac artery)
5) 속엉덩동맥(internal iliac artery)

85

배대동맥에서 분지하는 혈관 중 위, 간, 지라, 이자 등에 분포하는 동맥은?

1) 왼아래가로막동맥
2) 아래창자간막동맥
3) 왼허리동맥
4) 복강동맥
5) 위창자간막동맥

86

다음 중 복강동맥이 분포하는 곳이 아닌 것은?

1) 가로막
2) 위
3) 지라
4) 이자
5) 간

문제해설

83 복강동맥은 왼위동맥, 지라동맥, 온간동맥으로 나뉘어져 위, 샘창자, 이자, 지라, 간, 쓸개 등에 분포한다.

답 2)

84 다리의 동맥 : 바깥엉덩동맥 → 넙다리동맥 → 오금동맥

답 4)

85 지라동맥, 왼위동맥, 온간동맥은 복강동맥에서 분지하여 지라, 이자, 위, 간 등에 분포한다.

답 4)

86 복강동맥은 지라동맥, 왼위동맥, 온간동맥으로 나뉘어져 위, 샘창자, 지라, 이자, 간, 쓸개 등에 분포한다.

답 1)

87

경질막정맥굴(sinus of dura mater)의 설명으로 바르지 않은 것은?

1) 뇌의 정맥혈을 모아 속목정맥으로 보내는 정맥혈관
2) 2겹의 뇌 경질막 속에 형성
3) 혈관벽은 근육층과 정맥판막이 없음
4) 내피세포로만 구성
5) 정맥혈을 한 곳으로 모아 간으로 운반

88

다음 중 간문맥과 관련이 없는 것은?

1) 간정맥(hepatic vein)
2) 위창자간막정맥(superior mesenteric vein)
3) 지라정맥(splenic vein)
4) 아래창자간막정맥(inferior mesenteric vein)
5) 위정맥(gastric veins)

89

다음 중 태아순환의 구조물이 아닌 것은?

1) 배꼽정맥(umbilical vein)
2) 정맥관(ductus venosus)
3) 타원오목(oval fossa)
4) 배꼽동맥(umbilical artery)
5) 동맥관(ductus arteriosus)

90

출생 후 간원인대로 변화하는 것은?

1) 배꼽정맥(umbilical vein)
2) 정맥관(ductus venosus)
3) 타원오목(oval fossa)
4) 배꼽동맥(umbilical artery)
5) 동맥관(ductus arteriosus)

문제해설

87 5) 문맥(portal vein)

답 5)

88 간정맥은 간에서 나가는 정맥

답 1)

89 출생 후 태아순환의 변화

- 배꼽정맥(umbilical vein) → 간원인대(ligamentum teres)
- 정맥관(ductus venosus) → 정맥관인대(ligamentum venosum)
- 동맥관(ductus arteriosus) → 동맥관인대(ligamentum arteriosum)
- 배꼽동맥(umbilical artery) → 배꼽동맥인대(umbilical ligament)
- 타원구멍(oval foramen) → 타원오목(oval fossa)

답 3)

90 89번 해설내용 참조

답 1)

91

다음 중 아래창자간막동맥(inferior mesenteric artery)이 분포하는 곳은?

1) 작은창자(small intestine)
2) 막창자(cecum)
3) 오름잘룩창자(ascending colon)
4) 가로잘룩창자(transverse colon) 오른쪽 1/2
5) 내림잘록창자(descending colon)

92

작은창자, 막창자, 오름잘록창자, 가로잘록창자 오른쪽 1/2에 분포하는 동맥은 무엇인가

1) 지라동맥
2) 온간동맥
3) 아래창자간막동맥
4) 위창자간막동맥
5) 안쪽엉치동맥

93

몸에서 가장 긴 혈관으로 종종 심장동백우회술(coronary bypass)을 위해 대체혈관으로 사용되며 발의 중간부분에서 시작하여 다리와 넓적다리 중앙부를 타고 올라와 넙다리정맥으로 흘러 들어가는 혈관은?

1) 아래대정맥
2) 속엉덩정맥
3) 큰두렁정맥
4) 오금정맥
5) 발바닥정맥

94

다음 중 림프기관이 아닌 것은?

1) 림프절(lymph node)
2) 지라(spleen)
3) 가슴샘(thymus)
4) 갑상샘(thyroid grand)
5) 편도(tonsil)

문제해설

91
- 위창자간막동맥 : 작은창자, 막창자, 오름잘록창자, 가로잘록창자 오른쪽 1/2
- 아래창자간막동맥 : 내림잘록창자, 구불잘록창자, 곧창자, 가로잘록창자 왼쪽 1/2

답 5)

92
- 위창자간막동맥 : 작은창자, 막창자, 오름잘록창자, 가로잘록창자 오른쪽 1/2
- 아래창자간막동맥 : 내림잘록창자, 구불잘록창자, 곧창자, 가로잘록창자 왼쪽 1/2

답 4)

93 큰두렁정맥에 대한 설명이다.

답 3)

94 감상샘은 내분비기관이다.

답 4)

95

태반에서 산소와 영양물질을 태아의 몸속으로 운반하는 한 가닥의 혈관은?

1) 배꼽정맥(umbilical vein)
2) 정맥관(ductus venosus)
3) 타원오목(oval fossa)
4) 배꼽동맥(umbilical artery)
5) 동맥관(ductus arteriosus)

96

가슴림프관(thoracic duct)에 대한 설명으로 바르지 않은 것은?

1) 왼쪽 윗몸과 아래몸 전체에서 생성된 모든 림프를 수송
2) 우리 몸에서 가장 큰 림프관
3) 작은창자에 분포하는 암죽관(chyliferous vessel)이 모여 팽대된 가슴림프관팽대(cisterna chyli)에서 시작
4) 왼쪽의 빗장정맥과 속목정맥이 합류하는 곳인 정맥각(venous angle)에 연결
5) 암죽관(chyliferous vessel)은 단백질을 흡수하는 부위

97

다음 중 림프기관이 아닌 것은?

1) 가슴샘
2) 지라
3) 편도
4) 이자
5) 무리림프소절

98

다음 중 림프기관에 해당하는 것은?

1) 위
2) 지라
3) 간
4) 이자
5) 허파

문제해설

95
- 배꼽정맥(umbilical vein) : 태반에서 태아 몸으로 동맥혈을 운반하는 한 개의 혈관
- 정맥관(ductus foramen, Arantius's duct) : 태아의 간 아래면에서 갈라진 배꼽정맥의 한 가지를 아래대정맥으로 연결하는 관
- 타원구멍(oval foramen) : 태아 심장의 심방사이막에 있는 구멍, 오른심방으로 들어온 혈액을 직접 왼심방으로 보내는 역할
- 동맥관(ductus arteriosus, Botallo's duct) : 태아의 허파동맥과 대동맥활 사이를 연결하는 관
- 배꼽동맥(umbilical artery) : 태아의 정맥혈을 태반으로 보내는 한 쌍의 혈관

답 1)

96 암죽관(chyliferous vessel) : 지방을 흡수하는 부위로 림프가 지방덩어리 때문에 유백색을 나타내기 때문에 이때의 림프를 암죽(chyle)이라 한다.

답 5)

97 림프절, 지라, 가슴샘, 편도, 홑·무리림프소절 등

답 4)

98 림프절, 지라, 가슴샘, 편도, 림프소절 등의 림프기관이 있다.

답 2)

99

해설소체(Hassall's corpuscle)를 볼 수 있는 곳은?

1) 가슴샘(thymus)
2) 지라위
3) 간
4) 샘창자
5) 돌창자

100

무리림프소절 또는 페이어반(Peyer's patche)이라고 하는 림프소절을 볼 수 있는 곳은?

1) 지라
2) 위
3) 간
4) 샘창자
5) 돌창자

101

속목정맥과 빗장밑정맥이 합류되며 가슴림프관과 오른림프관이 열리는 곳은?

1) 정맥각(jugular subclavian angle)
2) 경질막정맥굴(dural venous sinus)
3) 겨드랑정맥(axillary vein)
4) 위팔정맥(brachial vein)
5) 위대정맥(superior vena cava)

102

대뇌동맥고리를 구성하는 혈관이 아닌 것은?

1) 앞대뇌동맥
2) 앞교통동맥
3) 속목동맥
4) 중간교통동맥
5) 뒤대뇌동맥

문제해설

99 해설소체(가슴샘소체)는 가슴샘 특유의 상피성세포이다.

답 1)

100 작은창자 끝부분인 돌창자의 점막에서 볼 수 있다.

답 5)

101 정맥각에 대한 설명이다.

답 1)

102
- 중간교통동맥은 없음
- 앞대뇌동맥, 앞교통동맥, 속목동맥, 뒤대뇌동맥, 뒤교통동맥으로 구성된 대뇌순환의 일부를 대뇌동맥고리(cerebral arterial circle, Circle of Willis)라고 한다.

답 4)

103

다음 항체의 종류와 그 설명으로 바른 것은?

1) IgG : 골수종 환자의 혈청에서 발견, B-cell의 표면만 존재, B-cell의 항체생산세포
2) IgA : 항원이 침입한 점막에서 형성되는 항체, B세포의 표면만 존재, 동일한 항원과 결합하면 히스타민, 세로토닌 방출 → 과민반응을 일으킴(아토피, 천식)
3) IgM : 감염초기 면역작용에 가장 먼저 작용하는 면역글로불린, 보체 결합성 항체, B림프구 표면에 존재
4) IgE : 장내 점막의 주요 항체, 점막의 감염 최일선 방어, 혈청, 눈, 코, 구강, 기도, 소화관 점막에 존재하는 면역글로불린, 항바이러스 활동 현저함
5) IgD : 태반 통과하여 태아와 신생아 감염으로부터 방어, TP균에 대한 항독소 항체로 감염방지, 1차 감염후기와 2차 감염시 혈액에 존재하며 보체를 활성화시킴

문제해설

103
- IgG : 태반 통과하여 태아와 신생아 감염으로부터 방어, TP균에 대한 항독소 항체로 감염방지, 1차 감염후기와 2차 감염시 혈액에 존재하며 보체를 활성화시킴
- IgA : 장내 점막의 주요 항체, 점막의 감염 최일선 방어, 혈청, 눈, 코, 구강, 기도, 소화관 점막에 존재하는 면역글로불린, 항바이러스 활동 현저함
- IgM : 감염초기 면역작용에 가장 먼저 작용하는 면역글로불린, 보체 결합성 항체, B림프구 표면에 존재
- IgE : 항원이 침입한 점막에서 형성되는 항체, B세포의 표면만 존재, 동일한 항원과 결합하면 히스타민, 세로토닌 방출 → 과민반응을 일으킴(아토피, 천식)
- IgD : 골수종 환자의 혈청에서 발견, B-cell의 표면만 존재, B-cell의 항체생산세포

답 3)

104

인체에서 맥박을 느낄 수 있는 곳 중 발에 있는 맥박점은 무엇인가?

1) 발등동맥
2) 오금동맥
3) 바닥쪽발허리동맥
4) 발가락정맥
5) 배대동맥

104 우리몸의 맥박점 : 머리와 목(얕은관자동맥, 얼굴동맥, 뒤통수동맥, 온목동맥), 팔(겨드랑동맥, 위팔동맥, 노동맥), 다리(넙다리동맥, 오금동맥, 발등동맥, 뒤정강동맥)

답 1)

105

다음 설명 중 틀린 것은?

1) fibrinogen은 간에서 합성된다
2) 탈수가 되면 심박출량은 감소한다
3) 알부민은 혈액 점도 유지 역할을 한다
4) 복장뼈는 조혈작용을 한다
5) 면역글로불린 중 인체에 가장 많은 것은 IgA이다

105 Ig의 양 : IgG > IgA > IgM > IgD > IgE

답 5)

106

다음 중 우리 몸에서 가장 큰 림프기관은 무엇인가?

1) 가슴샘(thymus)
2) 지라(spleen)
3) 편도(tonsil)
4) 페이어판(Peyer's patches)
5) 막창자꼬리(appendix)

107

다음 중 림프계통의 일반적인 기능으로 바르지 않는 것은?

1) 포식작용
2) 이물질 제거
3) 면역작용
4) 영양소 소화흡수작용
5) 조직액을 혈액으로 되돌리는 작용

108

다음 중 T-림프구를 생산하는 곳은?

1) 위
2) 이자
3) 고환
4) 가슴샘
5) 솔방울샘

109

림프구 생산, 적혈구의 파괴 및 저장, 항체 생산 및 포식작용 등을 할 수 있는 곳은?

1) 지라
2) 위
3) 간
4) 콩팥
5) 이자

문제해설

106
- 가슴샘(thymus) : 사춘기이후 퇴화, 햇살소체 존재(Hassall's body)
- 지라(spleen) : 림프구 생산, 적혈구 파괴 및 저장, 항체 생산 및 식균작용
- 편도(tonsil) : 목구멍편도(palatine tonsil), 혀편도(lingual tonsil), 인두편도(pharyngeal tonsil), 귀인두관편도(tubal tonsil) → 인두의 시작부위에서 고리모양의 림프조직체를 형성하고 있어 이를 왈데이어편도고리(Waldeyer's tonsilar fing)이라 한다.
- 페이어판(Peyer's patches) : 작은창자벽의 파괴를 방어, 돌창자(ileum)의 점막에 있는 림프소절, 무리림프소절(aggregated lymphatic nodules)라고도 한다.

답 2)

107 림프계통의 일반적인 기능은 포식작용, 이물질 제거, 면역작용, 그리고 조직액을 혈액으로 되돌리는 작용이다.

답 4)

108 가슴샘은 T-림프구와 항체를 생산한다.

답 4)

109 우리 몸에서 가장 큰 림프기관인 지라의 일반적 기능에 대한 설명이다.

답 1)

110

다음 중 림프구를 생산하는 곳으로 바르지 않은 것은?

1) 편도(tonsils)
2) 지라(spleen)
3) 가슴샘(thymus)
4) 골수
5) 콩팥

111

항체를 혈액과 림프로 분비함으로써 세균 및 바이러스와 싸우게 하는 체액성 면역을 제공하는 것은?

1) B-림프구
2) 거대핵세포
3) T-림프구
4) 형질세포
5) 단핵구

112

항체를 분비하지 않고 세포에 접근하거나 물리적 접촉을 하여 세포를 파괴하는 세포－매개성 면역을 제공하는 것은?

1) B-림프구
2) 거대핵세포
3) T-림프구
4) 형질세포
5) 면역글로불린

113

다음 중 왈데이어편도고리(Waldeyer's tonsilar ring)를 형성하는 것이 아닌 것은?

1) 목구멍편도
2) 혀편도
3) 인두편도
4) 귀인두관편도
5) 후두덮개결편도

문제해설

110
- 그 외 림프절, 림프소절 등에서 생산
- 림프구는 백혈구의 한 종류로 태어난 후 골수와 가슴샘이 일차 림프 생성기관이 된다.

답 5)

111
- B-림프구 : 항체를 혈액과 림프로 분비함으로써 세균 및 바이러스와 싸우게 하는 체액성 면역을 제공
- T-림프구 : 항체를 분비하지 않고 세포에 가까이 접근하거나 실제로 물리적 접촉을 하여 세포를 파괴하는 세포－매개성 면역 제공
- 항체 : IgG(혈액 내의 주요 항체), IgA(타액과 모유내의 주요 항체), IgE(알레르기에 반응), IgM, IgD
- 단핵구 : 강한 식균작용(만성염증)－증가하는 경우(결핵, 백혈병 등)
- 형질세포 : 항체를 만드는 단백질
- 거대핵세포 : 혈소판을 형성

답 1)

112 111번 해설내용 참조

답 3)

113
- 발다이어편도고리라고도 하며 구강에서 인두로 이행되는 부위를 둘러싸고 있는 림프조직으로 코나 입을 통해 들어오는 세균이나 바이러스 등에 대한 방어체계를 형성한다.
- 인두편도(pharyngeal tonsil)－귀인두관편도(tubal tonsil)－목구멍편도(palatine tonsil)－혀편도(lingual tonsil)
- 인간을 제외한 몇몇 동물에서 후두덮개결편도(para-epiglottic tonsil)가 있다.

답 5)

해부생리학

9

C·H·A·P·T·E·R

호흡계통

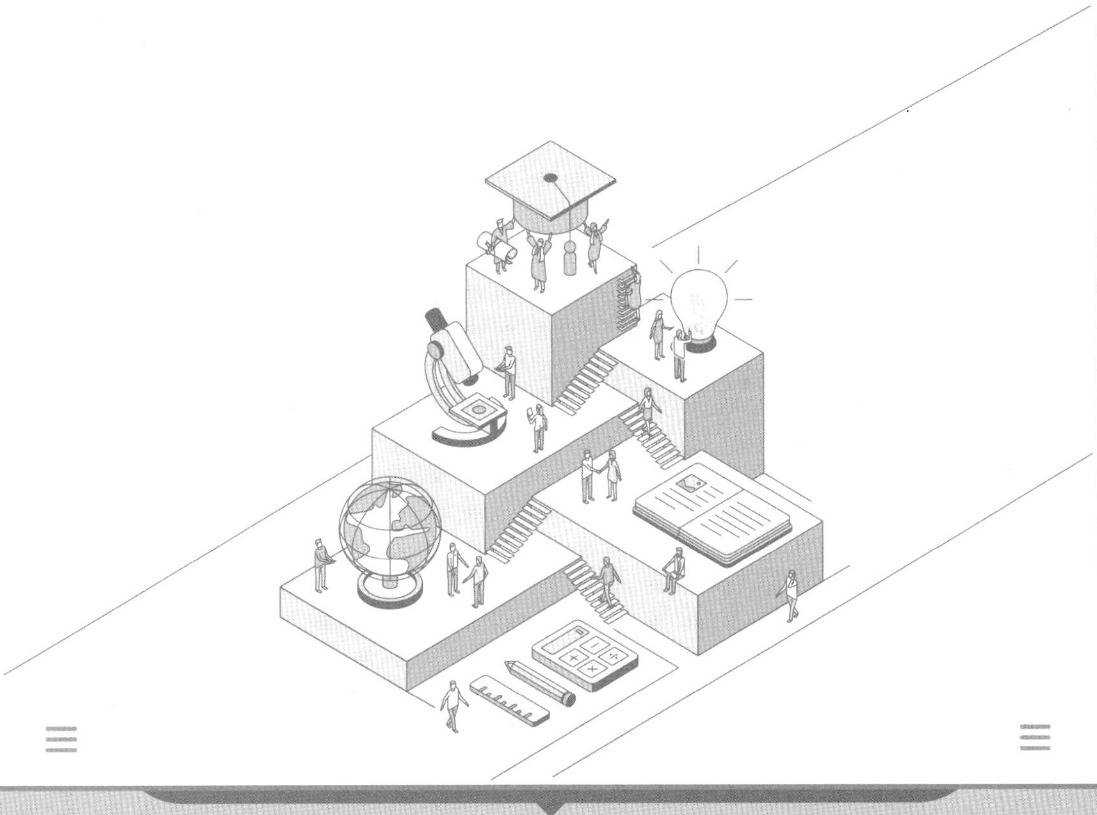

2024 OCCUPATIONAL THERAPY

예·상·문·제·풀·이

01

후두의 개폐를 조절하여 음식물이 기도 내로 들어가는 것을 방지하는 것은?

1) 목젖
2) 후두덮개
3) 방패연골
4) 모뿔연골
5) 반지연골

02

후두융기(laryngeal prominece)를 볼 수 있는 곳은?

1) 방패연골(thyroid cartilage)
2) 반지연골(cricoid cartilage)
3) 모뿔연골(arytenoid cartilage)
4) 잔뿔연골(corniculate cartilage)
5) 쐐기연골(cuneiform cartilage)

03

서로 연결되는 부위로 바르게 짝지어진 것은?

1) 이마굴 — 위콧길
2) 나비굴 — 나비벌집오목
3) 벌집굴 — 아래콧길
4) 위턱굴 — 위콧길
5) 코눈물관 — 중간콧길

04

다음 중 위콧길과 중간콧길로 연결된 부위는?

1) 이마굴(frontal sinus)
2) 위턱굴(maxillary sinus)
3) 벌집굴(ethmoid sinus)
4) 나비굴(sphenoidal sinus)
5) 코눈물관(nasolacrimal duct)

문제해설

01 후두덮개(epiglottis) : 음식물이 들어오면 후두에 들어가는 것을 막고 식도로 가게 하는 역할을 한다.

답 2)

02
- 후두융기=아담스애플(Adam;s apple)
- 방패연골 : 남자에서 사춘기 이후에 유난히 튀어나오는데 이를 후두융기(laryngeal prominence or Adam's apple)라고 한다.

답 1)

03
- 이마굴 : 중간콧길
- 나비굴 : 위콧길 뒤쪽의 나비벌집오목
- 벌집굴 : 위콧길, 중간콧길
- 위턱굴 : 중간콧길
- 코눈물관 : 아래콧길

답 2)

04 이마굴－중간콧길, 나비굴－위콧길 뒤쪽의 나비벌집오목, 벌집굴－위콧길, 중간콧길, 위턱굴－중간콧길, 코눈물관－아래콧길

답 3)

05

후두연골(laryngeal cartilage) 중 성대돌기(vocal process)와 근육돌기(muscular process)가 있어 발성 과정에서 매우 중요한 역할을 하는 연골은?

1) 방패연골(thyroid cartilage)
2) 반지연골(cricoid cartilage)
3) 모뿔연골(arytenoid cartilage)
4) 잔뿔연골(corniculate cartilage)
5) 쐐기연골(cuneiform cartilage)

06

왼쪽과 오른쪽 성대주름 사이를 무엇이라 하는가?

1) 후두안뜰(laryngeal vestibule)
2) 후두실(laryngeal ventricle)
3) 성대문아래공간(infraglottic cavity)
4) 성대문틈새(rima glattidis)
5) 성대문(glottis)

07

다음 중 소리의 1차 공명을 일으키는 곳은?

1) 입안
2) 후두안뜰
3) 후두실
4) 성대문아래 공간
5) 성대문

08

후두연골(laryngeal cartilage)은 모두 몇 개인가?

1) 3개
2) 6개
3) 9개
4) 12개
5) 15개

문제해설

05
- 후두연골(laryngeal cartilage) : 방패연골(thyroid cartilage), 반지연골(cricoid cartilage), 모뿔연골(arytenoid cartilage), 잔뿔연골(corniculate cartilage), 쐐기연골(cuneiform cartilage), 후두덮개연골(epiglottic cartilage)
- 모뿔연골에는 성대가 부착하는 성대돌기(vocal process)와 성대를 움직이는 후두근이 부착하는 근육돌기(muscular process)가 있다.
- 모뿔연골의 위치나 상태의 변화는 곧바로 성문의 모양과 성대의 긴장도에 직접적인 영향을 끼치기 때문에 발성 과정에서 매우 중요한 역할을 한다.

답 3)

06
- 후두안뜰(laryngeal vestibule) : 안뜰주름(vestibular fold) 위쪽
- 후두실(laryngeal ventricle) : 안뜰주름과 성대주름(vocal fold) 사이, 소리의 1차 공명을 일으키는 곳
- 성대문아래공간(infraglottic cavity) : 성대주름 아래쪽
- 성대문(glottis) : 성대문틈새와 성대주름을 합쳐

답 4)

07 06번 해설내용 참조

답 3)

08 방패연골(1개), 반지연골(1개), 모뿔연골(2개), 잔뿔연골(2개), 쐐기연골(2개), 후두덮개연골(1개)

답 3)

09

다음 중 열리는 콧길의 연결이 바르지 않은 것은?

1) 위턱굴 — 중간콧길
2) 이마굴 — 중간콧길
3) 나비굴 — 아래콧길
4) 벌집굴 — (앞쪽)중간콧길, (뒤쪽)위콧길
5) 눈물관 — 아래콧길

10

후두(larynx)에 대한 설명으로 바르지 않은 것은?

1) 인두(pharynx)와 기관(trachea) 사이에 있다
2) 넷째~여섯째목뼈 높이의 식도(esophagus) 뒤에 위치한다
3) 9개의 후두연골(laryngeal cartilage)이 있다
4) 후두어귀를 열고 닫는 후두덮개(epiglottis)가 있다
5) 후두안(laryngeal cavity)에는 안뜰주름(vestibular fold)과 성대주름(vocal fold)이 있다

11

후두의 연골 중 2개인 것으로 짝지어진 것은?

1) 방패연골(thyroid cartilage), 반지연골(cricoid cartilage)
2) 반지연골(cricoid cartilage), 모뿔연골(arytenoid cartilage)
3) 모뿔연골(arytenoid cartilage), 잔뿔연골(corniculate cartilage)
4) 잔뿔연골(corniculate cartilage), 후두덮개연골(epiglottic cartilage)
5) 후두덮개연골(epiglottic cartilage), 쐐기연골(cuneiform cartilage)

12

가장 큰 후두연골로 후두융기가 있는 연골은?

1) 반지연골
2) 모뿔연골
3) 방패연골
4) 잔뿔연골
5) 쐐기연골

문제해설

09
- 위턱굴 : 중간콧길
- 이마굴 : 중간콧길
- 벌집굴 : (앞쪽)중간콧길, (뒤쪽)위콧길
- 나비굴 : 위콧길 뒤쪽

답 3)

10
- 후두(larynx)는 식도 앞에 위치한다.
- 안뜰주름(vestibular fold) = 거짓성대, 성대주름(vocal fold) = 참성대

답 2)

11 방패연골(1개), 반지연골(1개), 모뿔연골(2개), 잔뿔연골(2개), 쐐기연골(2개), 후두덮개연골(1개)

답 3)

12 남자는 왼판과 오른판이 결합하여 유난히 튀어나오는데 이를 후두융기(laryngeal prominence) 또는 Adam's apple이라고 한다.

답 3)

해부생리학

13

후두연골 중 성문의 모양과 성대의 긴장도에 직접적인 영향을 끼쳐 발성과정에 있어 매우 중요한 연골은?

1) 방패연골
2) 반지연골
3) 모뿔연골
4) 잔뿔연골
5) 쐐기연골

14

성대문(glottis)을 여는 역할을 하는 근육은?

1) 반지방패근(cricothyroid muscle)
2) 뒤반지모뿔근(posterior cricoarytenoid muscle)
3) 방패모뿔근(thyroarytenoid)
4) 가쪽반지모뿔근(lateral cricoarytenoid muscle)
5) 방패덮개근(thyroepiglottic muscle)

15

다음 중 성대 주름을 긴장시키는 근육은?

1) 반지방패근
2) 뒤반지모뿔근
3) 방패모뿔근
4) 가쪽반지모뿔근
5) 방패덮개근

16

소화계통에 대한 설명으로 옳은 것은?

1) 혀밑샘은 점액이 장액보다 적은 침을 분비한다
2) 성인의 식도는 약 45cm이다
3) 큰샘창자유두는 온슬개관과 이자관이 합쳐져 열린다
4) 후두 앞에 식도가 있다
5) 오름잘록창자는 내림잘록창자와 바로 연결되어 있다

문제해설

13 모뿔연골은 성문의 모양과 성대의 긴장도에 직접적인 영향을 끼쳐 발성 과정에서 매우 중요한 역할을 한다.

답 3)

14
- 반지방패근(cricothyroid, 윤상갑상근), 성대근(vocalis) : 성대 주름 긴장
- 뒤반지모뿔근(posterior cricoarytenoid, 후윤상피열근) : 성대문 열기
- 가쪽반지모뿔근(lateral cricoarytenoid, 외측윤상피열근), 가로모뿔근(transverse arytenoid), 빗모뿔근(oblique arytenoid) : 성대문 닫기
- 방패모뿔근(thyroarytenoid, 갑상피열근) : 성대문 좁히기

답 2)

15 14번 해설내용 참조

답 1)

16 1) 점액이 많음
2) 약 25cm
4) 후두 뒤에 식도가 있음
5) 중간에 가로잘록창자가 있음

답 3)

17

코안을 형성하고 있는 뼈들 속에 공기가 들어 있는 공간을 무엇이라 하는가?

1) 코곁굴　　2) 코오목
3) 코안뜰　　4) 코중격
5) 콧길

18

코곁굴의 역할이 아닌 것은?

1) 호흡 시 공기 가온　　2) 호흡 시 가습
3) 발성 시 공명 작용　　4) 머리뼈 무게 감소
5) 뇌공간 확보

19

점막의 염증으로 인하여 고름이 생기는 현상을 코곁굴(paranasal sinus)에서 볼 수 있는데 이 중 자주 발생하는 곳은 어디인가?

1) 위턱굴(maxillary sinus)　　2) 이마굴(frontal sinus)
3) 벌집굴(ethmoidal sinus)　　4) 나비굴(sphenoidal sinus)
5) 꼭지벌집(mastoid cells)

20

후두근의 운동인 발성을 조절하는 되돌이신경(recurrent nerve)을 내는 뇌신경은?

1) 삼차신경(Ⅴ)　　2) 얼굴신경(Ⅶ)
3) 혀인두신경(Ⅸ)　　4) 미주신경(Ⅹ)
5) 더부신경(Ⅺ)

문제해설

17 • 코곁굴(paranasal sinus) : 위턱굴(maxillary sinus), 이마굴(frontal sinus), 벌집굴(ethmoidal sinus), 나비굴(sphenoidal sinus)
- 코안을 형성하고 있는 뼈들 속에 공기가 들어 있는 공간
- 코안과 서로 연결하고 있으면서 호흡 시 공기를 가온 및 가습시키고, 발성 시 공명작용, 머리뼈의 무게를 감소시키는 역할

답 1)

18 17번 해설내용 참조

답 5)

19 속면의 섬모상피(ciliated epithelium)를 가진 점막이 염증으로 인해 고름이 발생하는 것을 굴염(sinusitis) 또는 축농증(empyema)라고 하며 위턱굴(maxillary sinus)에서 자주 발생

답 1)

20 미주신경은 숨뇌에서 나와 목정맥구멍을 지나며 위·아래신경절을 만들고 있는데 가슴안으로 내려와 되돌이신경을 내보낸다.

답 4)

해부생리학

21

후두의 근육 중 위후두신경이 지배하는 것은?

1) 반지방패근(cricothyroid muscle)
2) 뒤반지모뿔근(posterior cricoarytenoid muscle)
3) 방패모뿔근(thyroarytenoid)
4) 가쪽반지모뿔근(lateral cricoarytenoid muscle)
5) 방패덮개근(thyroepiglottic muscle)

22

오른기관지와 왼기관지를 비교한 것으로 옳지 않은 것은?

1) 오른기관지는 왼기관지보다 짧다
2) 오른기관지는 왼기관지보다 굵다
3) 왼기관지는 오른기관지에 비해 전중선과의 각이 더 크다
4) 왼기관지는 오른기관지에 비해 이물이 더 잘 들어간다
5) 왼기관지는 2개로 오른기관지는 3개로 갈라진다

23

기관(trachea)에 대한 설명으로 바르지 않은 것은?

1) 반지연골(cricoid cartilage)의 아래모서리에서 시작하여 다섯째등뼈에서 갈라진다
2) 말굽모양의 15～20개 기관연골(tracheal cartilages)로 구성되어있다
3) 뒷벽은 인대성막과 가로무늬근육(striated muscle)으로 되어있다
4) 기관점막은 술잔세포를 함유한 거짓중층섬모원주상피(pseudostratified ciliated columnar epithelium)로 구성되어있다
5) 직경 약 2.5cm, 길이 약 11cm인 관이다

문제해설

21
- 미주신경의 가지인 위후두신경과 되돌이후두신경(나머지 근육)이 지배
- 반지방패근은 위후두신경(superior laryngeal nerve)의 지배를 받고, 나머지 후두의 근육들은 되돌이후두신경(recurrent laryngeal nerve)의 지배를 받는다.

답 1)

22
- 왼기관지 : 오른기관지보다 길고 가늘며 정중선과 약 46° 기울어져 있고, 2개의 위·아래엽기관지로 갈라진다.
- 오른기관지 : 왼기관지보다 짧고 굵으며, 정중선과 약 24° 기울어져 있어 이물이 들어갈 때 대부분 오른기관지로 들어가고, 3개의 위·중간·아래엽기관지로 갈라진다.

답 4)

23 뒷벽은 민무늬근육(smooth muscle)으로 기관의 직경을 조절하는데 관여한다.

답 3)

24

가슴우리 중앙부에 허파와 가슴막(pleura)을 제외한 모든 가슴 장기가 수용되어 있는 곳은?

1) 허파뿌리(pulmonary root)
2) 허파문(pulmonary hilum)
3) 가로막(diaphragm)
4) 가슴세로칸(mediastinum)
5) 허파구역(bronchopulmonary segments)

25

다음 설명 중 바르지 않은 것은?

1) 왼기관지(left main bronchus)가 오른기관지보다 길고 가늘며 정중선과 약 46° 기울어져 있다
2) 오른허파는 빗틈새(oblique fissure)와 수평틈새(horizontal fissure)에 의하여 위·중간·아래엽으로 구분된다
3) 허파에 분포하는 영양혈관(nutritional vessel)으로는 허파동맥(pulmonary artery)과 허파정맥(pulmonary vein)이 있다
4) 허파가 최대로 확장되었을 때에도 공간이 남는 곳을 가슴막오목(pleural recess)이라 한다
5) 가슴막안(pleural cavity)에 공기가 들어가는 것을 공기가슴증(pneumothorax, 기흉)이라 한다

26

호흡막(respiratory membrane)에 존재하는 세포 중 허파꽈리의 표면을 촉촉하게 적셔주어 표면장력을 약화시켜 호흡작용을 원활하게 해주는 물질을 분비하는 것은?

1) 제 Ⅰ형 세포(type Ⅰ cell)
2) 제 Ⅱ형 세포(type Ⅱ cell)
3) 허파세포(pneumonocyte)
4) 허파꽈리큰포식세포(aveolar macrophage)
5) 먼지세포(dust cell)

문제해설

24 가슴세로칸 : 즉, 허파와 허파 사이

답 4)

25
- 오른기관지는 왼기관지보다 짧고 굵으며 정중선과 약 24° 기울어져 있어 이물질이 잘 들어간다.
- 왼허파는 오른허파보다 작고 위·아래엽으로 구분되며, 심장패임(cardiac notch)이 있다.
- 영양혈관 : 파조직에 산소와 영양분을 제공한 후 돌아가는 기관지동맥과 기관지정맥
- 기능혈관 : 혈액 속의 이산화탄소와 산소를 교환하기 위해 들어왔다 나가는 허파동맥과 허파정맥
- 가슴막오목(pleural recess) : 갈비가로막오목(costodiaphragmatic recess)과 갈비세로칸오목(costomediastinal recess)
- 가슴천자(thoracentesis) : 겨드랑이선상의 일곱 번째 갈비사이공간(intercostal space) 이용 → 갈비가로막오목(costo-diaphragmatic recess)에 해당

답 3)

26
- 호흡막(respiratory membrane) : 이곳을 통해 혈액과 허파꽈리(pulmonary alveolus) 사이의 가스가 교환
- 제 Ⅰ형 세포=허파세포 : 허파꽈리 속면을 덮고 있는 표면상피로 표면적의 90% 이상을 차지
- 표면활성제(surfactant) : 허파꽈리의 표면을 촉촉하게 적셔줌으로 장력을 약화시켜 호흡작용을 원활하게 해주는 물질

답 2)

해부생리학

27

다음 중 오른쪽 허파에만 있는 구조는?

1) 위엽
2) 수평틈새
3) 빗틈새
4) 아래엽
5) 심장패임

28

여러 가지 자극에 대해서 기관지가 과민한 반응을 보여서 생기는 기관지의 가역적인 폐쇄를 무엇이라 하는가?

1) 만성폐쇄폐병(chronic obstructive pulmonary disease)
2) 만성기관지염(chronic bronchitis)
3) 기관지천식(bronchial asthma)
4) 호흡성 산증(respiratory acidosis)
5) 헤링－브로이어반사(Hering-breuer reflex)

29

산소분압과 혈색소의 산소포화도(%)의 관계를 나타내는 곡선인 산소해리곡선에 관한 설명 중 틀린 것은?

1) 옥시헤모글로빈 해리곡선은 S자형을 띤다
2) 혈액의 PH가 높아지면 산소는 해리하기 쉬워진다
3) 혈액의 온도가 낮아지면 혈색소에 산소가 결합하기 쉬워진다
4) 혈액의 산소분압이 올라가면 산소와 결합하는 혈색소의 양이 증가한다
5) 적혈구 내의 2,3-DPG(디포스포글리셀르산)농도 증가는 산소 해리를 상승시킨다

문제해설

27
- 오른허파는 중간엽이 있고 이 중간엽과 위엽 사이에 수평틈새가 있다.
- 심장패임은 왼쪽 허파에 있다.

답 2)

28
- 만성폐쇄폐병(chronic obstructive pulmonary disease) : 만성적으로 기도의 폐쇄를 가져오는 병을 이르는 말. 대개 만성기관지염, 기관지 천식, 폐기종의 3가지 병을 말한다.
- 만성기관지염(chronic bronchitis) : 기관지의 만성염증을 말한다. 기관지의 염증으로 인해서 기관지의 점막에 부종이 생기고 이로 인해서 기관지의 내경이 좁아져서 기도의 폐쇄를 가져온다.
- 기관지천식(bronchial asthma) : 여러 가지 자극에 대해서 기관지가 과민한 반응을 보여서 생기는 기관지의 가역적인 폐쇄를 의미한다.
- 호흡성 산증(respiratory acidosis) : 호흡저하(hypoventilation)에 의해 환기가 줄고 체내에 CO_2가 축적되어 발생
- 산증(acidosis) : 몸속의 체액이 산성화되려는 경향. 몸속에 산이 축적되거나 알칼리의 감소가 생길 때에 일어난다.
- 헤링－브로이어반사(Hering-breuer reflex) : 허파가 팽창되면 신장수용기가 흥분하여 들숨에서 날숨으로 바뀌는 반사

답 3)

29 혈액의 PH가 낮아지면 산소는 해리하기 쉬워진다.

답 2)

30

다음 중 호흡조절에 관련된 말초화학수용기는 무엇인가?

1) 목동맥팽대
2) 대동맥활
3) 목동맥토리
4) 숨뇌
5) 기관갈림

31

규칙적 과호흡과 무호흡이 나타나는 주기성 이상호흡을 무엇이라 하는가?

1) 무호흡(apnea)
2) 호흡곤란(dyspnea)
3) 폐공기증(emphysema)
4) 공기가슴증(pneumothorax)
5) 체인-스토우크 호흡(cheyne-stokes respiration)

32

감압이 너무 빨리 일어나면 기포가 조직액에서 형성되어 혈액으로 들어가 혈관을 막아 실신, 근유통증, 관절통증 등을 유발시키는 물질은?

1) O_2
2) CO_2
3) H^+
4) HCO_3^-
5) N_2

33

가스교환이 가능한 호흡부에 해당하지 않는 것은?

1) 종말세기관지
2) 호흡세기관지
3) 허파꽈리관
4) 허파꽈리주머니
5) 허파꽈리

문제해설

30
- 말초화학수용기 : 목동맥토리, 대동맥토리
- 중추화학수용기 : 숨뇌
- 압력수용기 : 목동맥팽대와 대동맥활의 혈관벽

답 3)

31
- 공기가슴증(pneumothorax) : 흉막강 안에 공기나 가스가 들어차 흉벽과 허파쪽의 두 가슴막면이 서로 떨어져 있는 상태
- 폐공기증(emphysema) : 기관지의 벽을 지지하는 조직의 파괴에 의해서 기관지가 제 모양을 갖추지 못하고 무너지게 되어 기도의 폐쇄가 일어나는 병

답 5)

32 감압병(decompression sickness) or 공기색전증(air embolism)

답 5)

33 호흡세기관지에 허파꽈리가 일부 부착되어 있어 허파꽈리관, 허파꽈리주머니, 그리고 허파꽈리와 함께 호흡부에 해당한다.

답 1)

34

들숨예비량(IRV) + 일회호흡량(TV) + 날숨예비량(ERV)을 무엇이라 하는가?

1) 폐활량
2) 들숨용량
3) 기능적잔기용량
4) 총폐용량
5) 남은공기량

35

숨을 최대로 들이 마신 다음 강하게 최대로 내쉴 수 있는 공기의 최대량을 무엇이라 하는가?

1) 폐활량
2) 기능적잔기용량
3) 총폐용량
4) 일회호흡량
5) 날숨예비량

36

폐활량(VC)에 남은공기량(RV)을 더한 것은?

1) 폐활량
2) 기능적잔기용량
3) 총폐용량
4) 일회호흡량
5) 날숨예비량

문제해설

34
- 폐용적(lung volume)
  - 일회호흡량(TV) : 한 번 호흡할 때 들이마시고 내쉰 공기의 양
  - 들숨예비량(IRV) : TV를 들이마신 후 다시 최대로 더 들이마실 수 있는 공기량
  - 날숨예비량(ERV) : TV를 내쉰 후 다시 초대로 더 내쉴 수 있는 공기량
  - 남은공기량(RV) : 최대로 내쉰 후에도 허파 내에 남아있는 공기량
- 폐용량(lung capacity)
  - 폐활량(VC) : 숨을 최대로 들이마신 다음 강하게 최대로 내쉴 수 있는 공기의 최대량
    → 들숨예비량(IRV) + 일회호흡량(TV) + 날숨예비량(ERV)
  - 들숨용량(inspiratory capacity) : TV를 내쉰 후 들이마실 수 있는 공기의 최대량; TV + IRV
  - 기능적잔기용량(functional residual capacity) : TV를 내쉰 후 허파 내에 남아있는 공기량; ERV + RV
  - 총폐용량(total lung capacity) : 최대로 들이마셨을 때 허파 내에 있는 공기량; VC + RV
- 무효공간(dead space, 사강) : 일회호흡량 중 허파꽈리까지 미치지 못하고 호흡기도 일부에 공기가 머무르는데 이곳을 일컬음

답 1)

35 34번 해설내용 참조

답 1)

36 34번 해설내용 참조

답 3)

37

다음 중 총폐용량(total lung capacity)은 무엇인가?

1) 들숨예비량+날숨예비량
2) 날숨예비량+일회호흡량
3) 폐활량+남은공기량
4) 일회호흡량+남은공기량
5) 무효공간+일회호흡량

38

날숨예비용량(IRV)과 남은공기량(RV)을 합한 것은?

1) 폐활량
2) 기능적잔기용량
3) 총폐용량
4) 일회호흡량
5) 날숨예비량

39

체인-스토크 호흡(Cheyne-Stokes breathing)의 원인으로 가장 바른 것은?

1) 산소 과호흡
2) 질소 용해도 감소
3) 호흡중추의 기능저하
4) 호흡중추의 기능 항진
5) 이산화탄소에 대한 감수성 상승

40

혈액의 CO_2 운반되는 주된 형태는?

1) O_2
2) CO
3) H^+
4) HCO_3^-
5) NO

문제해설

37 34번 해설내용 참조

답 3)

38 34번 해설내용 참조

답 2)

39
- 얕고 빠른 호흡 → 깊고 완만한 호흡 → 얕은 호흡 → 호흡 정지(몇 초에서 수십 초 계속) → 얕고 빠른 호흡
- 중증인 뇌질환·혼수·요독증, 고도의 심부전에서 볼 수 있는데 원인은 호흡중추의 기능저하, 특히 혈액 속의 이산화탄소에 대한 감수성의 저하 때문이다.

답 3)

40 혈장에 용해되어 운반(약 7%), 헤모글로빈에 의해 운반(약 23%), 탄산수소이온 또는 탄산수소나트륨의 형태로 운반(약 70%)

답 4)

41

다음 중 가슴세로칸에 수용되지 않는 장기는?

1) 기관 2) 식도
3) 가슴샘 4) 심장
5) 허파

42

다음 중 산소요구량이 가장 높은 장기는?

1) 뇌 2) 허파
3) 심장 4) 간
5) 콩팥

43

연탄가스중독을 일으키는 물질은?

1) O_2 2) CO
3) H^+ 4) HCO_3^-
5) NO

44

산소해리곡선이 왼쪽으로 이동하는 경우와 관련이 없는 것은?

1) pH↑ 2) 온도↑
3) CO_2 분압↓ 3) 2,3-DPG 농도↓
5) 해리도↓

45

산소해리곡선이 오른쪽으로 이동하는 경우와 관련이 없는 것은?

1) PH↓ 2) 온도↑
3) CO_2 분압↓ 4) 2, 3-DPG 농도↑
5) 해리도↑

문제해설

41 가슴세로칸(mediastinum)에는 심장, 혈관, 기관, 식도, 가슴샘, 림프절 등이 있다.
답 5)

42 산소요구량은 뇌가 가장 높다.
답 1)

43 일산화탄소
답 2)

44
- pH↑, 온도↓, CO_2 분압↓, O_2 분압↑, 2,3-DPG 농도↓일 때 산소해리곡선이 왼쪽으로 이동하며 해리도는 작아진다(쉽게 결합).
- 반대일 때 오른쪽으로 이동하며 쉽게 해리

답 2)

45
- pH↑, 온도↓, CO_2 분압↓, O_2 분압↑, 2,3-DPG 농도↓일 때 산소해리곡선이 왼쪽으로 이동하며 해리도는 작아진다(쉽게 결합).
- 반대일 때 오른쪽으로 이동하며 쉽게 해리

답 3)

46

다음 중 성인의 일반적인 일회호흡용적(tidal volume, TD)으로 가장 알맞은 것은?

1) 500ml
2) 1000ml
3) 2000ml
4) 30000ml
5) 4000ml

문제해설

46
- 일회호흡용적 : 안정상태에서 1회 들숨 또는 날숨되는 공기량; 약 400~500ml
- 들숨예비용적(inspiratory reserve volume, IRV) : 2,500~3,500ml
- 날숨예비용적(expiratory reserve volume, ERV) : 1,000~1,500ml
- 잔기용적(residual volume, RV) : 1,000~1,500ml
- 폐활량(vital capacity, VC) : 4,000~4,500ml
- 총폐용량(total lung capacity, TLC) : 남자 6,000ml, 여자 4,800ml

답 1)

OCCUPATIONAL THERAPY

10

C·H·A·P·T·E·R

소화계통

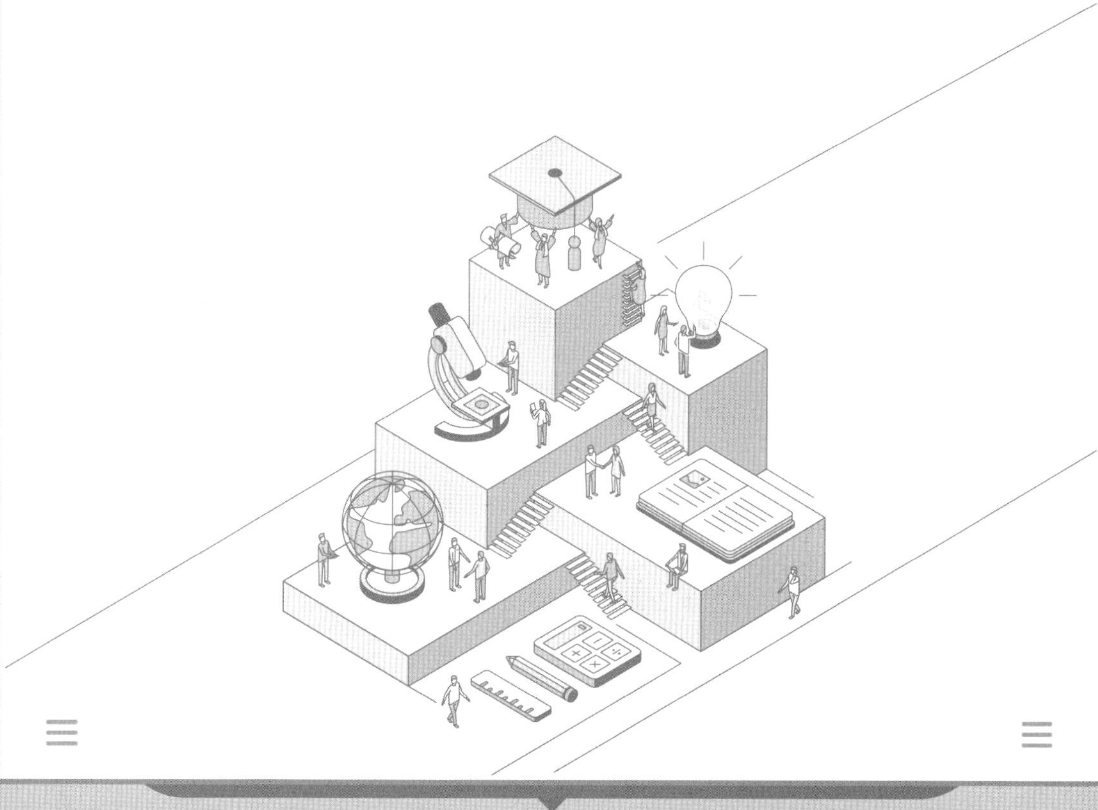

예·상·문·제·풀·이

01

다음 근육들을 지배하는 신경은 무엇인가?

혀위세로근(superior longitudinal), 혀아래세로근(inferior longitudinal), 혀가로근(transverse), 혀수직근(vertical)

1) 삼차신경(trigeminal nerve)
2) 얼굴신경(facial nerve)
3) 혀인두신경(glossopharyngeal nerve)
4) 미주신경(vagus nerve)
5) 혀밑신경(hypoglossal nerve)

02

다음 중 입천장혀근을 지배하는 신경은?

1) 삼차신경(trigeminal nerve)
2) 얼굴신경(facial nerve)
3) 혀인두신경(glossopharyngeal nerve)
4) 미주신경(vagus nerve)
5) 혀밑신경(hypoglossal nerve)

03

다음 중 혀의 운동에 관여하는 신경은?

1) 삼차신경
2) 얼굴신경
3) 혀인두신경
4) 미주신경
5) 혀밑신경

문제해설

01 혀밑신경이 혀의 근육을 지배한다(입천장혀근 제외).

답 5)

02 입천장혀근(미주신경)을 제외한 나머지 혀의 근육은 혀밑신경이 지배

답 4)

03 혀밑신경은 혀의 운동에 관여하고 나머지는 감각에 관여한다.

답 5)

04

젖니(milk tooth, deciduous tooth)에서 볼 수 없는 것은?

1) 앞니(incisor)
2) 송곳니(canine)
3) 첫째큰어금니(first molar)
4) 첫째작은어금니(first premolar)
5) 둘째큰어금니(second molar)

05

젖니가 간니로 전부 교환되는 시기는?

1) 1세
2) 3~4세
3) 5~8세
4) 6~12세
5) 20세 전후

06

젖니의 총 개수는?

1) 20개
2) 22개
3) 30개
4) 32개
5) 42개

07

젖니 중 가장 먼저 나오는 이와 그 시기로 바른 것은?

1) 윗니의 중간 앞니, 생후 6개월 경
2) 아랫니의 중간 앞니, 생후 6개월 경
3) 윗니의 송곳니, 생후 3개월 경
4) 아랫니의 송곳니, 생후 6개월 경
5) 위아랫니의 작은어금니, 생후 5개월 경

문제해설

04 젖니(milk tooth) : 앞니(incisor) 8, 송곳니(canine) 4, 큰어금니(molar) 8 → 총 20개의 치아. 생후 6개월경 아랫니의 중간 앞니가 가장 먼저 나오기 시작하여 생후 2년경이면 전부 나오고 6~12세 사이에 간니로 모두 교환

답 4)

05 04번 해설내용 참조

답 4)

06 04번 해설내용 참조

답 1)

07 04번 해설내용 참조

답 2)

08

다음 중 혀바깥근육에 해당하는 것은 무엇인가?

1) 붓혀근(styloglossus)
2) 위세로근(superior longitudinal)
3) 아래세로근(inferior longitudinal)
4) 가로근(transverse)
5) 수직근(vertical)

09

혀의 분계고랑 앞쪽에 평행으로 있는 8~12개의 가장 큰 유두로 상피 속에 다수의 맛봉오리가 있는 것은?

1) 혀편도(lingual tonsil)
2) 실모양유두(filiform papilla)
3) 버섯유두(fungiform papilla)
4) 성곽유두(vallate papilla)
5) 잎새유두(foliate papilla)

10

가장 많으며 가늘고 길지만 맛봉오리가 없이 혀몸통에 골고루 분포하고 소화기 질환이 있을 때 탈락되지 않아 하얗게 변하는 혀 유두는?

1) 혀편도(lingual tonsil)
2) 실모양유두(filiform papilla)
3) 버섯유두(fungiform papilla)
4) 성곽유두(vallate papilla)
5) 잎새유두(foliate papilla)

문제해설

08
- 혀바깥근육 : 턱끝혀근(genioglossus), 모뿔혀근(hyoglossus), 입천장혀근(palatoglossus), 붓혀근(styloglossus)
- 혀자체근육 : 혀위세로근(superior longitudinal), 혀아래세로근(inferior longitudinal), 혀가로근(transverse), 혀수직근(vertical)

답 1)

09
- 실모양유두(filliform papilla) : 가장 많으며 가늘고 길지만 맛봉오리가 없이 혀몸통에 골고루 분포, 소화기 질환이 있을 때 탈락되지 않아 하얗게 변한다.
- 버섯유두(fungiform papilla) : 상피가 매우 얇아 빨간색으로 보인다.
- 잎새유두(foliate papilla) : 혀의 가쪽면에 분포, 성인에서는 퇴화하여 흔적으로 나타난다.

답 4)

10 실모양유두(filiform papilla)는 가장 많이 있는 유두이지만 맛봉오리가 없으며 얕은층세포는 소화기 질환이 있을 때 탈락되지 않아 하얗게 변한다.

답 2)

해부생리학

11

다음 중 성인에서 퇴화하여 흔적으로 나타나는 혀유두는?

1) 실모양유두(filiform papilla)
2) 버섯유두(fungiform papilla)
3) 성곽유두(vallate papilla)
4) 잎새유두(foliate papilla)
5) 버섯유두(fungiform papilla)와 성곽유두(vallate papilla)

12

음식물의 섭식중추가 있는 곳은?

1) 대뇌겉질
2) 시상
3) 시상하부
4) 숨뇌
5) 다리뇌

13

음식물의 포만중추가 있는 곳은?

1) 대뇌겉질
2) 시상
3) 시상하부
4) 숨뇌
5) 다리뇌

14

다음 중 혀를 이루는 근육의 종류는 무엇인가?

1) 뼈대근육
2) 심장근육
3) 내장근육
4) 불수의근육
5) 민무늬근육

문제해설

11 • 실모양유두(filliform papilla) : 가장 많으며 가늘고 길지만 맛봉오리가 없이 혀몸통에 골고루 분포, 소화기 질환이 있을 때 탈락되지 않아 하얗게 변한다.
• 버섯유두(fungiform papilla) : 상피가 매우 얇아 빨간색으로 보인다.
• 잎새유두(foliate papilla) : 혀의 가쪽면에 분포, 성인에서는 퇴화하여 흔적으로 나타난다.

답 4)

12 • 시상하부의 배쪽안쪽핵 : 포만중추
• 시상하부의 가쪽핵 : 섭식중추

답 3)

13 시상하부에는 식행동을 발동시키는 섭식중추와 식행동을 정지시키는 포만중추가 있다.

답 3)

14 혀는 뼈대근육(가로무늬근육)으로 방향이나 모양을 변화시킬 수 있다.

답 1)

15

사랑니(wisdom teeth)를 가리키는 것은?

1) 앞니
2) 송곳니
3) 작은어금니
4) 첫째큰어금니
5) 셋째큰어금니

16

간니(permanent tooth)의 총 개수는?

1) 20개
2) 22개
3) 30개
4) 32개
5) 42개

17

간니(permanent tooth) 중 가장 먼저 나오는 것은?

1) 앞니(incisor)
2) 송곳니(canine)
3) 첫째큰어금니(first molar)
4) 첫째작은어금니(first premolar)
5) 둘째큰어금니(second molar)

18

일반적으로 간니(permanent tooth)인 첫째큰어금니가 나오는 시기는?

1) 생후 6개월
2) 생후 1년
3) 4세~5세
4) 6~7세
5) 10~12세

문제해설

15 셋째큰어금니를 사랑니라고 한다.

답 5)

16
- 간니(permanent tooth) : 앞니 8, 송곳니 4, 작은어금니(premolar) 8, 큰어금니 12 → 총 32개. 첫째큰어금니가 6~7세쯤 가장 먼저 나오고 사랑니wisdom teeth)라고 하는 셋째큰어금니는 25세를 전후해서 가장 늦게 나오나 일생동안 나오지 않는 사람도 있다.
- 유아 20개, 성인 32개의 치아 존재

답 4)

17 16번 해설내용 참조

답 3)

18 간니는 첫째큰어금니가 6~7세쯤 가장 먼저 나온다.

답 4)

19

치아에서 가장 단단한 부분은?

1) 치아뿌리
2) 치아인대
3) 상아질
4) 사기질
5) 시멘트질

20

가장 큰침샘으로 물과 같은 액체를 분비하며 바이러스의 침입으로 쉽게 염증을 일으키는 곳은?

1) 턱밑샘(submandibular gland)
2) 귀밑샘(parotid gland)
3) 혀밑샘(sublingual gland)
4) 볼샘(buccal gland)
5) 혀샘(lingual gland)

21

귀밑샘의 분비를 촉진시키는 신경은?

1) 삼차신경
2) 얼굴신경
3) 혀인두신경
4) 미주신경
5) 더부신경

22

다음 중 혼합샘은 무엇인가?

1) 귀밑샘
2) 턱밑샘
3) 입천장샘
4) 눈물샘
5) 자궁목샘

문제해설

19 치아머리의 바깥층인 사기질이 가장 단단한 조직이다.

답 4)

20
- 귀밑샘(parotid gland) : 소아에서 바이러스의 침입으로 쉽게 염증을 일으키며, 이를 유행귀밑샘염(epidemic parotitis) 혹은 볼거리(mumps)라고 한다. 무게 15~30g, 순장액샘
- 턱밑샘(submandibular gland) : 장액이 점액보다 더 많은 침을 분비하는 혼합샘, 무게 7~10g
- 혀밑샘(sublingual gland) : 점액이 장액보다 많은 침을 분비하는 혼합샘, 무게 2g
- 작은 침샘 : 입술샘(labial gland), 볼샘(buccal gland), 입천장샘(palatine gland), 어금니샘(molar gland), 혀샘(lingual gland) 등
- 크기 : 귀밑샘 > 턱밑샘 > 혀밑샘

답 2)

21
- 턱밑샘, 혀밑샘 : 얼굴신경의 부교감신경
- 귀밑샘 : 혀인두신경의 부교감신경

답 3)

22
- 장액샘 : 귀밑샘, 눈물샘, 복합대롱꽈리샘(이자샘)
- 점액샘 : 입천장샘, 술잔샘, 기관지샘, 자궁목샘
- 혼합샘 : 턱밑샘, 혀밑샘

답 2)

23

치아뿌리가 3가닥으로 나뉘어져 있는 것은?

1) 아래작은어금니
2) 위작은어금니
3) 아래큰어금니
4) 위큰어금니
5) 앞니

24

다음 중 치아뿌리가 2가닥으로 나뉘어져 있는 것은?

1) 아래작은어금니
2) 위작은어금니
3) 아래큰어금니
4) 위큰어금니
5) 앞니

25

음식물이 코인두(nasopharynx)를 통하여 코안으로 넘어가지 못하게 막아주는 것은?

1) 후두덮개(epiglottis)
2) 목젖(uvula)
3) 귀관인두구멍(pharyngeal orifice of auditory tube)
4) 목구멍편도(palatine tonsil)
5) 코선반(nasal conchae)

26

음식물을 삼킬 때 후두 입구를 막아 음식물의 기도 유입을 방지하는 것은?

1) 물렁입천장(soft palate)
2) 후두덮개(epiglottis)
3) 목젖(uvula)
4) 귀관인두구멍(pharyngeal orifice of auditory tube)
5) 단단입천장(hard palate)

문제해설

23 대부분의 치아는 한 가닥, 아래큰어금니는 2가닥, 위큰어금니는 3가닥

답 4)

24 23번 해설내용 참조

답 3)

25
- 물렁입천장(soft palate)과 목젖(uvula)은 음식물이 코인두(nasopharynx)를 통하여 코안으로 넘어가지 못하게 막아준다.
- 후두덮개(epiglottis) : 후두 입구를 막아 음식물의 기도 유입 방지
- 귀관인두구멍(pharyngeal orifice of auditory tube) : 고실과 연결

답 2)

26
- 물렁입천장(soft palate)과 목젖(uvula)은 음식물이 코인두(nasopharynx)를 통하여 코안으로 넘어가지 못하게 막아준다.
- 후두덮개(epiglottis) : 후두 입구를 막아 음식물의 기도 유입 방지
- 귀관인두구멍(pharyngeal orifice of auditory tube) : 고실과 연결

답 2)

27

위(stomach)를 기준으로 위와 아래에 연결된 구조물은 무엇인가?

1) 식도 – 샘창자
2) 기도 – 빈창자
3) 샘창자 – 빈장자
4) 돌창자 – 막창자
5) 식도 – 막창자

28

다음 중 삼킴단계의 제 2단계인 인두기(pharyngeal stage)에 관여하는 신경은?

1) 후각신경(Ⅰ)
2) 도르래신경(Ⅳ)
3) 삼차신경(Ⅴ)
4) 혀인두신경(Ⅸ)
5) 더부신경(Ⅺ)

29

다음 중 점액샘이 아닌 것은?

1) 입천장샘
2) 술잔샘
3) 기관지샘
4) 자궁목샘
5) 이자샘

30

침의 분비기전에 대한 설명으로 맞지 않는 것은?

1) 침의 분비는 조건반사와 무조건반사에 의하여 조절된다
2) 귀밑샘은 장액을 분비한다
3) 턱밑샘과 혀밑샘은 장액과 점액을 분비한다
4) 침의 반사중추는 숨뇌에 있다
5) 주로 부교감신경에 의하여 고농도의 침이 분비된다

문제해설

27 입안 → 인두 → 식도 → 위 → 샘창자 → 빈창자 → 돌창자 → 막창자 → 오름잘록창자 → 가로잘록창자 → 내림잘록창자 → 구불잘록창자 → 곧창자 → 항문

답 1)

28
- 제1단계(입안기) : 음식물 덩어리를 입안에서 인두를 거쳐 내려 보내는 자발적 과정; 삼차신경과 더부신경
- 제2단계(인두기) : 불수의적 반사운동으로 음식물 덩어리가 인두에서 식도 입구까지 운반되는 과정; 혀인두신경과 미주신경
- 제3단계(식도기) : 음식물 덩어리가 식도를 통과하여 위까지 운반되는 과정; 미주신경

답 4)

29 점액샘 : 입천장샘, 순잔샘, 기관지샘, 자궁목샘

답 5)

30 교감신경에 의하여 분비 조절

답 5)

31

다음 중 물과 같은 액체를 분비하는 장액샘은 어느 것인가?

1) 혀밑샘 2) 턱밑샘
3) 기관지샘 4) 귀밑샘
5) 입천장샘

32

침(salivary)의 성분으로 바르지 않은 것은?

1) 아밀라아제(amylase) 2) 리파제(lipase)
3) 면역글로블린A(IgA) 4) 뮤신(mucin)
5) 리소자임(lysozyme)

33

침의 반사중추는?

1) 소뇌 2) 바닥핵
3) 숨뇌 4) 중뇌
5) 다리뇌

34

식도(esophagus)에 대한 설명으로 옳지 않은 것은?

1) 인두와 위를 연결하는 길이 약 25cm의 근육성관이다
2) 식도의 벽을 이루는 점막은 중층편평상피로 덮여 있다
3) 점막밑층에는 점액을 분비하는 식도샘(esophageal gland)이 있다
4) 윗부분은 민무늬근육이고 아랫부분은 뼈대근육으로 되어 있다
5) 3곳의 잘룩(isthmus)이 있다

문제해설

31 장액샘 : 귀밑샘, 눈물샘, 복합대롱꽈리샘(이자샘)

답 4)

32
- 물, 점액소(뮤신mucin), 전해질, 노폐물, 완충제, 대사산물, 효소 등
- 외부로부터 들어오는 병원성 세균과 대항해 싸울 수 있는 면역글로불린A와 리소자임(lysozyme), 탄수화물 성분인 녹말을 분해하는 아밀라제

답 2)

33 침의 반사중추는 숨뇌에 있고, 부교감신경에 의해 저농도의 일반적인 침이 분비되며 교감신경에 의해 적은 양의 고농도 침이 분비된다.

답 3)

34
- 윗부분은 뼈대근육(skeletal muscle)이고 아랫부분은 민무늬근육(smooth muscle)으로 되어있다.
- 첫째잘룩부 : 반지연골 뒤의 여섯째 목뼈 높이로 앞니에서 13cm
- 둘째잘룩부 : 기관지 분기부 뒤쪽의 넷째~다섯째등뼈 높이로 앞니에서 22cm
- 셋째잘룩부 : 가로막 통과부로 열한째등뼈 높이이며 앞니에서 38cm

답 4)

35

식도의 협착부위는 몇 개인가?

1) 2개
2) 3개
3) 4개
4) 5개
5) 6개

36

탄수화물을 분해하는 효소는 무엇인가?

1) 리파아제(lipase)
2) 프티알린(ptyalin)
3) 가스트린(gastrin)
4) 염산(HCl)
5) 소마토스타틴(somatostatin)

37

다음 중 코, 입안 및 후두와 연결된 구조는?

1) 인두
2) 식도
3) 콧구멍
4) 위
5) 귀인두관

38

다음 인두의 근육 중 지배신경이 다른 하나는 무엇인가?

1) 위인두수축근
2) 중간인두수축근
3) 아래인두수축근
4) 붓인두근
5) 귀관인두근

문제해설

35 식도는 반지연골 뒤, 기관지 분기부 뒤, 가로막 통과부의 3개 협착(잘룩)부위가 있다.

답 2)

36
- 프티알린ptyalin(＝아밀라아제amylase) : 탄수화물 분해효소
- 리파아제 : 지방 분해 효소

답 2)

37 인두안은 코와 연결된 코인두, 입안과 연결된 입인두, 후두와 연결된 후두인두가 있다.

답 1)

38
- 붓인두근 : 혀인두신경
- 나머지 근육과 입천장인두근 : 미주신경

답 4)

39

삼키기의 제3단계인 식도기에 관여하는 신경은?

1) 삼차신경 2) 혀인두신경
3) 미주신경 4) 더부신경
5) 혀밑신경

40

위궤양(gastric ulcer)이 빈발하는 곳은?

1) 들문(cardia) 2) 큰굽이(greater curvature)
3) 모패임(angular notch) 4) 작은굽이(lesser curvature)
5) 날문방(pyloric antrum)

41

씹기를 조절하는 중추는 무엇인가?

1) 바닥핵 2) 시상
3) 중간뇌 4) 다리뇌
5) 숨뇌

42

삼키기에 대한 설명으로 바르지 않은 것은?

1) 삼키기의 조절중추는 숨뇌에 있다
2) 입안기(orla stage)에서는 미주신경이 조절한다
3) 제1단계는 음식물을 입안에서 인두를 거쳐 내려보내는 자발적 과정이다
4) 제2단계는 불수의적 반사운동으로 음식물을 인두에서 식도 입구까지 운반하는 과정이다
5) 인두기(pharyngeal stage)에서는 삼킴무호흡이 있다

문제해설

39 제3단계인 식도기는 음식물을 식도를 통하여 위까지 운반하는 단계로 미주신경의 지배를 받는다.
답 3)

40 위궤양은 모패임에서 자주 발생한다.
답 3)

41 씹기를 조절하는 중추는 숨뇌에 있으며 이를 조절하는 고위중추는 대뇌겉질에 있다.
답 5)

42
- 제1단계(입안기) : 삼차신경, 더부신경, 혀밑신경
- 제2단계(인두기) : 삼차신경, 혀인두신경, 미주신경 지배, 코안과 후두가 차단될 때 호흡이 1~2초간 정지(삼킴무호흡)
- 제3단계(식도기, esophageal stage) : 미주신경, 음식물을 식도를 통하여 위까지 운반

답 2)

43

삼키기의 제1단계인 입안기(oral stage)의 작용은 음식물덩어리를 입안에서 인두를 거쳐 내려 보내는 자발적 과정이다. 이를 지배하는 신경은 무엇인가?

1) 삼차신경, 더부신경, 혀밑신경
2) 삼차신경, 얼굴신경, 미주신경
3) 얼굴신경, 혀인두신경
4) 혀인두신경, 미주신경
5) 미주신경, 더부신경

문제해설

43 • 제1단계(입안기) : 삼차신경, 더부신경, 혀밑신경
• 제2단계(인두기) : 삼차신경, 혀인두신경, 미주신경

답 1)

44

삼킴의 단계를 설명한 것 중 바르지 않은 것은?

1) 입안에서 음식물이 씹어져 분쇄된다
2) 음식덩이는 혀에 의하여 입인두로 밀려들어간다
3) 음식덩이가 인두후면에 접촉되면 목젖과 물렁입천장이 위로 올라가 코안과 연락이 차단된다
4) 음식덩이가 입인두에 도착하면 수의적운동으로 식도로 내려보낸다
5) 식도벽의 가로무늬근 및 민무늬근의 불수의적 반사운동으로 음식덩이가 식도를 지나 위로 들어간다

44 불수의적 반사운동

답 4)

45

삼키기 단계에서 입인두(oropharynx)로 내려온 음식물이 후두로 유입되는 것을 막아주는 것은?

1) 혀
2) 들문조임근
3) 후두덮개
4) 목구멍편도
5) 귀관

45 인두기 : 목젖과 물렁입천장 상승, 후두덮개 패쇄, 인두근 수축 → 음식물 덩어리가 식도 쪽으로 이동

답 3)

46

위샘의 구성세포와 분비물의 연결이 바른 것은?

1) 으뜸세포(chief cell) — 펩시노겐(pepsinogen)
2) 벽세포(parietal cell) — 점액(mucous)
3) 목점액세포(mucous neck cell) — 히스타민(histamine)
4) 친크롬은세포(argentaffin cell) — 가스트린(gastrin)
5) G세포 – 히스타민(histamine)

47

염산(HCl)과 내인자(intrinsic factor)를 분비하는 세포는 다음 중 무엇인가?

1) 장크롬친화성유사세포
2) 으뜸세포
3) 목점액세포
4) G세포
5) 벽세포

48

펩시노겐을 펩신으로 전환시키는 염산을 분비하는 세포는?

1) 으뜸세포
2) 목점액세포
3) G세포
4) D세포
5) 벽세포

문제해설

46 위샘의 구성세포

세포	분비물	기능
으뜸세포 (chief cell)	펩시노겐 (pepsinogen)	단백질 분해효소인 pepsin의 전구물질
벽세포 (parietal cell)	염산(HCl)	pesinogen을 pepsin으로 전환, 음식물 속의 미생물 제거
	내인자 (intrinsic factor)	비타민 B_{12}의 흡수 촉진
목점액세포 (mucous neck cell)	점액(mucous)	위벽 보호
장크롬친화성유사세포 (enterochromaffin-like cell)	히스타민 (histamine)	위산 분비 촉진
G세포	가스트린 (gastrin)	위산 분비 촉진
D세포	소마토스타틴 (somatostatin)	가스트린 분비 억제

답 1)

47 장크롬친화성유사세포 – 히스타민을 분비, 으뜸세포 – 펩시노겐을 분비, 목점액세포 – 점액을 분비, G세포 – 가스트린을 분비, 벽세포 – 염산 및 내인자를 분비

답 5)

48 벽세포는 염산과 내인자를 분비한다.

답 5)

49

삼킴반사(swallowing reflex)의 중추는 어디에 있는가?

1) 시상
2) 바닥핵
3) 중뇌
4) 다리뇌
5) 숨뇌

50

다음 중 음식물 삼킴단계인 인두기와 관련이 있는 것은?

1) 수의적 운동
2) 혀밑신경
3) 음식물 꿈틀운동
4) 삼킴무호흡
5) 식도의 꿈틀운동

51

삼킴의 단계인 입안기, 인두기, 식도기에 관여하는 신경과 관련이 없는 신경은?

1) 삼차신경(Ⅴ)
2) 얼굴신경(Ⅶ)
3) 미주신경(Ⅹ)
4) 더부신경(Ⅺ)
5) 혀밑신경(Ⅻ)

52

다음 중 위액의 구성 성분으로 바르지 않은 것은?

1) 염산(HCl)
2) 펩신(pepsin)
3) 리파아제(lipase)
4) 점액(mucous)
5) 인슐린(insulin)

문제해설

49 삼킴단계의 2단계부터는 음식물의 삼킴이 여러 근육에 의한 일련의 반사에 의해서 이루어지고 이것을 삼킴반사라 한다. 이 삼킴반사의 중추는 숨뇌에 있다.

답 5)

50 49번 해설내용 참조

답 4)

51 삼킴단계의 2단계부터는 음식물의 삼킴이 여러 근육에 의한 일련의 반사에 의해서 이루어지고 이것을 삼킴반사라 한다. 이 삼킴반사의 중추는 숨뇌에 있다.

답 2)

52
- 위액은 무색투명하다. 점액(mucous)도 함유하며 pH는 0.3~1.7정도이다. 펩신, 렌닌(유아), 리파아제, 염산, 염화나트륨 등도 포함한다.
- 기타 성분으로 물, 전해질, 내인자와 같은 물질도 있다.

답 5)

53

위에서 흡수하는 것이 아닌 것은?

1) 염분
2) 당분
3) 수분
4) 알코올
5) 단백질

54

위샘의 으뜸세포에서 분비되는 것은?

1) 펩시노겐
2) 염산
3) 내인자
4) 점액
5) 가스트린

55

위액 중 젖 속에 있는 카세인이라는 수용성 단백질을 파라카세인으로 응결시켜 펩신의 작용을 받기 쉽게 하는 물질은?

1) 레닌(rennin)
2) 히스타민(histamine)
3) 염산(HCl)
4) 가스트린(gastrin)
5) 소마토스타틴(somatostatin)

56

위의 분비물 중 Pepsinogen을 pepsin으로 전환하는 것은?

1) 점액(mucous)
2) 히스타민(histamine)
3) 염산(HCl)
4) 가스트린(gastrin)
5) 소마토스타틴(somatostatin)

문제해설

53 소량의 염분, 당분, 수분, 알코올 등을 흡수

답 5)

54
- 염산, 내인자 : 벽세포
- 점액 : 목점액세포
- 가스트린 : G세포

답 1)

55 으뜸세포에서 분비되는 프로레닌을 염산이 레닌(rennin, 렌닌)으로 전환, 유아기의 위액에 많이 들어있다.

답 1)

56
- 점액 : 위벽 보호
- 히스타민 : 염산 분비 촉진
- 가스트린 : 위액 분비 촉진(주로 염산)
- 소마토스타틴 : 위액 분비 억제
- 염산은 Pepsinogen을 pepsin으로 전환하며 음식물 속의 미생물 살균작용이 있다.

답 3)

57

위의 구조상 위궤양이 빈발하는 부위는 어디인가?

1) 날문(pylorus)
2) 들문(cardia)
3) 위바닥(gastric fundus)
4) 들문조임근(cardiac sphincter)
5) 모패임(angular notch)

58

다음 중 융모(villi)가 잘 발달해 있는 구조물은?

1) 입안
2) 식도
3) 위
4) 작은창자
5) 큰창자

59

온쓸개관(common bile duct)과 이자관(pancreatic duct)이 합쳐져 개구하는 곳은?

1) 위(stomach)
2) 샘창자(duodenum)
3) 빈창자(jejunum)
4) 돌창자(ileum)
5) 막창자(cecum)

60

큰샘창자유두와 작은샘창자유두가 열리는 곳은?

1) 위(stomach)
2) 샘창자(duodenum)
3) 빈창자(jejunum)
4) 돌창자(ileum)
5) 막창자(cecum)

문제해설

57 작은굽이가 위몸통과 날문부분의 경계에서 구부러지는 곳을 모패임(angular notch)이라고 하며 이곳은 암과 궤양이 발생하기 쉬운 곳이다.

답 5)

58 작은창자는 돌림주름과 창자융모가 발달되어있다.

답 4)

59 위의 날문으로부터 약 10cm 지점에 온쓸개관(common bile duct)과 이자관(pancreatic duct)이 합쳐져 개구하는 큰샘창자유두(greater duodenal papilla)가 있고, 여기에 팽대조임근(sphincter m. of hepatopancreatic ampulla, 오디조임근(sphincter of Oddi))이 있어 여닫는 것을 조절한다.

답 2)

60 **59번 해설내용 참조**

큰샘창자유두 위쪽에 덧이자관이 열리는 작은샘창자유두가 있다. 큰샘창자유두와 작은샘창자유두는 샘창자로 열린다.

답 2)

61

위액(가스트린) 분비를 억제하는 물질은?

1) 펩신
2) 히스타민
3) 점액
4) 소마토스타틴
5) 내인자

62

위액 분비 촉진 호르몬은?

1) 리파아제
2) 가스트린
3) 락타아제
4) 아밀라아제
5) 세크레틴

63

위의 벽세포에서 분비하는 것은?

1) 펩시노겐
2) 점액
3) 히스타민
4) 염산
5) 가스트린

64

위장질환 시 악성빈혈(pernicious anemia)이 초래되었다면 위의 어떤 세포가 손상을 입었기 때문인가?

1) 으뜸세포(chief cell)
2) 벽세포(parietal cell)
3) 목점액세포(mucous neck cell)
4) 친크롬은세포(argentaffin cell)
5) G세포

문제해설

61
- 점액 : 위벽 보호
- 히스타민 : 염산 분비 촉진
- 가스트린 : 위액 분비 촉진(주로 염산)
- 소마토스타틴 : 위액 분비 억제
- 염산은 Pepsinogen을 pepsin으로 전환하며 음식물 속의 미생물 살균작용이 있다.

답 4)

62 1) 지방을 지방산과 글리세롤로 가수분해하는 효소
3) 젖당을 분해하는 소화효소의 일종 젖당을 글루코스와 갈락토스로 분해하는 효소
4) 녹말이나 글리코겐 등 글루코오스를 구성당으로 하는 다당류를 가수분해하는 효소의 총칭
5) 이자액이나 쓸개즙의 분비를 촉진시키는 단백질 호르몬

답 2)

63 염산(pepsinogen을 pepsin으로 전환)과 내인자(비타민 B_{12}의 흡수 촉진)

답 4)

64 벽세포(parietal cell)에서는 적혈구 성숙에 필요한 비타민 B_{12}의 흡수에 관여하는 내인자(intrinsic factor)도 생산하기 때문에 위장의 질환으로 벽세포가 심한 손상을 입을 때는 악성빈혈(pernicious anemia)이 초래된다.

답 2)

65

다음 중 온쓸개관 끝 부분에 있는 조임근은 무엇인가?

1) 보이든조임근(Boyden's sphincter)
2) 이자관조임근(pancreatic sphincter)
3) 오디조임근(Oddi's sphincter)
4) 날문부 조임근(pyloric sphincter)
5) 들문조임근(cardiac sphincter)

66

창자(intestine)의 연결 순서로 바른 것은?

1) 빈창자－막창자－돌창자－샘창자－잘록창자－곧창자
2) 잘록창자－빈창자－돌창자－곧창자－샘창자－막창자
3) 샘창자－빈창자－돌창자－막창자－잘록창자－곧창자
4) 막창자－곧창자－돌창자－샘창자－잘록창자－빈창자
5) 곧창자－잘록창자－돌창자－빈창자－막창자－샘창자

67

작은창자와 연결되는 큰창자의 시작부위는 다음 중 무엇인가?

1) 돌창자(ileum)
2) 막창자(cecum)
3) 곧창자(rectum)
4) 샘창자(duodenum)
5) 잘록창자(colon)

68

다음 중 가장 짧은 소화관은?

1) 샘창자
2) 빈창자
3) 돌창자
4) 막창자
5) 잘록창자

문제해설

65
- 날문부 조임근은 위의 날문부의 뚜꺼운 근육층을 이르는 말
- 보이든조임근(온쓸개관조임근) : 온쓸개관의 끝 부분
- 이자관조임근 : 이자과 끝 부분
- 오디조임근 : 온쓸개관과 이자관이 합쳐져 샘창자에 열리는 곳

답 1)

66
- 작은창자
  샘창자 → 빈창자 → 돌창자
- 큰창자
  막창자 → 잘록창자 → 곧창자
- 연동운동 : 소화관을 따라 물결치듯이 자연스럽게 이동되는 운동(근육의 수축과 이완을 통해 발생)
- 분절운동 : 음식물을 소화되기 쉬운 형태로 알맞게 부수어지고 소화액과 잘 섞이도록 해주는 운동

답 3)

67 작은창자인 돌창자와 연결도는 막창자는 큰창자의 시작부위로 막창자꼬리가 붙어있다.

답 2)

68 67번 해설내용 참조

답 4)

69

다음 중 혼합샘(mixed gland)은?

1) 입천장샘(palatine glands) 2) 위날문샘(pyloric gland)
3) 혀밑샘(sublingual gland) 4) 자궁목샘(cervical gland)
5) 복합대롱꽈리샘(compound tubuloacinar gland)

70

다음 중 무리림프소절(aggregated lymphatic nodule), 일명 페이어반(Peyers patches)이 있는 곳은 어디인가?

1) 샘창자(duodenum) 2) 빈창자(jejunum)
3) 돌창자(ileum) 4) 막창자(cecum)
5) 잘록창자(colon)

71

다음 중 무리림프소절(aggregated lymph nodule)과 메겔의 곁주머니(Meckel's diverticulum)를 볼 수 있는 곳은?

1) 위(stomach) 2) 샘창자(duodenum)
3) 빈창자(jejumum) 4) 돌창자(ileum)
5) 막창자(cecum)

72

창자샘(intestinal gland)을 구성하는 세포 중 라이소자임(lysozyme)이라는 분해효소를 분비하는 세포는 무엇인가?

1) 으뜸세포(chief cell) 2) 벽세포(parietal cell)
3) 술잔세포(goblet cell) 4) 친크롬은세포(argentaffin cell)
5) 파네트 세포(paneth cells)

문제해설

69
- 점액샘(mucous gland) : 입천장샘(palatine glands), 위날문샘(pyloric gland), 자궁목샘(cervical gland)
- 장액샘(serous gland) : 귀밑샘(parotid gland), 눈물샘(lacrimal glands), 이자의 복합대롱꽈리샘(compound tubuloacinar gland)
- 혼합샘(mixed gland) : 턱밑샘(maxillary gland), 혀밑샘(sublingual gland)

답 3)

70 무리림프소절(aggregated lymphatic nodule)은 작은창자의 끝부분으로 갈수록 많아져 세균이 혈류로 침입되는 것을 막아준다. 작은창자보다 큰창자에 세균이 훨씬 많기 때문에

답 3)

71 빈창자에는 홀림프소절이 있고 돌창자에는 이들이 모여 있어 육안으로 식별이 가능한 20~30개의 무리림프소절(Peyer's patch, 페이어반)로 나타난다. 일부에서 돌창자가 주머니 모양으로 돌출되어 있는데 이를 돌창자곁주머니 또는 메겔의 곁주머니라고 한다.

답 4)

72
- 창자샘 : 작은창자의 융모 사이에 위치
- 술잔세포(goblet cell) : 점액 분비
- 친크롬은세포(argentaffin cell) : 세로토닌(serotonin) 분비

답 5)

73

다음 중 가장 긴 소화관은?

1) 샘창자(duodenum)
2) 빈창자(jejunum)
3) 돌창자(ileum)
4) 막창자(cecum)
5) 잘록창자(colon)

74

다음 중 돌창자와 막창자가 이어지는 위쪽에 일부에게서 존재하는 것으로 태생기 잔유물에 해당하는 것은?

1) 작은샘창자유두(lesser duodenal papilla)
2) 페이어판(Peyers patches)
3) 막창자꼬리(vermiform appendix)
4) 메켈곁주머니(Meckel's diverticulum)
5) 창자간막(mesentery)

75

창자의 융모 표면을 덮고 있는 상피세포 중 점액을 분비하는 것은?

1) 흡수성세포(absorption cell)
2) 암죽관(chyliferous vessel)
3) 파네트 세포(paneth cells)
4) 술잔세포(goblet cell)
5) 장크롬친화성유사세포(enterochromaffin-like cell)

76

창자 융모 중심부의 림프관을 무엇이라고 하는가?

1) 중심관
2) 암죽관
3) 이틀관
4) 털주머니관
5) 슐렘관

문제해설

73
- 작은창자
  - 샘창자(duodenum) : 약 25cm → 빈창자(jejunum) 약 2.5m → 돌창자(ileum) : 약 3.5m
- 큰창자
  - 막창자(cecum) : 약 5cm → 잘록창자(colon) : 약 1.4m → 곧창자(rectum) : 약 20cm

답 3)

74 메켈곁주머니(메켈게실)은 바로 난황주머니와 태아의 작은창자를 연결하는 난황관이 폐쇄되지 않아 생기는 것이다. 위장관의 가장 흔한 기형으로, 총 인구 가운데 약 2%에서 발생하는 것으로 보고된다.

답 4)

75
- 흡수성세포가 돌출되어 있는 것을 미세융모
- 암죽관(chyliferous vessel) : 융모 중심부의 림프관
- 파네트 세포(paneth cells) : 라이소자임(lysozyme)이라는 분해효소 분비
- 장크롬친화성유사세포(enterochromaffin-like cell) : 세로토닌(serotonin)

답 4)

76
- 흡수성세포가 돌출되어 있는 것을 미세융모
- 암죽관(chyliferous vessel) : 융모 중심부의 림프관
- 파네트 세포(paneth cells) : 라이소자임(lysozyme)이라는 분해효소 분비
- 장크롬친화성유사세포(enterochromaffin-like cell) : 세로토닌(serotonin)

답 2)

77

샘창자의 점막밑조직(submucosal tissue)에 있으며 알칼리성 점액을 분비하여 위에서 넘어오는 산성의 미즙을 중화시키는데 관여하는 것은?

1) 부루너샘(brunner's gland)
2) 리버쿤와(crypts of Lieberkuhns)
3) 홑림프소절(solitary lymphatic nodule)
4) 페이어반(Peyers patches)
5) 파네트 세포(paneth cells)

78

다음 중 점액을 분비하는 세포는?

1) 파네트세포
2) 술잔세포
3) 홑림프소절
4) 비만세포
5) 세르톨리세포

79

다음 중 소화효소와 그 역할의 연결이 바르지 않은 것은?

1) pepsin — 단백질 분해
2) gastrin — 위액분비 촉진
3) trypsin — 단백질 분해
4) secretin — 이자액 분비 촉진
5) amylase — 지방분해

80

트립신(trypsin)을 활성화시키는 물질은 무엇인가?

1) 수크라아제(sucrase)
2) 엔테로키나제(enterokinase)
3) 말타아제(maltase)
4) 락타아제(lactase)
5) 콜레시스토키닌(CCK)

문제해설

77
- 부루너샘(brunner's gland) = 샘창자샘(duodenal gland)
- 리버쿤와(crypts of Lieberkuhns) = 창자움(intestinal crypt) : 창자샘에서 생산한 장액을 분비하는 융모 사이의 오목하게 함몰된 부위
- 홑림프소절(solitary lymphatic nodule) : 빈창자에서 단독으로 흩어져 있는 림프소절

답 1)

78
- 파네트세포 : 라이소자임(lysozyme) 분비
- 홑림프소절 : 빈창자에서 단독으로 흩어져 있는 작은 림프소절
- 비만세포 : 히스타민 분비
- 세르톨리세포 : 고환의 버팀세포

답 2)

79
- amylase는 탄수화물을 분해
- 지방분해 : lipase

답 5)

80 트립신(trypsin) : 이자액에서 분비되는 단백질 분해효소

답 2)

81

작은창자에서 분비되며 쓸개를 수축시켜 쓸개즙을 분비하게 하는 물질은?

1) 레닌(rennin)
2) 히스타민(histamine)
3) 염산(HCl)
4) 가스트린(gastrin)
5) 콜레시스토키닌(cholecystokinin)

82

다음 중 단백질의 분해와 관련이 없는 것은?

1) 수크라아제(sucrase)
2) 엔테로키나아제(enterokinase)
3) 에렙신(erepsin)
4) 펩신(pepsin)
5) 트립신(trypsin)

83

작은창자 윗부분에 지방이 들어오면 위액분비와 운동을 억제하여 소화가 늦게 일어나도록 하는 물질은?

1) 수크라아제(sucrase)
2) 트립신(trypsin)
3) 엔테로키나제(enterokinase)
4) 엔테로가스트론(enterogastrone)
5) 락타아제(lactase)

84

다음 중 대부분의 수분이 흡수되는 곳은?

1) 식도(esophagus)
2) 위(stomach)
3) 작은창자(small intestine)
4) 큰창자(large intestine)
5) 항문(anus)

문제해설

81 콜레시스토키닌(CCK) : 쓸개 수축을 자극, 이자액 효소 분비 자극, 위 운동과 분비를 억제

답 5)

82
- 말타아제(maltase) : 엿당(maltose)를 2분자의 포도당으로 분해
- 수크라아제 : 설탕(sucrose)을 과당(fructose)과 포도당(glucose)으로 분해
- 락타아제(lactase) : 젖당(lactose)을 갈락토오스(galactose)와 포도당으로 분해
- 엔테로키나아제(enterokinase) : 트립시노겐을 트립신으로 전환하여 단백질을 폴리펩티드로 분해시키도록
- 에렙신(erepsin) : 단백질 분해(폴리펩티드를 아미노산으로 분해)
- 트립신(trypsin) : 이자액에서 분비되는 단백질 분해효소
- 펩신(pepsin) : 위에서 분비되는 단백질 분해효소

답 1)

83 엔테로가스트론은 위액분비(가스트린)와 위운동을 억제한다(이자로부터의 지방분해효소 분비 속도를 맞추도록 하기위해).

답 4)

84 소화관에서 대부분의 체액과 전해질은 작은창자로 흡수한다.

답 3)

85

막창자꼬리(vermiform appendix)에 대한 설명으로 옳은 것은?

1) 점막밑조직에는 림프소절이 없다
2) 염증이 쉽게 올 수 있다
3) 맥버니점은 배꼽과 왼쪽 위앞엉덩뼈가시를 잇는 선상 가쪽 2/3지점이다
4) 막창지꼬리 구멍으로 오름잘록창자에 열려있다
5) 막창자고리간막에 의하여 앞배벽에 고정되어 있다

86

급성 막창자꼬리염이 발생하면 압통이 나타나는 곳이기 때문에 진단 시에 이용되는데 이곳을 무엇이라 하는가?

1) 바아커점(Barker's point)
2) 맥버니점(McBurney's point)
3) 실비우스점(sylvian point)
4) 유발점(trigger point)
5) 배꼽점(umblical point)

87

인체 최대의 샘으로 쓸개즙(bile)을 생산하는 것은?

1) 이자
2) 지라
3) 위
4) 갑상샘
5) 간

88

간의 기능으로 맞지 않는 것은?

1) 해독작용
2) 혈장단백질 합성
3) 요산형성
4) 지용성비타민 저장
5) 인슐린 생성

문제해설

85 1) 다수의 림프소절이 발달
3) 오른쪽 위앞엉덩뼈가시
4) 막창자에 열려있다.
5) 뒤배벽에 고정

답 2)

86 맥버니점(McBurney's point)은 배꼽과 오른쪽 위앞엉덩뼈가시를 있는 선에서 가쪽 2/3지점이고 급성 막창자꼬리염이 발생하면 특유의 압통이 나타난다.

답 2)

87 간의 인체의 최대 샘으로 물질대사, 해독기능, 쓸개즙의 생성, 항체 생산, 비타민과 미네랄 저장, 호르몬 대사 등 다양한 역할을 한다.

답 5)

88 간의 기능

물질대사, 암모니아를 요소로 바꾸는 기능, 알코올 대사, 해독 기능, 쓸개즙의 생성 및 배설, 불필요한 물질의 배설, 혈액 응고, 항체 생산, 순환 혈액량의 조절과 물·전해질 대사 기능, 각종 비타민과 미네랄 저장, 호르몬 대사 등

답 5)

89

작은창자의 림프관으로 흡수되어 가슴림프관(thoracic duct)을 통해 이동되는 영양분은?

1) 단백질
2) 지방
3) 탄수화물
4) 비타민
5) 무기질

90

큰창자의 내용물이 작은창자로 역류하는 것을 막고 있는 것은?

1) 반달주름(semilunar fold)
2) 자유띠(tenia libera)
3) 돌막창자판막(ileocecal valve)
4) 막창자꼬리(vermiform appendix)
5) 홑림프소절(solitary lymphatic nodule)

91

다음 중 큰창자의 구성 순서로 바른 것은?

1) 곧창자－막창자－구불잘록창자－오름잘록창자－가로잘록창자－내림잘록창자
2) 내림잘록창자－가로잘록창자－오름잘록창자－구불잘록창자－곧창자－막창자
3) 막창자－오름잘록창자－가로잘록창자－내림잘록창자－구불잘록창자－곧창자
4) 곧창자－오름잘록창자－내림잘록창자－가로잘록창자－구불잘록창자－막창자
5) 오름잘록창자－가로잘록창자－구불잘록창자－내림잘록창자－막창자－곧창자

문제해설

89 지방 : 작은창자의 림프관에 흡수 → 가슴림프관팽대 → 가슴림프관 → 빗장정맥

답 2)

90 작은창자인 돌창자와 큰창자인 막창자 사이의 판막인 돌막창자판막에 대한 설명이다.

답 3)

91 큰창자는 돌창자와 연결된 막창자(cecum), 중간의 잘록창자(colon), 그리고 곧창자로 구성된다.

답 3)

92

쓸개즙이 생산되는 곳과 소화를 위해 배출되는 곳은?

1) 간－샘창자
2) 콩팥－요도
3) 이자－빈창자
4) 쓸개－위
5) 지라－돌창자

93

지방산의 분해와 합성이 주로 진행되는 장기는?

1) 위
2) 콩팥
3) 간
4) 작은창자
5) 큰창자

94

혈액이 간을 통과하는 동안 혈액속의 이물질을 탐식하는 일종의 큰포식세포는 무엇인가?

1) 상피세포(epithelial cell)
2) 별세포(stellate cell)
3) 희소돌기아교세포(oligodendrocyte)
4) 미세아교세포(microglial cell)
5) 먼지세포(dust cell)

95

온쓸개관과 이자관이 합쳐져 샘창자에 열리는 곳에 있는 쓸개즙과 이자액의 유출 조절 장치는 무엇인가?

1) 보이든조임근(Boyden's sphincter)
2) 이자관조임근(pancreatic sphincter)
3) 오디조임근(Oddi's sphincter)
4) 모세관조임근(capillary sphincter)
5) 위식도조임근(gastroesophageal sphincter)

문제해설

92 간에서 생성되어 큰샘창자유두를 통해 샘창자로 배출된다. 쓸개는 쓸개즙을 농축시키고 저장하는 장기이다.

답 1)

93 간은 지질과 콜레스테롤의 대사 조절에 관여(지방산의 분해와 합성을 담당하고 콜레스테롤의 합성과 대사에 관여)

답 3)

94 굴모세혈관 벽의 내피세포 사이에는 여러 돌기를 가진 별 모양의 별세포(stellate cell(Kupffer's cell, 쿠퍼세포))가 있어 이물질을 탐식한다.

답 2)

95
- 보이든조임근(Boyden's sphincter) : 온쓸개관의 끝부분
- 이자관조임근(pancreatic sphincter) : 이자관 끝부분

답 3)

해부생리학

96

간의 인대가 아닌 것은?

1) 낫인대(falciform ligament)
2) 관상인대(coronary ligament)
3) 세모인대(triangular ligament)
4) 간원인대(round ligament)
5) 곁인대(collateral ligament)

97

작은창자에서 볼 수 있는 것은?

1) 잘록창자띠
2) 반달주름
3) 잘록창자팽대
4) 메켈 곁주머니
5) 복막주렁

98

큰창자에서 볼 수 있는 것으로 지방이 들어있는 복막의 주머니는 무엇인가?

1) 잘록창자띠
2) 반달주름
3) 잘록창자팽대
4) 메켈 곁주머니
5) 복막주렁

99

작은창자벽의 구조에 해당하지 않는 것은?

1) 창자융모
2) 돌림주름
3) 반달주름
4) 술잔세포
5) 홑림프소절

문제해설

96
- 낫인대(falciform ligament) : 간을 왼엽과 오른엽으로 구분, 가로막과 앞배벽에 부착
- 관상인대(coronary ligament) : 간의 뒷면과 가로막(diaphragm)을 연결
- 세모인대(triangular ligament) : 관상인대의 약측에서 가로막을 잇는 복막의 주름
- 간원인대(round ligament) : 태아순환의 흔적인 배꼽정맥(umbilical vein)이 폐쇄되어 섬유끈으로 변한 것

답 5)

97
- 잘록창자띠(tenia coli) : 큰창자벽을 구성하고 있는 세로근육이 3곳에서 비후되어 끈처럼 나타나는 것−앞쪽 그물막띠, 뒤쪽 간막띠와 자유띠
- 잘록창자팽대(haustra coli) : 잘록창자띠에 의해 장관이 마디를 지어 볼록하게 밖으로 튀어나온 부분이고 안쪽을 향해 돌출된 곳을 반달주름(semilunar fold)이라고 한다.
- 복막주렁(epiploic appendage) : 지방이 들어있는 복막의 주머니로 그물막띠와 자유띠에 잎사귀처럼 붙어 있다.
- 메켈 곁주머니(Meckel's diverticulum) : 돌막창자부위 위쪽에는 일부에서 돌창자가 주머니모양으로 돌출되어 있는 것. 돌창자곁주머니(ileal diverticulum)라고도 한다.

답 4)

98 97번 해설내용 참조

답 5)

99 큰창자에는 작은창자의 돌림주름과 비슷한 반달주름이 있다.
술잔세포는 점액을 분비하는 세포로 작은창자와 큰창자 모두에 있다.
빈창자에 홑림프소절이 있고 돌창자에 무리림프소절이 있다.

답 3)

100

간세포줄(hepatic cord) 사이에 고유간동맥(proper hepatic artery)과 간문맥(hepatic portal vein)의 끝이 합쳐져 이룬 혈관을 무엇이라 하는가?

1) 중심정맥(central vein)
2) 간세동이(hepatic triad)
3) 쓸개모세관(bile canaliculus)
4) 굴모세혈관(sinusoidal capillary)
5) 엽사이정맥(interlobar vein)

101

쓸개즙(bile juice)이 생산되는 곳은?

1) 간
2) 쓸개
3) 이자
4) 지라
5) 콩팥

102

쓸개즙(bile juice)의 역할이 아닌 것은 무엇인가?

1) 지방을 유화시켜 이자에서 분비되는 소화효소인 리파아제의 작용을 촉진한다
2) 지용성 비타민 A, D, E, K 등과 미네랄인 철, 칼슘 등의 흡수를 촉진한다
3) 살균작용으로 소장에서 세균 증식을 억제한다
4) 십이지장 내 소화 효소가 작용할 수 있도록 장내 환경을 약알칼리성으로 중화시킨다
5) 면역반응에 필요한 다양한 항체를 형성한다

문제해설

100
- 고유간동맥(proper hepatic artery) : 간 조직에 산소와 영양분을 제공
- 간문맥(hepatic portal vein) : 장관에서 흡수한 영양물질을 간세포를 통하여 해독 및 정화하기 위하여 들어오는 혈관
- 간소엽(hepatic lobule)은 간의 기능적 단위로 1~2mm의 짧은 육각형기둥 모양을 하고 있으며, 그 가운데에는 중심정맥(central vein)이 관통하고 있다.
- 간소엽의 모서리에는 간동맥, 간문맥 및 쓸개관이 들어오고 나가는 형태를 이루고 있어 이를 간세동이(hepatic triad)이라 한다.
- 간세포는 간소엽 속의 모세혈관 사이에서 서로 연접하여 2줄고 된 간세포줄(hepatic cord)을 형성한다.
- 굴모세혈관(sinusoidal capillary) : 관내강이 비교적 넓고 내피는 매우 투과성이 강하여 장관에서 흡수된 후 간문맥을 통하여 이송되어 온 각종 영양물질을 간세포들이 이용하고, 반대로 간에서 생산된 물질들을 혈액으로 내보내는 일을 용이하게 해준다.

답 4)

101 간에서 쓸개즙이 생산되고 쓸개에서 쓸개즙을 농축시키고 저장한다.

답 1)

102 쓸개즙이 항체를 형성하진 않는다.

답 5)

해부생리학

103

다음 중 복막속장기는 무엇인가?

1) 돌창자
2) 이자
3) 콩팥
4) 샘창자
5) 부신

104

다음 중 반복막장기는 무엇인가?

1) 위
2) 지라
3) 간
4) 이자
5) 콩팥

105

다음 중 흡수 속도가 가장 빠른 것은?

1) glycine
2) alanine
3) cystine
4) glutamic actid
5) valine

106

다음 중 흡수 속도가 가장 빠른 것은?

1) galactose
2) glucose
3) sucrose
4) mannose
5) xylose

문제해설

103
- 복막속장기 : 위, 빈창자, 돌창자, 막창자꼬리, 가로잘록창자, 구불잘록창자, 지라, 난소 및 자궁관 등
- 반복막장기 : 막창자, 오름창자, 내림잘록창자, 곧창자, 간, 자궁, 방광 등
- 복막뒤장기 : 이자, 콩팥, 요관, 부신, 샘창자, 배대동맥, 아래대정맥, 가슴림프관 등

답 1)

104 103번 해설내용 참조

답 3)

105 단백질의 흡수 속도

glycine > alanine > cystine > glutamic actid > valine

답 1)

106 당의 흡수 속도

galactose > glucose > sucrose > mannose > xylose

답 1)

107

지방 및 지용성비타민(A, D, E, K)이 흡수되는 곳은?

1) 식도
2) 위날문
3) 샘창자유두
4) 작은창자림프관
5) 큰창자

108

비타민 B_{12}가 흡수되는 곳은?

1) 식도
2) 위
3) 샘창자
4) 빈창자
5) 돌창자

109

작은창자에서 포도당과 단당류 및 아미노산이 흡수되는 주된 기전은?

1) 여과
2) 확산
3) 삼투
4) 능동운반
5) 수동운반

110

큰창자에서 볼 수 있는 것이 아닌 것은?

1) 그물막띠
2) 간막띠
3) 자유띠
4) 돌림주름
5) 복막주렁

문제해설

107 영양물질(포도당, 아미노산 등), 물, 염류, 수용성 비타민 등은 작은창자의 모세혈관(문맥)을 통해 흡수되며, 지방산과 글리세롤, 지용성비타민은 작은창자의 림프관(암죽관)을 통해 흡수된다.

답 4)

108 그 외 대부분의 비타민은 작은창자의 상단부에서 흡수

답 5)

109 주로 능동수송에 의한 흡수이다.

답 4)

110
- 돌림주름은 작은창자에서 볼 수 있다.
- 잘록창자띠(tenia coli) : 큰창자벽을 구성하고 있는 세로근육이 3곳에서 비후되어 끈처럼 나타나는 것 – 앞쪽 그물막띠, 뒤쪽 간막띠와 자유띠
- 복막주렁(epiploic appendage) : 지방이 들어있는 복막의 주머니로 그물막띠와 자유띠에 잎사귀처럼 붙어 있다.

답 4)

해부생리학

111

지방의 유화작용이 있는 것은 무엇인가?

1) 히스타민(histamin)
2) 멜라토닌(melatonin)
3) 에렙신(erepsin)
4) 쓸개즙염(bile salt)
5) 가스트린(gastrin)

112

쓸개즙(bile juice)의 구성성분으로 바르지 않은 것은?

1) 쓸개즙염(bile salt)
2) 빌리루빈(bilirubin)
3) 콜레스테롤(cholesterol)
4) 무기질(mineral)
5) 레닌(renin)

113

다음 중 쓸개즙염(bile salt; 담즙산염)의 역할은 무엇인가?

1) 당흡수 촉진
2) 지방 유화
3) 단백질 분해
4) 비타민 흡수
5) 당단백 합성

114

탄수화물, 지방, 단백질 모두를 분해할 수 있는 소화효소를 분비하는 곳은?

1) 위
2) 이자
3) 간
4) 작은창자
5) 큰창자

문제해설

111
- 쓸개즙염(담즙산염)은 지방 유화작용으로 리파아제의 작용을 쉽게 받도록 하는 기능이 있다.
- 유화 : 물과 기름으로 된 서로 혼합하지 않는 액체를 혼합시키는 것. 즉 혼합되지 않는 2개의 액체가 다른 액체 속으로 미립자형태로 분산되는 현상이다.

답 4)

112
- 주요 고형 성분은 쓸개즙염(담즙산염)과 쓸개즙색소이며 그 외에 글리세리드, 지방산, 콜레스테롤 및 레시틴 등의 지질, 뮤신 그리고 무기염류를 함유한다.
- 빌리루빈 : 쓸개즙의 주성분으로 혈색소(hemoglobin)에서 유래
- 쓸개즙색소 : 적갈색의 빌리루빈과 청록색의 빌리베르딘으로 구성

답 5)

113 담즙산(bile acid) 또는 담즙산염(bile salt)은 지방을 유화시켜서 소화효소인 리파아제(lipase)의 작용을 촉진시켜 지방산을 용해시키기 쉽게 한다.

답 2)

114
- 아밀라제 : 탄수화물 분해
- 트립신, 키모트립신, 카르복시펩티다제 : 단백질 분해
- 리파아제 : 지방 분해

답 2)

115

다음 중 복막뒤장기(retroperitoneal organs)는 무엇인가?

1) 위 2) 빈창자
3) 지라 4) 난소
5) 콩팥

116

다음 중 단백질 분해산물은?

1) 아미노산 2) 지방산
3) 글리세롤 4) 포도당
5) 콜레스테롤

117

다음 중 이자액의 주성분은 무엇인가?

1) $NaHCO_3$ 2) HCl
3) NaCl 4) CO_2
5) O_3

118

이자의 내분비부분인 랑게르한스섬(islet of Langerhans)의 세포 중 알파세포에서 분비하는 것은?

1) 글루카곤(glucagon) 2) 인슐린(insulin)
3) 소마토스타틴(somatostatin) 4) 트립신(trypsin)
5) 리파아제(lipase)

문제해설

115
- 복막속장기 : 위, 빈창자, 돌창자, 막창자꼬리, 가로잘록창자, 구불잘록창자, 지라, 난소 및 자궁관 등
- 반복막장기 : 막창자, 오름창자, 내림잘록창자, 곧창자, 간, 자궁, 방광 등
- 복막뒤장기 : 이자, 콩팥, 요관, 부신, 샘창자, 배대동맥, 아래대정맥, 가슴림프관 등

답 5)

116
- 지방 → 지방산과 글리세롤
- 단백질 → 아미노산
- 탄수화물 → 포도당

답 1)

117 이자액은 탄산수소나트륨(NaHCO)이 다량 함유되어 있어 pH 8.5인 약알칼리성을 띈다.

답 1)

118
- 베타세포 : 인슐린(insulin) 분비
- 델타세포 : 소마토스타틴(somatostatin) 분비

답 1)

해부생리학

119

외부와 교통하는 입안이나 소화관, 외부 호흡기관의 속면을 덮고 있는 막은 무엇인가?

1) 점막　　2) 장막
3) 윤활막　　4) 섬유막
5) 바닥막

120

지방이 소화된 최종산물은 무엇인가?

1) 아미노산　　2) 지방산과 글리세롤
3) 포도당　　4) 요산
5) 콜레스테롤

121

이자의 내분비부분인 랑게르한스섬의 세포 중 베타세포에서 분비하는 것은?

1) 글루카곤　　2) 인슐린
3) 소마토스타틴　　4) 트립신
5) 리파아제

122

이자의 델타세포(δ-cell)에서 분비하는 것은?

1) 펩신　　2) 프티알린
3) 글루카곤　　4) 인슐린
5) 소마토스타틴(somatostatin)

문제해설

119 가장 안쪽을 이루는 부드러운 층인 점막으로 되어 있다.

답 1)

120 • 단백질 → 아미노산
• 탄수화물 → 포도당

답 2)

121 • 베타세포 : 인슐린(insulin) 분비
• 델타세포 : 소마토스타틴(somatostatin) 분비

답 2)

122 이자의 내분비부인 랑게르한스섬에 있는 델타세포는 굴루카곤과 인슐린 분비 억제 조절에 관여하는 소마토스타틴을 분비한다.

답 5)

11

C·H·A·P·T·E·R

비뇨계통

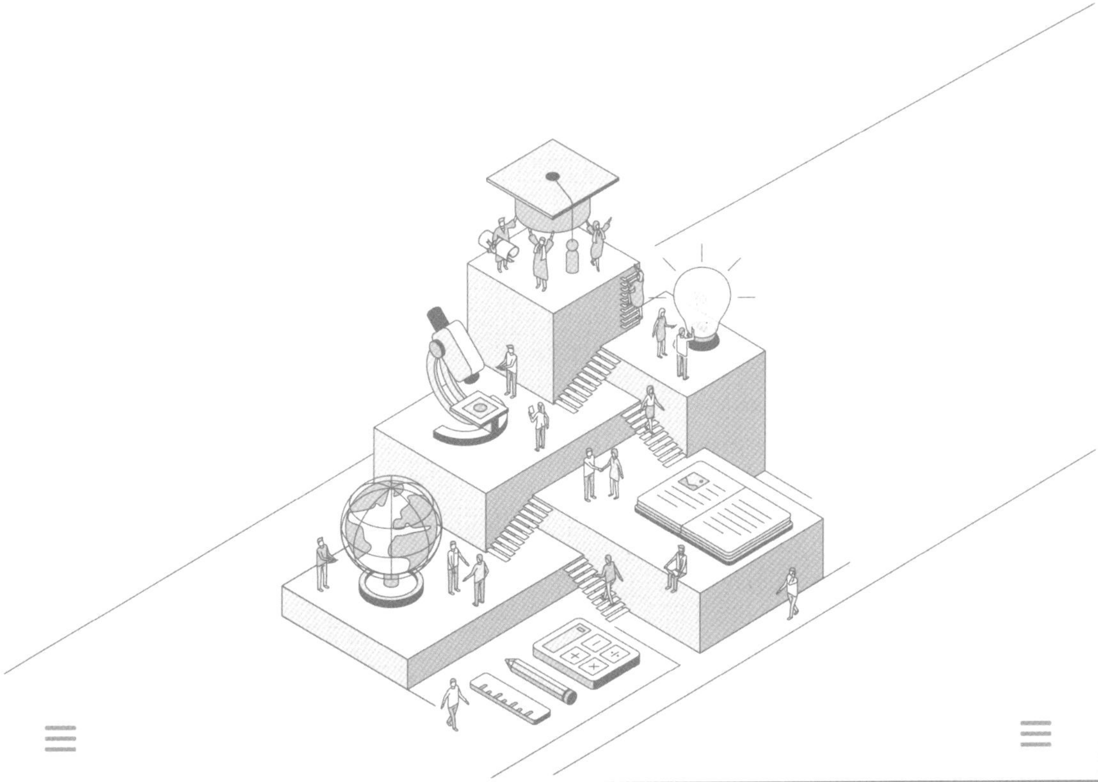

2024 OCCUPATIONAL THERAPY

예·상·문·제·풀·이

01

성인의 1일 평균 물 섭취량과 배뇨량으로 바른 것은?

1) 1L, 0.1L
2) 1.5L, 0.5L
3) 2L, 1L
4) 2.5L, 1.5L
5) 3L, 2L

02

다음 중 혈압하강 시 레닌(renin)을 분비하는 것은?

1) 토리쪽곱슬세관
2) 콩팥세관고리
3) 먼쪽곱슬세관
4) 토리곁세포
5) 치밀반점

03

토리곁세포들과 경계하여 밀집되어 있는 세포로 Na^+ 변화를 감지하는 것은?

1) 발세포
2) 여과틈새
3) 내피세포
4) 발돌기
5) 치밀반점

04

혈압조절 효소(enzyme)를 분비하는 곳은?

1) 위
2) 콩팥
3) 가슴샘
4) 지라
5) 쓸개

문제해설

01
- 섭취 : 음료수(1~1.2L), 음식물(0.6~1L), 영양물질 산화(대사수 : 0.3L)
- 배설 : 오줌(1.5L), 대변(0.1L), 땀(0.5L), 호흡(0.3~0.4L)

답 4)

02
- 토리곁세포는 혈압이 낮아지면 레닌(renin)을 분비한다.
- 치밀반점은 Na^+ 변화를 감지한다.

답 4)

03 02번 해설내용 참조

답 5)

04
- 콩팥의 토리곁세포에서 레닌 분비
- renin : 혈압 저하 시 angiotensin system을 자극하여 혈압상승을 유도하는 효소(enzyme)

답 2)

05

다음 중 콩팥에서 분비하는 호르몬성 물질로 바른 것은?

1) 칼시트리올(calcitriol), 적혈구생성소(erythropoietin)
2) 세크레틴(secretin), 가스트린(gastrin)
3) 알도스테론(aldosterone), 항이뇨호르몬(ADH)
4) 에피네프린(epinephrine), 옥시토신(oxytocin)
5) 에스트로겐(estrogen), 프로게스테론(progesterone)

06

콩팥(kidney)에 대한 설명으로 바르지 않은 것은?

1) 각종 노폐물 제거와 수분 및 전해질 함량 및 삼투질농도를 조절한다
2) 분당 1,200ml 정도의 혈액이 흘러 들어온다
3) 각종 호르몬성 물질을 분비한다
4) 척주의 양측 뒤복벽에 접촉하는 복막뒤장기이다
5) 왼콩팥이 오른콩팥보다 약간 낮게 위치한다

07

다음 중 콩팥단위(nephron)를 구성하는 것이 아닌 것은?

1) 콩팥소체(renal corpuscle)
2) 토리쪽곱슬세관(proximal convoluted tubule)
3) 콩팥세관고리(Henle's loop)
4) 먼쪽곱슬세관(distal convoluted tubule)
5) 콩팥유두(renal papilla)

08

콩팥의 오줌을 생산하는 기전은 무엇인가?

1) 여과
2) 확산
3) 삼투
4) 능동운반
5) 매개체운반

문제해설

05
- 콩팥에서 분비하는 호르몬성 물질
  - 적혈구생성소(erythropoietin) : 골수에서 적혈구 생성 촉진
  - 칼시트리올(calcitriol) : 장관에서 칼슘과 인의 흡수를 촉진
- 콩팥에서 분비하는 효소
  - 레닌(renin) : 혈압 조절

답 1)

06 산-염기평형에 기여하는 등 몸의 항상성(homeostasis) 유지에 중요한 역할
- 오줌을 형성하는 100만개 이상의 콩팥단위(nephron) 포함
- 심장에서 박출된 혈액의 25% 정도가 들어온다.
  한쪽 무게 약 150g
- 왼콩팥은 열한째~열두째갈비뼈에, 오른콩팥은 간의 오른엽에 의한 압박으로 왼콩팥보다 약간 낮게 위치하여 열두째갈비뼈에 닿아 있다.

답 5)

07
- 콩팥단위(nephron) : 콩팥의 구조 및 기능상의 기본단위
- 콩팥소체(renal corpuscle) : 토리(glomerulus), 토리주머니(glomerular capsule)
- 콩팥세관(renal tubule) : 토리쪽곱슬세관(proximal convoluted tubule), 콩팥세관고리(Henle's loop), 먼쪽곱슬세관(distal convoluted tubule)

답 5)

08 오줌생산의 기전은 여과이다.

답 1)

09

다음 중 오줌의 배설과정이 바른 것은?

1) 콩팥세관고리 → 토리쪽곱슬세관 → 콩팥소체 → 집합세관 → 콩팥피라밋 → 먼쪽곱슬세관 → 콩팥유두 → 작은콩팥잔 → 큰콩팥잔 → 콩팥깔때기 → 요관
2) 토리쪽곱슬세관 → 콩팥세관고리 → 먼쪽곱슬세관 → 콩팥소체 → 집합세관 → 콩팥피라밋 → 콩팥유두 → 작은콩팥잔 → 큰콩팥잔 → 콩팥깔때기 → 요관
3) 콩팥소체 → 토리쪽곱슬세관 → 콩팥세관고리 → 먼쪽곱슬세관 → 집합세관 → 콩팥피라밋 → 콩팥유두 → 작은콩팥잔 → 큰콩팥잔 → 콩팥깔때기 → 요관
4) 집합세관 → 콩팥피라밋 → 콩팥유두 → 작은콩팥잔 → 큰콩팥잔 → 콩팥깔때기 → 콩팥소체 → 토리쪽곱슬세관 → 콩팥세관고리 → 먼쪽곱슬세관 → 요관
5) 집합세관 → 콩팥소체 → 토리쪽곱슬세관 → 콩팥세관고리 → 먼쪽곱슬세관 → 콩팥피라밋 → 콩팥유두 → 작은콩팥잔 → 큰콩팥잔 → 콩팥깔때기 → 요관

10

갑상샘에서 분비되는 호르몬인 티록신(thyroxine)에 다량 함유된 물질은?

1) 철
2) 요오드
3) 에피네프린
4) 비타민
5) 세크레틴

11

토리쪽곱슬세관에서 재흡수 되고 먼쪽곱슬세관에서 분비되는 물질은?

1) PAH
2) glucose
3) H^+
4) Na^+
5) K^+

문제해설

09 콩팥소체(renal corpuscle) → 토리쪽곱슬세관(proximal convoluted tubule) → 콩팥세관고리(Henle's loop) → 먼쪽곱슬세관(distal convoluted tubule) → 집합세관(collecting tubule) → 콩팥피라밋(renal pyramid) → 콩팥유두(renal papilla) → 작은콩팥잔(minor calyx) → 큰콩팥잔(major calyx) → 콩팥깔때기(renal pelvis) → 요관(ureter)

답 3)

10 티록신 : 요오드(아이오딘) 및 아미노산으로 이루어진 단백질 분자

답 2)

11
- 토리쪽곱슬세관
  - K^+, 포도당, 아미노산 : 100% 재흡수
  - 물, Na^+ : 80% 재흡수
  - PAH, 페니실린, 디오드라스트 : 재분비
- 먼쪽곱슬세관
  - Na^+ : 20% 재흡수
  - K^+, H^+, NH_3 : 재분비

답 5)

12

먼쪽곱슬세곤과 집합세관에서 NaCl 재흡수를 억제하는 물질은?

1) 안지오텐신Ⅱ(angiotensin Ⅱ)
2) 알도스테론(Aldosterone)
3) 항이뇨호르몬(ADH)
4) 심방성이뇨펩티드(ANP)
5) PTH(부갑상샘호르몬)

13

물의 재흡수를 위해 항이뇨호르몬이 작용하는 곳은?

1) 콩팥소체(renal corpuscle)
2) 토리쪽곱슬세관(proximal convoluted tubule)
3) 콩팥세관고리(Henle's loop)
4) 먼쪽곱슬세관(distal convoluted tubule), 집합세관(collecting tubule)
5) 콩팥깔때기(renal pelvis), 요관(ureter)

14

골수에서 적혈구 생성을 촉진하는 적혈구생성소(erythropoietin)를 분비하는 곳은?

1) 간
2) 콩팥
3) 가슴샘
4) 고환
5) 쓸개

15

산-염기 평형에 기여하는 등 몸의 항상성 유지에 중요한 역할을 하는 장기는 다음 중 무엇인가?

1) 심장
2) 지라
3) 콩팥
4) 이자
5) 고환

문제해설

12
- AngiotensinⅡ : 토리쪽곱슬세관 : NaCl과 수분 재흡수 촉진, H^+ 분비 촉진
- Aldosterone : 먼쪽곱슬세관, 집합관 : NaCl과 수분 재흡수 촉진, K^+ 분비 촉진
- ADH : 먼쪽곱슬세관, 집합관 : 물의 재흡수 촉진
- ANP : 먼쪽곱슬세관, 집합관 : NaCl 재흡수 억제
- PTH : 토리쪽곱슬세관, 먼쪽곱슬세관 : Ca^{2+} 재흡수 촉진, PO_4^{2-} 재흡수 억제

답 4)

13 12번 해설내용 참조

답 4)

14
- 콩팥에서 분비하는 물질
  - 레닌 : 혈압조절 효소
  - 적혈구생성소 : 골수에서 적혈구 생성 촉진 호르몬
  - 칼시트리올 : 장관에서 칼슘과 인의 흡수를 촉진하는 호르몬

답 2)

15 14번 해설내용 참조

답 3)

16

다음 중 토리곁장치(juxtglomerular apparatus)에 해당하는 것은?

1) 토리주머니(glomerular capsule), 헨리고리(Henle's loop)
2) 토리곁세포(juxtaglomerular cell), 치밀반점(macula densa)
3) 발세포(podocyte), 콩팥깔때기(renal pelvis)
4) 콩팥문(hilum of kidney), 콩팥피라밋(renal pyramid)
5) 콩팥피라밋(renal pyramid), 콩팥기둥(renal column)

17

수분과 Na^+ 재흡수하며 K^+ 분비를 촉진하는 물질은?

1) 에스트로겐(estrogen)
2) 프로게스테론(progesterone)
3) 멜라토닌(melatonin)
4) 옥시토신(oxytocin)
5) 알도스테론(aldosterone)

18

체내 HCO_3^-가 증가하는 경우 발생되는 것은?

1) 호흡성 산증(respiratory acidosis)
2) 호흡성 알칼리증(respiratory alkalosis)
3) 대사성 산증(metabolic acidosis)
4) 대사성 알칼리증(metabolic alkalosis)
5) 과환기증후군

문제해설

16
- 토리곁세포와 치밀반을 합하여 토리곁장치라고 한다.
- 토리곁세포(juxtaglomerular cell) : 들토리세동맥의 벽을 구성하는 과립세포, 혈압이 낮아지면 반응하여 레닌을 분비
- 치밀반점(macula densa) : 콩팥세관의 벽을 이루는 세포, Na^+ 변화를 감지
- 발세포(podocyte) : 토리주머니의 속막에 존재
- 콩팥깔때기(renal pelvis) : 생성된 오줌을 수집하여 요관(ureter)으로 보내는 장소

답 2)

17
- Angiotensin Ⅱ : 토리쪽곱슬세관 : NaCl과 수분 재흡수 촉진, H^+ 분비 촉진
- Aldosterone : 먼쪽곱슬세관, 집합관 : NaCl과 수분 재흡수 촉진, K^+ 분비 촉진
- ADH : 먼쪽곱슬세관, 집합관 : 물의 재흡수 촉진
- ANP : 먼쪽곱슬세관, 집합관 : NaCl 재흡수 억제
- PTH : 토리쪽곱슬세관, 먼쪽곱슬세관 : Ca^{2+} 재흡수 촉진, PO_4^{2-} 재흡수 억제

답 5)

18
- 호흡성 산증(respiratory acidosis) : pH는 낮고 PCO_2는 높으며 폐와 기도장애에 의한 CO_2의 배출부전, 호흡중추군의 억제에 의한 중추성 폐포저환기증후군(alveolar hypoventilation syndrome)
- 호흡성 알칼리증(respiratory alkalosis) : pH는 올라가고 PCO_2는 낮아지며 저산소 혈증에 수반하는 환기항진, 정신적인 긴장 등에 의한 호흡중추의 활동이 증강하는 과환기증후군
- 대사성 산증(metabolic acidosis) : pH와 HCO_3^-가 감소하며 당뇨병과 기아에서 일어나는 케톤체의 축적, 과격한 운동 시에 젖산 축적, 신기능장애에서의 H^+ 배설부전, 위장과 신기능장애에서의 HCO_3^- 상실
- 대사성 알칼리증(metabolic alkalosis) : pH와 HCO_3^-가 증가하며 위액의 구토에 의한 HCL의 상실, 저칼륨 혈증

답 4)

19

다음 중 콩팥소체(renal corpuscle)를 구성하는 것은?

1) 토리쪽곱슬세관(proximal convoluted tubule), 먼쪽곱슬세관(distal convoluted tubule)
2) 토리(glomerulus), 토리주머니(glomerular capsule)
3) 헨리고리(Henle's loop), 콩팥피라밋(renal pyramid)
4) 큰콩팥잔(major calyx), 작은콩팥잔(minor calyx)
5) 콩팥문(hilum of kidney), 콩팥기둥(renal column)

20

혈류량 증가 시 발생하는 현상으로 바르지 않은 것은?

1) 레닌(renin) 분비 억제
2) 안지오텐신Ⅱ(angiotensinⅡ)의 농도 저하
3) 알도스테론(aldosterone) 분비 저하
4) Na^+ 재흡수 감소
5) ANP 분비 저하

21

다음 중 토리쪽곱슬세관에서 전부 재흡수되는 물질이 아닌 것은?

1) Na^+
2) K^+
3) 포도당
4) 아미노산
5) 단백질

22

토리에서 여과되지 않는 것은?

1) 단백질
2) 포도당
3) 요소
4) 이눌린
5) K^+

문제해설

19
- 콩팥단위(nephron) : 콩팥의 구조 및 기능상의 기본단위
- 콩팥소체(renal corpuscle) : 토리(glomerulus), 토리주머니(glomerular capsule)
- 콩팥세관(renal tubule) : 토리쪽곱슬세관(proximal convoluted tubule), 콩팥세관고리(Henle's loop), 먼쪽곱슬세관(distal convoluted tubule)

답 2)

20
- ANP(atrial natriuretic peptide) : 심방에서 분비, Na^+이뇨 촉진, 혈압하강, 혈관수축물질에 대한 혈관민무늬근 반응감소, 바소프레신(vasopressin) 분비 억제
- 레닌 : 혈압상승유도
- 알도스테론 : NaCl과 H_2O 재흡수 촉진, K^+와 H^+ 분비 촉진
- 안지오텐신 Ⅱ : 알도스테론 분비 촉진
- ANP : NaCl과 H_2O 재흡수 억제

답 5)

21 토리쪽곱슬세관 : K^+, 포도당, 단백질(일반적으로 여과되지 않지만 작은 몇몇 단백질이 여과된 경우), 아미노산 완전 재흡수

답 1)

22 단백질은 토리에서 여과되지 않는다.

답 1)

23

세관에서 재흡수가 거의 없고 분비만 되는 물질은?

1) 포도당 2) 단백질
3) 아미노산 4) Na^+
5) 요산

24

토리여과율(GFR, 사구체여과율) 측정에 사용하는 물질이 아닌 것은?

1) inulin 2) manitol
3) sodium thiosulfate 4) creatinine
5) amino acid

25

다음 중 포도당이 재흡수되는 곳은?

1) 토리 2) 토리쪽고슬세관
3) 콩팥세관고리 4) 먼쪽곱슬세관
5) 집합세관

26

자궁속막주기에 대한 설명으로 옳은 것은?

1) 월경주기에서 가장 긴 시기는 월경전기이다
2) 증식기에는 에스트로겐이 급격히 감소한다
3) 월경기는 배란 후 7일 경에 시작된다
4) 월경기에 치밀층과 해면층이 출혈 및 박리된다
5) 분비기에 프로게스테론과 에스트로겐의 작용으로 자궁속막이 얇아진다

문제해설

23 Creatinine, uric acid(요산), urea(요소) 등은 세관에서 재흡수가 거의 없고 분비만

답 5)

24 콩팥소체(renal corpuscle) 여과율 측정 물질 : inulin, creatinine, urea, manitol, sodium thiosulfate, cystatin c 등

답 5)

25 토리쪽곱슬세관에서는 K^+, 포도당, 아미노산, 물(80%), Na^+(80%)가 재흡수된다.

답 2)

26 1) 2~3일간의 짧은 기간
2) 에스트로겐 양이 급격히 증가하고 프로게스테론의 양은 최저 수준으로 유지
3) 배란 후 14일 경 시작
4) 기능층(치밀층과 해면층) : 월경기에 출혈 및 박리
5) 자궁속막이 두터워진다

답 4)

해부생리학

27

다음 중 Na^{+}의 80%를 재흡수하는 곳은?

1) 토리
2) 토리쪽곱슬세관
3) 콩팥세관고리
4) 먼쪽곱슬세관
5) 집합관

28

다음 중 물의 약 80%를 재흡수하는 곳은?

1) 토리
2) 토리쪽곱슬세관
3) 콩팥세관고리
4) 먼쪽곱슬세관
5) 집합관

29

배뇨를 촉진하거나 배변을 자극하는 신경은?

1) 미주신경(vagus nerve)
2) 골반신경(pelvic nerve)
3) 아랫배신경(hypogastric nerve)
4) 샅신경(perineal nerves)
5) 항문꼬리신경(anococcygeal nerve)

30

우리 몸의 기관으로 노폐물을 제거하고 수분과 전해질 함량 및 삼투질 농도를 조절에 기여하는 등 인체의 항상성 유지에 중요한 역할을 담당하는 것은?

1) 지라
2) 샘창자
3) 이자
4) 콩팥
5) 간

문제해설

27 · 토리쪽곱슬세관 : Na^{+} 80% 재흡수
· 먼쪽곱슬세관 : Na^{+} 20% 재흡수

답 2)

28 27번 해설내용 참조

답 2)

29 골반신경은 부교감신경계의 신경으로 음경이나 음핵의 발기를 일으키며 방광에 작용하여 배뇨를 촉진하고 내림잘록창자 이하의 운동을 촉진하여 배변을 하게 한다.

답 2)

30 콩팥은 우리 몸 최고의 배설기관으로 노폐물 제거와 수분과 전해질 함량 및 삼투질 농도를 조절하여 산-염기평형에 기여하는 등 몸의 항상성 유지에 중요한 역할을 한다.

답 4)

31

대사성 알칼리증으로 일어나는 현상은?

1) 당뇨
2) 기아
3) 급성설사
4) 과도한 수면
5) 과도한 구토

32

생성된 오줌을 수집하여 요관으로 보내는 장소는?

1) 콩팥겉질
2) 콩팥속질
3) 콩팥깔때기
4) 콩팥기둥
5) 콩팥굴

33

콩팥깔때기와 방광을 연결하는 것은?

1) 콩팥피라미드
2) 큰콩팥잔
3) 작은콩팥잔
4) 콩팥유두
5) 요관

34

오줌의 농축과 관련 있는 가설은?

1) 실무율(all-or-none law)
2) 미끄럼설(sliding theory)
3) 교번설(alternation theory)
4) 쌍극설(dipole theory)
5) 역류설(countercurrent theory)

문제해설

31
- 대사성 산증 : 당뇨, 기아, 급성설사, 콩팥기능 장애
- 대사성 알칼리증 : 과도한 구토, 콩팥기능 장애

답 5)

32 콩팥깔때기는 콩팥잔으로부터 오줌을 수집하여 요관으로 보내는 장소가 된다.

답 3)

33 콩팥피라밋 → 콩팥유두 → 작은콩팥잔 → 큰콩팥잔 → 콩팥깔대기 → 요관 → 방광

답 5)

34
- 반류설이라고도 한다.
- 역류증폭계(countercurrent multiplier system)
- 위치 : 속질헨리고리(medullar loop of Henle)
- 생리학적 의의 : 헨리고리의 내림다리(descending limb)와 오름다리(ascending limb)의 투과성 차이 때문에 속질삼투차(medullary somotic gradient)가 생기고 이로 인해 농축된 오줌을 형성할 수 있게 된다.

답 5)

해부생리학

35

다음 중 원인과 결과가 잘못 짝지어진 것은?

1) 혈압감소 – aldosterone 분비
2) 항이뇨호르몬(ADH) 분비 – 신장의 물의 재흡수 촉진
3) 항이뇨호르몬(ADH) 분비 감소 – 요붕증 발생
4) 교감신경흥분 – 배뇨억제
5) 부갑상샘호르몬(parathyroid hormone) 분비 – Ca^{2+}배설 촉진

36

정상적인 오줌성분이 아닌 것은?

1) 크레아티닌
2) 요소
3) 포도당
4) 아미노산
5) 무기염류

37

새벽에 공복 시 혈당치를 측정하였더니 저혈당증이라고 한다. 그 기준이 되는 수치로 바른 것은?

1) 140mg/dL 이하
2) 120mg/dL 이하
3) 70mg/dL 이하
4) 50mg/dL 이하
5) 10mg/dL 이하

38

다음 중 배뇨 촉진중추로 바른 것은?

1) 숨뇌, 소뇌
2) 기저핵, 해마
3) 다리뇌, 시상하부
4) 대뇌겉질, 중간뇌
5) 시상, 척수

문제해설

35 부갑상샘호르몬(parathyroid hormone)분비 – Ca^{2+}재흡수 촉진

답 5)

36 오줌에는 포도당과 단백질이 있으면 안 된다.

답 3)

37 새벽 공복 시의 혈당치가 140mg/dL 이상의 경우는 고혈당증이라 하며 혈당치가 50mg/dL 이하로 떨어진 경우를 저혈당증이라 한다. 200mg/dL 이상의 혈당량을 나타내며 2시간 이상 고혈당이 지속될 경우 당뇨병으로 판명한다. 혈당이 50mg/dL 이하로 떨어지면 중추신경계에 이상증세가 나타나고, 30mg/dL 이하가 되면 경련을 일으키며 의식을 상실하게 된다.

답 4)

38
- 배뇨 억제중추 : 대뇌겉질(cerebral cortex), 중간뇌(midbrain)
- 배뇨 촉진중추 : 다리뇌(pons), 시상하부(hypothalamus)

답 3)

39

토리에서는 여과되고 콩팥세관에서 흡수나 재분비가 되지 않는 물질은?

1) 이눌린(inulin)
2) 세크레틴(secretin)
3) 단백질
4) 포도당
5) Na^+

40

다음 중 에피네프린과 노르에피네프린을 분비하는 곳은?

1) 부갑상샘
2) 솔방울샘
3) 뇌하수체
4) 부신
5) 이자

41

콩팥의 겉질에서 볼 수 있는 것으로 바른 것은?

1) 콩팥세관고리(Henle's loop), 집합세관(collecting tubule)
2) 콩팥소체(renal corpuscle), 곧은혈관(vasa recta)
3) 토리쪽곱슬세관(proximal convoluted tubule), 먼쪽곱슬세관(distal convoluted tubule)
4) 먼쪽곱슬세관(distal convoluted tubule), 콩팥세관고리(Henle's loop)
5) 집합세관(collecting tubule), 토리쪽곱슬세관(proximal convoluted tubule)

42

다음 중 ADH(antidiuretic hornone)가 작용하는 콩팥의 부위는?

1) 먼쪽곱슬세관
2) 들토리세동맥
3) 토리주머니
4) 콩팥세관고리
5) 토리모세혈관

문제해설

39
- 토리에서는 여과되고 콩팥세관에서 흡수나 재분비가 되지 않는 물질 : 이눌린(inulin), 마니톨(mannitol), 크레아티닌(creatinine)
- secretin : 작은창자(샘창자) ; 이자액(췌액), 담즙 분비 촉진

답 1)

40 부신속질에서 분비

답 4)

41
- 콩팥 겉질 : 콩팥소체(renal corpuscle), 토리쪽곱슬세관(proximal convoluted tubule), 먼쪽곱슬세관(distal convoluted tubule)
- 콩팥 속질 : 집합세관(collecting tubule), 콩팥세관고리(Henle's loop), 곧은혈관(vasa recta)

답 3)

42 항이뇨호르몬은(ADH) 먼쪽곱슬세관과 집합세관의 수분 흡수를 촉진한다.

답 1)

43

콩팥세관에서 재흡수되는 물질이 이동하는 곳은?

1) 들토리세동맥
2) 토리주머니
3) 토리
4) 집합관
5) 주위모세혈관

44

콩팥의 토리곁세포에서 분비하는 효소는?

1) 항이뇨호르몬
2) 옥시토신
3) 알도스테론
4) 프로락틴
5) 레닌

45

콩팥혈장류량(renal plasma flow, RPF)을 측정하는데 사용하는 물질은?

1) PAH
2) glucose
3) H^+
4) Na^+
5) K^+

46

먼쪽곱슬세관(distal convoluted tubule), 집합세관(collecting tubule)에서 작용하여 수분의 재흡수를 촉진시키는 것은?

1) 알도스테론(aldosterone)
2) 레닌(renin)
3) 항이뇨호르몬(ADH)
4) 안지오텐신(angiotensin)
5) 심방성 나트륨이뇨펩티드(atrial natriuretic peptide)

문제해설

43 콩팥에서 재흡수된 물질은 주위모세혈관을 통하여 이동한다.

답 5)

44 레닌(renin)

혈압 저하 시 분비되어 혈압을 상승, 안지오텐시노겐을 안지오텐신 I 으로 활성화

답 5)

45 PAH(para-aminohippuric acid 파라아미노마뇨산) : 토리에서 여과, 곱슬세관에서 분비 → 모든 PAH가 오줌으로 배출

답 1)

46 항이뇨호르몬(ADH, vasopressin) : 수분의 재흡수를 촉진시켜 오줌을 농축시킨다.

답 3)

OCCUPATIONAL THERAPY

12

C·H·A·P·T·E·R

생식계통

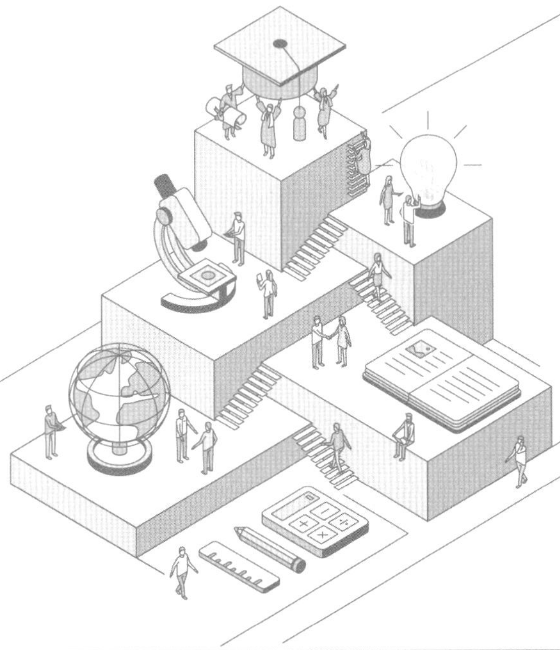

2024 OCCUPATIONAL THERAPY

예·상·문·제·풀·이

01

1개의 정모세포가 형성하는 정자의 개수는?

1) 1개
2) 2개
3) 3개
4) 4개
5) 5개

02

1개의 난모세포에서 생성되는 극체의 개수는?

1) 1개
2) 2개
3) 3개
4) 4개
5) 5개

03

1개의 난모세포에서 형성하는 난자의 수는?

1) 난자 1개
2) 난자 2개
3) 난자 3개
4) 난자 4개
5) 난자 5개

04

뇌하수체(hypophysis)가 연결되어 있는 곳은?

1) 소뇌
2) 시상하부
3) 중간뇌
4) 숨뇌
5) 뇌

문제해설

01 1개의 정모세포에서 4개의 정자를 만들고 1개의 난모세포에서 3개의 극체와 1개의 난자를 만든다.

답 4)

02 1개의 정모세포에서 4개의 정자를 만들고 1개의 난모세포에서 3개의 극체와 1개의 난자를 만든다.

답 3)

03 1개의 난모세포에서 3개의 극체와 1개의 난자를 만든다.

답 1)

04 시상하부 : 제3뇌실 벽의 배쪽과 제3뇌실의 바닥 속에 위치, 사이뇌의 일부로 뇌하수체와 연결되며 다양한 기능을 가지는 신경핵들로 구성

답 2)

05

정자발생세포(spermatogenic cell)들을 서로 연결시켜 지지해주고 정자생산에 필요한 영양분 공급과 식작용을 통한 보호 및 액체를 분비하여 정자의 운반 등을 도와주는 역할을 하는 것은?

1) 버팀세포(supporting cell)
2) 사이질세포(interstitial cell)
3) 분비세포(secretory cell)
4) 면역세포(immunocyte)
5) 색소세포(pigment cell)

06

정자(sperm)에 대한 설명으로 바르지 않은 것은?

1) 정조세포(spermatogonium), 정모세포(spermatocyte), 정자세포(spermatid)를 거쳐 올챙이 모양의 정자가 된다
2) 길이가 50～60um 정도이고 머리에 유전물질인 DNA를 함유하고 있다
3) 중간부에 사립체(mitochondria)가 있다
4) 22개의 보통염색체(autosomal chromosome)와 2개의 성염색체(sex chromosome)를 가지고 있다
5) 섬모(cilia)와 같은 구조로 되어있는 가늘고 긴 꼬리가 있다

07

정자의 이동 통로의 순서가 바른 것은?

1) 곧은정세관 → 곱슬정세관 → 고환날세관 → 고환그물 → 부고환관 → 정관 → 사정관 → 요도
2) 정관 → 부고환관 → 곱슬정세관 → 곧은정세관 → 고환그물 → 고환날세관 → 사정관 → 요도
3) 부고환관 → 정관 → 사정관 → 곱슬정세관 → 곧은정세관 → 고환그물 → 고환날세관 → 요도
4) 곱슬정세관 → 곧은정세관 → 고환그물 → 고환날세관 → 부고환관 → 정관 → 사정관 → 요도
5) 고환그물 → 고환날세관 → 곱슬정세관 → 곧은정세관 → 부고환관 → 정관 → 사정관 → 요도

문제해설

05 세르톨리세포(sertoli cell)라고도 한다.
답 1)

06 1개의 성염색체인 X나 Y를 가지고 있다.
답 4)

07 곱슬정세관(convoluted seminiferous tubule) → 곧은정세관(straight seminiferous tubule) → 고환그물(rete testis) → 고환날세관(efferent ductules of testis) → 부고환관(epididymal duct) → 정관(deferent duct) → 사정관(ejaculatory duct) → 요도(urethra)
답 4)

08

다음 중 염색체가 반으로 줄어드는 시기는?

1) 정조세포 → 1차 정모세포 2) 1차 정모세포 → 2차 정모세포
3) 2차 정모세포 → 정자세포 4) 정자세포 → 정자
5) 정자 → 수정란

09

정자의 성숙 및 일시적 저장에 관여하는 곳은?

1) 부고환(epididymis) 2) 정세관(seminiferous tubules)
3) 정낭(seminal vesicles) 4) 전립샘(prostate gland)
5) 망울요도샘(bulbourethral gland)

10

정자를 활성화시키는 노란색이 점도가 높은 분비물을 생산하여 배출관(excretory duct)을 통해 사정관(ejaculatory duct)으로 내보내는 역할을 하는 것은?

1) 정세관(seminiferous tubules)
2) 부고환(epididymis)
3) 정낭(seminal vesicles)
4) 전립샘(prostate gland)
5) 망울요도샘(bulbourethral gland)

11

알칼리성 점액을 분비하는 남성의 생식샘으로 여성의 큰질어귀샘에 해당하는 것은?

1) 정세관 2) 부고환
3) 정낭 4) 전립샘
5) 망울요도샘

문제해설

08 난자의 발생 시에도 마찬가지 : 1차 난모세포에서 2차 난모세포로 변할 때 염색체수 반감

답 2)

09 부고환에는 고환날세관과 부고환관이 들어있다.

답 1)

10
- 정낭은 1쌍의 부속샘으로 정자를 활성화시키는 노란색이 점도가 높은 분비물을 생산하여 배출관(excretory duct)을 통해 사정관(ejaculatory duct)으로 내보낸다.
- 전립샘(prostate gland) : 남성 특유의 냄새가 나는 유백색의 알칼리성 분비물 생산, 15개 정도의 전립샘관(prostatic duct)을 통하여 요도 속으로 분비, 정자 운동 촉진, 요도 윤활, 정자 보호
- 망울요도샘(bulbourethral gland) : 알칼리성 점액을 분비하여 망울요도샘관을 통해 요도로 내보낸다. 여성의 큰질어귀샘(바르톨린샘)greater vestibular gland (Bartholin's gland)에 해당한다.

답 3)

11 10번 해설내용 참조

답 5)

12

고환의 구성세포가 아닌 것은?

1) 정자발생세포(spermatogenic cell)
2) 버팀세포(supporting(Sertoli's) cell)
3) 사이질세포(interstitial(Leydig's) cell)
4) 근유사세포(myoid cell)
5) 으뜸세포(chief cell)

13

곱슬정세관(convoluted seminiferous tubule) 사이의 사이질세포(interstitial cell)에서 분비하는 것은?

1) 에스트로겐(estrogen)
2) 테스토스테론(testosterone)
3) 황체(lutein)
4) 프로게스테론(progesterone)
5) 인슐린(insulin)

14

음낭(scrotum)에 대한 설명으로 바르지 않은 것은?

1) 고환과 부고환 및 정관의 일부를 싸는 주머니이다
2) 음낭사이막(septum of scrotum)으로 좌우를 구분한다
3) 피하지방이 발달되어 있다
4) 음낭근(dartos tunic)은 얇은 평활근이다
5) 온도에 민감하게 반응한다

15

고환의 표면을 싸고있는 치밀결합조직성 피막은 무엇인가?

1) 양막(amnion)
2) 근막(fascia)
3) 백색막(tunica albuginea)
4) 고환사이막(septum testis)
5) 경질막(dura mater)

문제해설

12
- 으뜸세포 : 위, 부갑상샘의 세포
- 근유사세포 : 정세관(seminiferous tubule)의 바닥판(bsasl lamina) 외측에 있다.

답 5)

13 사이질세포는 라이디히세포(Leydig's cell)라고도 한다.

답 2)

14 음낭은 피하지방이 없다.

답 3)

15 백색막에 대한 설명이다.

답 3)

16

음경의 요도해면체(corpus spongiosum) 뒤편에 있는 한 쌍의 작은 콩알모양 덩어리로 투명한 점액을 분비하는 분비샘은 무엇인가?

1) 부고환(epididymis)
2) 전립샘(prostate gland)
3) 고환(testis)
4) 정낭(seminal vesicles)
5) 망울요도샘(bulbourethral gland)

17

중앙으로 요도가 관통하고 양쪽에 사정관이 열려 있으며 남성 특유의 냄새가 나는 유백색의 알칼리성 분비물을 생산하여 정자 운동 촉진과 요도 윤활 및 정자 보호에 관여하는 것은?

1) 부고환(epididymis)
2) 정세관(seminiferous tubules)
3) 정낭(seminal vesicles)
4) 전립샘(prostate gland)
5) 망울요도샘(bulbourethral gland)

18

정관과 정낭의 끝이 합쳐져 이루는 것은?

1) 사정관(ejaculatory duct)
2) 부고환(epididymis)
3) 정낭(seminal vesicles)
4) 전립샘(prostate gland)
5) 망울요도샘(bulbourethral gland)

19

투여 시 혈중 Ca^{2+}량을 증가시키는 호르몬은?

1) 멜라토닌
2) 부갑상샘호르몬
3) 인슐린
4) 성장호르몬
5) 황체형성호르몬

문제해설

16 망울요도샘 또는 쿠퍼샘(Cowper's gland)을 설명한 것으로 요도해면체 바닥에서 미세한 구멍으로 개구되어 음경요도를 통해 윤활제 역할을 하는 점액을 분비한다.

답 5)

17 정낭은 노란색의 점도가 높은 분비물을 생산하고 망울요도샘은 골반 바닥을 이루는 근육 속에 파묻혀 점액을 분비한다.

답 4)

18 정관의 끝과 정낭의 배출관이 합쳐져 양쪽 1개씩 사정관을 이룬다.

답 1)

19 부갑상샘호르몬 PTH : 혈중 Ca^{2+}를 일정하게 유지, 칼슘 및 인 대사에 관여 – 뼈나 치아 발육에 절대적 영향

답 2)

해부생리학

20

다음 중 남성에서 볼 수 있는 생식샘은 무엇인가?

1) 전립샘(prostate gland)
2) 소음순(labia minora)
3) 질어귀망울(vestibular bulb)
4) 큰질어귀샘(greater vestibular gland)
5) 음핵(clitoris)

21

발기성조직으로 남성의 음경해면체(corpus cavernosum penis)에 해당하는 부분은?

1) 대음순(labium major)
2) 소음순(labium minor)
3) 음핵(clitoris)
4) 질어귀망울(vestibular bulb)
5) 큰질어귀샘(greater vestibular gland)

22

전립샘(prostate gland)에 대한 설명으로 바르지 않은 것은?

1) 중앙으로 요도가 관통한다
2) 좌·우로 사정관이 열린다
3) 정자 운동을 촉진하는 물질을 분비한다
4) 15개 정도의 도관이 요도와 연결된다
5) 여성의 큰질어귀샘에 해당된다

23

고환상단에서 샅굴까지 혈관과 신경, 근육, 림프관 등과 같이 결합조직에 싸인 끈모양을 무엇이라 하는가?

1) 부고환(epididymis)
2) 정삭(spermatic cord)
3) 샅굴(inguinal canal)
4) 백색막(tunica albuginea)
5) 정관팽대(ampulla of deferent duct)

문제해설

20
- 음핵(clitoris) : 발기 조직, 남성의 음경에 해당
- 질어귀망울(vestibular bulb) : 발기 조직, 남성의 요도해면체에 해당
- 큰질어귀샘(greater vestibular gland, 바르톨린샘Bartholin's gland) : 남성의 망울요도샘에 해당, 성적 자극을 받을 때 점액 분비

답 1)

21
- 음핵(clitoris) : 양쪽 소음순이 앞쪽에서 합쳐지는 곳에 위치
- 질어귀망울(vestibular bulb) : 남성의 요도구멍(urethral meatus)과 요도해면체(corpus spongiosum)에 상당하는 발기장치로 질어귀 양쪽의 대음순(labium major) 밑에 위치

답 3)

22 여성의 큰질어귀샘에 해당되는 것은 망울요도샘이다.

답 5)

23 정삭(spermatic cord)에 대한 설명이다.

답 2)

24

음경(penis)에 대한 설명으로 바르지 않은 것은?

1) 발기성조직인 1개의 음경해면체(corpus cavernosum penis)와 1쌍의 요도해면체(corpus spongiosum)로 구성되어있다
2) 해면체는 튼튼한 백색막(tunica albuginea)으로 싸여있다
3) 성인에 있어서 음경꺼풀(prepuceof penis)이 음경귀두(glans penis)를 덮고 있는 것을 포경(phimosis)이라 한다
4) 성적 충동을 느끼면 해면체굴(cavernous space)이 혈액으로 충만되어 부풀어 오른다
5) 음경꺼풀(prepuce of penis)에는 특유의 피지를 분비하는 음경꺼풀샘(preputial gland)이 있다

문제해설

24 • 음경해면체(corpus cavernosum penis) 1쌍
• 요도해면체(corpus spongiosum) 1개

답 1)

25

수정란의 정상적인 착상 부위는?

1) 자궁 속막
2) 자궁관술
3) 자궁관깔대기
4) 자궁관팽대
5) 자궁관잘룩

25 자궁 바닥의 속막(자궁안의 위뒷벽)에 착상한다.

답 1)

26

난소의 표면상피는 무엇인가?

1) 단층편평상피
2) 단층입방상피
3) 이행상피
4) 중층원주상피
5) 거짓중층섬모원주상피

26 외분비샘, 감상샘소포, 난소표면, 샘의 도관 등 : 단층입방상피

답 2)

27

여성이 일생동안 배란되는 난포의 수는 약 얼마인가?

1) 약 100개
2) 약 250개
3) 약 400개
4) 약 800개
5) 약 1,000개

27 성숙된 난포는 난포액과 함께 배안으로 배출되는데 일생동안 약 400개를 배란한다.

답 3)

28

난포의 성숙기간은?

1) 5～6일
2) 7～9일
3) 10～14일
4) 15～20일
5) 20～28일

29

여성의 월경 주기는?

1) 5일
2) 10일
3) 14일
4) 20일
5) 28일

30

1개의 난모세포가 분열하여 형성하는 난자와 극체(polar body)의 개수가 맞는 것은?

1) 난자 1개, 극체 1개
2) 난자 2개, 극체 1개
3) 난자 1개, 극체 3개
4) 난자 3개, 극체 1개
5) 난자 2개, 극체 2개

31

질구멍의 양쪽에 있는 샘으로 남성의 망울요도샘에 해당하는 것은?

1) 바르톨린샘
2) 정낭
3) 전립샘
4) 갑상샘
5) 술방울샘

문제해설

28 난포 성숙기간 : 10～14일

답 3)

29 약 28일을 주기로 한다.

답 5)

30 1개의 정모세포에서 4개의 정자를 만들고 1개의 난모세포에서 3개의 극체와 1개의 난자를 만든다.

답 3)

31 클질어귀샘은 바르톨린샘이라고도 하며 점액을 분비

답 1)

32

여성의 자궁과 두덩결합 사이에 있는 것은?

1) 난소　　2) 방광
3) 구불잘록창자　　4) 엉치뼈
5) 항문

33

자궁의 정상위치인 자궁앞굽이(antefletxio uteri 자궁전굴)를 유지하는 주요 인대는?

1) 난소걸이인대(suspensory ligament of ovary)
2) 자궁넓은인대(broad ligament of uterus)
3) 자궁원인대(round ligament of uterus)
4) 자궁엉치인대(uterosacral ligament)
5) 가로자궁목인대(cervical ligament of uterus)

34

다음 중 여성생식기가 아닌 것은?

1) 대음순　　2) 망울요도샘
3) 음핵　　4) 바르톨린샘
5) 질어귀망울

35

난소겉질에 있는 것은?

1) 난포　　2) 민무늬근육
3) 혈관　　4) 신경
5) 림프관

문제해설

32 두덩결합 – 방광 – 자궁 – 구불잘록창자 – 엉치뼈

답 2)

33 자궁원인대는 자궁뒤굽이가 일어나지 않도록 작용하며, 임신중에 자궁이 커졌을 때 자궁의 위치를 전방으로 보호한다.

답 3)

34 큰질어귀샘(Bartholin's gland, 바르톨린샘) : 남성의 망울요도샘에 해당

답 2)

35
- 난소겉질 : 난포(ovarian follicle), 황체(corpus luteum), 백체(corpus albicans)
- 난소속질 : 민무늬근육, 혈관, 신경, 림프관

답 1)

36

다음 중 월경전기에 비후·충혈되어 월경기에 출혈·박리되는 것은 무엇인가?

1) 점막층
2) 기능층
3) 바닥층
4) 자궁근층
5) 자궁바깥막

37

월경주기에 대한 설명으로 바르지 않은 것은?

1) 월경기(menstrual phase) : 배란 후 14일 경에 시작
2) 증식기(proliferative stage) : 자궁속막과 자궁샘이 재생
3) 분비기(secretory stage) : 속막이 극도로 비후
4) 월경전기(premenstrual period) : 수정란이 착상하기 정당한 시기
5) 보통 28일을 주기로 변화 반복

문제해설

36
- 자궁속막은 안쪽으로부터 치밀층, 해면층, 바닥층으로 구분된다.
- 치밀층과 해면층은 기능층으로 월경전기에 비후·충혈되어 월경기에 출혈·박리되고, 월경후기에 깊은층인 바닥층으로부터 다시 재생된다.

답 2)

37
- 수정란이 착상하기 정당한 시기 : 분비기
- 월경기(menstrual phase, 1~5일) : 극도로 비후된 자궁속막의 얕은층이 탈락되어 배출되는 기시
- 증식기(proliferative stage, 6~14일) : 월경기 이후 약 10~11일 기간, 에스트로겐의 영향으로 바닥층에서 다시 재생되는 시기
- 분비기(secretory stage, 15~26일) : 증식기 이후 약 12일간의 기간으로 황색체에서 프로게스테론의 분비로 인하여 자궁샘에서 영양물질이 풍부한 분비물을 분비, 속막이 극도로 비후
- 월경전기(premenstrual period, 27~28일) : 국소적 빈혈이 생겨 혈관 파열로 출혈이 생기고 자가융해 현상이 일어나는 시기

답 4)

13

C·H·A·P·T·E·R

내분비계통

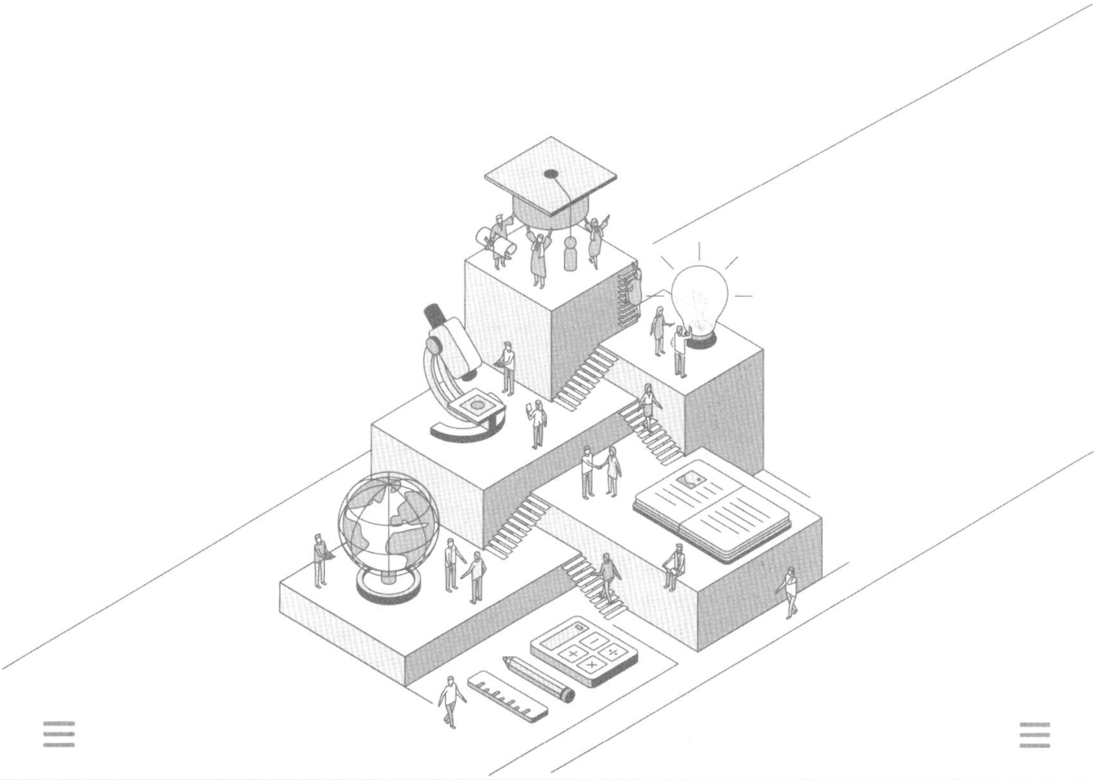

예·상·문·제·풀·이

01

다음 중 뇌하수체 뒤엽에서 분비하는 호르몬은?

1) 바소프레신(vasopressin)
2) 에스트로겐(estrogen)
3) 황체형성호르몬(LH)
4) 프로게스테론(progesterone)
5) 갑상샘호르몬(thyroid hormone)

문제해설

01 • 뒤엽은 시상하부에서 이어지는 신경조직으로 되어 있는 신경분비작용을 한다.; 신경하수체(neurohypophysis)
- 바소프레신(vasopressin, 항이뇨호르몬, ADH) : 혈압을 높이고 콩팥의 먼쪽곱슬세관(distal convoluted tubule)과 집합세관(collecting tubule)에서 수분 흡수율을 높여 소변 배설을 억제
- 옥시토신(oxytocin) : 자궁의 민무늬근육을 선택적으로 수축

답 1)

02

뇌하수체를 지배하는 것은?

1) 대뇌겉질
2) 소뇌
3) 시상하부
4) 숨뇌
5) 척수

02 01번 해설내용 참조

답 3)

03

자궁의 민무늬근육 수축을 촉진시켜 분만을 돕고, 출산 후 유방에 작용하여 젖이 나오도록 젖샘주위의 근육을 수축하는 역할을 하는 호르몬은?

1) 에스트로겐(estrogen)
2) 프로게스테론(progesterone)
3) 바소프레신(ADH)
4) 옥시토신(oxytocin)
5) 안드로겐(androgen)

03 01번 해설내용 참조

답 4)

04

다음 중 시상하부에서 생산되어 뇌하수체로 이동하여 분비되는 것은?

1) 항이뇨호르몬(ADH), 옥시토신(oxytocin)
2) 성장호르몬(GH), 유선자극호르몬(PRL)
3) 부신겉질자극호르몬(ACTH), 갑상샘자극호르몬(TSH)
4) 난포자극호르몬(FSH), 황체형성호르몬(LH)
5) 멜라닌세포자극호르몬(MSH), 사이질세포자극호르몬(ICSH)

05

다음 중 멜라토닌(melatonin)을 분비하는 곳은?

1) 솔방울샘
2) 갑상샘
3) 뇌하수체
4) 부갑상샘
5) 부신

06

솔방울샘(pineal gland)에 대한 설명으로 바르지 않은 것은?

1) 실질조직은 솔방울샘세포(pineal cell)와 신경아교세포(neuroglial cell)로 구성
2) 6~7세까지 커지고 그 후부터 퇴화
3) 생식기 조기발육을 억제하는 멜라토닌(melatonin)을 분비
4) 하루의 주기적 리듬을 조절하는데 관여
5) 사이뇌 앞쪽에 있는 납작한 원뿔모양 샘조직

07

성인이 되면 퇴화하는 것은?

1) 허파(lung)
2) 갑상샘(thyroid gland)
3) 가슴샘(thymus)
4) 난소(ovary)
5) 콩팥(kidney)

문제해설

04
- 시상하부의 시각위핵에서 ADH 생산, 시상하부의 뇌실곁핵에서 oxytocin 생산
- ADH와 oxytocin은 뇌하수체 뒤엽으로 이동하여 분비

답 1)

05 솔방울샘에서는 생식기의 조기발육을 억제하는 멜라토닌이라는 호르몬을 분비한다.

답 1)

06 사이뇌의 셋째뇌실 뒤위쪽에 있는 무게 약 0.2g의 납작한 원뿔모양 샘조직이다.

답 5)

07
- 가슴샘(thymus) : 사춘기 때에 최고로 발육, 이후 퇴화
- 편도(tonsil)는 소아 때 최고로 발달하고 15세 이후에는 위축. 목구멍편도가 제일 먼저 위축되고 인두편도는 거의 위축되지 않은 상태로 남아 있다.
- 솔방울샘(pineal grand) : 6~7세까지는 커지고 그 후부터 퇴화

답 3)

08

갑상샘의 기능항진으로 인해 발생되는 것은?

1) 그레이브스병(Graves's disease)
2) 점액부종(myxedema)
3) 테타니증(tetany)
4) 크레틴병(cretinism)
5) 에디슨병(Addison's disease)

09

부족 시 갑상샘호르몬 분비 이상이 오는 것은?

1) 나트륨
2) 칼슘
3) 마그네슘
4) 칼륨
5) 요오드

10

갑상샘의 C세포에서 분비되며 혈중 칼슘농도를 저하시키는 역할을 하는 것은?

1) 티록신(thyroxine)
2) 인슐린(insulin)
3) 칼시토닌(calcitonin)
4) 옥시토신(oxytocin)
5) 바소프레신(ADH)

11

생식기 조기발육 억제, 하루의 주기적 리듬 조절 관여, 빛에 의한 분비 억제하는 호르몬은?

1) 에스트로겐(estrogen)
2) 프로게스테론(progesterone)
3) 멜라토닌(melatonin)
4) 옥시토신(oxytocin)
5) 안드로겐(androgen)

문제해설

08
- 그레이브스병(Graves's disease)＝바제도우병(Basedow's diease) : 기초대사량 증가, 체중 감소, 땀 분비 증가, 맥압 증가, 안구 돌출, 갑상샘 비대
- 갑상샘 기능저하 → 크레틴병 cretinism[소아 : 신체(소인증) 및 정신적(지능발당저하) 장애], 점액부종 myxedema[성인 : 기초대사저하, 머리카락 성장 저하, 피부 건조, 쉰 목소리]
- 부신겉질의 기능 저하 : 에디슨병 Addison's disease(피부 착색, 저혈당)

답 1)

09 요오드 부족 시 갑상샘비대와 갑상샘기능저하 등 갑상샘장애가 발생한다.

답 5)

10 갑상샘의 소포곁세포(parafollicular cell, C cell) : calcitonin 분비(혈중 칼슘농도 저하)

답 3)

11 멜라토닌은 솔방울샘에서 분비

답 3)

12

뇌하수체에서 분비하는 호르몬의 표적기관이 아닌 것은?

1) 갑상샘
2) 부신겉질
3) 난소
4) 이자
5) 콩팥

13

스테로이드호르몬을 분비하는 곳이 아닌 것은?

1) 고환
2) 난포
3) 부신겉질
4) 황체
5) 갑상샘

14

카테콜아민(catecholamines)에 해당하는 것은?

1) dopamine
2) melatonin
3) vasopressin
4) oxytocin
5) cortisol

15

다음 호르몬 중 펩타이드계에 해당하는 것은?

1) insulin
2) androgen
3) estrogen
4) corticoid
5) progesterone

문제해설

12
- 앞엽 : 샘뇌하수체(adenohypophysis), 뇌하수체의 약 75%를 차지
  - 성장호르몬(GH) : 몸의 성장, 단백질·지방·탄수화물의 대사 촉진
  - 유선자극호르몬(PRL) : 젖샘을 자극하여 젖을 생산
  - 부신겉질자극호르몬(ACTH) : 부신겉질을 자극하여 글루코코르티코이드를 분비하게 하는 호르몬
  - 갑상샘자극호르몬(TSH) : 갑상샘(thyroid gland)을 자극하여 요오드의 섭취와 갑상샘호르몬(thyroid hormone; thyroxine)의 합성 및 유리를 촉진
  - 난포자극호르몬(FSH) : 난소와 난포 성장, 고환의 정자발생을 촉진, 에스트로겐(estrogen) 분비 촉진
  - 황체형성호르몬(luteinizing hormone, LH) : 여성의 배란 촉진, 황체 형성, 프로게스테론(progesterone) 분비 촉진, 남성 고환의 사이질 세포를 자극하여 남성호르몬androgen(testosterone) 분비를 촉진, 간접적으로 정자발생에 영향

답 4)

13
- 펩타이드 : 부갑상샘, 이자, 갑상샘, 소화관
- 스테로이드 : 고환, 난포, 부신겉질, 황체
- 아미노산 유도체 : 부신속질, 솔방울샘, 갑상샘

답 5)

14 타이로신(tyrosine)으로부터 유도되어 호르몬이나 신경 전달제로 작용하는 화합물; 부신속질, 뇌 또는 말초신경 세포에서 생합성; dopamine, epinephrine, norepinephrine

답 1)

15
- 펩타이드 : parathormone, glucagon, insulin, ACTH, MSH, oxytocin, vasopressin(ADH)
- 스테로이드 : androgen, estrogen, corticoid, progesterone
- 아미노산 유도체 : adrenalin(=epinephrine), melatonin, thyroxine

답 1)

16

뇌하수체(hypophysis)의 앞엽에서 분비되는 호르몬이 아닌 것은?

1) 성장호르몬(growth hormone)
2) 멜라닌세포자극호르몬(melanocyte-stimulating hormone)
3) 유선자극호르몬(prolactin)
4) 부신겉실자극호르몬(adrenocorticotropic hormone)
5) 갑상샘자극호르몬(thyroid stimulating hormone)

17

다음 중 여성의 젖샘을 자극하여 발육과 젖 생산, 분비를 촉진하는 호르몬은?

1) 바소프레신(ADH)
2) 레닌(renin)
3) 안드로겐(androgen)
4) 프로락틴(prolactin)
5) 멜라닌색소자극호르몬(MSH)

18

뇌하수체의 호르몬 중 여성의 배란을 촉진하고 프로게스테론(progesterone) 분비 촉진하며 남성에서 남성호르몬(androgen) 분비를 촉진하는 것은?

1) 황체형성호르몬(LH)
2) 난포자극호르몬(FSH)
3) 옥시토신(oxytocin)
4) 부신겉질자극호르몬(ACTH)
5) 바소프레신(ADH)

문제해설

16
- 앞엽 : 샘뇌하수체(adenohypophysis), 뇌하수체의 약 75%를 차지
  - 성장호르몬(GH) : 몸의 성장, 단백질·지방·탄수화물의 대사 촉진
  - 유선자극호르몬(PRL) : 젖샘을 자극하여 젖을 생산
  - 부신겉질자극호르몬(ACTH) : 부신겉질을 자극하여 글루코코르티코이드를 분비하게 하는 호르몬
  - 갑상샘자극호르몬(TSH) : 갑상샘(thyroid gland)을 자극하여 요오드의 섭취와 갑상샘호르몬(thyroid hormone; thyroxine)의 합성 및 유리를 촉진
  - 난포자극호르몬(FSH) : 난소와 난포 성장, 고환의 정자발생을 촉진, 에스트로겐(estrogen) 분비 촉진
  - 황체형성호르몬(luteinizing hormone, LH) : 여성의 배란 촉진, 황체 형성, 프로게스테론(progesterone) 분비 촉진, 남성 고환의 사이질 세포를 자극하여 남성호르몬androgen(testosterone) 분비를 촉진, 간접적으로 정자발생에 영향
- 중간부 : 성인에서 전체의 2%, 경계도 뚜렷하지 않다.
  - 멜라닌색소 생산에 관여하는 멜라닌세포자극호르몬(MSH) 분비

답 2)

17 16번 해설내용 참조
유선자극호르몬 = 프로락틴

답 4)

18 16번 해설내용 참조

답 1)

19

갑상샘(thyroid gland)의 설명으로 바르지 않은 것은?

1) 왼·오른엽과 가운데의 갑상샘잘룩(thyroid isthmus)으로 구분한다
2) 갑상샘소포(thyroid follicle)에는 갑상샘콜로이드(thyroid colloid)로 채워져 있다
3) 뇌하수체에서 분비되는 갑상샘자극호르몬(TSH)의 조절로 티록신(thyroxin)을 분비한다
4) 갑상샘의 기능항진(hyperthyroidism)은 점액부종(myxedema)을 유발한다
5) 갑상샘의 사이조직인 C세포에서는 칼시토닌(calcitonin)이 분비된다

20

몸의 신진대사를 돕고 뼈나 생식샘의 발육 및 성숙을 촉진하는 호르몬은?

1) 에스트로겐(estrogen)
2) 티록신(thyroxine)
3) 옥시토신(oxytocin)
4) 바소프레신(ADH)
5) 황체형성호르몬(LH)

21

갑상샘의 분비물질로 우리 몸의 세포에서 신진대사를 촉진하는 것은?

1) 티록신(thyroxine)
2) 인슐린(insulin)
3) 칼시토닌(calcitonin)
4) 옥시토신(oxytocin)
5) 바소프레신(ADH)

22

부갑상샘호르몬의 반대 작용을 하는 것은?

1) 티록신(thyroxine)
2) 인슐린(insulin)
3) 칼시토닌(calcitonin)
4) 옥시토신(oxytocin)
5) 바소프레신(ADH)

문제해설

19
- 갑상샘은 후두 아랫부분에서 기관 위 끝에 있고 적갈색 나비모양이다.
- 티록신(thyroxin) : 몸의 신진대사를 돕고(촉진) 뼈나 생식샘의 발육 및 성숙을 촉진한다.
- 바제도우병(Basedow's diease) : 갑상샘 기능항진으로 인한 종창, 체중감소, 감정 불안, 맥압 증가, 심박동 촉진, 이상 발한 및 안구돌출 등
- 갑상샘 기능저하(hypothyroidism) : 소아에서 신체 및 정신적 장애를 일으키며, 청년기 이후에는 정신작용의 둔화와 무관심, 피부온도 저하, 피부의 건조 및 부종, 기초대사의 저하 등을 수반하는 점액부종(myxedema) 발생
- 칼시토닌(calcitonin) : 혈중 칼슘 농도를 저하

답 4)

20 19번 해설내용 참조

답 2)

21 19번 해설내용 참조

답 1)

22 칼시토닌 : 혈중 칼슘(Ca^{2+})농도 저하

답 3)

23

갑상샘 기능저하로 인해 소아에서 소인증이나 지능발달저하가 발생되는 질환은 무엇인가?

1) 바제도우병(Basedow's disease)
2) 점액부종(점액수종, myxedema)
3) 크레틴병(cretinism)
4) 그레이브스병(Graves's disease)
5) 테타니증(tetany)

문제해설

23
- 부갑상샘 기능저하 → 테타니증(tetany), 혈중 Ca^{2+} 농도를 저하시켜 근 연축, 팔다리의 떨림, 전신 긴장성경련
- 부갑상샘 기능항진 → 혈중 Ca^{2+} 농도 상승
- 갑상샘 기능항진 → 바제도우병(Basedow's disease), 그레이브스병(Graves's disease)유발
- 갑상샘 기능저하 → 크레틴병(cretinism)(소아), 점액부종(점액수종, myxedema)(청년기 이후)

답 3)

24

다음 중 이자의 내분비부분에서 분비되는 호르몬인 것은?

1) 이자액(pancreatic juice)
2) 성장호르몬(GH)
3) 에피네프린(epinephrine)
4) 소마토스타틴(somatostatin)
5) 에스트로겐(estrogen)

24
- 외분비부분 : 관을 통한 분비
  - 이자액(pancreatic juice) : 탄산수소나트륨이 다량 함유되어 있어 pH 8.5인 약알칼리성을 띤다. 소화액 중 가장 중요한 것으로 탄수화물·지방·단백질을 분해하는 주요한 효소가 함유되어 있다
- 내분비부 : 랑게르한스섬(Langerhans islets)이라는 작은 세포집단(약 100만개)
  - 알파세포(20%) : 글루카곤(glucagon) → 인슐린과 반대로 혈당을 상승, 당원분해(glycogenolysis)를 촉진하고 아미노산으로부터 당신생(glyconeogenesis)과 지방분해작용을 촉진
  - 베타세포(75%) : 인슐린(insulin) → 혈액 속의 포도당을 조직의 당원질로 바꾸는 당원질형성
  - 델타세포(5%) : 소마토스타틴(somatostatin); 성장호르몬 분비억제, 그 외 여러 가지 호르몬 분비억제작용

답 4)

25

부신겉질의 알도스테론(aldosterone)이 분비 되면 Na^+과 K^+의 재흡수－배설 관계는 어떻게 되는가?

1) Na^+ : 재흡수 촉진 — K^+ : 배설 촉진
2) Na^+ : 재흡수 감소 — K^+ : 배설 감소
3) Na^+ : 재흡수 촉진 — K^+ : 배설 감소
4) Na^+ : 재흡수 감소 — K^+ : 배설 촉진
5) Na^+ : 배설 촉진 — K^+ : 재흡수 촉진

25 수분과 Na^+의 재흡수 및 K^+의 배설 촉진

답 1)

26

부갑상샘의 설명으로 바르지 않은 것은?

1) 갑상샘 뒷면에 위아래로 각각 2개씩 모두 4개가 있다
2) 부갑상샘호르몬(PTH)는 칼슘 및 인 대사에 관여한다
3) 부갑상샘의 기능저하 시 테타니증(tetany) 발생된다
4) 실질의 샘세포는 으뜸세포(chief cell)와 호산성세포(acidophilic cell)로 구성되어 있다
5) 전해질 및 수분대사에 관여하는 알도스테론(aldosterone)을 분비한다

27

혈중 Ca^{2+}를 일정하게 유지(상승 유도)하는 호르몬은?

1) 황체형성호르몬(LH)
2) 난포자극호르몬(FSH)
3) 솔방울샘(pineal gland)
4) 부갑상샘호르몬(PTH)
5) 부신겉질자극호르몬(ACTH)

28

부갑상샘 기능저하로 혈중 칼슘농도가 저하되어 근 강축을 일으키는 증상을 무엇이라 하는가?

1) 고칼슘혈증(hypercalcemia)
2) 점액부종(myxedema)
3) 테타니증(tetany)
4) 크레틴병(cretinism)
5) 에디슨병(Addison's disease)

29

부갑상샘 기능항진으로 발생하는 것은?

1) 점액부종(myxedema)
2) 고칼슘혈증(hypercalcemia)
3) 테타니증(tetany)
4) 크레틴병(cretinism)
5) 에디슨병(Addison's disease)

문제해설

26
- 부갑상샘호르몬(PTH) : 뼈나 치아의 발육에 절대적 영향
- 테타니증(tetany) : 혈중 칼슘농도가 저하되어 근 강축 증상을 일으킨다.
- 기능항진 : 뼈조직의 흡수를 촉진하여 칼슘과 인산이 혈액으로 방출되어 혈중 칼슘농도가 상승
- 으뜸세포(chief cell) : 부갑상샘호르몬 분비
- 알도스테론 : 부신의 분비물

답 5)

27 26번 해설내용 참조

부갑상샘호르몬에 대한 설명이다.

답 4)

28 부갑상샘 기능저하는 테타니증(tetany, 혈중 Ca^{2+} 농도를 저하시켜 근 연축, 팔다리의 떨림, 전신 긴장성경련)을 유발시킨다.

답 3)

29 기능항진 → 혈중 Ca^{2+} 상승

답 2)

30

다음 부신(adrenal gland)의 분비물과 그 기능이 바르게 짝지어 진 것은?

1) 알도스테론(aldosterone) – 조직의 당질대사 관여
2) 코티솔(cortisol) – 생식기, 겨드랑이털 등의 성장 관여
3) 안드로겐(androgen) – 콩팥에서 전해질 및 수분대사 관여
4) 에피네프린(epinephrine) – 심장의 박동수와 박출량 감소
5) 노르에피네프린(norepinephrine) – 심장의 박동수와 박출량 증가

31

부신속질에서 분비하는 호르몬은?

1) 알도스테론(aldosterone)
2) 노르에피네프린(norepinephrine)
3) 안드로겐(androgen)
4) 바소프레신(vasopressin)
5) 코티솔(cortisol)

32

심장의 박동수와 박출량을 증가시키는 물질이 분비되는 곳은?

1) 부신속질
2) 이자
3) 솔방울샘
4) 난소
5) 고환

33

무기질피질호르몬(mineralocorticoids)과 당질피질호르몬(glucocorticoid)을 분비하는 곳은?

1) 뇌하수체
2) 갑상샘
3) 가슴샘
4) 이자
5) 부신

문제해설

30
- 부신겉질 : 바깥으로부터 토리층, 다발층, 그물층
  - 토리층 : 무기질피질호르몬mineralocorticoids(알도스테론, aldosterone) : 콩팥에서 전해질 및 수분대사에 관여(수분과 Na^+의 재흡수 및 K^+의 배설 촉진)
  - 다발층 : 당질피질호르몬(glucocorticoid(코티솔, cortisol)) : 아미노산 및 지질 분해, 포도당과 글리코겐 분해 촉진, 당신생, 항염증작용
  - 그물층 : 성호르몬(sex hormone(안드로겐, androgen))
- 부신속질
  - 에피네프린(epinephrine)과 노르에피네프린(norepinephrine) : 심장의 박동수와 박출량 증가

답 5)

31 30번 해설내용 참조

답 2)

32 부신속질에서 분비되는 에피네프린과 노르에피네프린이 심장의 박동수와 박출량을 증가시킴

답 1)

33
- 무기질피질호르몬(mineralocorticoids)
  - aldosterone, desoxycorticosterone, corticosterone
- 당질피질호르몬(glucocorticoid)
  - cortisol, corticosterone, cortisone
- 부신의 겉질에서 분비한다.
  - 토리층 : 무기질피질호르몬
  - 다발층 : 당질피질호르몬
  - 그물층 : 성호르몬

답 5)

34

다음 중 호르몬과 그 부족으로 인한 질병의 연결이 바른 것은?

1) 티록신 — 그레이브스병
2) 코르티코이드 — 쿠싱증후군
3) 항이뇨호르몬 — 요붕증
4) 성장호르몬 — 거인증
5) 부갑상샘호르몬 — 섬유성골염

35

다음 중 호르몬과 그 역할이 바르게 연결된 것은?

1) Gastrin — 담즙 분비 촉진
2) Secretin — 위액(HCl) 분비 촉진
3) Gastric inhibitory peptide(GIP) — 위액분비 촉진과 큰창자 운동 촉진
4) Cholecystokinin(CCK) — 위액분비 억제와 이자의 인슐린 분비 촉진
5) Motilin — 위액분비 및 위장관 운동 촉진

36

난소의 황체(corpus luteum)에서 분비되는 호르몬은?

1) 난포자극호르몬(FSH), 황체형성호르몬(LH)
2) 알도스테론(aldosterone), 안드로겐(androgen)
3) 프로게스테론(progesterone), 에스트로겐(estrogen)
4) 항이뇨호르몬(ADH), 에피네프린(epinephrine)
5) 성장호르몬(GH), 옥시토신(oxytocin)

문제해설

34
- 갑상샘 : 티록신
  - 과잉 : 그레이브스병(바제도우병)
  - 부족 : 크레틴병(유아), 점액부종(성인)
- 부신겉질 : 코르티코이드
  - 과잉 : 쿠싱증후군
  - 부족 : 에디슨병
- 뇌하수체앞엽 : 성장호르몬
  - 과잉 : 거인증
  - 부족 : 난장이증
- 부갑상샘 : 부갑상샘호르몬
  - 과잉 : 섬유성골염
  - 부족 : 테타니증

답 3)

35
- Gastrin : 위액(HCl) 분비 촉진
- Secretin : 작은창자(샘창자); 이자액, 담즙 분비 촉진
- Gastric inhibitory peptide(GIP) : 작은창자(샘장자, 빈창자); 위액분비 억제와 이자의 인슐린 분비 촉진
- Cholecystokinin(CCK) : 작은창자(샘창자); 쓸개 수축, 이자액분비 촉진
- Motilin : 작은창자(샘창자, 빈창자); 위액분비 및 위장관 운동 촉진

답 5)

36 황체에서는 프로게스테론과 소량의 에스트로겐을 분비한다.

답 3)

37

멜라토닌이 분비되는 곳은?

1) 위둔덕
2) 솔방울샘
3) 이자
4) 고환
5) 갑상샘

38

혈당을 낮추는 호르몬은?

1) 인슐린(insulin)
2) 글루카곤(glucagon)
3) 당질코르티코이드(glucocorticoid)
4) 에피네프린(epinephrine)
5) 칼시토닌(calcitonin)

39

다음 중 교감신경에 의한 분비조절이 이루어지는 것은?

1) 알도스테론(aldosterone)
2) 안드로겐(androgen)
3) 성장호르몬(GH)
4) 아세틸콜린(acetylcholine)
5) 노르에피네프린(norepinephrine)

40

이자액의 분비를 촉진시키는 물질은?

1) 가스트린(gastrin)
2) 글루카곤(glucagon)
3) 세크레틴(secretin)
4) 모틸린(motilin)
5) 에스트로겐(estrogen)

문제해설

37 멜라토닌 : 생식기조기발육 억제, 하루의 주기적 리듬 조절에 관여

답 2)

38
- 성장호르몬, 갑상선호르몬, 글루카곤, 당질코르티코이드(당질피질호르몬), 노르에피네프린, 에피네프린 : 혈당상승
- 칼시토닌 : 혈중 칼슘농도 저하

답 1)

39 부신속질(에피네프린, 노르에피네프린)은 교감신경에 의한 분비조절이 이루어진다.

답 5)

40
- 가스트린 : 위액분비 촉진
- 글루카곤 : 혈당량 상승
- 모틸린 : 위액 분비 및 위장관 운동 촉진
- 콜레시스토키닌(cholecystokinin) : 쓸개즙 분비 촉진, 이자액 분비에 영향 미침
- 세크레틴 : 이자액 분비 촉진
- 에스트로겐 : 여성호르몬

답 3)

41

여러 가지 호르몬의 분비를 억제하는 호르몬은?

1) 인슐린(insulin)
2) 글루카곤(glucagon)
3) 소마토스타틴(somatostatin)
4) 칼시토닌(calcitonin)
5) 위액(HCl)

42

임신에 관여하여 착상과 수정란 보호하는 호르몬은?

1) 에피네프린(epinephrine)
2) 프로게스테론(progesterone)
3) 에리트로포이에틴(crythropoictin)
4) 테스토스테론(testosterone)
5) 에스트로겐(estrogen)

43

다음 중 간에서 당원(glycogen)이 포도당(glucose)으로 전환되도록 하는 물질은?

1) 글루카곤(glucagon)
2) 인슐린(insulin)
3) 소마토스타틴(somatostatin)
4) 콜티손(cortisone)
5) 레닌(renin)

44

인체의 체온유지(열생산)와 관련이 없는 것은?

1) 기초대사
2) 음식물섭취
3) 체액의 확산
4) 불수의적 뼈대근육 떨림
5) 호르몬

문제해설

41 somatostatin : 인슐린과 글루카곤 분비를 모두 억제

답 3)

42
- erythropoietin : 콩팥 구성 세포에 산소 부족 시 분비되는 펩타이드성 호르몬, 적혈구 생산 촉진
- testosterone : 남성 생식기의 발육과 제 2차 성징을 발달, 성욕과도 관련
- estrogen : 여성생식기와 제 2차 성징의 발달, 난자의 발육과 배란 및 월경주기를 조절
- progesterone : 임신에 관여하여 착상과 수정란을 보호
- epinephrine, norepinephrine : 심장 박동수와 박출량 증가

답 2)

43 간에서 당원(glycogen)은 글루카곤(glucagon)의 작용으로 포도당(glucose)이 되어 혈중 포도당 농도를 높인다.

답 1)

44
- 안정상태에서는 주로 기초대사 결과로 생긴 열에 의해 체온 유지
- 음식물을 섭취하면 소화관의 운동성 증가와 음식물 대사 등에 의하여 열생산 증가
- 운동 중에는 뼈대근육의 열생산이 급속히 증가
- 그 외 불수의적 뼈대근육 떨림이나 호르몬에 의한 열생산

답 3)

45

다음 중 배란을 위한 작용과 관련이 있는 것은?

1) 황체형성호르몬(LH), 에스트로겐(estrogen)
2) 프로게스테론(progesterone), 에피네프린(epinephrine)
3) 소마토스타틴(somatostatin), 성장호르몬(GH)
4) 알도스테론(aldosterone), 안드로겐(androgen)
5) 바소프레신(vasopressin), 옥시토신(oxytocin)

46

다음 중 발육중인 난포로부터 생성되는 호르몬은?

1) 인슐린(insulin)
2) 에스트로겐(estrogen)
3) 칼시토닌(calcitonin)
4) 소마토스타틴(somatostatin)
5) 티록신(thyroxine)

47

체중에 따른 총 체액량을 비교한 것 중 옳은 것은?

1) 남성 > 성 > 어린이
2) 남성 > 어린이 > 여성
3) 어린이 > 남성 > 여성
4) 어린이 > 여성 > 남성
5) 여성 > 남성 = 어린이

48

임신 초기 임산부의 오줌에 많이 함유되어 있어 임신진단을 위해 이용되는 호르몬은?

1) 에스트로겐
2) 프로게스테론
3) 테스토스테론
4) 아드레날린
5) 사람융모성 생식샘자극호르몬

문제해설

45
- 난포자극호르몬(FSH)의 작용에 의한 난포 성숙 → 그라프난포의 속막에서 에스트로겐(estrogen) 분비 → 뇌하수체 자극 → 황체형성호르몬(LH) 분비 → 배란
- 에스트로겐(estrogen) : 여성생식기와 2차 성징의 발달, 난자의 발육과 배란 및 월경주기 조절
- 프로게스테론(progesterone) : 임신에 관여하여 착상과 수성란 보호

답 1)

46 45번 해설내용 참조

답 2)

47 어린아이(72%), 남성(60%), 여성(51%); 남성과 여성의 체액량 차이는 지방 함량 때문 → 지방을 제거한 무지방체중의 수분은 남녀 모두 약 70% 정도

답 3)

48 임신 초기 임산부의 오줌에 많이 함유되어 있는 사람융모성 성샘자극호르몬(HCG)과 에스트로겐, 프로게스테론이 태반에서 분비된다.

답 5)

49

혈압을 조절하는 호르몬 중 혈압을 저하시키는 작용을 하는 것은?

1) 레닌(renin)
2) 안지오텐신 Ⅱ(angiotensin Ⅱ)
3) 알도스테론(aldosterone)
4) 항이뇨호르몬(ADH)
5) 심방나트륨이뇨펩타이드(ANP)

50

심박동수축을 높이는 부신속질에서 분비하는 호르몬은?

1) oxytocin
2) androgen
3) cortisol
4) aldosterone
5) epinephrine

51

태반에서 분비되며 임신 4주 이후 소변, 혈액으로 검출 가능하여 임신진단에 이용되는 호르몬은?

1) hCG
2) GnRH
3) progesterone
4) FSH
5) LH

52

다음 중 옳게 짝지어진 것은?

1) 으뜸세포(chief cell) – 염산(Hcl)분비
2) 벽세포(parietal cell) – 펩시노겐(pepsinogen)분비
3) 점액목세포(mucous neck cell) – 글루카곤(glucagon)분비
4) α세포 – 점액(mucin)분비
5) S세포 – 세크레틴(secretin)분비

문제해설

49 나머지는 혈압 상승 작용

답 5)

50 1) 뇌하수체 후엽 호르몬의 일종으로 진통·모유 분비 촉진제
2) 남성 생식계의 성장과 발달에 영향을 미치는 호르몬
3) 부신피질에서 생성되는 스테로이드 호르몬의 일종으로 신체기관의 포도당 사용을 억제함 다양한 스트레스(긴장, 공포, 고통, 감염 등)에 반응하여 분비
4) 부신피질 호르몬으로, 나트륨 이온의 재흡수와 칼륨 이온의 배출 증가를 통해 체내 염분과 수분 평형조절 및 혈압 조절에 중요한 역할

답 5)

51 hCG(HCG; Human chorionic gonadotropin)는 수정이 일어난 직후 배아로부터 만들어지는 펩타이드 호르몬으로, 수정란이 자궁 내벽에 착상하면 태반의 영양 아세포(syncytiotrophoblast)로부터 만들어지기 시작한다. 황체의 퇴화를 막아 황체에서 계속적으로 성호르몬(프로게스테론) 분비를 유지하도록 하여 임신이 지속될 수 있도록 한다. 모체의 내분비선에 의해서 분비되지 않기 때문에 현대의 임신검사는 hCG의 존재유무를 측정하여 임신여부를 확인한다.

답 1)

52
- 으뜸세포(chief cell) – 펩시노겐(pepsinogen)분비
- 벽세포(parietal cell) – 염산(Hcl)분비
- 점액목세포(mucous neck cell) – 점액(mucin)분비
- α세포 – 글루카곤(glucagon)분비
- S세포 – 세크레틴(secretin)분비

답 5)

53

부신속질에서 분비하는 에피네프린과 노르에피네프린이 하는 주된 작용은?

1) 조직의 지방대사 억제
2) 뼈대근육 이완
3) 항염증 작용
4) 심장의 박동수와 박출량 증가
5) 뼈조직의 흡수 촉진

54

태반에서 분비되는 호르몬은?

1) 갑상샘자극호르몬
2) 항이뇨호르몬(ADH)
3) 레닌(renin)
4) 성장호르몬(GH)
5) 사람융모성 성샘자극호르몬(HCG)

55

테스토스테론(testosterone) 분비를 촉진하는 호르몬은 무엇인가?

1) 갑상샘자극호르몬(TSH)
2) 사이질세포자극호르몬(ICSH)
3) 성장호르몬(GH)
4) 옥시토신(oxytocin)
5) 티록신(thyroxin)

56

다음 중 혈압을 상승시키는 효소나 호르몬이 아닌 것은?

1) 레닌(renin)
2) 안지오텐신 Ⅱ(angiotensin Ⅱ)
3) 알도스테론(aldosterone)
4) 항이뇨호르몬(ADH)
5) 심방나트륨이뇨펩타이드(ANP)

문제해설

53 부신속질에서 분비되는 에피네프린과 노르에피네프린은 심장의 박동수와 박출량을 증가시킨다.

답 4)

54 임신 초기 임산부의 오줌에 많이 함유되어 있는 사람융모성 성샘자극호르몬(HCG)과 에스트로겐, 프로게스테론이 태반에서 분비된다.

답 5)

55
- 뇌하수체가 분비하는 사이질세포자극호르몬(interstitial-cell stimulating hormone, ICSH)의 자극 → 고환의 사이질세포(간질세포)에서 testosterone분비
- 사이질세포자극호르몬(interstitial cell-stimulating hormone) : 뇌하수체에서 분비
- 테스토스테론(testosterone) : 남성생식기의 발육과 2차 성징을 발달하게 하며 성욕과도 깊은 관계가 있다.

답 2)

56 ANP : 혈압 저하

답 5)

57

다음 호르몬에 관한 설명 중 옳은 것은?

1) 부신겉질호르몬에는 아드레날린과 노르아드레날린이 있다
2) 부신속질의 기능이 떨어지면 성인에게는 점액수종, 소아에게는 크레틴병이 발병한다
3) 이자에서는 혈당량을 조절하기위해 인슐린과 글루카곤을 분비한다
4) 뇌하수체 앞엽에서는 항이뇨호르몬과 옥시토신이 분비된다
5) 옥시토신은 에스트로겐분비를 촉진한다

58

콩팥에서 분비되는 주요 호르몬은?

1) 칼시트리올(calcitriol), 에리트로포이에틴(erythropoietin), 레닌(renin)
2) 에피네프린(epinephrine), 노르에피네프린(norepinephrine), 소마토스타틴(somatostatin)
3) 부신겉질자극호르몬(ACTH), 멜라니세포자극호르몬(MSH), 난포자극호르몬(FSH)
4) 유선자극호르몬(PRL), 프로게스테론(progesterone), 에스트로겐(estrogen)
5) 티록신(thyroxin), 옥시토신(oxytocin), 성장호르몬(GH)

59

적혈구 생산을 촉진하는 호르몬은?

1) 칼시트리올(calcitriol)
2) 에리트로포이에틴(erythropoietin)
3) 레닌(renin)
4) 바소프레신(vasopressin)
5) 에피네프린(epinephrine)

문제해설

57 1) 아드레날린(=에피네프린), 노르아드레날린(=노르에피네프린)은 부신속질호르몬
2) 갑상샘기능이 떨어지면
4) 뇌하수체 뒤엽
5) 옥시토신은 수유 시의 젖 배출작용과 분만 시의 자궁수축 작용이 있다.

답 3)

58
- 칼시트리올(calcitriol) : 부갑상선호르몬의 자극에 의하여 분비되며 장관에서 칼슘과 인의 흡수를 촉진시킨다.
- 에리트로포이에틴(erythropoietin) : 콩팥의 구성세포에 산소가 부족하면 분비되는 호르몬으로 적혈구 생성을 촉진시킨다.
- 레닌(renin) : 혈압이 저하되면 분비되어 혈압 상승을 유도하는 호르몬

답 1)

59 58번 해설내용 참조

답 2)

60

콩팥의 호르몬 중 장관에서 칼슘과 인의 흡수를 촉진하는 것은?

1) 칼시트리올(calcitriol)
2) 에피네프린(epinephrine)
3) 레닌(renin)
4) 바소프레신(vasopressin)
5) 에리트로포이에틴(erythropoietin)

61

콩팥에서 수분과 나트륨이온을 제거, ADH나 aldosterone 등의 호르몬 분비를 억제하는 호르몬은?

1) 레닌(renin)
2) 안지오텐신 Ⅱ(angiotensin Ⅱ)
3) 알도스테론(aldosterone)
4) 항이뇨호르몬(ADH)
5) 심방나트륨이뇨펩타이드(ANP)

문제해설

60 바소프레신=항이뇨호르몬(ADH)

답 1)

61 ANP는 오른심장벽에 위치하고, 혈류량이 증가하여 심장근육 섬유가 과도한 장력을 받게 되면 분비된다.

답 5)

OCCUPATIONAL THERAPY

14

C·H·A·P·T·E·R

영양과 대사

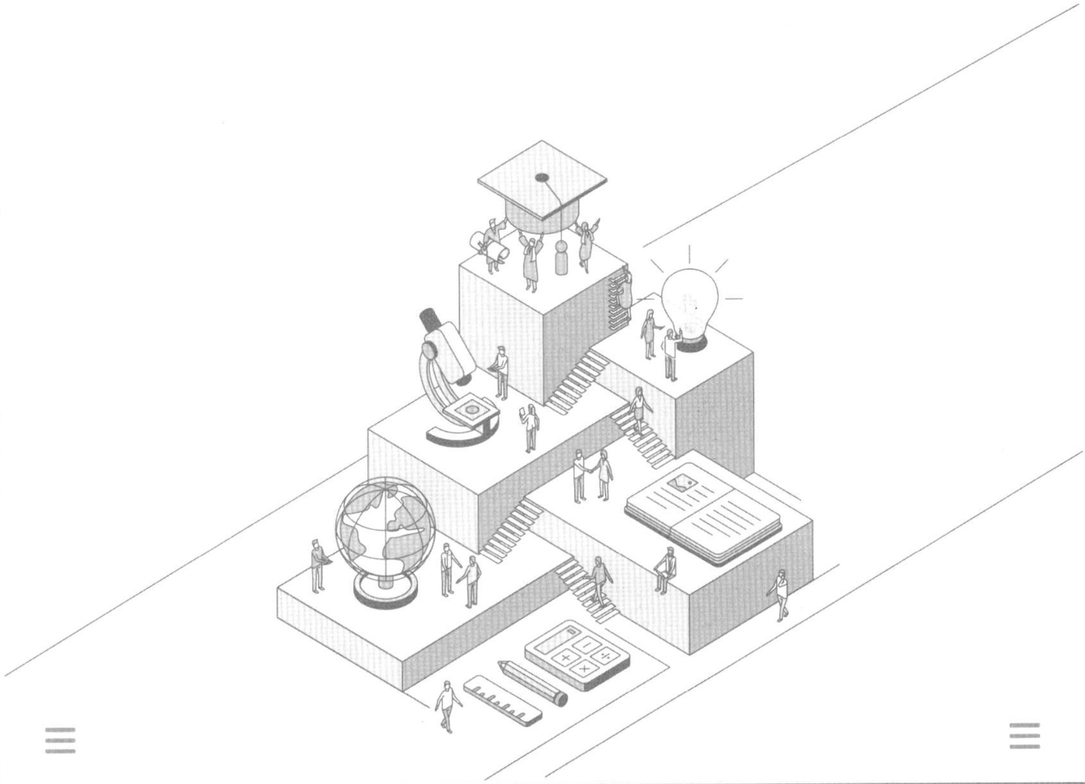

2024 OCCUPATIONAL THERAPY

예·상·문·제·풀·이

01

탄수화물, 지방, 단백질에 공통으로 존재하는 원소는?

1) C, H, O
2) N, S, O
3) P, I, B
4) K, Fe, Mg
5) Ca, Zn, Na

02

탄수화물이 간이나 근육에 저장되는 형태는?

1) 당원(glycogen)
2) 포도당(glucose)
3) 과당(fructose)
4) 갈락토스(galactose)
5) 젖당(lactose)

03

다음 탄수화물 중 다당류에 해당하는 것은?

1) 포도당(glucose)
2) 과당(fructose)
3) 젖당(lactose)
4) 이눌린(inulin)
5) 엿당(maltose)

04

다음 탄수화물 중 단당류에 해당하는 것은?

1) 포도당(glucose)
2) 당원(glycogen)
3) 녹말(전분, starch)
4) 덱스트린(호정, dextrin)
5) 이눌린(inulin)

문제해설

01
- 탄수화물 : C(탄소), H(수소), O(산소)
- 지방 : C, H, O
- 단백질 : C, H, O, N, S

답 1)

02 포도당을 간이나 뼈대근육으로 회수하여 당원질(glycogen)로 저장한다.

답 1)

03
- 단당류 : 포도당(glucose), 과당(fructose), 갈락토스(galactose)
- 이당류 : 자당(sucrose), 엿당(맥아당, maltose), 젖당(유당, lactose)
- 다당류 : 녹말(전분, starch), 덱스트린(호정, dextrin), 당원(glycogen), 이눌린(inulin), 섬유소(cellulose)

답 4)

04
- 단당류 : 포도당(glucose), 과당(fructose), 갈락토스(galactose)
- 이당류 : 자당(sucrose), 엿당(맥아당, maltose), 젖당(유당, lactose)
- 다당류 : 녹말(전분, starch), 덱스트린(호정, dextrin), 당원(glycogen), 이눌린(inulin), 섬유소(cellulose)

답 1)

05

다음 중 어떤 물질이 부족하면 케톤증이 발생하는가?

1) 탄수화물
2) 지방
3) 단백질
4) 무기질
5) 비타민

06

포도당을 세포내로 회수하는데 필요한 물질은?

1) insulin
2) glucagon
3) pyruvic acid
4) lactic acid
5) P

07

젖산이 포도당으로 전환하는 과정은?

1) 코리회로(Cori cycle)
2) 시트르산회로(citric acid cycle)
3) 전자전달계
4) 산소성대사
5) 해당작용

08

해당작용(glycolysis)으로 인한 생성물은?

1) 포도당(glucose), 당원(glycogen)
2) 피루부산(pyruvic acid), 젖산(lactic acid)
3) 포도당(glucose), 당원(glycogen)
4) 당원(glycogen)
5) 피루부산(pyruvic acid), 포도당(glucose), 젖산(lactic acid), 당원(glycogen)

문제해설

05 케톤증 : 탄수화물이 부족하면 케톤체가 증가하여 혈액이 산성화

답 1)

06 포도당 회수에는 인슐린이 작용한다.

답 1)

07
- 코리회로 : 근육에 의하여 생성되는 젖산(lactic acid)이 다시 포도당으로 순환되는 생화학 반응
- 시트르산회로=TCA cycle(tricarboxylic acid cycle)

답 1)

08 해당작용(glycolysis) : 포도당 → 피루브산(pyruvic acid), 젖산(lactic acid)

답 2)

09

인체의 체온조절 중추로 바른 것은?

1) 대뇌겉질
2) 소뇌
3) 시상하부
4) 다리뇌
5) 숨뇌

10

외부 환경의 변화에 대하여 개체 스스로 체온, 수분, 삼투압, ph 등을 일정하게 조절하는 것은?

1) 순응성
2) 항상성
3) 적응성
4) 생산성
5) 변이성

11

사람의 몸에서 이용하는 에너지원의 순서로 바른 것은?

1) 탄수화물 → 지방 → 단백질
2) 지방 → 단백질 → 탄수화물
3) 단백질 → 탄수화물 → 지방
4) 비타민 → 무기질 → 탄수화물
5) 단백질 → 탄수화물 → 무기질

12

효소(enzyme)에 대한 설명으로 바르지 않은 것은?

1) 특정 기질에만 작용한다
2) 반응속도를 빠르게 하는 단백질이다
3) 온도나 pH(수소이온농도) 등 환경 요인에 의하여 기능이 크게 영향을 받는다
4) 기압에 민감하다
5) 각종 화학반응에서 자신은 변화하지 않는다

문제해설

09 우리 몸의 체온을 조절하는 중추는 시상하부이다.

답 3)

10 항상성(homeostasis)이란 자신을 둘러싼 외부 환경이 변하더라도 생체 내부의 환경은 거의 일정한 상태를 유지하려는 기전

답 2)

11 에너지원 이용 순서는 탄수화물, 지방, 단백질 순이다.

답 1)

12
- 효소 : 각종 화학반응에서 자신은 변화하지 않으나 반응속도를 빠르게 하는 단백질
- 기질이란 효소에 의하여 반응속도가 커지게 되는 물질, 즉 효소에 의하여 촉매작용을 받는 물질을 말한다.

답 4)

해부생리학

13

기초대사율(BMR) 측정 조건으로 바르지 않은 것은?

1) 측정 전 30분 이상 안정을 취한다
2) 정신적 긴장상태가 없어야 한다
3) 실내온도는 36.5도를 유지한다
4) 식사 후 12시간 이상 경과해야 한다
5) 정상적 체온을 유지한다

14

대사율(metabolic rate) 병동요인으로 바르지 않은 것은?

1) 신체운동
2) 호르몬
3) 체온
4) 식사
5) 시력

15

인체가 포도당을 간이나 뼈대근육에 저장하는 형태는 다음 중 무엇인가?

1) 당원(glycogen)
2) 비타민(vitamin)
3) 피루브산(pyruvic acid)
4) 젖산(lactic acid)
5) 지방(fat)

16

해당작용(glycolysis)에 의해 포도당 1분자에서 생성되는 ATP는 얼마인가?

1) 2ATP
2) 4ATP
3) 8ATP
4) 16ATP
5) 32ATP

문제해설

13 실내온도 20도 내외

답 3)

14
- 신체운동량이 많을수록 증가
- 호르몬 : epinephrine, thyroxine, insulin, growth hormone
- 체온 : 1도 상승 시 대사율 10% 증가
- 식사 후 증가
- 체표면적 클수록 증가
- 연령 높을수록 감소
- 성별 : 남>녀
- 수면, 임신, 정신상태 등

답 5)

15 인체는 포도당을 간이나 뼈대근육으로 회수하여 당원(glycogen)으로 저장한다.

답 1)

16
- 포도당 → 피루부산 : 2ATP
- 피루부산 → TCA회로 : 2ATP
- TCA회로 → 전자전달계 : 34ATP
- 해당작용 : 포도당을 피루부산으로 분해하는 대사과정

답 1)

17

단백질 가수분해 시 생성되는 물질은?

1) 인슐린
2) 콜레스테롤
3) 인산
4) 당원
5) 아미노산

18

성인의 필수아미노산이 아닌 것은?

1) 라이신(lysine)
2) 트립토판(tryptophan)
3) 페닐알라닌(phenylalanie)
4) 트레오닌(threonine)
5) 아르기닌(arginine)

19

단백질의 대사경로 중 (   )에 해당하는 것은?

> 단백질 → 아미노산 → (   ) → 요소

1) 탄수화물
2) 지질
3) 콜레스테롤
4) 암모니아
5) 비타민

20

세포의 원형질을 구성하고 우리 몸의 에너지원으로 쓰이며 효소와 호르몬 그리고 항원이나 항체의 주성분이 되는 물질은 무엇인가?

1) 탄수화물
2) 지방
3) 단백질
4) 비타민
5) 무기질

문제해설

17 단백질을 가수분해하면 아미노산이 생성된다.

답 5)

18
- 성인의 필수아미노산 : 라이신(lysine), 트립토판(tryptophan), 페닐알라니(phenylalanine), 트레오닌(threonine), 발린(valine), 류신(leucine), 이소류신(isoleucin), 메티오닌(methionine)
- 유아의 필수아미노산 : 성인의 필수아미노산 + 아르기닌(arginine), 히스티딘(histidine)

답 5)

19 아미노산–암모니아–요소

답 4)

20 단백질에 대한 설명이다.

답 3)

21

단백질 300g, 탄수화물 300g, 지방 300g을 섭취했을 때의 열량은 얼마인가?

1) 5,100Kcal
2) 4,200Kcal
3) 3,400Kcal
4) 2,300Kcal
5) 900Kcal

22

다음 중 필수지방산으로 바른 것은 무엇인가?

1) 리놀레산, 리놀렌산
2) 아라키돈산, 아스코르빅산
3) 팔미트산, 스테아르산
4) 포름산, 아세트산
5) 카프르산, 스테아롤산

23

우리 몸에서 지방산의 분해와 합성의 기능이 있는 장기는?

1) 간
2) 콩팥
3) 작은창자
4) 큰창자
5) 지라

24

비타민 D, 성호르몬, 부신피질호르몬, 쓸개즙산 등의 전구체로 작용하는 것은?

1) 염산
2) 콜레스테롤
3) 인슐린
4) 포도당
5) 이자액

문제해설

21
- 탄수화물, 단백질 각각 1g당 4kcal의 에너지
- 지방 1g당 9kcal의 에너지
- $300 \times 4 + 300 \times 4 + 300 \times 9 = 5{,}100$kcal

답 1)

22 **필수지방산**

정상적 성장과 건강을 위해 필수적이지만 체외로부터 섭취해야할 지방산(리놀레산(linoleic acid), 리놀렌산(linolenic acid), 아라키돈산(arachidonic acid)
Vit. C=ascorbic acid

답 1)

23 지방산의 분해와 합성은 간에서 발생한다.

답 1)

24 생체 내에서는 콜레스테롤을 시작물질로 하여 비타민 D · 성호르몬(테스토스테론 · 프로게스테론 등) · 부신피질호르몬 · 쓸개즙산(빌산) 등이 합성된다.

답 2)

25

칼슘(Ca)과 인(P)의 조절에 관련이 있는 비타민은 무엇인가?

1) A
2) B
3) C
4) D
5) E

26

간에서 프로트롬빈을 생산하게 하는 비타민은?

1) A
2) B
3) C
4) D
5) K

27

지용성 비타민으로 바르지 않은 것은?

1) A
2) B_1
3) D
4) E
5) K

28

다음 중 프로비타민에 해당하는 것은?

1) 리보플라빈
2) β-카로틴
3) 토코페롤
4) 니코틴산
5) 폴산

29

비타민 E의 주된 작용은 무엇인가?

1) 항균작용
2) 항응고작용
3) 항암작용
4) 항산화작용
5) 항염증작용

문제해설

25 비타민 D는 뼈의 성장 및 작은창자와 콩팥에서 칼슘, 인의 흡수와 관련이 있다.
답 4)

26 프로트롬빈 : 혈액응고에 관여하는 효소, 간에서 비타민 K의 작용으로 생성
답 5)

27 수용성 비타민
B_1, B_2, B_6, B_{12}, C, niacin(니코틴산), folic acid(폴산, 엽산), inositol, choline, pantothenic acid
답 2)

28
- 프로비타민 : 식품 중에서 비타민의 형태가 아니지만 체내로 들어간 후 비타민으로 전환되는 것
- β-카로틴(프로비타민 A) : 소장 및 간에 존재하는 효소의 활동으로 일부가 레티놀(비타민 A)로 전환된다.
- 에르고스테롤(프로비타민 D) : 변환되는 데에 자외선이 필요

답 2)

29 항산화작용을 통한 생체막안정화작용이 있다.
답 4)

해부생리학

30

비타민 B_{12}의 흡수에 관여하는 내적인자(intrinsic factor)를 분비하는 곳은?

1) 간(liver)
2) 위점막(stomach mucosa)
3) 콩팥(kidney)
4) 지라(spleen)
5) 이자(pancreas)

31

핵산대사(nucleic acid metabolism)의 보조 효소로서 부족하면 거대적혈모구빈혈(거대적아구성빈혈)을 유발할 수 있는 비타민은?

1) Vit. B_1
2) Vit. B_2
3) Vit. B_5
4) Vit. B_6
5) Vit. B_{12}

32

다음 무기염류 중 갑상샘 기능 유지에 영향을 미치며 부족 시 갑상샘 장애를 일으키는 것은?

1) NaCl
2) Ca
3) Fe
4) P
5) I

33

약 21～23℃의 실내에 있을 때 열손실이 가장 많이 발생하는 방식은?

1) 복사
2) 전도
3) 대류
4) 증발
5) 확산

문제해설

30 위액의 성분 중에는 내적인자가 있다.

답 2)

31 핵산대사의 보조 효소로서 부족하면 거대적혈모구빈혈(거대적아구성빈혈)을 유발할 수 있는 비타민은 folic acid(vit B_9)와 vit B_{12}이다.

답 5)

32
- NaCl : 근육 및 신경의 자극, 전도, 삼투압 조절(부족 : 열중증, 탈력감)
- Ca : 뼈, 치아의 주성분(부족 : 뼈와 치아의 발육불량이나 쇠퇴, 뼈와 치아의 모양이나 형태의 이상)
- Fe : 혈액성분의 구성성분(부족 : 빈혈)
- P : 뼈, 뇌신경의 주성분(부족 : 뼈 및 신경작용의 장애, 질병에 대한 저항력 약화)

답 5)

33
- 실온(실내의 온도, 약 21～23℃) : 복사(60%) > 증발(25%) > 전도, 대류(15%)
- 온도가 31℃인 경우 : 복사(15%), 증발(75%), 전도(10%)

답 1)

34

기온이 31℃인 여름의 열손실이 가장 많은 방식은?

1) 복사 2) 전도
3) 대류 4) 증발
5) 확산

35

불감발한(불감땀남)이 일어나는 곳은?

1) 허파 2) 심장
3) 간 4) 위
5) 샘창자

36

다음 중 체열을 가장 많이 생산하는 곳은?

1) 간 2) 심장
3) 뇌 4) 콩팥
5) 뼈대근육

37

다음 중 혈액의 pH와 관련이 있는 것은?

1) CO_2, HCO_3^-, H^+ 2) Mg^{2+}, NaCl, NO_3^-
3) CO_3^-, Cu^+, OH^- 4) K^+, Cl^-, NH_4^+
5) F^{2+}, Ca^{2+}, SO_4^{2-}

38

다음 중 대사성 알칼리증을 일으키는 것은?

1) CO_2 증가 2) CO_2 감소
3) HCO_3^- 증가 4) HCO_3^- 감소
5) H^+ 증가

문제해설

34
- 실온(실내의 온도, 약 21~23℃) : 복사(60%) > 증발(25%) > 전도, 대류(15%)
- 온도가 31℃인 경우 : 복사(15%), 증발(75%), 전도(10%)

답 4)

35 생체로부터의 수분증발 중 피부 및 호흡기(기도점막)에서 이루어지는 지속적이고 기본적인 수분 상실현상을 불감발한이라고 한다.

답 1)

36
- 뼈대근육 : 체열의 40~50%를 담당
- 간 : 체열의 20% 담당

답 5)

37
- CO_2 증가 : 호흡성 산증
  CO_2 감소 : 호흡성 알칼리증
- HCO_3^- 증가 : 대사성 알칼리증
  HCO_3^- 감소 : 대사성 산증
- CO_2+H_2O(혈액) → $H^++HCO_3^-$
- H^+ 증가 : 혈액 산성화

답 1)

38 37번 해설내용 참조

답 3)

해부생리학

39

우리 몸의 산-염기 평형을 조절하는 장기는 무엇인가?

1) 콩팥, 간
2) 간, 심장
3) 심장, 작은창자
4) 작은창자, 허파
5) 허파, 콩팥

40

영양소가 몸속에서 산화되면서 생성되는 수분의 양은?

1) 100ml
2) 300ml
3) 600ml
4) 900ml
5) 1,500ml

41

부족 시 성장정지, 식용감퇴, 체중감소, 구순염, 설염 등이 발생하는 비타민은?

1) A
2) B_2
3) C
4) D
5) E

42

다음 중 호흡성산증을 일으키는 것은?

1) CO_2 증가
2) CO_2 감소
3) HCO_3^- 증가
4) HCO_3^- 감소
5) H^+ 증가

문제해설

39 산-염기 평형 조절은 화학적완충계와 호흡 조절 및 배뇨 조절을 통한 생리적 완충계로 수행된다.

답 5)

40
- 수분섭취 : 대사수(300ml : 영양소가 몸속에서 산화되면서 생성), 식품(800ml), 음료수(1,500ml)
- 수분배설 : 불감발한(1,000ml : 허파, 피부), 대변(100ml), 오줌(1,500ml)

답 2)

41
- A : (rhodopsin 생성, 상피조직의 형성과 유지), 야맹증, 세균 등의 감염에 대한 저항력 약화 및 안구건조증
- B_1 : 각기증상(팔, 다리에 신경염이 생겨 통증이 심하고 부종 발생), 식욕부진, 피로감
- B_2 : 성장정지, 식욕감퇴, 체중감소, 구순염, 설염 등
- B_6 : 피부염
- B_{12} : 악성빈혈
- C : 괴혈병, 치아발육이상, 잇몸출혈
- D : (체내에서 생성될 수 있는 유일한 비타민), 뼈 생성 관여, 구루병
- E : 생식기능 장애로 불임증 및 유산의 원인
- K : (혈액 응고 관여) 출혈의 지속

답 2)

42
- CO_2 증가 : 호흡성 산증
  CO_2 감소 : 호흡성 알칼리증
- HCO_3^- 증가 : 대사성 알칼리증
  HCO_3^- 감소 : 대사성 산증
- $CO_2 + H_2O$(혈액) → $H^+ + HCO_3^-$
- H^+ 증가 : 혈액 산성화

답 1)

43

부족 시 생식기능 장애로 불임증 및 유산의 원인이 될 수 있는 비타민은?

1) A
2) B_1
3) C
4) D
5) E

문제해설

43
- A : (rhodopsin 생성, 상피조직의 형성과 유지), 야맹증, 세균 등의 감염에 대한 저항력 약화 및 안구건조증
- B_1 : 각기증상(팔, 다리에 신경염이 생겨 통증이 심하고 부종 발생), 식욕부진, 피로감
- B_2 : 성장정지, 식욕감퇴, 체중감소, 구순염, 설염 등
- B_6 : 피부염
- B_{12} : 악성빈혈
- C : 괴혈병, 치아발육이상, 잇몸출혈
- D : (체내에서 생성될 수 있는 유일한 비타민), 뼈 생성 관여, 구루병
- E : 생식기능 장애로 불임증 및 유산의 원인
- K : (혈액 응고 관여) 출혈의 지속

답 5)

OCCUPATIONAL THERAPY

공중보건학

2024 OCCUPATIONAL THERAPY

1

C·H·A·P·T·E·R

공중보건학 총론

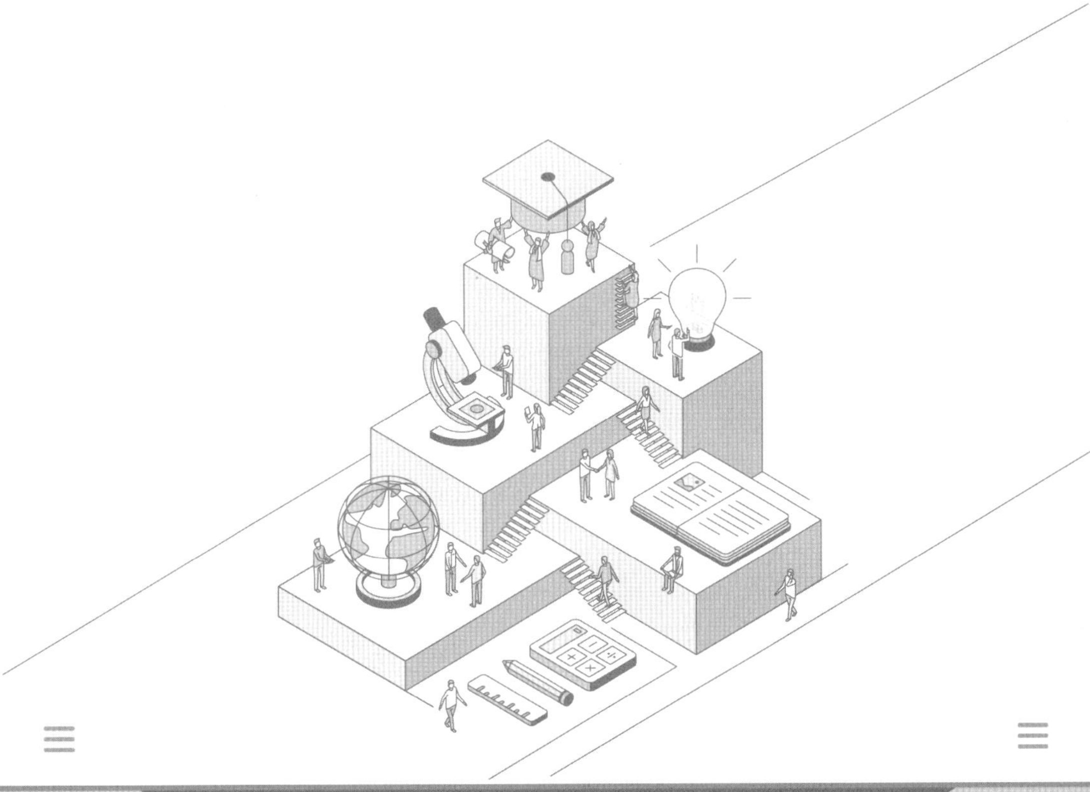

2024 OCCUPATIONAL THERAPY

예·상·문·제·풀·이

01

다음의 설명에 가장 적합한 학문은 무엇인가?

- 조직적인 지역사회의 노력을 통하여 질병을 예방하고 생명을 연장시키며, 신체적·정신적 효율을 증진시키는 기술이며 과학이다.
- 대상 : 지역주민
- 최소단위 : 지역사회

1) 예방의학
2) 공중보건학
3) 위생학
4) 사회의학
5) 지역사회의학

02

공중보건학의 대상은?

1) 개인
2) 가족
3) 지역주민
4) 국민
5) 전세계인

03

공중보건학의 최소단위는?

1) 개인
2) 가족
3) 지역사회
4) 국가
5) 국제사회

문제해설

01 Winslow가 정의한 공중보건학의 내용이다.

답 2)

02 공중보건학의 대상은 지역주민이다.

답 3)

03 공중보건학의 최소단위는 지역사회이다.

답 3)

04

공중보건학의 개념상 건강관리의 가장 중요한 대상은?

1) 개인
2) 가족
3) 지역사회 주민
4) 임산부 및 노약자
5) 근로자 및 실업자

05

다음 중 공중보건학의 범위가 아닌 것은?

1) 기생충질환 관리
2) 도시보건
3) 산업보건
4) 식품위생학
5) 부동산 관리

06

공중보건학의 내용이 아닌 것은?

1) 질병예방
2) 수명연장
3) 신체적·정신적 건강 및 효율의 증진
4) 예방의학적 지식을 집단에 적용한 연구방법 사용
5) 책임의 소재는 개인

07

Winslow의 조직화된 지역사회의 노력과 관련이 적은 것은?

1) 환경위생
2) 진단법 개발
3) 감염병의 관리
4) 개인위생 교육
5) 질병의 조기진단과 예방을 위한 의료서비스의 조직

문제해설

04 공중보건학의 대상은 지역주민이다.

답 3)

05 공중보건학은 환경분야, 질병관리분야, 보건관리분야, 기초분야, 보건의료분야, 응용분야 등 넓은 범위에 해당한다.

답 5)

06 공중보건학이 예방의학과 다른 점은 개인이 아니라 공공조직에 책임의 소재를 두는 것이다.

답 5)

07 **조직적인 지역사회의 노력**

환경위생, 감염병의 관리, 개인위생 교육, 질병의 조기진단과 예방을 위한 의료서비스의 조직, 건강을 적절하게 유지하는 데 필요하고 삶의 수준을 보장하기 위한 사회적 제도의 개발

답 2)

08

예방의학은 공중보건학과 목적이 같으나 대상이 다르다. 그렇다면 예방의학의 대상은?

1) 개인
2) 가족
3) 지역주민
4) 국민
5) 전세계인

09

Winslow가 말한 공중보건학의 목적에 해당하지 않는 것은?

1) 질병예방
2) 수명연장
3) 신체적·정신적 건강 증진
4) 신체적·정신적 효율 증진
5) 감염병 치료

10

Winslow는 공중보건학을 다음과 같이 정의하였다. (　　)에 들어갈 말로 옳은 것은?

> 공중보건학은 조직화된 (　　)의 노력을 통하여 질병을 예방하고, 생명을 연장시키며, 신체적·정신적 효율을 증진시키는 기술이며 과학이다.

1) 국가
2) 사회
3) 학교
4) 직장
5) 지역사회

11

Leaveall & Clark의 질병 자연사 5단계 및 예방에서 이미 감염은 되었으나 증상이 나타나지 않는 시기는 몇 단계인가?

1) 1단계
2) 2단계
3) 3단계
4) 4단계
5) 5단계

문제해설

08
- 개개인(예방의학) : 지역사회 주민(공중보건학)
- 질병 예방추구(예방의학) : 건강관련 원인규명(공중보건학)

답 1)

09 공중보건학의 목적

질병예방, 수명연장, 신체적·정신적 건강 및 효율의 증진

답 5)

10 공중보건학은 조직적인 지역사회의 노력을 통하여 질병을 예방하고 생명(수명)을 연장시키며, 신체적·정신적 효율을 증진시키는 기술이며 과학이다.

답 5)

11 3단계 : 불현성감염기

답 3)

공중보건학

12

Leaveall & Clark의 질병 자연사 5단계 및 예방에서 초기병원성기에 행하여야 할 예방으로 옳은 것은?

1) 1차적 예방 – 적극적 예방
2) 1차적 예방 – 소극적 예방
3) 2차적 예방 – 중증의 예방
4) 2차적 예방 – 진단과 진료
5) 3차적 예방 – 무능력의 예방

13

Leavell & Clark의 질병 자연사 5단계에서 무능력의 예방을 수행하는 단계는?

1) 1단계
2) 2단계
3) 3단계
4) 4단계
5) 5단계

14

Leavell & Clark가 주장한 질병 예방활동에서 2차적 예방이란?

1) 예방접종
2) 조기진단과 조기치료
3) 건강증진
4) 재활
5) 사회복귀

15

질병의 자연사와 대책 및 예방수준에서 소극적 예방에 해당하는 것은?

1) 환경위생
2) 영양개선
3) 예방접종
4) 조기진단
5) 재활

문제해설

12

비병원성기Ⅰ	적극적 예방	1차적 예방
초기병원성기Ⅱ	소극적 예방	
불현성감염기Ⅲ	중증의 예방	2차적 예방
발현성질환기Ⅳ	진단과 치료	
회복기Ⅴ	무능력의 예방	3차적 예방

답 2)

13 5단계 회복기는 질병에 이환되어 회복되거나 불구(장애) 또는 사망에 이르는 시기로 무능력 또는 장애를 최소로 예방하고 사회로 복귀시키는 단계이다.

답 5)

14
- 1차적 예방 : 질병발생 억제 단계 (예, 환경위생, 건강증진, 특수예방, 예방접종)
- 2차적 예방 : 조기발견(진단)과 조기치료 단계
- 3차적 예방 : 재활 및 사회복귀 단계

답 2)

15
- 비병원성기 : 환경위생, 영양개선 등의 적극적 예방
- 초기병원성기 : 예방접종 등의 특수예방이자 소극적 예방
- 불혈성감염기 : 조기진단, 조기치료
- 발현성감염기 : 진단과 치료
- 회복기 : 재활 및 사회복귀

답 3)

16

1차적 예방이 아닌 것은?

1) 환경위생
2) 건강증진
3) 특수예방
4) 조기발견
5) 예방접종

17

3차적 예방이 의미하는 것은 무엇인가?

1) 적극적 예방
2) 소극적 예방
3) 중증의 예방
4) 진단과 진료
5) 무능력의 예방

18

Leavell & Clark의 질병 자연사 5단계에서 적극적인 예방을 수행하는 단계는?

1) 1단계
2) 2단계
3) 3단계
4) 4단계
5) 5단계

19

Leavell과 Clark가 주장한 질병의 자연사 5단계 중 예방접종과 같은 소극적 예방이 적용되는 단계는?

1) 1단계 비병원성기
2) 2단계 초기병원성기
3) 3단계 불현성감염기
4) 4단계 발현성질환기
5) 5단계 회복기

문제해설

16 1차적 예방
질병발생 억제 단계
(예, 환경위생, 건강증진, 특수예방, 예방접종)
답 4)

17 3차적 예방
재활 및 사회복귀 단계
답 5)

18 1단계는 병에 걸리지 않는 시기로 환경개선, 건강증진 등의 적극적인 예방을 하는 단계이다.
답 1)

19 1단계와 2단계는 1차적 예방이 적용되는데 1단계는 환경개선이나 건강증진과 같은 적극적인 예방이, 2단계는 예방접종과 같은 소극적 예방이 적용된다.
답 2)

20

Leaveall & Clark의 질병 자연사 5단계 및 예방에서 조기에 병을 진단하여 치료하고 중증이 되지 않게 하는 단계는?

1) 1단계
2) 2단계
3) 3단계
4) 4단계
5) 5단계

21

Winslow가 정의한 공중보건학에서의 접근방법으로 알맞은 것은?

1) 조직화된 지역사회의 노력
2) 국가의 통제
3) 전문가 집단의 노력
4) 사회적 제도
5) 국가와 시민의 협조

22

WHO에서 정의한 건강의 개념이다. (　　)에 들어갈 말은?

> 건강이란 단순히 질병이 없고 허약하지 않은 상태만을 의미하는 것이 아니고, 육체적, 정신적 및 (　　　)으로 완전히 안녕한 상태를 의미한다.

1) 지역적
2) 체계적
3) 조직적
4) 사회적
5) 영혼적

23

다음 중 건강의 현대적 개념으로 가장 적절한 것은?

1) 정신적 개념
2) 생리적 개념
3) 생활적 개념
4) 영혼적 개념
5) 신체적 개념

문제해설

20 3단계(불현성감염기)

이미 감염은 되었으나 증상이 나타나지 않는 시기 → 조기에 병을 진단

답 3)

21 공중보건학

조직적인 지역사회의 노력을 통하여 질병을 예방하고 생명(수명)을 연장시키며, 신체적·정신적 효율을 증진시키는 기술이며 과학이다.

답 1)

22 사회적 안녕(social well-being)

각자의 기능과 역할을 충실히 수행해갈 수 있는 만족스런 상태의 생활

답 4)

23 신체적 개념 → 심신적 개념 → 생활적 개념

답 3)

24

WHO에서 정의한 건강의 개념에서 사회적 안녕(social well-being)이 의미하는 것은?

1) 의료제도가 발전된 상태
2) 자유민주주의가 보장된 상태
3) 국방과 정치가 안정된 상태
4) 각자의 기능과 역할을 충실히 수행해 갈 수 있는 만족스런 상태의 생활
5) 암이나 기타 만성질환이 발생하지 않도록 조기검진 조기치료가 잘되는 상태

25

건강에 대해 다음과 같이 정의한 사람은?

> 건강이란 외부 환경의 변화에 대하여 신체 내부 환경의 항상성이 유지되는 상태이고, 질병에 감염된다는 것은 항상성이 파괴되어 외부 환경에 적응치 못하는 상태

1) Frank
2) Bernard
3) Bismark
4) Hippocrates
5) Pettenkofer

26

질병은 결정요인과의 상호작용이 숙주에게 불리하게 영향을 미칠 때 발생하는데 여기서 말하는 결정요인은 무엇인가?

1) 숙주, 병인, 환경
2) 공기, 음식, 물
3) 의, 식, 주
4) 병원체, 매개체, 숙주
5) 감수성, 면역, 병독성

문제해설

24
- 건강이란 단순히 질병이 없고 허약하지 않은 상태만을 의미하는 것이 아니고, 육체적, 정신적 및 사회적으로 완전히 안녕한 상태를 의미
- 사회적 안녕(social well-being) : 각자의 기능과 역할을 충실히 수행해 갈 수 있는 만족스런 상태의 생활

답 4)

25 버나드(Claude bernard) 항상성설

건강이란 외부 환경의 변화에 대하여 신체 내부의 환경의 항상성이 유지되는 상태이고, 질병에 감염된다는 것은 항상성이 파괴되어 외부 환경에 적응치 못하는 상태

답 2)

26 결정요인

숙주(인간), 병인(질병의 원인), 환경(인간이 살고 있는)

답 1)

공중보건학

27

다음 중 공중보건사업의 질병관리에 해당하는 것은?

1) 식품위생
2) 산업보건
3) 보건행정
4) 정신보건
5) 역학

28

다음 중 공중보건사업에서 보건관리에 해당하는 것은?

1) 정신보건
2) 역학
3) 감염병
4) 환경위생
5) 산업보건

29

다음 중 공중보건사업과 거리가 먼 것은?

1) 환경위생 관리
2) 감염병 관리
3) 기생충질환 관리
4) 첨단의료장비 관리
5) 생활습관병 관리

30

다음 (　　)에 들어갈 말로 알맞게 짝지은 것은?

> 공중보건사업이란 공중보건의 목적을 달성하기 위하여 지역사회의 사회적·환경적 요인에 의한 (　　) 예방과 인류의 (　　)을 유지 증진하기 위하여 실시하는 모든 사업이다.

1) 사고 – 행복
2) 질환 – 문명
3) 갈등 – 화합
4) 질병발생 – 건강
5) 감염병 – 생명

문제해설

27 공중보건사업의 질병관리 영역에는 감염병, 기생충질환, 역학이 있다.

답 5)

28 **보건관리**

보건행정, 사회보장, 모자보건, 보건교육, 학교보건, 보건영양, 생활습관병, 정신보건, 보건통계

답 1)

29
- 질병관리 : 감염병, 기생충질환, 역학
- 환경보건 : 환경오염, 환경위생, 식품위생, 산업보건
- 보건관리 : 보건행정, 사회보장, 모자보건, 보건교육, 학교보건, 보건영양, 생활습관병, 정신보건, 보건통계

답 4)

30 공중보건의 목적을 달성하기 위하여 지역사회의 사회적·환경적 요인에 의한 질병발생 예방과 인류의 건강을 유지 증진하기 위하여 실시하는 모든 사업이다.

답 4)

31

공중보건사업의 최소단위는?

1) 개인　　2) 가족
3) 지역사회　　4) 국가
5) 전세계인

32

다음 중 공중보건사업의 주체로 가장 바람직한 자는?

1) 대통령　　2) 보건복지부장관
3) 국회의원　　4) 보건소장
5) 지역사회 주민

33

공중보건의 문제로 언급되는 3P에 해당하는 것은?

1) 범죄, 질병, 빈곤　　2) 인구, 공해, 빈곤
3) 교통, 공기오염, 소음　　4) 낭비, 자살, 질병
5) 스트레스, 우울, 자살

34

공중보건사업에서 환경보건에 해당하는 주요 내용이 아닌 것은?

1) 환경오염　　2) 생활습관병
3) 환경위생　　4) 식품위생
5) 산업보건

문제해설

31 • 최소단위 : 지역사회
• 대상 : 전체주민

답 3)

32 공중보건사업은 지역사회 조직을 통한 주민의 공동 노력이 가장 필요하다.

답 5)

33 3P

공해문제(pollution), 빈곤문제(poverty), 인구문제(population)

답 2)

34 • 질병관리 : 감염병, 기생충질환, 역학
• 환경보건 : 환경오염, 환경위생, 식품위생, 산업보건
• 보건관리 : 보건행정, 사회보장, 모자보건, 보건교육, 학교보건, 보건영양, 생활습관병, 정신보건, 보건통계

답 2)

35

공중보건사업의 접근방법으로 바르지 않은 것은?

1) 지역사회의 자치활동 장려
2) 보건교육의 반복적 실시
3) 자발적 활동의 장려
4) 보건관련법의 강력한 집행
5) 주무부서의 포상 시행

36

G. Anderson이 말한 공중보건사업 수행의 3대 요소는?

1) 전염병관리－보건행정－보건교육
2) 환경위생－보건행정－보건관계법
3) 보건교육－보건행정－보건관계법
4) 가족계획－보건행정－환경위생
5) 인구보건－모자보건－산업보건

37

공중보건사업 수행 중 가장 중요하게 여겨지는 것은?

1) 보건교육
2) 환경위생
3) 보건관계법
4) 보건행정
5) 산업보건

38

지역사회 보건사업의 선정을 위한 가장 합리적인 방법은?

1) 예산을 따라
2) 전문가의 의견에 따라
3) 현장요원의 판단을 통해
4) 보건복지부담당자의 결정을 통해
5) 건강문제에 대한 지역사회 조사를 통해

문제해설

35 공중보건사업의 접근방법
- 지역사회의 자치활동 장려
- 보건교육의 반복적 실시
- 자발적 활동의 장려
- 보건관련법의 강력한 집행

답 5)

36 G. Anderson의 공중보건사업 수행 3대 요소
- 보건교육, 보건행정(보건서비스), 보건관계법
- 이 중 보건교육이 가장 중요

답 3)

37 공중보건사업 수행 3대 요소
- 보건교육, 보건행정(보건서비스), 보건관계법
- 이 중 보건교육이 가장 중요

답 1)

38 공중보건사업의 선정은 지역사회 조사를 통한 보건문제 진단을 전제로 실시

답 5)

39

다음 중 건강증진과 가장 관련이 있는 것은?

1) 알마아타회의 2) 오타와헌장
3) 리우선언 4) 3차 의료
5) 마르세이유

40

건강증진사업의 일차적 대상은?

1) 질병에 걸려있는 자 2) 질병이 없는 자
3) 무증상 감염자 4) 만성퇴행성 질환자
5) 허약자

41

다음 중 건강증진사업에서 가장 중요시되는 것은?

1) 질병치료 2) 지역사회 검진
3) 보건행정 4) 개인의 생활습관
5) 경제력 향상

42

건강증진이라는 용어와 개념이 등장하게 된 것은?

1) 라론드 보고서 2) 알마아타선언
3) 리우선언 4) 시드넴 보고서
5) UN 인간환경회의

문제해설

39 1986년 11월 21일 오타와에서 개최된 제1차 건강증진 국제대회는 2000년과 이후까지 세계의 모든 사람들의 건강을 달성하기 위하여 펼쳐질 활동에 대해서 본 헌장을 발표함

답 2)

40 건강증진
- 일차 예방의 첫 단계, 즉 질병이 발생하기 이전에 여러 가지 건강 위험요인을 교정함으로써 질병 발생 자체를 예방하고 나아가서 개인의 최선의 건강상태를 유지하도록 하는 데 초점을 맞춘 중재 활동
- 건강증진은 질병 예방의 목적론과 건강교육의 방법론을 합친 것
- 질병 예방과 건강증진은 질병이 없는 사람들을 대상으로 함

답 2)

41 건강증진
개인 스스로의 건강을 관리하고 향상시키는 능력을 증진시키는 과정

답 4)

42 건강증진이라는 용어와 개념은 1974년에 캐나다이 국가보건복지성장관인 마크라론드(Marc lalonde)가 일명 라론드 보고서라 불리는 '캐나다인의 건강에 관한 새로운 시작'이라는 보고서를 발표하면서 등장하게 되었다.
→ 세계보건기구의 주도적인 행동을 촉발시킴

답 1)

43

다음 중 전통의료의 문제점이 아닌 것은?

1) 의료의 첨단화
2) 의료의 비인간화
3) 의료의 특권화
4) 의료의 상품화
5) 도농간, 빈부차 등에 따른 의료의 질적 편재

44

다음 중 질병의 치료뿐만 아니라 예방, 재활, 건강증진 및 건강보호활동 등 인간의 생활개념의 건강관리를 의미하는 것은?

1) 예방의학
2) 전문의료
3) 임상의료
4) 3차 의료
5) 포괄적 보건의료

45

다음 중 건강문제의 변화에 따라 최근 보건의료 개념이 지향하는 것은 어느 것인가?

1) 예방의료
2) 전문의료
3) 임상의료
4) 첨단의료
5) 포괄적 보건의료

46

일차보건의료(Primary Health Care)와 관계가 없는 것은?

1) Almata 회의
2) 예방접종사업
3) 풍토병관리사업
4) 급성질환의 관리사업
5) 경미한 질병의 일상적 치료사업

문제해설

43 의료의 첨단화는 전통의료의 문제점이 아니다.

답 1)

44 포괄적 보건의료

- 질병의 치료뿐만 아니라 예방, 재활, 건강증진 및 건강보호활동 등 인간의 생활 개념의 건강관리
- 자연과학과 사회과학의 통합과학으로서 질병의 조기발견, 조기치료, 무능력화 예방, 재활과 건강증진 활동, 건강사회적응 활동 등을 포함한 모든 보건관리

답 5)

45 의료활동은 개인을 대상으로 하는 의료개념에서 인간집단을 대상으로 하는 보건의료개념으로 변화했으며 최근에는 질병의 치료뿐만 아니라 건강증진 및 예방과 재활의학적 접근에 이르기까지 전생애적 생활개념의 포괄보건의료개념이 대두됨

답 5)

46
- 일차보건의료 : 예방접종사업, 식수위생관리사업, 보건교육사업, 모자보건사업, 풍토병관리사업, 통상 질병의 일상적 치료사업, 영양개선사업 등
- 이차보건의료 : 주로 응급처치를 요하는 질병이나 급성질환의 관리사업과 병·의원에 입원치료를 받아야 하는 환자관리사업 등
- 1978년 소련 Almata 회의 : 일차보건의료(Primary Health Care) 정의 및 실천 선언

답 4)

47

다음 중 보건의료 서비스의 사회·경제적 특성이 아닌 것은?

1) 질병의 예측 불가능성　　2) 생활필수품
3) 공공재적 성격　　4) 치료의 확실성
5) 경쟁제한

48

다음 중 일차보건의료(Primary Health Care)와 관련이 깊은 것은?

1) 영양개선사업　　2) 급성질환 관리사업
3) 재가치료사업　　4) 장기요양
5) 만성질환자 관리사업

49

일차보건의료(Primary Health Care)의 정의 및 실천을 선언한 도시와 시기는?

1) 뉴욕(1940년)　　2) 런던(1954년)
3) 베를린(1968년)　　4) 알마아타(1978년)
5) 도쿄(1982년)

50

다음 중 일차보건의료의 방법과 거리가 먼 것은?

1) 지역사회가 수용 가능한 과학적 방법
2) 보험수가개발정책으로 유지되는 방법
3) 재정적으로 부담 가능한 방법
4) 건강증진 실현이 가능한 방법
5) 최말단 부락까지 전달될 수 있는 방법

문제해설

47 보건의료 서비스의 사회·경제적 특성

질병의 예측 불가능성, 외부효과, 생활필수품, 공공재적 성격, 비영리 동기, 소비적 요소와 투자적 요소의 혼재, 노동집약적인 인적 서비스, 치료의 불확실성, 공동 생산물로서의 보건 의료와 교육, 경쟁제한 등

답 4)

48 일차보건의료에는 예방접종사업, 식수위생관리사업, 보건교육사업, 모자보건사업, 풍토병관리사업, 통상 질병의 일상적 치료사업, 영양개선사업 등이 있다.

답 1)

49 1978년 소련 Almata 회의

일차보건의료(Primary Health Care) 정의 및 실천 선언

답 4)

50
- 과학적 방법으로 지역사회가 수용 가능할 것
- 주민의 적극적인 참여 속에 개개인이나 가족단위의 모든 주민이 쉽게 이용 가능할 것
- 국가나 지역사회가 재정적으로 부담이 가능한 방법일 것
- 국가의 보건의료체계상 핵심으로 지역사회개발정책의 일환으로 유지되어야 할 것
- 국가의 보건의료 활동은 최말단 부락까지 전달될 수 있어야 하고, 말단 부락이 일차보건의료의 핵심이 되어야 할 것
- 질병의 치료나 예방활동은 물론 신체적·신체적 건강증진과 사회적 안녕 및 생활의 질적 향상의 실현이 가능할 것

답 2)

공중보건학

51

다음 중 삼차보건의료(Tertiary Health Care)에 해당하는 것은?

1) 주민 영양개선사업
2) 보건교육사업
3) 만성질환자의 관리사업
4) 입원치료 환자관리사업
5) 식수위생관리사업

52

다음 중 이차보건의료(secondary health care)에 해당하는 것은?

1) 주민 영양개선사업
2) 보건교육사업
3) 식수위생관리사업
4) 만성질환자 관리사업
5) 급성질환 관리사업

53

다음 중 특수건강지표에 해당하는 것은?

1) 전염병 사망률
2) 비례사망지수
3) 평균수명
4) 보통사망률
5) 보건정책지표

54

국가간 또는 지역사회간의 보건수준을 비교하는 3대 보건지표는?

1) 비례사망지수, 전염병 사망률, 보통(조)사망률
2) 질병이환율, 기생충감염률, 영아사망률
3) 평균수명, 보통(조)사망률, 비례사망지수
4) 보통(조)사망률, 질병이환율, 영아사망률
5) 비례사망지수, 평균수명, 영아사망률

문제해설

51 삼차보건의료

회복기 환자의 재가치료사업이나 재활을 요하는 환자 및 노인의 간호 등 장기요양이나 만성질환자의 관리사업 등
1), 2), 5) 일차보건의료
4) 이차보건의료

답 3)

52 이차보건의료

주로 응급처치를 요하는 질병이나 급성질환의 관리사업과 병의원에 입원치료를 받아야 하는 환자관리사업 등; 의료인의 역할이 중요

답 5)

53
- 종합건강지표 : 비례사망지수, 평균수명, 보통사망률
- 특수건강지표 : 영아사망률, 전염병 사망률
- 보건의료서비스 지표 : 의료인력과 시설, 보건정책지표 등
- 사회·경제지표 : 인구증가율, 국민소득 등

답 1)

54 비례사망지수, 평균수명, 영아사망률

답 5)

55

α-index에 대한 설명으로 바르지 않은 것은?

1) 영아사망수/신생아사망수
2) 1에 가까우면 거의 모든 영아사망이 신생아사망으로 그 지역 건강상태가 높은 것
3) 그 값이 커지면 신상아기 이후의 영아사망이 크기 때문에 영아사망에 대한 예방대책이 필요
4) 한 국가(또는 지역사회)의 건강수준(보건수준)을 나타내는 가장 대표적 지표
5) 신생아기의 사망은 예방이 불가능한 선천적 이유 등이 많지만 영아기의 사망은 예방이 가능한 경우가 많음

56

공중보건의 발전과정 중에서 방문간호사업이 시작됐으며 미생물학의 시대라고도 하는 시기는?

1) 고대기
2) 중세기
3) 여명기
4) 확립기
5) 발전기

57

α-index 값이 커진다면 그 지역을 어떻게 이해하여야 하는가?

1) 신생아 사망에 대한 예방대책 필요
2) 영아 사망에 대한 예방대책이 필요
3) 그 지역 건강상태가 높음
4) 선천적인 이유로 인한 사망이 높음
5) 노령화사회로 분류

문제해설

55 4) 영아사망률(infant mortality rate)을 설명한 것이다.

답 4)

56
- 고대기 : 4액체설, 장기설
- 중세기(암흑기 500~1500년) : 육체경시, 콜레라·페스트 등 감염병의 만연, 검역의 시초, 검역법 통과, 검역소의 설치·운영, 환자와의 접촉·이동금지 법률 제정
- 여명기(요람기 1500~1850년) : 개인위생이 공중보건의 전환, 노동자의 보건문제, 종두법개발(Jenner), 스웨덴의 국세조사, 영국 제1차 공장법 제정, 직업병에 관한 저서(Ramazzini)
- 확립기(1850~1900년) : 공중보건학의 확립기초, 국립보건원 창립, 예방의학적 개념 확립, 미생물학의 시대(세균학의 발달, 면역학의 발전), 방문간호사업, 사회보장제도(Bismarck), 위생학 교실(Pettenkofer), 역학조사(Snow)에 의해 장기설을 뒤집고 전염병 감염설을 입증
- 발전기 : 탈미생물학의 시대, 포괄의료 필요성 대두, 보건소 보급, 세계보건기구 창설, 알마아타 선언, 리우 환경 선언

답 4)

57
- α-index = 영아사망수/신상아사망수
- 1에 가까우면 거의 모든 영아사망이 신생아사망으로 그 지역 건강상태가 높은 것
- 그 값이 커지면 신생아기 이후의 영아사망이 크기 때문에 영아사망에 대한 예방대책이 필요

답 2)

공중보건학

58

한 국가의 건강수준을 나타내는 지표로서 가장 대표적으로 사용하는 것은?

1) 비례사망지수
2) 평균수명
3) 조사망률(보통사망률)
4) 이환율
5) 영아사망률

59

지역사회 보건수준의 평가의 가장 대표적인 지표는?

1) 평균수명
2) 영아사망률
3) 모성사망률
4) 보통사망률
5) 비례사망지수

60

WHO의 보건수준을 나타내는 대표적인 지표는?

1) 비례사망지수, 전염병 사망률, 보통(조)사망률
2) 질병이환율, 기생충감염률, 영아사망률
3) 평균수명, 보통(조)사망률, 비례사망지수
4) 보통(조)사망률, 질병이환율, 영아사망률
5) 비례사망지수, 평균수명, 영아사망률

61

다음 중 건강상태가 가장 높다고 보는 α-index 값은?

1) 0.5
2) 1
3) 1.5
4) 2
5) 3

문제해설

58 영아사망률

- 한 국가의 건강수준을 나타내는 지표로서 가장 대표적으로 사용한다.
- 영아사망률 = (그 연도의 영아사망자수/어떤 연도의 출생아수) × 1,000

답 5)

59 영아 기간은 성인에 비해 환경에 가장 예민하게 영향을 받는 시기이고 통계적 유의성이 크기 때문에 영아사망률이 가장 대표적인 보건수준 평가지표이다.

답 2)

60 세계보건기구가 한 나라의 건강수준을 표시하여 다른 국가들과 비교할 수 있는 지표로서 비례사망지수, 평균수명, 조사망률(보통사망률)을 제시한다.

답 3)

61

- α-index = 영아사망수/신생아사망수
- 1에 가까우면 거의 모든 영아사망이 신생아사망으로 그 지역 건강상태가 높은 것
- 그 값이 커지면 신생아기 이후의 영아사망이 크기 때문에 영아사망에 대한 예방대책이 필요

답 2)

62

세계 최초로 공중보건법을 제정한 나라는?

1) 미국
2) 중국
3) 영국
4) 독일
5) 스웨덴

63

세계 최초로 사회보험법과 산재보험법을 제정한 나라는?

1) 영국
2) 스웨덴
3) 프랑스
4) 미국
5) 독일

64

지구상에서 천연두 근절의 계기가 된 것은?

1) 현미경 발견
2) 종두법 개발
3) 공중보건법 제정
4) 국세조사 실시
5) 최초 검역소 설치

65

우두종두법을 개발한 사람과 우리나라에서 우두접종을 처음 실시한 우리나라 사람은?

1) Hippocrates, 박서양
2) Chadwick, 허균
3) Pasteur, 허준
4) Koch, 이제마
5) Jenner, 지석영

문제해설

62 영국(1848년)
세계 최초 공중보건법 제정. 중앙(공중보건국) 및 지방(지방보건국)에 보건국 설치(보건위원회 조직)
답 3)

63 세계 최초의 사회보험법(1883년)과 산재보험법(1884년)은 독일에서 제정하였다.
답 5)

64 1978년 영국의 Jenner는 우두(牛痘)를 인체에 접종해서 면역성을 발생시켜 천연두(두창)의 감염 발병을 예방하는 일종의 예방 접종법인 종두법을 개발하였다.
답 2)

65
- Jenner(영국, 1798년) : 우두종두법 개발
- 지석영(1879년) : 일본해군이 세운 부산의 제생의원(濟生醫院)에 가서 2개월간 종두법을 배우고 두묘(痘苗; 우두의 원료)와 종두침 두 개를 얻어 서울로 돌아오는 길에 처가가 있는 충주에 들러 40여 명에게 우두를 놓아주었다. 우리나라 사람에 의한 공개적인 종두법 실시의 시초

답 5)

66

우리나라 2002년 '국민건강증진종합계획 2010'과 관련이 적은 것은?

1) 금연
2) 절주
3) 운동
4) 영양개선
5) 건강투자전략

67

공중보건학의 역사 중 확립기와 관련이 없는 것은?

1) 세계 최초 국세조사 실시
2) 방문간호사업을 개시
3) 결핵균 발견
4) 세균학의 발달 및 면역학의 발전
5) 예방의학적 개념 확립

68

암흑기라고도 하며 콜레라, 페스트 등 감염병이 만연했던 시기는?

1) 고대기
2) 중세기
3) 여명기
4) 확립기
5) 발전기

69

공중보건의 발전과정 중 보건소의 보급으로 지역사회보건사업이 시작한 시기는?

1) 고대기
2) 중세기
3) 여명기
4) 확립기
5) 발전기

문제해설

66 **2007년 '국가비전 2030'**
건강투자전략 수립
답 5)

67 **여명기인 1749년 스웨덴**
세계 최초 국세조사(인구의 통계조사) 실시
답 1)

68 **중세기**
암흑기 500~1,500년
답 2)

69 **발전기**
20세기 이후
답 5)

70

최초로 검역소를 설치한 곳은?

1) 베니스
2) 뉴욕
3) 마르세이유
4) 베를린
5) 도쿄

71

1377년 검역의 시초가 되었던 곳은?

1) 베니스
2) 뉴욕
3) 로구사
4) 베를린
5) 도쿄

72

장기설과 4액체설을 주장한 사람은?

1) Hippocrates
2) Galenus
3) Sydnham
4) Leeuwenhoek
5) Chadwick

73

모든 질병의 원인은 오염된 공기가 몸속에 들어와서 생긴다는 Hippocrates가 주장한 이론은?

1) 미생물설
2) 4액체설
3) 자연발생설
4) 환경설
5) 장기설

문제해설

70 1383년 마르세이유

최초 검역법 통과, 최초 검역소 설치(40일 동안 억류)

답 3)

71 1377년 검역 시초

아드리아해의 항구도시인 로구사(Rogusa)에서 페스트 유행지역에서 온 여행자를 일정 장소에서 2개월간 머문 후 입항 허락

답 3)

72 Hippocrates

- 주위환경을 강조하는 장기설(miasma theory) : "모든 질병의 원인은 오염된 공기가 몸속에 들어와서 생긴다. 사람과 환경과의 부조화가 질병을 발생시킨다."
- 4액체설 : "인체는 혈액, 점액, 황담즙, 흑담즙을 가지고 있다."

답 1)

73 장기설(miasma theory)

- "모든 질병의 원인은 오염된 공기가 몸속에 들어와서 생긴다."
- "인간의 질병은 생활환경이 더럽혀짐으로 인해 발생하는 환경적 인자에 의해 전파된다."
- miasma는 환경적 인자(오염된 공기)를 의미함

답 5)

공중보건학

74

중세기 십자군원정과 관련이 깊었던 감염병은?

1) 콜레라
2) 천연두
3) 한센병
4) 페스트
5) 파상풍

75

중세기 종교적인 행사로 Mecca 순례와 관련이 깊었던 감염병은?

1) 콜레라
2) 천연두
3) 독감
4) 페스트
5) 파상풍

76

개인위생에서 공중보건으로 개념이 전환된 시기는?

1) 고대기
2) 중세기
3) 여명기
4) 확립기
5) 발전기

77

다음 중 서로 연결이 잘못된 것은?

1) Graunt – 보건통계학의 효시
2) Ramazzini – 산업의학의 아버지
3) Jenner – 우두종두법 개발
4) Leeuwenhoek – 현미경을 발명
5) Sydnham – "대영제국 노동인구의 위생상태에 관한 보고서" 제출

문제해설

74 한센병(나병)은 십자군원정을 통해 유럽 각지로 전파되었다.

답 3)

75 Mecca 순례는 다양한 곳에서 모인 사람들 사이에서 콜레라를 만연하게 하였다.

답 1)

76 여명기(요람기)는 빈곤, 작업장환경 및 근로 조건에 관련된 것들이 주요 보건 문제가 되었으며 이는 산업혁명으로 인구가 도시로 집중하게 됨에 따라 발생하였다.

답 3)

77
- Chadwick(영국) : '열병 보고서(Fever Report)'(1837)를 제출, "대영제국 노동인구의 위생상태에 관한 보고서"(1842)를 제출
- Sydnham(영국) : 질병의 경과를 상세히 관찰하여 유행병 발생의 자연사를 기록

답 5)

78

Hygiene(위생학)이라는 용어를 최초로 사용한 사람은?

1) Graunt
2) Galenus
3) Hippocrates
4) Jenner
5) Sydnham

79

최초의 공중보건학 저서인 "전의사 경찰체계"를 만들었고 공중보건과 개인위생을 체계화한 여명기의 사람은?

1) John Snow
2) Pettenkofer
3) Frank
4) Rathborne
5) Bismark

80

오늘날 보건소의 효시가 되는 방문간호사업을 시작한 영국인은 누구인가?

1) Chedwick
2) Sydnham
3) Frank
4) Rathborne
5) Bismark

81

결핵균, 콜레라균, 탄저균이 발견되고 닭콜레라백신, 돼지단독백신, 광견병백신이 개발된 시기는?

1) 고대기
2) 중세기
3) 여명기
4) 확립기
5) 발전기

문제해설

78 로마시대의 Galenus
Hygiene(위생학)이라는 용어를 최초로 사용

답 2)

79
- Frank(독일) : "전의사 경찰체계" 저술(최초의 공중보건학 저서), 국민의 건강은 국가의 책임이라는 개념을 도입, 공중보건과 개인위생을 체계화
- William Rathborne(영국) : 영국 리버풀시에서 방문간호사업을 시작. 오늘날 보건소의 효시

답 3)

80 William rathborne : 영국 리버풀시에서 방문간호사업을 시작

답 4)

81
- 확립기 : 1850~1900년
- 1880년대 Koch(결핵균, 콜레라균, 탄저균 발견), Pasteur(닭콜레라백신, 돼지단독백신, 광견병백신)

답 4)

공중보건학

82

세계최초로 공중보건법이 제정된 시기는?

1) 고대기
2) 중세기
3) 여명기
4) 확립기
5) 발전기

83

1972년 지구상에서 박멸이 선포된 감염병은?

1) 천연두
2) 콜레라
3) 나병
4) 말라리아
5) 파상풍

84

닭콜레라 백신과 돼지단독백신 및 광견병 백신을 만든 사람은?

1) Pettenkofer
2) Koch
3) Pasteur
4) Bismark
5) Snow

85

다음 중 서로 연결이 잘못된 것은?

1) Pasteur – 광견병 백신
2) Koch – 결핵균 발견
3) Pettenkofer – 환경위생학의 아버지
4) Bismark – 닭콜레라 백신
5) Rathborne – 방문간호사업

문제해설

82 여명기(1500~1850)

1848년(영국) 세계 최초 공중보건법 제정

답 3)

83 1972년 10년 26일 지구상에서 천연두가 박멸됨을 선포했다.

답 1)

84 프랑스의 Pasteur가 저온살균법, 닭콜레라 백신, 돼지단독백신 그리고 광견병 백신을 만든 사람이다.

답 3)

85 Pasteur(프랑스)

- 1880년 : 저온살균법 고안, 닭콜레라 백신
- 1883년 : 돼지단독 백신(swine erysipelas)
- 1884년 : 광견병 백신

답 4)

86

다음 중 "직업인의 병"을 저술한 사람은?

1) Graunt
2) Ramazzini
3) Jenner
4) Leeuwenhoek
5) Sydnham

87

질병이 숙주, 병인, 환경 등의 상호작용에 의하여 결정된다는 3원론을 제시한 사람은?

1) Hippocrates
2) Graunt
3) Clark
4) Pasteur
5) Pettenkofer

88

세계 최초로 사회보장법을 제정한 나라는?

1) 미국
2) 중국
3) 영국
4) 독일
5) 스웨덴

89

개인의 건강문제가 사회나 집단의 건강문제로 전환된 계기가 된 것은?

1) 성지순례
2) 산업혁명
3) 십자군 원정
4) 현미경 발명
5) 기독교사상의 전파

문제해설

86 Ramazzini(이탈리아)

- 직업병에 관한 저서를 출간, 산업보건학의 기초를 세움
- 산업의학의 아버지

답 2)

87 Clark

3원론(숙주, 병인, 환경)을 제시

답 3)

88 미국(1935년)

세계 최초 사회보장법 제정 → 1965년 노인의료보험법과 의료부조(저소득층대상) 실시

답 1)

89

- 18세기 산업혁명으로 인한 도시집중은 환경을 열악하게 만들고 건강문제가 집단의 문제로 대두
- 집단의 건강관리에 대한 인식 시작. 건강을 개인의 문제에서 집단의 문제로 인식하게 된 계기
- 공중보건 사상이 싹트기 시작

답 2)

90

콜레라에 관한 역학조사보고서 작성과 장기설을 뒤집고 전염병 감염설을 입증한 사람은?

1) John Snow
2) Pettenkofer
3) Frank
4) Rathborne
5) Bismark

91

Bismark(독일)과 관련이 적은 것은?

1) 세계 최초로 근로자질병보호법 제정
2) 질병보험 실시
3) 산업재해보상보험 실시
4) 연금보험법 실시
5) 근로시간 단축법 실시

92

다음 중 Pasteur와 관련이 적은 것은?

1) 저온살균법
2) 탄저균 발견
3) 닭콜레라 백신
4) 돼지단독 백신
5) 광견병 백신

문제해설

90 확립기 영국 John Snow

콜레라 역학조사보고서 작성, 전염병 감염설을 입증

답 1)

91 Bismark(독일)

- 1883년 : 세계 최초로 근로자질병보호법 제정, '질병보험' 실시
- 1884년 : '산업재해보상보험' 실시
- 1889년 : '연금보험법' 실시 → 사회보장제도의 기초

답 5)

92

- Pasteur(프랑스) : 근대의학 창시자, 질병의 자연발생설 부정, 2회 접종식 탄저병 백신 개발
- Koch(독일) : 결핵균 발견(1882년), 콜레라균 발견(1883년), 탄저균 발견

답 2)

2

C·H·A·P·T·E·R

역학 및 질병관리

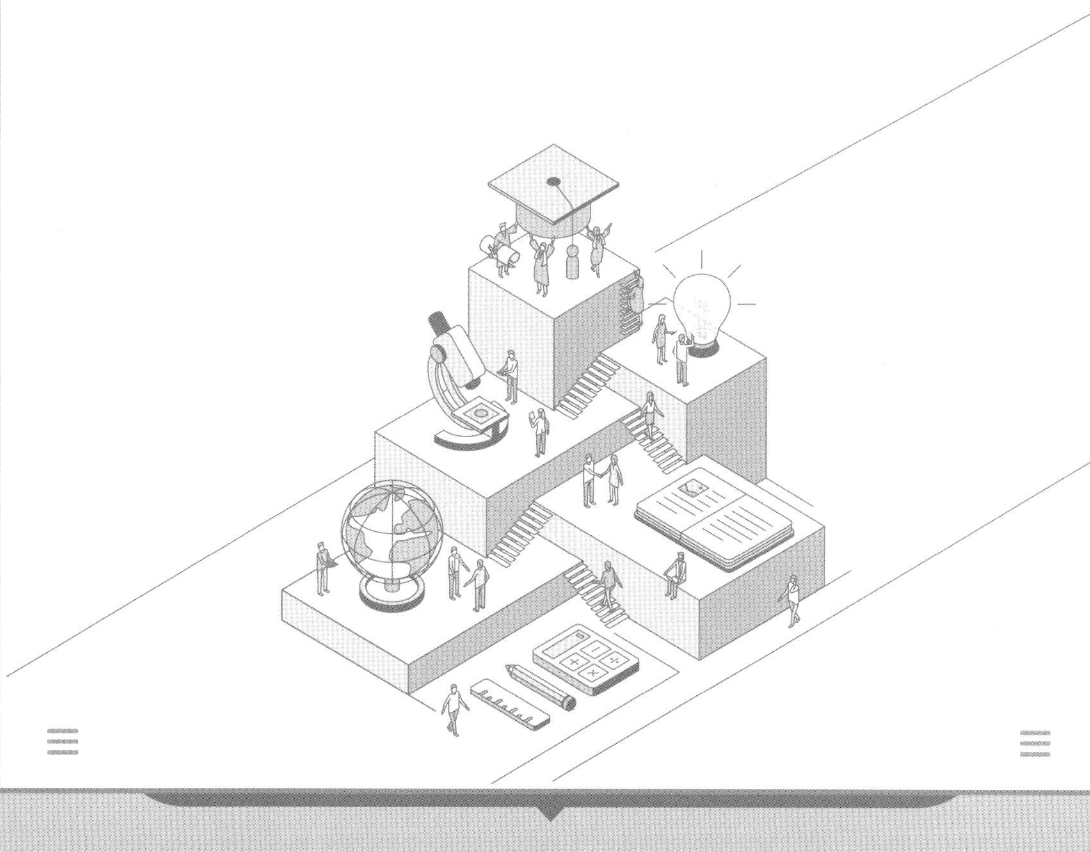

예·상·문·제·풀·이

01

인구집단에서 질병 발생과 관계되는 모든 현상을 기술하고 질병 발생의 원인에 대한 가설을 얻기 위하여 시행되는 연구는?

1) 기술역학
2) 분석역학
3) 실험역학
4) 작전역학
5) 이론역학

02

다음 중 분석역학에 포함되는 것만으로 옳은 것은?

1) 사례보고, 단면적 연구
2) 환자-대조군 연구, 코호트연구
3) 지역사회 연구, 단면적 연구
4) 임상실험, 코호트연구
5) 사례군보고, 환자-대조군연구

03

1단계 역학에 대한 내용으로 옳은 것은?

1) 인구집단에서의 질병의 발생과 관계되는 모든 현상을 기술
2) 원인요소와 질병을 동시에 조사하기 위하여 서로간의 관련성을 보는 방법
3) 질병의 원인과 관계가 있으리라고 생각되는 어떤 요소에 차이가 있는지를 비교분석
4) 질병발생을 향후(미래)에 판단하는 전향성 연구
5) 실험적 방법을 사용하여 질병 방생의 원인을 규명

문제해설

01 기술역학
인구집단에서의 질병의 발생과 관계되는 모든 현상을 기술, 질병 발생의 원인에 대한 가설을 얻기 위하여 시행되는 연구

답 1)

02 분석역학
단면연구, 환자-대조군 연구, 코호트연구

답 2)

03 기술역학은 1단계 역학, 분석역학은 2단계 역학, 이론역학은 3단계 역학이다.
2) 상관관계연구
3) 환자-대조군연구
4) 코호트연구
5) 실험역학

답 1)

04

기술역학을 통해 설정된 구체적인 가설을 증명하기 위한 것으로 2단계 역학은?

1) 기술역학
2) 분석역학
3) 실험역학
4) 작전역학
5) 이론역학

05

3단계 역학에 해당하는 것은?

1) 기술역학
2) 분석역학
3) 실험역학
4) 작전역학
5) 이론역학

06

다음 중 4단계 역학에 해당하는 것은?

1) 작전역학
2) 실험역학
3) 분석역학
4) 기술역학
5) 이론역학

07

질병 발생의 다인설 중 숙주의 유전적 소인과 환경과의 상호 작용에 의해서 질병이 발생한다는 설은?

1) 삼각형모형설
2) 3대요인설
3) 원인망모형설
4) 거미줄모형
5) 바퀴모형설

문제해설

04
- 기술역학 : 인구집단에서 질병의 규모와 분포를 조사함으로써 질병발생의 원인에 대한 가설을 얻기 위해서 시행되는 연구로서 질병발생현상을 지역적, 시간적, 성별, 연령별 등으로 그대로 서술
- 분석역학 : 기술역학을 통해 설정된 구체적인 가설을 증명하기 위한 것
- 실험역학 : 대상요인을 인위적으로 투여하여 그 영향을 측정하는 역학
- 작전역학 : 보건서비스를 포함하여 지역사회 서비스의 운영에 관한 계통적 연구
- 이론역학 : 여러 가지 역학적 현상을 일반화된 가정에 근거를 두고 설정된 수학모형에 적용한 것

답 2)

05
- 1단계 역학 : 기술역학
- 2단계 역학 : 분석역학
- 3단계 역학 : 이론역학
- 4단계 역학 : 실험역학
- 5단계 역학 : 작전역학

답 5)

06 1단계역학(기술역학), 2단계역학(분석역학), 3단계역학(이론역학), 4단계역학(실험역학), 5단계역학(작전역학)

답 2)

07
- 숙주의 내적 요인(유전적 소인)과 외적 요인(환경)과의 상호 작용에 의해서 질병이 발생한다는 설
- 숙주와 환경을 명백히 분리

답 5)

08

인구집단에서 질병의 규모와 분포를 조사함으로써 질병발생의 원인에 대한 가설을 얻기 위해서 시행되는 역학은?

1) 기술역학　　2) 분석역학
3) 실험역학　　4) 작전역학
5) 이론역학

09

질병 발생의 다인설 중 특히 감염성 질환의 발생을 잘 설명하는 것은?

1) 삼각형모형설　　2) 원인망모형설
3) 거미줄모형　　4) 바퀴모형설
5) 원인망 모형설과 바퀴모형설

10

다음 중 바퀴모형설에 대한 내용으로 가장 옳은 것은?

1) 특히 감염성 질환의 발생을 잘 설명한다
2) 병인, 숙주, 환경의 상호 관계에 의해 질병이 발생한다
3) 특히 비감염성 질환의 발생을 이해하는 데 유리하다
4) 질병은 관계되는 모든 요소들끼리 복잡하게 얽혀 서로 연결되어 발생한다
5) 숙주의 내적 요인과 외적 요인인 환경과의 상호 작용에 의해서 질병이 발생한다

11

다음 중 역학의 정의와 관련이 적은 것은?

1) 인간집단을 대상　　2) 질병의 발생 파악
3) 질병의 분포 및 경향 파악　　4) 질병의 치료
5) 질병의 원인 탐구

문제해설

08 기술역학

인구집단에서 질병의 규모와 분포를 조사함으로써 질병발생의 원인에 대한 가설을 얻기 위해서 시행되는 연구로서 질병발생현상을 지역적, 시간적, 성별, 연령별 등으로 그대로 서술

답 1)

09 삼각형모형설(3대 요인설)

특히 감염성 질환의 발생을 잘 설명. 병인, 숙주, 환경의 상호 관계에 의해 질병이 발생

답 1)

10 1), 2) 삼각형모형설(3대 요인설)
3), 4) 원인망모형설(거미줄모형설)

답 5)

11 역학

- 인간 집단을 대상으로 그 속에서 질병의 발생, 분포 및 경향과 양상을 파악하고 그 원인을 탐구하는 학문
- 질병 발생 원인을 파악함으로써 질병을 예방

답 4)

12

다음이 설명하는 학문은?

- 질병의 발생, 분포 및 경향과 양상을 파악
- 질병 발생 원인을 파악하여 질병을 예방
- 인구집단의 건강 수준을 향상

1) 역학
2) 인구집단학
3) 예방학
4) 진단학
5) 감염학

13

질병 발생의 3요소로 옳은 것은?

1) 병원체 – 숙주 – 감수성
2) 병인 – 환경 – 숙주
3) 유전 – 환경 – 식품
4) 병원체 – 전파 – 사람
5) 숙주 – 매개체 – 감수성

14

다음 중 추세변화에 해당하는 질병은?

1) 백일해
2) 홍역
3) 디프테리아
4) 콜레라
5) 유행성일본뇌염

15

다음 중 주기변화에 해당하는 질병은?

1) 백일해
2) 장티푸스
3) 디프테리아
4) 콜레라
5) 유행성출혈열

문제해설

12 역학은 인간 집단을 대상으로 그 속에서 질병의 발생, 분포 및 경향과 양상을 파악하고 그 원인을 탐구하는 학문이다. 궁극적인 목적은 질병 발생 원인을 파악함으로써 인구집단의 건강 수준을 향상하는 것이다.

답 1)

13 병인(agent), 숙주(host), 환경(environment)

답 2)

14
- 추세변화(장기변화) : 장티푸스(30~40년 주기), 디프테리아(10~24년), 인플루엔자(약 10~40년; 대유행) 등
- 주기변화(순환변화) : 인플루엔자(2~3년; 소유행), 백일해(2~4년), 홍역(2~3년), 유행성일본뇌염(3~4년) 등
- 계절변화 : 여름철 소화기계 질병, 가을철 유행성출혈열, 겨울철 호흡기계 질병
- 단기변화 : 주로 급성 감염병의 집단 발생 시
- 불규칙변화 : 콜레라

답 3)

15 **주기변화(순환변화)**

인플루엔자(2~3년; 소유행), 백일해(2~4년), 홍역(2~3년), 유행성일본뇌염(3~4년) 등

답 1)

16

질병 발생의 시간적 특성에 따른 분류로 바르게 조합한 것은?

1) 추세변화 – 급성 감염병
2) 주기변화 – 유행성출혈열
3) 계절변화 – 장티푸스
4) 단기변화 – 백일해
5) 불규칙변화 – 콜레라

17

주로 급성 감염병의 집단 발생 시 나타나는 역학의 시간적 특성은?

1) 추세변화
2) 주기변화
3) 계절변화
4) 단기변화
5) 불규칙변화

18

역학과 관련하여 다음이 설명하는 것은 시간적 특성상 어떤 변화에 해당하는가?

> • 수년의 간격으로 질병이 발생
> • 인플루엔자 소유행(2~3년), 백일해(2~4년), 홍역(2~3년), 유행성일본뇌염(3~4년) 등

1) 추세변화
2) 주기변화
3) 계절변화
4) 단기변화
5) 불규칙변화

19

시간적 특성에 따른 변화의 구분 중 유행성일본뇌염이 해당하는 것은?

1) 주기변화
2) 불규칙변화
3) 추세변화
4) 단기변화
5) 계절변화

문제해설

16
• 추세변화(장기변화) : 장티푸스(30~40년 주기), 디프테리아(10~24년), 인플루엔자(약 10~40년; 대유행) 등
• 주기변화(순환변화) : 인플루엔자(2~3년; 소유행), 백일해(2~4년), 홍역(2~3년), 유행성일본뇌염(3~4년) 등
• 계절변화 : 여름철 소화기계 질병, 가을철 유행성출혈열, 겨울철 호흡기계 질병
• 단기변화 : 주로 급성 감염병의 집단발생 시
• 불규칙변화 : 콜레라

답 5)

17 단기변화
주로 급성 감염병의 집단발생 시

답 4)

18 시간적 특성상 주기변화에 대한 설명이다.

답 2)

19
• 주기변화 : 수년의 간격으로 질병의 발생; 인플루엔자 소유행, 백일해, 홍역, 유행성일본뇌염 등
• 유행성일본뇌염(3~4년 주기)

답 1)

공중보건학

20

질병발생의 지역적 특성에 따른 분류에서 낙동강 유역에서 발생하는 간디스토마와 가장 관련이 있는 것은?

1) 범세계적
2) 전국적
3) 범발적
4) 지방적
5) 산발적

21

어떤 전염병이 2~4년을 주기로 유행이 반복된다면 이러한 현상을 무엇이라 하는가?

1) 추세변화
2) 주기변화
3) 계절변화
4) 단기변화
5) 불규칙변화

22

일반적으로 장티푸스, 디프테리아 등이 수십 년을 한 주기로 대유행되는 현상은?

1) 추세변화
2) 계절변화
3) 불규칙변화
4) 순환변화
5) 범발적변화

23

1년을 주기로 하여 그 발생과 사망률이 반복하는 유행현상과 관련이 있는 것은?

1) 추세변화
2) 계절변화
3) 불규칙 변화
4) 순환변화
5) 범발적 변화

문제해설

20
- 범세계적(범발적) : 범세계적으로 발생 또는 유행하는 것, 독감의 유행 등
- 전국적 : 한 국가에 전반적으로 질병이 발생하는 것, 토착화된 장티푸스 등
- 지방적(편재적) : 일부 지역에 특수하게 질병이 발생하는 경우, 낙동강 유역에서 발생하는 간디스토마 등
- 산발적 : 일부 한정된 지역에서 산발적으로 발생, 렙토스피라증 등

답 4)

21 **주기변화(순환변화)**

인플루엔자(2~3년; 소유행), 백일해(2~4년), 홍역(2~3년), 유행성일본뇌염(3~4년) 등

답 2)

22 **추세변화(장기변화)**

장티푸스(30~40년 주기), 디프테리아(10~24년), 인플루엔자(약 10~40년; 대유행) 등

답 1)

23 **계절변화**

여름철 소화기계 질병, 가을철 유행성 출혈열, 겨울철 호흡기계 질병

답 2)

24

현재 질병이 있는 집단이 과거에 어떤 속성이 있는지를 알아보는 역학 연구는?

1) 환자－대조군 연구
2) 전향성 코호트연구
3) 후향성 코호트연구
4) 단면적 연구
5) 실험 연구

25

한 시점에서 자료를 수집하는 분석역학으로 옳은 것은?

1) 환자－대조군 연구
2) 전향성 코호트연구
3) 후향성 코호트연구
4) 단면적 연구
5) 기왕력 연구

26

원인요소와 질병을 동시에 조사하기 위하여 서로 간의 관련성을 보는 방법은?

1) 환자－대조군 연구
2) 전향성 코호트 연구
3) 후향성 코호트 연구
4) 단면적 연구
5) 기왕력 연구

27

다음 중 단면적 연구의 장점이 아닌 것은?

1) 환자－대조군 연구나 코호트연구에 비하여 시행하기 쉬움
2) 비교적 단시간에 결과를 얻을 수 있음
3) 동시에 여러 종류의 질병과 발생요인과의 관련성을 비교 조사할 수 있음
4) 어떤 사실을 찾거나 가설검증에 도움
5) 빈도가 낮은 질병이나 이환기간이 짧은 질병에 적절

문제해설

24 환자－대조군 연구

- 현재 이환되어 있는 환자군과 적절한 방법으로 선정된 대조군
- 현재 질병이 있는 집단이 과거에 어떤 속성이 있는 지를 알아보는 것으로 후향적 연구(retrospective study) 또는 기왕력 연구라고도 함

답 1)

25 단면적 연구

일정한 인구집단을 대상으로 특정한 시점이나 기간 내에 그 질병과 그 인구집단이 가지고 있는 속성과의 관계를 찾아내는 연구조사 방법

답 4)

26 단면적 연구

상관관계만을 알 수 있을 뿐, 인과관계를 규명하지 못함

답 4)

27 단면적 연구의 단점

- 일정한 시점에서 조사하기 때문에 빈도가 낮은 질병이나 이환기간이 짧은 질병에는 부적절
- 상관관계만을 알 수 있을 뿐, 인과관계를 규명하지 못함
- 현재와 과거사항만을 주 대상으로 하므로 예측력이 낮음

답 5)

28

다음 중 환자-대조군연구에서 구할 수 있는 것은?

1) 비차비
2) 상대위험도
3) 비교위험도
4) 기여위험도
5) 귀속위험도

29

환자-대조군연구의 장점이라고 볼 수 없는 것은?

1) 비용이 적게 들고 연구가 비교적 용이
2) 적은 연구 대상자로도 연구가 가능
3) 발생이 적은 연구도 가능
4) 연구결과를 비교적 빠른 시일 안에 알 수 있음
5) 대조군 선정이 쉬움

30

다음 중 역학연구에서 같은 특성을 가진 인구집단을 의미하는 것은?

1) 코호트
2) 커뮤니티
3) 지역사회
4) 공동체
5) 실험군

31

질병의 원인과 관련되어 있다고 생각되는 어떤 특성을 가진 인구집단과 가지고 있지 않은 인구집단을 계속 관찰하여 서로간의 질병의 발생률에 차이가 있는가를 비교하며 비교위험도를 직접 산출할 수 있는 방법은?

1) 단면연구
2) 사례연구
3) 코호트연구
4) 실험연구
5) 환자-대조군 연구

문제해설

28 비차비(odds ratio)

질병을 갖고 있는 사람과 갖고 있지 않는 사람간의 위험요인에 노출여부(폭로여부)에 대한 비의 비, 코호트연구의 비교위험도와 비슷한 개념

답 1)

29 단점

- 대조군 선정이 어렵고 각종 편견이 발생 가능
- 비교위험도 등을 구할 수 없고 비차비에 의한 간접 비교만을 할 수 있음

답 5)

30 코호트

같은 특성을 가진 인구집단

답 1)

31 코호트연구에 대한 설명이다.

답 3)

32

전향적 연구(prospective study)의 장점은?

1) 시간, 노력 및 비용이 적게 든다
2) 많은 대상자가 필요하지 않다
3) 질병발생의 위험률을 직접 구할 수 있다
4) 연구대상자가 사망하거나 이동하는 일이 없다
5) 한 번에 한 가지 가설을 검증할 수 있다

33

과거의 관찰시점으로부터 연구시점까지의 기간 동안에 기록을 통하여 질병발생을 찾아내는 역학연구의 방법은?

1) 환자-대조군 연구
2) 전향성 코호트연구
3) 후향성 코호트연구
4) 단면적 연구
5) 실험 연구

34

다음은 무엇을 나타내는 공식인가?

$$\frac{\text{노출군에서의 질병발생률 또는 위험도}}{\text{비노출군에서의 질병발생률 또는 위험도}}$$

1) 비차비
2) 민감도
3) 비교위험도
4) 기여위험도
5) 귀속위험도

문제해설

32 코호트연구 (전향적 연구, prospective study)

- 전향성 코호트연구와 후향성 코호트연구
- 장점
  - 질병발생의 위험률을 직접 구할 수 있음
  - 비교적 신뢰성이 높은 자료를 얻을 수 있음
  - 한 번에 여러 가지 가설을 검증할 수 있음
- 단점
  - 시간, 노력 및 비용이 많이 듦
  - 많은 대상자가 필요하므로 발생률이 낮은 질병에는 부적절
  - 연구대상자가 그 사실을 알게 되어 조사에 영향을 줄 수 있음
  - 연구대상자가 사망하거나 이동하는 등 탈락될 수 있음

답 3)

33 코호트연구 (전향적 연구, prospective study)

- 전향성 코호트연구와 후향성 코호트연구로 나뉜다.
- 전향성 코호트연구 : 일정기간 동안을 추적 관찰하는 방법, 현재 시점에서 미래의 어떤 시점까지 계속 관찰하여 원인과 결과의 관계를 밝히는 것
- 후향성 코호트연구 : 연구시간이 적게 들고 비용도 적게 듦, 과거의 기록이 잘 되어 있어야 하므로 병원의 기록 등에 한정되어 실시

답 3)

34 비교위험도(relative risk)

노출군에서는 비노출군에 비해 질병발생 위험이 몇 배나 더 높은가

답 3)

35

다음 표에서 "$\frac{a}{a+c}\times 100(\%)$"로 계산되는 것은?

검사결과	질병		계
	있음	없음	
양성	a	b	a+b
음성	c	d	c+d
계	a+c	b+d	a+b+c+d

1) 위양성
2) 위음성
3) 민감도
4) 특이도
5) 기여위험도

36

진단검사의 타당성 검증에서 질병이 있는 사람을 양성으로 검출하는 것을 의미하는 것은?

1) 위양성
2) 위음성
3) 민감도
4) 특이도
5) 귀속위험도

37

진단검사의 타당성 검증에서 건강한 사람에게서 검사결과가 양성으로 검출되는 것을 의미하는 것은?

1) 위양성
2) 위음성
3) 민감도
4) 특이도
5) 기여위험도

문제해설

35
- 민감도(sensitivity) : 질병이 있는 사람을 양성으로 검출하는 것;

$$\frac{a}{a+c}\times 100(\%)$$

- 특이도(specificity) : 건강한 사람을 음성으로 검출하는 것;

$$\frac{b}{b+d}\times 100(\%)$$

답 3)

36
- 민감도(sensitivity) : 질병이 있는 사람을 양성으로 검출
- 특이도(specificity) : 건강한 사람을 음성으로 검출
- 기여위험도(attributable risk, 귀속위험도)

답 3)

37
- 위양성(false positive) : 건강한 사람에게서 검사결과가 양성
- 위음성(false negative) : 질병이 있는 사람에게서 검사결과가 음성

답 1)

38

위험요인에 노출된 집단에서의 질병발생률에서 비노출된 집단에서의 질병발생률을 뺀 것은?

1) 비차비　　2) 민감도
3) 비교위험도　　4) 기여위험도
5) 특이도

39

발생률과 유병률이 거의 같은 경우는 어떤 때인가?

1) 질병이환 기간이 길 때　　2) 장기간 유행할 때
3) 병원체의 독성이 클 때　　4) 질병이환 기간이 짧을 때
5) 질병이 만성병일 때

40

실험역학에 대한 설명으로 옳지 않은 것은?

1) 실험적 방법을 사용하여 질병 방생의 원인을 규명한다
2) 실험대상 또는 실험과정을 계획적으로 통제 및 조작한다
3) 대부분의 경우 적용 가능하다
4) 실험실 실험은 역학에서 거의 사용하지 않는다
5) 임상실험은 실험역학에서 가장 많이 사용한다

41

역학연구의 사례 중 임상실험의 방법으로 영양결핍증임을 입증한 펠라그라(pellagra) 연구를 시행한 사람은?

1) 존 스노우(John snow)
2) 요셉 골드버거(Joseph Goldberger)
3) 제임스 린드(James Lind)
4) 리차드 돌(Richard Doll)
5) 로베르트 코흐(Robert Koch)

문제해설

38 기여위험도(attributable risk, 귀속위험도)
- 위험요인이 질병발생에 얼마나 기여했는지를 나타냄
- 이 요인이 제거되면 질병이 얼마나 감소될 수 있는 지도 예측 가능

답 4)

39 급성 전염병과 같이 유행기간이 극히 짧을 때에는 발생률과 유병률은 같아짐

답 4)

40 실험역학은 윤리적인 이유로 적용할 수 없는 경우가 대부분이다.

답 3)

41 요셉 골드버거는 펠라그라[나이아신(Vit. B_3) 결핍] 연구를 수행하였다.

답 2)

42

병원체의 종류 중 세균보다 작고 살아있는 세포 안에서만 기생하는 것으로 발진티푸스, 발진열, 쯔쯔가무시병(양충병), 록키산홍반열 등을 일으키는 것은?

1) 세균
2) 바이러스
3) 기생충
4) 진균
5) 리케치아

43

다음 중 세균에 의한 질환이 아닌 것은?

1) 홍역
2) 콜레라
3) 장티푸스
4) 결핵
5) 백일해

44

다음 중 바이러스에 의한 질환은?

1) 유행성이하선
2) 디프테리아
3) 나병
4) 페스트
5) 임질

45

다음 중 병원체의 종류를 바르게 나타낸 것은?

1) 세균 : 홍역, 폴리오
2) 바이러스 : 콜레라, 백일해
3) 리케치아 : 발진티푸스, 록키산홍반열
4) 진균 : 트라코마, 앵무새병
5) 클라미디아 : 백선, 칸디다증

문제해설

42
- 리케치아 : 발진티푸스, 발진열, 쯔쯔가무시병(양충병), 록키산홍반열 등
- 진균(fungi) : 광합성이나 운동성이 없는 생물
  예) 백선, 칸디다증 등
- 클라미디아(chlamydia) : 진핵생물의 세포 내에서만 증식, 절지동물에 의한 매개를 필수로 하지 않고 균체계 내에 에너지 생산계를 갖지 않는 점으로 인하여 리케치아와 구분
  예) 트라코마, 앵무새병(psittacosis) 등

답 5)

43 세균(bacteria)

콜레라, 장티푸스, 디프테리아, 결핵, 나병(한센병), 백일해, 페스트, 파상풍, 임질 등

답 1)

44 바이러스(virus)

홍역, 폴리오, 유행성이하선염, 일본뇌염, 광견병, 후천성면역결핍증, 간염 등

답 1)

45 42~44번 해설내용 참조

답 3)

46

1979년 전 세계적으로 사라진 질병으로 선언된 감염병은?

1) 두창
2) 페스트
3) 말라리아
4) 콜레라
5) 소아마비

47

진단검사의 타당성 검증에서 건강한 사람을 음성으로 검출하는 것을 의미하는 것은?

1) 위양성
2) 위음성
3) 민감도
4) 특이도
5) 비교위험도

48

역학연구의 고전이라 불리는 콜레라 원인을 규명한 연구를 발표한 사람은?

1) Goldberger
2) John Snow
3) Doll
4) Koch
5) James Lind

49

다음 중 감염병 생성 6요소와 관련이 없는 것은?

1) 병원체
2) 병원체로부터 병원소의 탈출
3) 전파
4) 새로운 숙주로의 침입
5) 숙주의 감수성

문제해설

46 두창(smallpox, 천연두, 마마)
세계보건기구는 1979년 6월 26일을 천연두 근절의 날로 발표

답 1)

47
- 민감도 : 질병이 있는 사람을 양성으로 검출
- 특이도 : 건강한 사람을 음성으로 검출

답 4)

48
- Koch : 콜레라균 발견
- Goldberger : 펠라그라 연구. 임상실험의 방법으로 영양결핍증(niacin; Vit. B_3 결핍)임이 입증
- James Lind : 괴혈병이 오렌지와 레몬 등으로 치료가 된다는 것을 발견
- Doll 등 : 흡연과 폐암에 관한 연구

답 2)

49
- 병원체, 병원소, 병원소로부터 병원체의 탈출, 전파, 새로운 숙주로의 침입, 숙주의 감수성(저항력)
- 감염병 발생의 3대 요소 : 병인, 환경, 숙주

답 2)

공중보건학

50

다음 중 세균에 의한 질환인 것은?

1) 결핵
2) 일본뇌염
3) 광견병
4) 간염
5) 홍역

51

다음 중 바이러스에 의한 질환이 아닌 것은?

1) 일본뇌염
2) 간염
3) 광견병
4) 결핵
5) 홍역

52

다음 중 생물학적 분류가 다른 것은?

1) 콜레라
2) 장티푸스
3) 결핵
4) 페스트
5) 홍역

53

병원소에 해당되지 않는 것은?

1) 건강 보균자
2) 환자
3) 오염 토양
4) 오염 식품
5) 감염 동물

54

인간 병원소로 볼 수 없는 것은?

1) 만성보균자
2) 건강보균자
3) 무증상환자
4) 완치자
5) 현성환자

문제해설

50 2)~5)는 바이러스에 의한 질환이다.

답 1)

51 결핵은 세균에 의한 질환이다.

답 4)

52
- 세균 : 콜레라, 장티푸스, 디프테리아, 결핵, 나병, 백일해, 페스트, 파상풍, 임질 등
- 바이러스 : 홍역, 폴리오, 유행성 이하선염, 일본뇌염, 광견병, 후천성면역결핍증, 간염 등

답 5)

53 **병원소**

병원체가 생활하고 증식하면서 다른 숙주에 전파시킬 수 있는 상태로 저장되어 있는 장소

예) 인간 병원소(환자, 보균자), 동물 병원소, 토양 등

답 4)

54 인간 병원소(환자, 보균자)

답 4)

55

다음 중 동물병원소를 바르게 나타내지 않은 것은?

1) 소 : 결핵, 탄저, 살모넬라증, 보툴리즘, 브루셀라증
2) 양 : Q열, 탄저, 보툴리즘, 브루셀라증
3) 말 : 일본뇌염, 렙토스피라증, 구제역
4) 쥐 : 페스트, 발진열, 살모넬라증, 렙토스피라증
5) 고양이 : 살모넬라증, 톡소소프라스마증

56

다음 중 병원소가 토양인 것은?

1) 결핵
2) 파상풍
3) 탄저
4) 장티푸스
5) 살모넬라증

57

쥐와 관계가 가장 적은 감염병은?

1) 일본뇌염
2) 페스트
3) 발진열
4) 쯔쯔가무시병
5) 살모넬라증

58

감염병의 예방 및 관리에 관한 법률에 따른 인수공통감염병으로 옳은 것은?

1) 홍역, 두창, 성홍열
2) 장출혈성대장균감염증, 탄저, 결핵
3) 폴리오, 디프테리아, 백일해
4) 공수병, 큐열, 장티푸스
5) 일본뇌염, 임질, 콜레라

문제해설

55
- 소 : 결핵, 탄저, 파상열, 살모넬라증, 보툴리즘, 브루셀라증
- 돼지 : 일본뇌염, 탄저, 렙토스피라증, 살모넬라증, 브루셀라증, 구제역
- 양 : Q열, 탄저, 보툴리즘, 브루셀라증
- 개 : 광견병, 톡소프라스마증
- 말 : 탄저, 유행성뇌염, 살모넬라증
- 쥐 : 페스트, 발진열, 살모넬라증, 렙토스피라증, 쯔쯔가무시병(양충병), 신증후군 출혈열(유행성 출혈열)
- 고양이 : 살모넬라증, 톡소소프라스마증

답 3)

56 파상풍은 토양 병원소이다. 그 외 진균류인 히스토플라스마증(histoplasmosis), 분아균증(blastomycosis), 스포로트릭스증(sporotrichosis)이 해당된다.

답 2)

57
- 일본뇌염은 모기, 돼지와 관련
- 쥐 : 페스트, 발진열, 살모넬라증, 렙토스피라증, 쯔쯔가무시병(양충병), 신증후군 출혈열(유행성 출혈열)

답 1)

58 장출혈성대장균감염증, 일본뇌염, 브루셀라증, 탄저, 공수병, 동물인플루엔자 인체감염증, 중증급성호흡기증후군(SARS), 변종크로이츠펠트-야콥병(vCJD), 큐열, 결핵

답 2)

공중보건학

59

다음 중 페스트의 동물 병원소는?

1) 돼지
2) 양
3) 말
4) 쥐
5) 고양이

60

감염병에 이환된 후 그 임상증상이 완전히 소멸되었으나 병원체를 배출하는 보균자를 무엇이라 하는가?

1) 건강 보균자
2) 회복기 보균자
3) 잠복기 보균자
4) 만성 보균자
5) 영구 보균자

61

감염병 관리에 있어 현성감염자보다 보균자를 더 중요하게 생각하는 이유는?

1) 증상이 심해서
2) 발열이 없어서
3) 전파의 기회가 많아서
4) 체계적인 관리를 할 수 있어서
5) 치료를 할 수 없어서

62

다음 중 회복기 보균자(병후 보균자)와 관련이 없는 질병은?

1) 장티푸스
2) 파라티푸스
3) 세균성 이질
4) 티프테리아
5) B형간염

문제해설

59 **쥐**
페스트, 발진열, 살모넬라증, 렙토스피라증, 쯔쯔가무시병(양충병), 신증후군출혈열(유행성 출혈열)

답 4)

60
- 회복기 보균자(병후 보균자) : 감염병에 이환된 후 그 임상증상이 완전히 소멸되었으나 병원체를 배출하는 보균자
- 잠복기 보균자 : 감염병이 발병하기 전 잠복기간 중에 병원체를 배출하는 감염자
- 건강 보균자 : 병원체가 침입하였으나 임상증상이 전혀 나타내지 않고 병원체 보유 상태를 지속하는 보균자

답 2)

61 보균자는 증상이 심하지 않기 때문에 발견하거나 관리가 어렵고 전파의 기회가 많음

답 3)

62
- B형간염은 건강보균자에 해당
- 회복기 보균자(병후 보균자) : 장티푸스, 파라티푸스, 세균성 이질, 티프테리아 감염자 등

답 5)

63

다음 중 건강 보균자가 감염시킬 수 있는 질병이 아닌 것은?

1) B형간염
2) 유행성 수막염
3) 뇌성마비
4) 일본뇌염
5) 폴리오

64

다음 중 감염병 관리가 가장 어려운 대상은?

1) 잠복기보균자
2) 회복기보균자
3) 건강보균자
4) 현성감염자
5) 격리환자

65

감염병의 전파 방식 중 직접전파와 관련이 없는 것은?

1) 감염균이 새로운 숙주로 직접 전파
2) 신체 대 신체접촉으로 전파
3) 신체의 일부가 직접 토양 등에 접촉하여 전파
4) 비말에 의하여 전파
5) 개달물에 의하여 전파

66

다음 중 직접전파에 의한 질병이 아닌 것은?

1) 성병
2) 인플루엔자
3) 나병
4) 트라코마
5) 홍역

문제해설

63
- 잠복기 보균자 : 디프테리아, 홍역, 백일해, 유행성 이하선염 등
- 건강 보균자 : 디프테리아, 폴리오, 일본뇌염, B형간염, 홍역, 백일해, 유행성 수막염 등

답 3)

64 건강 보균자

병원체가 침입하였으나 임상증상이 전혀 나타내지 않고 병원체 보유 상태를 지속하는 보균자

답 3)

65 간접전파
- 간접전파가 가능하려면 병원체가 어느 정도 숙주 밖의 자연환경에 생존 가능해야 하며, 동시에 소량으로도 감염을 일으킬 수 있어야 함
- 비활성 전파 : 식품, 물과 같이 섭취를 하는 것과 완구와 같은 개달물(fomites; 병원체를 운반하는 수단으로서만 작용)

4) 비말인 경우 그 옮겨가는 거리가 아주 짧아서(2cm 이내) 직접전파로 간주

답 5)

66 직접전파
- 나병, 성병 등과 같은 신체 대 신체접촉
- 신체의 일부가 직접 토양 등에 접촉하여서 생기는 파상풍, 탄저, 구충증 등
- 홍역, 인플루엔자, 급성회백수염과 같이 기침, 재채기, 대화 시 입에서 나오는 비말(droplet)에 의하여 전파

답 4)

공중보건학

67

다음 중 비활성 전파체가 아닌 것은?

1) 사람
2) 토양
3) 공기
4) 우유
5) 물

68

감염병의 전파 방식 중 간접전파가 가능하려면?

1) 토양 접촉을 통한 전파
2) 신체 대 신체접촉
3) 다량의 병원체 필요
4) 비말에 의하여 전파
5) 병원체가 병원소 밖에서 일정기간 생활

69

감염되어 있는 상태에서 동일 병원균의 침입에 의하여 다시 감염되는 것을 무엇이라 하는가?

1) 현성감염
2) 불현성감염
3) 중감염
4) 혼합감염
5) 자가감염

70

병원체의 탈출 중 소화기계통 탈출에 해당하지 않는 것은?

1) 폴리오
2) 콜레라
3) 발진티푸스
4) 장티푸스
5) 파라티푸스

문제해설

67 비활성 전파체
우유, 물, 공기, 식품, 토양 등과 같은 무생물에 의한 전파

답 1)

68 간접전파가 가능하려면 병원체가 병원소 밖에서 어느 기간 동안 생활할 수 있는 능력이 있어야 하고, 병원체를 운반하는데 필요한 매개체가 있어야 하며, 동시에 소량으로도 감염을 일으킬 수 있어야 함

답 5)

69
- 현성감염과 불현성감염 : 임상증세가 있고 없음에 따라 분류
- 중감염 : 감염되어 있는 상태에서 동일 병원균의 침입에 의하여 다시 감염되는 것
- 혼합감염 : 2종류 이상의 병원체에 의하여 감염된 경우
- 자가감염 : 자신이 가지고 있는 병원균에 의하여 자기 자신이 다시 감염되는 경우

답 3)

70
- 소화기계통 탈출 : 분변이나 구토(토사)물에 의해서 체외로 배출
- 발진티푸스 : 기계적 탈출

답 3)

71

2종류 이상의 병원체에 의하여 감염된 경우를 무엇이라 하는가?

1) 현성감염 2) 불현성감염
3) 중감염 4) 혼합감염
5) 자가감염

72

병원체의 탈출 중 개방병소로 직접 탈출하는 것은?

1) 폐렴 2) 나병
3) 폴리오 4) 백일해
5) 장티푸스

73

병원체의 탈출 중 호흡기계통으로 탈출하는 것은?

1) 이질 2) 나병
3) 폴리오 4) 백일해
5) 말라리아

74

발진티푸스, 발진열, 말라리아와 관련된 병원체의 탈출로는?

1) 호흡기계통 탈출 2) 소화기계통 탈출
3) 비뇨생식기계통 탈출 4) 기계적 탈출
5) 개방병소로 직접 탈출

75

일본뇌염의 경우 병원체 탈출 경로는?

1) 호흡기계 탈출 2) 소화기계 탈출
3) 비뇨기계 탈출 4) 기계적 탈출
5) 개방병소로 직접 탈출

문제해설

71
- 현성감염과 불현성감염 : 임상증세가 있고 없음에 따라 분류
- 중감염 : 감염되어 있는 상태에서 동일 병원균의 침입에 의하여 다시 감염되는 것
- 혼합감염 : 2종류 이상의 병원체에 의하여 감염된 경우
- 자가감염 : 자신이 가지고 있는 병원균에 의하여 자기 자신이 다시 감염되는 경우

답 4)

72 개방병소로 직접 탈출

신체 표면의 농양, 피부병 등이 상처부위에서 병원체가 직접 탈출. 나병(한센병) 등

답 2)

73 호흡기계통 탈출
- 코, 비강, 기도, 기관지, 폐 등의 부분에서 증식 → 주로 대화, 기침, 재채기를 통해 전파
- 폐결핵, 폐렴, 백일해, 홍역, 수두, 천연두 등의 감염병

답 4)

74 기계적 탈출

흡혈성 곤충에 의한 탈출과 주사기 등에 의한 탈출
예) 발진열, 발진티푸스, 말라리아 등

답 4)

75 일본뇌염모기(작은 빨간집모기)가 바이러스혈증을 일으키고 있는 돼지를 흡혈 후 사람을 흡혈

답 4)

공중보건학

76

다음 중에서 개달물이 아닌 것은?

1) 장난감　　2) 물
3) 침구　　4) 식기
5) 책

77

다음 중 개달물에 의한 감염병에 해당하는 것은?

1) 안질　　2) 나병
3) 성병　　4) 인플루엔자
5) 폴리오

78

다음 중 비말감염에 의해 전파되지 않는 감염병은?

1) 디프테리아　　2) 인플루엔자
3) 홍역　　4) B형간염
5) 결핵

79

생물학적 전파 중 모기를 통한 말라리아의 전파 형은?

1) 증식형 전파　　2) 발육형 전파
3) 발육·증식형 전파　　4) 배설형 전파
5) 경란형 전파

문제해설

76 개달물(fomites)

- 비활성 전파체로 병원체를 운반하는 수단으로만 작용하는데 수건, 장난감, 침구, 식기, 의복, 서적, 침, 주사기 등
- 안질(눈병, 눈염증), 트라코마(결막과 각막에 생기는 만성 감염병) 등

답 2)

77 개달물

안질(눈병, 눈염증), 트라코마(결막과 각막에 생기는 만성 감염병) 등

답 1)

78

- 감염된 혈액이나 다른 체액에 의해 피부나 점막을 통하여 감염
- 수혈, 오염된 주사기에 찔리거나 투석, 침습적인 검사나 시술, 성 접촉 등
- B형간염 바이러스는 공기나 물, 음식물을 통해서 전파되지는 않음

답 4)

79

- 증식형 전파
  - 매개곤충 내에서 병원체가 수적증식만 한 후 전파
  - 페스트–쥐벼룩, 뎅기열과 황열–모기, 발진티푸스와 재귀열–이, 발진열–벼룩)
- 발육형 전파
  - 매개곤충 내에서 수적 증식은 없이 발육하여 전파
  - 사상충증–모기, 로아사상충(Loa loa)–흡혈성등에
- 발육·증식형
  - 매개곤충 내에서 병원체가 발육과 수적 증식을 하여 전파
  - 말라리아–모기, 수면병–체체파리

답 3)

80

다음 중 활성 전파체가 아닌 것은?

1) 파리
2) 모기
3) 벼룩
4) 이
5) 식품

81

곤충의 난자를 통하여 다음 세대까지 전달되어 전파되는 생물학적 전파 양식은?

1) 증식형 전파
2) 발육형 전파
3) 발육·증식형 전파
4) 배설형 전파
5) 경란형 전파

82

병원균이 감염력을 가지기까지 매개곤충 내에서 소요되는 기간을 무엇이라 하는가?

1) 장관감염 전파
2) 장관비호전파
3) 증식형 전파
4) 내잠복기
5) 외잠복기

83

다음 중 매개곤충인 등에를 통해 발생하는 질병은?

1) 말라리아
2) 재귀열
3) 흑사병
4) 로아사상충증
5) 록키산홍반열

문제해설

80
- 활성 전파 : 생물에 의한 매개로 전파되는 것
- 매개곤충(vector) : 매개역할을 하는 절지동물(파리, 모기, 벼룩 등)

답 5)

81
- 경란형 전파
  - 곤충의 난자를 통하여 다음 세대까지 전달되어 전파
  - 록키산홍반열과 재귀열－진드기
- 배설형 전파
  - 병원체가 매개곤충 내에서 증식 → 장관을 거쳐 배설물로 배출, 피부의 상처부위나 호흡기계 등으로 전파
  - 발진티푸스－이, 발진열과 페스트－벼룩

답 5)

82
- 장관비호전파 : 매개곤충의 장관을 통하여 배설물로 전파하더라도 병원체의 증식이 일어나지 않는 경우
- 장관감염 전파 : 병원체가 매개곤충에게도 피해를 입히는 경우
- 증식형 전파 : 매개곤충 내에서 병원체가 수적증식만 한 후 전파

답 5)

83 등에(horse fly)

흡혈곤충 가운데서는 가장 대형이고, 영양원으로서 화밀이나 수액을 섭취하는데 암성충만이 산란을 위해 인간이나 가축을 물어 흡혈한다. 암컷성충은 단시간에 많은 동물을 흡혈하는 성질이 있으므로 혈액 중의 여러 가지 병원체를 기계적으로 전파할 가능성이 있다.

답 4)

공중보건학

84

전파형과 해당 질병 및 매개곤충의 연결이 바르지 않은 것은?

1) 증식형 전파 : 페스트 – 쥐벼룩, 뎅기열과 황열 – 모기, 발진티푸스와 재귀열 – 이, 발진열 – 벼룩
2) 발육형 전파 : 사상충증 – 파리, 뇌수막염 – 흡혈성등에
3) 발육·증식형 전파 : 말라리아 – 모기, 수면병 – 체체파리
4) 배설형 전파 : 발진티푸스 – 이, 발진열과 페스트 – 벼룩
5) 경란형 전파 : 록키산홍반열과 재귀열 – 진드기

85

매개곤충인 모기에 의한 질병 중 병원체가 바이러스인 것은?

1) 말라리아
2) 발진티푸스
3) 재귀열
4) 황열
5) 참호열

86

다음 중 모기가 매개하는 감염병이 아닌 것은?

1) 일본뇌염
2) 황열
3) 말라리아
4) 신증후군출혈열
5) 사상충증

87

다음 중 말라리아의 매개 모기는?

1) 중국얼룩날개모기
2) 토고숲모기
3) 작은빨간집모기
4) 빨간집모기
5) 미메티쿠스집모기

문제해설

84 발육형 전파
사상충증 – 모기, 로아사상충(Loa loa) – 흡혈성등에
답 2)

85 모기에 의한 질병인 일본뇌염, 황열, 뎅기열은 병원체가 바이러스이다.
답 4)

86 신증후군출혈열(유행성출혈열)은 좀진드기에 의해 전파
답 4)

87 일본뇌염은 작은 빨간집모기, 말라리아와 사상충은 중국얼룩날개모기, 해안이나 섬지역의 사상충증은 토고숲모기가 매개
답 1)

88

소화기계 감염병 중 병원체가 바이러스인 것으로만 짝지어진 것은?

1) 콜레라 – 이질
2) 폴리오 – 간염
3) 장티푸스 – 파라티푸스
4) 콜레라 – 폴리오
5) 파상열 – 장티푸스

89

다음 중 호흡기계 감염병이 아닌 것은?

1) 트라코마
2) 홍역
3) 결핵
4) 폐렴
5) 백일해

90

다음에서 설명하는 면역은?

> 인위적으로 항원을 체내에 투입하여 항체를 생성시키는 것으로 예방접종에 의해 얻어지는 면역이다.

1) 선천적면역
2) 자연능동면역
3) 인공능동면역
4) 자연수동면역
5) 인공수동면역

91

모체로부터 태반이나 수유를 통해서 얻는 면역을 의미하는 것은?

1) 선천적 면역
2) 자연능동면역
3) 인공능동면역
4) 자연수동면역
5) 인공수동면역

문제해설

88
- 콜레라 – 세균
- 이질 – 세균, 아메바
- 장티푸스 – 세균
- 파라티푸스 – 세균
- 폴리오 – 바이러스
- 감염성 간염 – 바이러스
- 파상열 – 세균

답 2)

89
- 점막, 피부 감염 : 트라코마, 파상풍, 바일병, 페스트, 발진티푸스, 일본뇌염
- 호흡기계 감염 : 결핵, 나병, 두창, 디프테리아, 성홍열, 수막구균성수막염, 백일해 – 세균, 홍역, 유행성이하선염, 폐렴

답 1)

90 **인공능동면역(artificial active immunity)**

인위적으로 항원을 체내에 투입하여 항체를 생성, 예방접종(생균, 사균, 순화독소)으로 얻어지는 면역

답 3)

91 **수동면역(passive immunity, 피동면역)**
- 다른 숙주에 의하여 형성된 면역체를 받아서 면역력을 지니게 되는 것
- 자연수동면역, 인공수동면역

답 4)

공중보건학

92

다음 중 감수성지수가 가장 낮은 것은?

1) 두창
2) 홍역
3) 백일해
4) 성홍열
5) 폴리오

93

다음 중 감수성지수가 가장 높은 것은?

1) 디프테리아
2) 홍역
3) 백일해
4) 성홍열
5) 폴리오

94

γ-globulin이나 anti-toxin 등 인공제제를 접종하는 것은 어떤 면역에 해당하는가?

1) 선천적 면역
2) 자연능동면역
3) 인공능동면역
4) 자연수동면역
5) 인공수동면역

95

다음 중 질병이환 후 영구면역 형성이 잘 되는 것이 <u>아닌</u> 것은?

1) 두창
2) 홍역
3) 수두
4) 말라리아
5) 유행성이하선염

문제해설

92 두창(95%) > 홍역(95%) > 백일해(60~80%) > 성홍열(40%) > 디프테리아(10%) > 폴리오(0.1%)

답 5)

93 두창(95%) > 홍역(95%) > 백일해(60~80%) > 성홍열(40%) > 디프테리아(10%) > 폴리오(0.1%)

답 2)

94 **인공수동면역**

γ-globulin이나 anti-toxin 등 인공제제를 접종, 홍역이나 백일해에 걸려서 회복된 사람의 혈청을 주사

답 5)

95

<table>
<tr><td rowspan="2">영구면역 형성이 잘 되는 것</td><td>질병 이환 후</td><td>두창, 홍역, 수두, 유행성이하선염, 백일해, 성홍열, 발진티푸스, 콜레라, 장티푸스, 페스트</td></tr>
<tr><td>불현성 감염 후</td><td>일본뇌염, 폴리오</td></tr>
<tr><td colspan="2">이환되어도 약한 면역만 형성되는 것</td><td>디프테리아, 폐렴, 인플루엔자, 수막구균성 수막염, 세균성 이질</td></tr>
<tr><td colspan="2">감염면역만 형성되는 것</td><td>말라리아, 매독, 임질</td></tr>
</table>

답 4)

96

홍역에 걸려 회복 후 얻게 된 면역은 무엇인가?

1) 선천적 면역
2) 자연능동면역
3) 인공능동면역
4) 자연수동면역
5) 인공수동면역

97

인공능동면역을 위해 생균백신을 쓰는 감염병에 해당하지 않는 것은?

1) 두창
2) 광견병
3) 콜레라
4) 결핵
5) 홍역

98

인공능동면역을 위해 순화독소를 쓰는 감염병에 해당하는 것은?

1) 장티푸스
2) 디프테리아
3) 콜레라
4) 탄저
5) 결핵

99

다음 중 수인성 감염병의 역학적 특성이 아닌 것은?

1) 환자의 발생이 폭발적이어서 2~3일 내에 환자발생이 급증한다
2) 환자발생은 급수지역 내에 한정, 급수원에 오염원이 있다
3) 연령, 성별, 직업 등의 차이에 따라 이환율의 차이가 있다
4) 이환율과 치명률이 낮은 것이 보통이며, 2차 감염자가 적다
5) 계절과 관계가 없이 발생, 가족 집적성은 일반적으로 낮다

문제해설

96 자연능동면역(natural active immunity)
각종 질환에 이환된 후 형성되는 면역
답 2)

97
- 생균백신 : 두창, 탄저, 광견병(공수병), 결핵, 황열, 폴리오(Sabin Vaccine), 홍역
- 사균백신 : 장티푸스, 파라티푸스, 콜레라, 백일해, 일본뇌염, 폴리오(Salk Vaccine)

답 3)

98 순화독소
디프테리아, 파상풍
답 2)

99
- 연령, 성별, 직업 등의 차이에 따라 이환율의 차이가 없음
- 우유로 인한 감염병 : 환자발생지역이 우유배달지역과 동일, 잠복기가 비교적 짧으며, 발병률과 치명률이 높음

답 3)

공중보건학

100

경구투여용 폴리오 예방 백신은?

1) BCG
2) DTaP
3) MMR
4) Sabin Vaccine
5) Salk Vaccine

101

다음 중 감염면역만 형성되는 것은?

1) 두창
2) 홍역
3) 수두
4) 매독
5) 유행성이하선염

102

다음 중 법정감염병으로 인수공통감염병에 해당하지 않는 것은?

1) 장티푸스
2) 브루셀라증
3) 결핵
4) 중증열성혈소판감소증후군
5) 큐열

103

감염병 관리상 환자의 격리가 의미 없는 감염병은?

1) 콜레라
2) 장티푸스
3) 일본뇌염
4) 페스트
5) 디프테리아

문제해설

100
- Sabin Vaccine : 경구투여용 폴리오 백신
- Salk Vaccine : 주사용 폴리오 백신

답 4)

101 **감염면역**

몸 안에 병원체를 가지고 있는 동안만 그 병원체의 침입에 대하여 면역의 힘을 가짐

예) 말라리아, 매독, 임질

답 4)

102 인수공통감염병<2024.1.1.> : 장출혈성대장균감염증, 일본뇌염, 브루셀라증, 탄저, 공수병, 동물인플루엔자 인체감염증, 중증급성호흡기증후군(SARS), 변종크로이츠펠트－야콥병(vVJD), 큐열, 결핵, 중증열성혈소판감소증후군(SFTS), 장관감염증(살모넬라균 감염증, 캄필로박터균 감염증)

답 1)

103
- 잠복기가 짧아 격리하기 전에 이미 많은 사람에게 감염시켰을 가능성이 있는 질병은 격리의 효과를 기대하기 어렵다.
- 격리가 의미 없는 감염병 : 일본뇌염, 폴리오, 파상풍, 발진티푸스, 파상열, 양충병, 기생충병
- 격리가 중요한 감염병 : 결핵, 한센병, 콜레라, 페스트, 디프테리아, 장티푸스, 세균성 이질

답 3)

104

다음에서 설명하는 감염병은?

- 소아에게서 주로 발생
- 중추신경계의 손상으로 영구적인 마비
- 예방접종 : Sabinn vaccine, Salk vaccine 사용
- 현재 우리나라 환자발생 없음

1) 폴리오
2) 한센병
3) 결핵
4) 천연두
5) 수두

105

검역감염병 접촉자의 격리기간은?

1) 완치될 때까지
2) 그 감염병의 최장 잠복기간
3) 병원체가 배출되지 않을 때까지
4) 그 질병의 유행이 완료될 때까지
5) 질병통제센터에서 정하는 기간까지

106

우리나라 검역 감염병이 아닌 것은?

1) 유행성출혈열
2) 에볼라바이러스병
3) 황열
4) 페스트
5) 신종인플루엔자

문제해설

104 폴리오(급성회백수염, 소아마비)에 대한 설명이다.

답 1)

105
- 격리 또는 감시 기간 : 그 감염병의 최장 잠복기간
- 검역감염병 환자 : 감염력이 없어질 때까지
- 병원체 전염의심환자 : 병원체를 배출하지 않을 때까지

답 2)

106 우리나라 검역 감염병 : 콜레라, 페스트, 황열, 중증 급성호흡기 증후군(SARS), 동물인플루엔자 인체감염증, 신종인플루엔자, 중동 호흡기 증후군(MERS), 에볼라바이러스병, 질병관리청장이 긴급 검역조치가 필요하다고 인정하여 고시하는 감염병(급성출혈열증상, 급성호흡기증상, 급성설사증상, 급성황달증상 또는 급성신경증상을 나타내는 신종감염병증후군, 세계보건기구가 공중보건위기관리 대상으로 선포한 감염병)

답 1)

107

우리나라 검역 감염병의 격리 기간으로 바른 것은?

1) 에볼라바이러스 : 21일
2) 동물인플루엔자인체감염증 : 5일
3) 중동호흡기증후군(MERS) : 10일
4) 중증급성호흡기증후군(SARS) : 14일
5) 페스트 : 5일

108

병원체가 숙주 내에 침입한 후 숙주 체내에서 증식하여 다시 배출되어 다른 숙주에게 가장 높은 감염을 시킬 수 있을 때까지의 기간을 무엇이라 하는가?

1) 잠복기
2) 감염기
3) 이환기
4) 세대기
5) 휴식기

109

검역의 의미를 가장 잘 표현한 것은?

1) 급성 감염병 환자 격리
2) 법정 감염병 감염 환자 격리
3) 만성 감염병 환자 격리
4) 감염병 감염 의심자 격리
5) 감염병 유행지역 입국자의 격리

문제해설

107 검역법시행규칙 제14조의3(검역감염병의 최대 잠복기간)<2021.3.5.>

- 콜레라 : 5일
- 페스트 : 6일
- 황열 : 6일
- 중증 급성호흡기 증후군(SARS) : 10일
- 동물인플루엔자 인체감염증 : 10일
- 중동 호흡기 증후군(MERS) : 14일
- 에볼라바이러스병 : 21일
- 신종인플루엔자 : 검역전문위원회에서 정하는 최대 잠복기간
- 급성출혈열증상, 급성호흡기증상, 급성설사증상, 급성황달증상 또는 급성신경증상을 나타내는 신종감염병증후군 : 검역전문위원회에서 정하는 최대 잠복기간
- 세계보건기구가 공중보건위기관리 대상으로 선포한 감염병 : 검역전문위원회에서 정하는 최대 잠복기간

답 1)

108
- 잠복기 : 어떤 병원체에 감염되었을 때 증상이 나타나기까지의 기간
- 세대기 : 숙주 내에 침입한 후 그 병원체가 숙주 체내에서 증식하여 다시 배출되어 다른 숙주에게 가장 높은 감염을 시킬 수 있을 때까지의 기간

답 4)

109 검역

감염병 유행지역의 입국자에 대하여 감염병 감염이 의심되는 사람의 강제격리(=건강격리)

답 4)

110

환자를 격리시켜야 하는 감염병은?

1) 파상풍 2) 폴리오
3) 일본 뇌염 4) 식중독
5) 황열

111

다음 중 제1급감염병이 아닌 것은?

1) 두창 2) 페스트
3) 중동호흡기증후군 4) 디프테리아
5) 콜레라

112

다음 중 제2급감염병인 것은?

1) 탄저 2) 보툴리눔독소증
3) 중증급성호흡기증후군 4) 동물인플루엔자 인체감염증
5) 결핵

113

다음 중 우리나라 검역 감염병이 아닌 것은?

1) 동물인플루에자 인체감염증
2) 콜레라
3) 에볼라바이러스병
4) A형간염
5) 중증급성호흡기증후군(SARS)

문제해설

110 우리나라 검역감염병 : 콜레라, 페스트, 황열, 중증급성호흡기증후군(SARS), 동물인플루엔자 인체감염증, 신종인플루엔자감염증, 중동 호흡기 증후군(MERS), 에볼라바이러스병

답 5)

111
- 제1급감염병 : 에볼라바이러스병, 마버그열, 라싸열, 크리미안콩고출혈열, 남아메리카출혈열, 리프트밸리열, 두창, 페스트, 탄저, 보툴리눔독소증, 야토병, 신종감염병증후군, 중증급성호흡기증후군(SARS), 중동호흡기증후군(MERS), 동물인플루엔자 인체감염증, 신종인플루엔자, 디프테리아
- 콜레라 : 제2급감염병

답 5)

112 제2급감염병

결핵, 수두, 홍역, 콜레라, 장티푸스, 파라티푸스, 세균성이질, 장출혈성대장균감염증, A형간염, 백일해, 유행성이하선염, 풍진, 폴리오, 수막구균 감염증, b형헤모필루스인플루엔자, 폐렴구균 감염증, 한센병, 성홍열, 반코마이신내성황색포도알균(VRSA) 감염증, 카바페넴내성장내세균속균종(CRE) 감염증, E형간염

답 5)

113 우리나라 검역감염병 : 콜레라, 페스트, 황열, 중증급성호흡기증후군(SARS), 동물인플루엔자 인체감염증, 신종인플루엔자감염증, 중동 호흡기 증후군(MERS), 에볼라바이러스병

답 4)

공중보건학

114

다음 중 우리나라 국립검역소에 해당하지 않는 것은?

1) 국립인천공항검역소
2) 국립태안검역소
3) 국립부산검역소
4) 국립인천검역소
5) 국립마산검역소

115

생물테러감염병 또는 치명률이 높거나 집단 발생의 우려가 커서 발생 또는 유행 즉시 신고하여야 하고, 음압격리와 같은 높은 수준의 격리가 필요한 감염병은?

1) 제1급감염병
2) 제2급감염병
3) 제3급감염병
4) 제4급감염병
5) 의료관련감염병

116

전파가능성을 고려하여 발생 또는 유행 시 24시간 이내에 신고하여야 하고, 격리가 필요한 감염병은?

1) 제1급감염병
2) 제2급감염병
3) 제3급감염병
4) 제4급감염병
5) 의료관련감염병

117

다음 중 환경개선으로 효과를 볼 수 없는 감염병은?

1) 장티푸스
2) 파라티푸스
3) 홍역
4) 콜레라
5) 세균성 이질

문제해설

114 ① 국립인천공항검역소
② 국립부산검역소
③ 국립인천검역소
④ 국립군산검역소
⑤ 국립목포검역소
⑥ 국립여수검역소
⑦ 국립마산검역소
⑧ 국립김해검역소
⑨ 국립통영검역소
⑩ 국립울산검역소
⑪ 국립포항검역소
⑫ 국립동해검역소
⑬ 국립제주검역소

답 2)

115
- 제1급감염병 : 생물테러감염병 또는 치명률이 높거나 집단 발생의 우려가 커서 발생 또는 유행 즉시 신고하여야 하고, 음압격리와 같은 높은 수준의 격리가 필요한 감염병
- 제2급감염병 : 전파가능성을 고려하여 발생 또는 유행 시 24시간 이내에 신고하여야 하고, 격리가 필요한 감염병
- 제3급감염병 : 그 발생을 계속 감시할 필요가 있어 발생 또는 유행 시 24시간 이내에 신고하여야 하는 감염병
- 제4급감염병 : 제1급감염병부터 제3급감염병까지의 감염병 외에 유행 여부를 조사하기 위하여 표본감시 활동이 필요한 감염병

답 1)

116 115번 해설내용 참조

답 2)

117 소화기계 감염병(장티푸스, 콜레라, 파라티푸스, 세균성 이질, 장출혈성대장균, A형간염, 소아마비)은 생활환경의 위생관리를 통해 충분히 예방

답 3)

118

다음 중 제2급감염병이 아닌 것은?

1) 수두
2) 홍역
3) 발진티푸스
4) 파라티푸스
5) 풍진

문제해설

118 발진티푸스 : 제3급감염병

답 3)

119

다음 중 제3급감염병에 해당하는 것은?

1) 말라리아
2) E형간염
3) 한센병
4) 에볼라바이러스병
5) 두창

119 2), 3) 제2급감염병
4), 5) 제1급감염병

답 1)

120

다음 중 감염병에 관한 내용으로 틀린 것은?

1) 감염병의 관리는 감염병 생성과정 6요소 중 어느 한 요소만을 제거하여도 관리 가능
2) 검역감염병 환자는 감염력이 없어질 때까지 격리
3) 동물이 병원소인 인수(인축)공통 감염병의 경우 병원소인 동물을 제거하여 전파 예방
4) 호흡기계 감염병은 환경개선으로 큰 효과
5) 백신(vaccine)은 감염병을 예방하기 위해 투여되는 면역원

120 호흡기계 감염병은 환경개선으로 효과를 볼 수 없음

답 4)

121

다음 중 제3급감염병이 아닌 것은?

1) B형간염
2) 말라리아
3) 카바페넴내성장내세균속균종(CRE) 감염증
4) 쯔쯔가무시증
5) 지카바이러스 감염증

121 카바페넴내성장내세균속균종(CRE) 감염증은 제2급감염병

답 3)

122

E형간염은 법정 감염병 중 어디에 속하는가?

1) 제1급감염병　2) 제2급감염병
3) 제3급감염병　4) 제4급감염병
5) 기생충감염병

123

A형간염이 속하는 법정 감염병은?

1) 제1급감염병　2) 제2급감염병
3) 제3급감염병　4) 제4급감염병
5) 기생충감염병

124

회충증, 편충증, 간흡충증, 폐흡충증, 장흡충증이 속하는 법정 감염병은?

1) 제1급감염병　2) 제2급감염병
3) 제3급감염병　4) 제4급감염병
5) 제5급감염병

125

환자나 임산부 등이 의료행위를 적용받는 과정에서 발생한 감염병으로서 감시활동이 필요하여 질병관리청장이 고시하는 감염병은 무엇인가?

1) 제1급감염병　2) 제2급감염병
3) 제3급감염병　4) 제4급감염병
5) 의료관련감염병

문제해설

122 A형간염, E형간염 : 제2급감염병
B형간염, C형간염 : 제3급감염병

답 2)

123 간염 중 A형간염은 제2급감염병, B형간염과 C형간염은 제3급감염병에 속한다.

답 2)

124
- 제4급감염병 : 인플루엔자, 회충증, 편충증, 요충증, 간흡충증, 폐흡충증, 장흡충증, 수족구병, 임질, 클라미디아감염증, 연성하감, 성기단순포진, 첨규콘딜롬, 반코마이신내성장알균(VRE) 감염증, 메티실린내성황색포도알균(MRSA) 감염증, 다제내성녹농균(MRPA) 감염증, 다제내성아시네토박터바우마니균(MRAB) 감염증, 장관감염증, 급성호흡기감염증, 해외유입기생충감염증, 엔테로바이러스감염증, 사람유두종바이러스감염증
- 기생충감염병 : 회충증, 편충증, 요충증, 간흡충증, 폐흡충증, 장흡충증, 해외유입기생충감염증

답 4)

125 **의료관련감염병**

환자나 임산부 등이 의료행위를 적용받는 과정에서 발생한 감염병으로서 감시활동이 필요하여 질병관리청장이 고시하는 감염병

답 5)

126

예방접종을 통하여 예방 및 관리가 가능하여 국가예방접종사업의 대상이 되는 다음의 감염병이 아닌 것은?

1) 풍진
2) 말라리아
3) 일본뇌염
4) b형 헤모필루스엔자
5) 폐렴구균

127

제4급감염병으로 어른보다 어린이에게서 많이 유행하며 항문 소양증을 일으키는 질환은?

1) 아나사키스증
2) 회충증
3) 요충증
4) 유행성이하선염
5) 폴리오

128

다음 중 제4급감염병이 아닌 것은?

1) 반코마이신내성장알균(VRE) 감염증
2) 메티실린내성황색포도알균(MRSA) 감염증
3) 다제내성녹농균(MRPA) 감염증
4) 반코마이신내성황색포도알균(VRSA) 감염증
5) 다제내성아시네토박터바우마니균(MRAB) 감염증

문제해설

126 국가예방접종

- 국가가 권장하는 예방접종으로 법률을 통해 예방접종 대상 감염병과 예방접종의 실시기준 및 방법에 관한 권장사항을 정하고 있음
- 결핵(BCG, 피내접종), B형간염(HepB), 디프테리아/파상풍/백일해(DTaP), 파상풍/디프테이라(Td), 파상풍/디프테리아/백일해(Tdap), 폴리오(IPV), 디프테리아/파상풍/백일해/폴리오(DTap-IPV), 디프테리아/파상풍/백일해/폴리오/b형헤모필루스인플루엔자(DTaP-IPV/Hib), b형 헤모플루스 인플루엔자(Hib), 폐렴구균(PCV, PPSV), 홍역/유행성이하선염/풍진(MMR), 수두(VAR), A형간염(HepA), 일본뇌염(IJEV, 불활성화백신), 일본뇌염(LJEV, 약독화 생백신), 사람유두종바이러스(HPV), 인플루엔자(IIV), 장티푸스(ViCPS, 고위험군 대상), 신증후군출혈열(HFRS, 고위험군 대상)

답 2)

127 요충은 항문 밖으로 기어나와 항문주위 피부에 산란하며 항문 소양증(가려움증)을 유발한다.

답 3)

128 반코마이신내성황색포도알균(VRSA) 감염증, 카바페넴내성장내세균속균종(CRE) 감염증은 제2급감염병

답 4)

공중보건학

129

다음 중 법정 감염병 분류 상 다른 하나는 무엇인가?

1) 매독(梅毒)
2) 클라미디아감염증
3) 임질
4) 연성하감
5) 성기단순포진

130

인수공통감염병, 세계보건기구 감시대상 감염병, 제1급감염병 모두에 해당하는 감염병은 다음 중 무엇인가?

1) 중증급성호흡기증후군(SARS)
2) 중동호흡기증후군(MERS)
3) 동물인플루엔자 인체감염증
4) 신종인플루엔자
5) 후천성면역결핍증(AIDS)

131

다음 중 세계보건기구 감시대상 감염병이 <u>아닌</u> 것은?

1) 간염
2) 폴리오
3) 신종인플루엔자
4) 폐렴형 페스트
5) 두창

132

감염병 환자 발견 시 7일 이내에 관할 보건소장에게 신고하여야 하는 감염병은?

1) 제1급감염병
2) 제2급감염병
3) 제3급감염병
4) 제4급감염병
5) 성매개감염병

문제해설

129
- 매독 : 제3급감염병
- 나머지는 제4급감염병

답 1)

130 중증급성호흡기증후군(SARS)는 인수공통감염병, 세계보건기구 감시대상 감염병, 제1급감염병 모두에 해당

답 1)

131 세계보건기구 감시대상 감염병
- 세계보건기구가 국제공중보건의 비상사태에 대비하기 위하여 감시대상으로 정한 질환으로서 질병관리청장이 고시하는 감염병
- 두창, 폴리오, 신종인플루엔자, 중증급성호흡기증후군(SARS), 콜레라, 폐렴형 페스트, 황열, 바이러스성 출혈열, 웨스트나일열

답 1)

132 보고를 받은 의료기관의 장 및 감염병병원체 확인기관의 장은 제1급감염병의 경우에는 즉시, 제2급감염병 및 제3급감염병의 경우에는 24시간 이내에, 제4급감염병의 경우에는 7일 이내에 질병관리청장 또는 관할 보건소장에게 신고 <감염병예방법 제11조 2020.8.11.>

답 4)

133

다음 중 생물테러감염병에 해당하는 것은?

1) 매독
2) 보툴리눔독소증
3) 폴리오
4) 일본뇌염
5) 급성호흡기증후군

134

두창은 다음 법정감염병 분류 중 어디에 해당되는가?

1) 제1급감염병
2) 제2급감염병
3) 제3급감염병
4) 제4급감염병
5) 기생충감염병

135

중증열성혈소판감소증후군(SFTS)은 다음 중 어디에 속하는가?

1) 제1급감염병
2) 제2급감염병
3) 제3급감염병
4) 제4급감염병
5) 기생충 감염병

136

중동 호흡기 증후군(MERS)은 다음 중 어디에 속하는가?

1) 제1급감염병
2) 제2급감염병
3) 제3급감염병
4) 제4급감염병
5) 세계보건기구 감시대상 감염병

문제해설

133 생물테러감염병

- 고의 또는 테러 등을 목적으로 이용된 병원체에 의하여 발생된 감염병 중 보건복지부장관이 고시하는 감염병
- 탄저, 보툴리눔독소증, 페스트, 마버그열, 에볼라열, 라싸열, 두창, 야토병

답 2)

134 에볼라바이러스병, 두창, 탄저, 페스트, 디프테리아, 신종인플루엔자, SARS, MERS 등이 해당된다.

답 1)

135 제3급감염병

파상풍(破傷風), B형간염, 일본뇌염, C형간염, 말라리아, 레지오넬라증, 비브리오패혈증, 발진티푸스, 발진열(發疹熱), 쯔쯔가무시증, 렙토스피라증, 브루셀라증, 공수병(恐水病), 신증후군출혈열(腎症候群出血熱), 후천성면역결핍증(AIDS), 크로이츠펠트-야콥병(CJD) 및 변종크로이츠펠트-야콥병(vCJD), 황열, 뎅기열, 큐열(Q熱), 웨스트나일열, 라임병, 진드기매개뇌염, 유비저(類鼻疽), 치쿤구니야열, 중증열성혈소판감소증후군(SFTS), 지카바이러스 감염증, 매독

답 3)

136 중증급성호흡기증후군(SARS), 중동호흡기증후군(MERS), 동물인플루엔자 인체감염증, 신종인플루엔자 등은 제1급감염병

답 1)

137

감염병환자 등의 발견 사실을 보고 받은 의료기관의 장이 즉시 질병관리청장 또는 관할 보건소장에게 신고하여야 하는 감염병에 해당하지 않는 것은?

1) 디프테리아
2) 페스트
3) 에볼라바이러스병
4) 보툴리눔독소증
5) 엔테로바이러스감염증

문제해설

137 보고를 받은 의료기관의 장 및 감염병병원체 확인기관의 장은 제1급감염병의 경우에는 즉시, 제2급감염병 및 제3급감염병의 경우에는 24시간 이내에, 제4급감염병의 경우에는 7일 이내에 질병관리청장 또는 관할 보건소장에게 신고

답 5)

138

감염병의 예방 및 관리에 관한 법률에 따라 감염병관리기관 등에서 입원치료를 받아야 하는 감염병의 종류가 아닌 것은?

1) A형간염
2) 성홍열
3) 일본뇌염
4) 세균성이질
5) 수막구균 감염증

138 「감염병의 예방 및 관리에 관한 법률」 제41조제1항에 따른 감염병관리기관, 감염병전문병원 및 감염병관리시설을 갖춘 의료기관에서 입원치료를 받아야 하는 감염병의 종류<2024.1.1.>
결핵, 홍역, 콜레라, 장티푸스, 파라티푸스, 세균성이질, 장출혈성대장균감염증, A형간염, 폴리오, 수막구균 감염증, 성홍열

답 3)

139

감염병에 관한 강제처분으로 감염병환자 등이 있다고 인정되는 주거시설, 선박·항공기·열차 등 운송수단 또는 그 밖의 장소에 들어가 필요한 조사나 진찰을 하게 할 수 있으며, 그 진찰 결과 감염병환자 등으로 인정될 때에는 동행하여 치료받게 하거나 입원시킬 수 있는 감염병이 아닌 것은?

1) 제1급감염병
2) 제2급감염병 중 결핵, 홍역, 콜레라, 장티푸스
3) 제3급감염병 중 질병관리청장이 정하는 감염병
4) 제4급감염병
5) 세계보건기구 감시대상 감염병

139 질병관리청장, 시·도지사 또는 시장·군수·구청장은 해당 공무원으로 하여금 다음 어느 하나에 해당하는 감염병환자 등이 있다고 인정되는 주거시설, 선박·항공기·열차 등 운송수단 또는 그 밖의 장소에 들어가 필요한 조사나 진찰을 하게 할 수 있으며, 그 진찰 결과 감염병환자 등으로 인정될 때에는 동행하여 치료받게 하거나 입원시킬 수 있음<감염병예방법 제42조 2020.8.11.>

- 제1급감염병
- 제2급감염병 중 결핵, 홍역, 콜레라, 장티푸스, 파라티푸스, 세균성이질, 장출혈성대장균감염증, A형간염, 수막구균 감염증, 폴리오, 성홍열 또는 질병관리청장이 정하는 감염병
- 제3급감염병 중 질병관리청장이 정하는 감염병
- 세계보건기구 감시대상 감염병

답 4)

140

다음의 감염병에 해당하지 않는 것은?

> 일시적으로 업무 종사의 제한을 받는 감염병환자등은 다음의 감염병에 해당하는 감염병환자등으로 하고, 그 제한기간은 감염력이 소멸되는 날까지로 한다. <감염병예방법 시행규칙 제33조 2019.11.22.>

1) 콜레라
2) 장티푸스
3) 파라티푸스
4) 세균성이질
5) B형간염

141

의사가 감염병환자 등을 진단하거나 그 사체를 검안(檢案)한 경우 의료기관에 소속되지 아니한 의사는 누구에게 그 사실을 신고하여야 하는가?

1) 질병관리본부장
2) 산재병원장
3) 보건복지부장관
4) 관할 보건소장
5) 시장·군수·구청장

142

급성감염병의 역학적 특성을 잘 나타낸 것은?

1) 발생률이 낮고 유병률이 높다
2) 발생률이 높고 유병률이 낮다
3) 발생률과 유병률이 같다
4) 발생률과 유병률이 낮다
5) 발생률과 유병률이 높다

문제해설

140
- 해당 감염병 : 콜레라, 장티푸스, 파라티푸스, 세균성이질, 장출혈성대장균감염증, A형간염
- 업무 종사의 제한을 받는 업종 : 집단급식소, 식품접객업

답 5)

141 의사, 치과의사 또는 한의사는 다음의 어느 하나에 해당하는 사실(표본감시 대상이 되는 제4급감염병으로 인한 경우는 제외)이 있으면 소속 의료기관의 장에게 보고하여야 하고, 해당 환자와 그 동거인에게 질병관리청장이 정하는 감염 방지 방법 등을 지도하여야 한다. 다만, 의료기관에 소속되지 아니한 의사, 치과의사 또는 한의사는 그 사실을 관할 보건소장에게 신고<감염병예방법 제11조 2020.8.11.>
- 감염병환자등을 진단하거나 그 사체를 검안(檢案)한 경우
- 예방접종 후 이상반응자를 진단하거나 그 사체를 검안한 경우
- 감염병환자등이 제1급감염병부터 제3급감염병까지에 해당하는 감염병으로 사망한 경우
- 감염병환자로 의심되는 사람이 감염병병원체 검사를 거부하는 경우

답 4)

142
- 발생률 : 일정기간 내에 관찰인구로부터 새로 발병한 환자의 비율
- 유병률 : 발병시가와 관계없이 조사 당시 질병을 가지고 있는 모든 사람(환자)이 대상
- 만성감염병은 발생률이 낮고 유병률이 높음

답 2)

143

제1급감염병에 걸린 감염병환자의 발견을 보고받은 감염병병원체 확인기관의 장은 누구에게 언제 신고하여야 하는가?

1) 질병관리본부장 – 7일 이내
2) 산재병원장 – 5일 이내
3) 보건복지부장관 – 3일 이내
4) 관할 보건소장 – 즉시
5) 시장·군수·구청장 – 기간 없음

144

다음 중 환자 발견 즉시 관할 보건소에 신고해야 하는 감염병으로만 조합된 것은?

1) 두창, 페스트, 탄저
2) 회충증, 편충증, 요충증
3) 일본뇌염, C형간염, 말라리아
4) 황열, 뎅기열, 큐열
5) 유행성이하선염, 풍진, 폴리오

145

감염병 대책 중 숙주에 대한 대책으로 옳은 것은?

1) 인공능동면역 사용
2) 격리 및 도살
3) 환경위생 관리
4) 식수관리
5) 개달물 소독

146

생후 4주 이내에 접종을 실시하는 감염병은?

1) 파상풍
2) 결핵
3) 폐렴구균
4) 수두
5) b형 헤모필루스 인플루엔자

문제해설

143 보고를 받은 의료기관의 장 및 감염병병원체 확인기관의 장은 제1급감염병의 경우에는 즉시, 제2급감염병 및 제3급감염병의 경우에는 24시간 이내에, 제4급감염병의 경우에는 7일 이내에 질병관리청장 또는 관할 보건소장에게 신고

답 4)

144
- 보고를 받은 의료기관의 장 및 감염병병원체 확인기관의 장은 제1급감염병의 경우에는 즉시, 제2급감염병 및 제3급감염병의 경우에는 24시간 이내에, 제4급감염병의 경우에는 7일 이내에 질병관리청장 또는 관할 보건소장에게 신고
- 제1급감염병 : 에볼라바이러스병, 마버그열, 라싸열, 크리미안콩고출혈열, 남아메리카출혈열, 리프트밸리열, 두창, 페스트, 탄저, 보툴리눔독소증, 야토병, 신종감염병증후군, 중증급성호흡기증후군(SARS), 중동호흡기증후군(MERS), 동물인플루엔자 인체감염증, 신종인플루엔자, 디프테리아

답 1)

145
- 숙주의 질병에 대한 면역 증강을 위해 감수성이 높은 사람에 대하여 인공능동면역을 사용
- 드물게 단기효과를 위해 면역혈청이나 γ-globulin을 접종
- 일반적저항력 증강을 위해 영양관리, 운동, 휴식 등의 관리도 필요

답 1)

146 결핵(BCG)

생후 4주 이내 접종

답 2)

147

급성감염병 관리체계는 한국과 WHO 각각 몇 단계로 구성되어 있는가?

1) 한국 4단계 – WHO 6단계
2) 한국 6단계 – WHO 4단계
3) 한국 5단계 – WHO 5단계
4) 한국 3단계 – WHO 4단계
5) 한국 4단계 – WHO 3단계

148

국가필수예방접종 중 MMR이 의미하는 감염병은?

1) 디프테리아 / 파상풍 / 백일해
2) 디프테리아 / 파상풍 / 백일해 / 폴리오
3) 파상풍 / 디프테리아 / 백일해
4) 홍역 / 유행성이하선염 / 풍진
5) b형 헤모필루스 인플루엔자

149

다음 중 제1급감염병이면서 필수예방접종 대상인 감염병은?

1) 두창
2) 페스트
3) 사람유듀종바이러스
4) 디프테리아
5) A형간염

문제해설

147 한국

1단계 : 관심단계(Blue) > 2단계 : 주의단계(Yellow) > 3단계 : 경계단계(Orange) > 4단계 : 심각단계(Red)

WHO

1단계 : 동물 간에만 유행 > 2단계 : 동물에서 인간에게 감염 > 3단계 : 인간 상호간의 감염이 산발적이거나 소규모로 유행 > 4단계 : 지역단위로 유행 > 5단계 : 1개 대륙, 2개 국가 이상에서 유행 > 6단계 : 2개 대륙 이상에서 유행

답 1)

148
- DTaP : 디프테리아 / 파상풍 / 백일해
- MMR : 홍역 / 유행성이하선염 / 풍진
- DTaP-IPV : 디프테리아 / 파상풍 / 백일해 / 폴리오
- Td : 파상풍 / 디프테리아
- Tdap : 파상풍 / 디프테리아 / 백일해
- Hib : b형 헤모필루스 인플루엔자(뇌수막염 예방백신)

답 4)

149
- 제1급감염병 : 에볼라바이러스병, 마버그열, 라싸열, 크리미안콩고출혈열, 남아메리카출혈열, 리프트밸리열, 두창, 페스트, 탄저, 보툴리눔독소증, 야토병, 신종감염병증후군, 중증급성호흡기증후군(SARS), 중동호흡기증후군(MERS), 동물인플루엔자 인체감염증, 신종인플루엔자, 디프테리아
- 필수예방접종<감염법 제24조 2023. 6.13.> : 디프테리아, 폴리오, 백일해, 홍역, 파상풍, 결핵, B형간염, 유행성이하선염, 풍진, 수두, 일본뇌염, b형 헤모필루스인플루엔자, 폐렴구균, 인플루엔자, A형간염, 사람유두종바이러스 감염증, 그룹 A형 로타바이러스 감염증, 그 밖에 질병관리청장이 감염병의 예방을 위하여 필요하다고 인정하여 지정하는 감염병

답 4)

공중보건학

150

생후 6개월 이내에 기본(기초) 접종을 실시하는 감염병이 아닌 것은?

1) 결핵
2) B형간염
3) 홍역
4) b형 헤모필루스 인플루엔자
5) 디프테리아

151

생후 12개월 이상 소아에게 기본(기초) 접종을 실시하는 감염병은?

1) 결핵
2) B형간염
3) 풍진
4) b형 헤모필루스 인플루엔자
5) 디프테리아

152

다음 중 기본(기초) 접종시기가 가장 빠른 감염병은?

1) 홍역
2) 일본뇌염
3) 유행성이하선염
4) 디프테리아
5) 결핵

153

콜레라에 대한 설명으로 옳지 않은 것은?

1) 제2급감염병이다
2) 구토, 설사, 탈수, 허탈 등의 증세가 있다
3) 검역감염병으로 검역기간은 240시간이다
4) 극심한 설사로 인한 심한 탈수현상이 발생할 수 있다
5) 환자의 대변이나 구토물이 음식이나 물을 오염시켜 전파시킨다

문제해설

150
- 생후 6개월 이내에 기본(기초) 접종 : 결핵, B형간염, 디프테리아, 파상풍, 백일해, 폴리오, b형 헤모필루스 인플루엔자, 폐렴구균
- MMR(생백신) : 홍역, 유행성이하선염, 풍진의 혼합백신으로 총 2회 접종(생후 12~15개월, 만 4~6세)

답 3)

151 생후 12개월부터 기본(기초) 접종을 실시 : MMR(홍역, 유행성이하선염, 풍진), 수두, A형간염, 일본뇌염

답 3)

152 결핵과 B형간염은 생후 4주 이내에 실시

답 5)

153 콜레라 검역기간은 120시간이다.

답 3)

154

폴리오에 대한 설명으로 옳은 것은?

1) Polio virus는 Ⅰ, Ⅱ형의 2종이 있다
2) 예방접종이 가장 중요하며 경구투여용 백신만을 사용한다
3) 만 18개월에 추가접종을 실시한다
4) 병원소는 환자 및 불현성 감염자이다
5) 현재 우리나라에서는 소수의 환자발생이 있다

문제해설

154 폴리오

- Ⅰ형, Ⅱ형, Ⅲ형의 3종
- Sabin vaccine(경구투여, oral polio vaccine(OPV), 생균백신)이나 Salk vaccine(주사용, inactivated polio vaccine(IPV), 사균백신)
- 만 18개월에 추가접종 폐지, 만 4~6세에 추가접종
- 현재 우리나라 환자발생 없음

답 4)

155

심한 경우 극심한 설사로 인하여 탈수증상을 나타내는 감염병은?

1) 디프테리아
2) 백일해
3) 홍역
4) 성홍열
5) 콜레라

155
- 과다한 물 설사가 갑자기 시작, 복통 없음
- 심한 경우 쌀뜨물 같은 설사와 함께 구토, 발열, 복부통증, 극심한 설사로 인한 심한 탈수현상

답 5)

156

A형간염에 대한 설명으로 옳은 것은?

1) 제3급감염병이다
2) 호흡기계 감염병이다
3) 감염력이 낮다
4) 대부분의 환자들은 회복되지 않고 진행한다
5) 만성 감염을 일으키지 않으면 면역은 평생 지속된다

156 A형간염

- 제2급감염병
- 소화기계 감염병이고 감염력이 높으며 대부분 몇 주 정도면 회복

1) 제3급감염병 : B형간염

답 5)

157

다음 중 기본(기초) 접종시기가 가장 느린 백신은?

1) BCG
2) HepB
3) DTaP
4) IPV
5) MMR

157 MMR(홍역, 유행성이하선염, 풍진)

생후 12~15개월에 기본접종

답 5)

158

소화기계 감염병 중 바이러스에 의한 것은?

1) 장티푸스
2) 파라티푸스
3) 소아마비
4) 콜레라
5) 장출혈성대장균

159

다음 중 소화기계 감염병이 아닌 것은?

1) A형간염
2) 파라티푸스
3) 폴리오
4) 풍진
5) 콜레라

160

다음 중 결핵을 예방하기 위한 백신은?

1) DTaP
2) BCG
3) MMR
4) IPV
5) HepB

161

장출혈성대장균감염증의 가장 중요한 병원소는?

1) 낙타
2) 소
3) 닭
4) 개
5) 사람

162

다음 중 호흡기계 감염병이 아닌 것은?

1) 홍역
2) 성홍열
3) 폴리오
4) 풍진
5) 수두

문제해설

158 바이러스
소아마비(폴리오), A형간염
답 3)

159
- 세균 : 장티푸스, 파라티푸스, 콜레라, 세균성이질, 장출혈성대장균
- 바이러스 : 소아마비(폴리오), A형간염

답 4)

160
- 결핵 : 생후 4주 이내 BCG 접종
- DTaP : 디프테리아/파상풍/백일해
- MMR : 홍역/유행성이하선염/풍진
- IPV : 폴리오
- HepB : B형간염

답 2)

161 소가 가장 중요한 병원소, 감염원은 Shiga 독소를 생산하는 *E. coli*(대장균)가 있는 동물의 대변
답 2)

162 소아마비(폴리오)는 소화기계 감염병
답 3)

163

감염병 관리상 환경위생의 개선으로 그 효과를 얻을 수 있는 감염병은?

1) 디프테리아 2) 백일해
3) 홍역 4) 성홍열
5) 콜레라

164

1982년 미국에서 처음 보고된 설사 질환으로 대장균 중 Shinga 독소를 생산하는 대장균에 의해 발생하며 주된 전파 경로는 요리되지 않은 갈은 쇠고기의 섭취인 감염병은?

1) 디프테리아 2) 장출혈성대장균감염증
3) 콜레라 4) 백일해
5) 레지오넬라증

165

다음은 세균성 이질에 대한 설명으로 바르지 않은 것은?

1) 제2급감염병이다
2) 예방접종을 실시한다
3) 환경위생의 관리로 예방의 효과를 볼 수 있다
4) 점액이나 혈액이 혼입된 혈변을 보일 수 있다
5) 감수성은 소아가 높으며 회복 후의 면역은 불확실하다

166

임신 초기에 이환되면 태아에 영향을 미쳐 30～60%에서 선천성 기형을 초래하는 질병은?

1) 페스트 2) 풍진
3) 수두 4) 유행성이하선염
5) 유행성출혈열

문제해설

163 · 호흡기계 감염병은 환경개선으로 효과를 보기 어려우므로 감염원 및 감수성 보유자의 관리가 특히 중요
· 소화기계감염병은 환경위생의 개선으로 그 효과를 볼 수 있음

답 5)

164 장출혈성대장균감염증은 소가 가장 중요한 병원소이며 감염원은 Shinga 독소를 생산하는 E. coli(대장균)가 있는 동물의 대변이다.

답 2)

165 예방접종은 실시하지 않음

답 2)

166 풍진(Rubella, German measles)
· 제2급감염병 임신 초기에 이환되면 태아에 영향(30～60%에서 선천성 기형을 초래)
· 태아에게 백내장, 청력손실 등을 초래하는 선천성 풍진증후군을 초래

답 2)

167

다음은 장티푸스에 대한 설명이다. 잘못된 것은?

1) 제2급감염병이다
2) 지속적인 고열, 권태감, 식욕부진, 느린 맥박, 변비 등이 나타난다
3) 감염자의 대소변이 식품이나 물을 오염시켜 전파된다
4) 급성 열성 전신질환이다
5) 회복 후 일반적으로 면역을 형성하지 않는다

168

호흡기계 감염병 중 세균성인 것으로만 짝지어진 것은?

1) 디프테리아 – 수막구균성 수막염
2) 레지오넬라증 – 풍진
3) 성홍열 – 수두
4) 백일해 – 유행성이하선염
5) 중증급성호흡기증후군(SARS) – 두창(천연두)

169

다음 중 DTaP로 예방할 수 있는 감염병은?

1) 홍역
2) 성홍열
3) 파상풍
4) 풍진
5) 유행성이하선염

170

홍역에 관한 설명으로 옳지 않은 것은?

1) 호흡기계 감염병이다
2) 일반적으로 1~2세에서 많이 감염된다
3) 비말이나 오염된 물건을 통해 전파된다
4) 병쾌 후 영속면역을 갖는다
5) 겨울철에 주로 많이 발생하며 감염성은 낮다

문제해설

167 회복 후 일반적으로 영구면역

답 5)

168
- 세균 : 디프테리아, 백일해, 성홍열, 레지오넬라증, 수막구균성 수막염
- 바이러스 : 홍역, 유행성이하선염, 풍진, 두창(천연두), 인플루엔자, 수두, 중증급성호흡기증후군(SARS), 동물인플루엔자(AI)

답 1)

169 디프테리아(diphtheria), 파상풍(tetenus), 백일해(pertussis)

답 3)

170
- 강한 감염성, 감수성 있는 접촉자의 90% 이상이 발병
- 대개 1~5년을 간격으로 유행, 3~6월에 많이 발생
- 병인성운 높으나 병독성이 낮음

답 5)

171

디프테리아에 대한 설명으로 바른 것은?

1) 인류 역사상 가장 많은 생명을 앗아간 감염병
2) 신체의 거의 모든 부위에 침범할 수 있는 감염병
3) 특히 폐에 많이 감염되는 세균성 만성 감염병
4) 만 4세 이하의 환자가 전체 60%를 차지
5) 무분별한 약물 남용으로 내성균 보유 환자 발생 증가

172

다음 중 대상포진(zoster)과 관련이 깊은 감염병은?

1) 인플루엔자
2) 풍진
3) 수두
4) 두창
5) 발진티푸스

173

Koplik's 반점과 관련이 깊은 감염병은?

1) 수두
2) 홍역
3) 성홍열
4) 백일해
5) 디프테리아

174

유행성이하선염(Mumps, 볼거리)에 대한 설명으로 옳지 않은 것은?

1) 예방을 위해 MMR 백신을 접종한다
2) 환자의 격리가 필요하다
3) 어린 시절 청각장애의 주요한 원인이 될 수 있다
4) 주로 어린아이에게서 많이 발생한다
5) 병쾌 후 영속면역은 없다

문제해설

171 디프테리아
- 인후, 코 등의 상피조직에 국소적 염증, 장기조직에 장애
- 심근염과 신경염을 일으킬 수 있음
- 치명률이 높은 질병
- 체외독소를 분비하여 혈류를 통해 신체 각 부위에 운반되기도
- 만 4세 이하의 환자가 전체 60%를 차지
- 1987년 이후 국내 발병보고는 전무한 상태이나 인접한 러시아에서의 대규모 유행으로 인한 해외유입의 위험성은 더 높아진 상태

4)를 제외한 나머지는 결핵에 대한 설명이다.

답 4)

172 수두와 대상포진(zoster)은 같은 VZV (varicella-zostervirus)가 원인으로 초회 감염은 수두로 나타나며 이후 감각 신경절에 잠복해있던 바이러스가 재활성화 되면 대상포진 형태로 발현

답 3)

173 Koplik's 반점

입술 안쪽에서 나타나기 시작하여 구강에서 발생하는 중앙에 흰점을 지닌 붉은 반점

답 2)

174
- 보통 감염력은 인플루엔자나 풍진과 비슷하나 홍역이나 수두보다는 약함
- 병쾌 후 영속면역

답 5)

175

감염병 진단 검사법의 연결이 바르지 않은 것은?

1) 결핵 – PPD반응검사
2) 디프테리아 – Schick 검사
3) 성홍열 – Dick 검사
4) 장티푸스 – Widal 검사
5) 한센병 – X-ray 직촬 검사

176

widal test로 진단이 가능한 감염병은?

1) 장티푸스
2) 콜레라
3) 홍역
4) 풍진
5) 페스트

177

성병 중 기생충에 의한 것은?

1) 매독
2) 클라미디아
3) 트리코모나스 질염
4) 첨규콘딜롬
5) 연성하감

178

절지동물 매개 감염병 중 세균성인 것은?

1) 페스트
2) 일본뇌염
3) 유행성출혈열
4) 황열
5) 뎅기열

179

다음 중 절족[지]동물 매개 감염병이 아닌 것은?

1) 페스트
2) 발진열
3) 황열
4) 말라리아
5) 브루셀라증

문제해설

175 한센병
Lepromin 검사
답 5)

176 위달 검사(widal test)
장티푸스 진단을 위한 혈청검사의 일종
답 1)

177 성병
- 세균 : 매독, 임질, 연성하감, 클라미디아
- 바이러스 : 성기단순포진, 첨규콘딜롬
- 기생충 : 크리코모나스 질염

답 3)

178
- 바이러스 : 일본뇌염(모기), 유행성출혈열(신증후군출혈열 : 들쥐의 배설물과 진드기), 황열(모기), 뎅기열(모기)
- 세균 : 페스트(쥐벼룩)
- 리케차 : 발진티푸스(이), 발진열(벼룩), 쯔쯔가무시병(털진드기)
- 원충 : 말라리아(모기), 아프리카 수면병(체체파리)

답 1)

179 브루셀라증은 동물매개[인수공통] 감염병
답 5)

180

다음 중 모기와 관련이 없는 감염병은?

1) 일본뇌염 2) 아프리카 수면병
3) 황열 4) 말라리아
5) 뎅기열

181

일본뇌염의 병원소로 알려진 동물은?

1) 소 2) 개
3) 고양이 4) 돼지
5) 오리

182

다음 중 일본뇌염에 대한 설명으로 맞지 않은 것은?

1) 감염자의 대부분이 무증상(불현성감염)이다
2) 제2급감염병이다
3) 예방접종이 최선이다
4) 작은 빨간집모기가 매개한다
5) 일본뇌염에 걸리면 특별한 치료 방법이 없다

183

다음 중 유행성출혈열에 대한 설명으로 맞지 않은 것은?

1) 1976년 이호왕교수에 의해 원인균 규명이 이루어졌다
2) 병원체는 한탄 바이러스(Hantaan Virus)와 서울 바이러스(Seoul virus)가 있다
3) 고열, 단백뇨, 혈뇨, 결막충혈, 구토, 두통 등의 증상이 나타난다
4) 등줄쥐의 배설물과 들쥐의 털진드기에 의해 전파된다
5) 예방을 위해 고위험지역 거주자 및 고위험군에 예방백신을 접종한다

문제해설

180 아프리카 수면병
체체파리
답 2)

181 바이러스혈증을 일으키고 있는 돼지 → 일본뇌염모기(작은 빨간집모기) → 사람
답 4)

182 일본뇌염은 제3급감염병이다
답 2)

183
- 등줄쥐의 배설물과 등줄쥐에 기생하는 좀진드기로 전파
- 쯔쯔가무시병(양충병) : 털진드기(양충)가 전파

답 4)

184

다음 중 파리와 관련이 없는 감염병은?

1) 세균성 이질　　2) 콜레라
3) 장티푸스　　4) 발진티푸스
5) 파라티푸스

185

다음 중 진드기가 전파하는 감염병은?

1) 발진열　　2) 유행성출혈열
3) 발진티푸스　　4) 황열
5) 페스트

186

전파방식에 의한 기생충의 분류 중 토양 매개성이 아닌 것은?

1) 회충　　2) 편충
3) 말라리아　　4) 구충
5) 양모양선충

187

다음 기생충 중 생물형태적 분류가 다른 것은?

1) 회충　　2) 요충
3) 구충　　4) 아나사키스
5) 유구조충

188

특히 돼지고기 생식 시 많이 발생하는 기생충은?

1) 아나사키스　　2) 유구조충
3) 무구조충　　4) 간흡충
5) 요충

문제해설

184 파리는 소화기계 감염병을 매개
4) 발진티푸스 : 이

답 4)

185
- 유행성출혈열(신증후군출혈열) : 들쥐의 배설물과 진드기
- 쯔쯔가무시병 : 털진드기

답 2)

186
- 토양 매개성 : 회충, 편충, 구충, 동양모양선충 등
- 모기 매개성 : 말라리아, 사상충

답 3)

187 유구조충은 조충류, 나머지는 선충류

답 5)

188
- 유구조충(갈고리촌충) : 특히 돼지고기 생식 시 많이 발생
- 무구조충(민촌충) : 쇠고기 생식 지역 발생
- 간흡충 : 민물고기 생식 시 발생

답 2)

189

오염된 토양에서 피부의 노출로 인한 감염이 될 수 있고 장내기생 성충으로 빈혈을 유발하는 기생충은?

1) 회충
2) 편충
3) 구충
4) 요충
5) 말레이사상충

190

어른보다는 어린이에게서 많이 유행하며 항문 소양증을 일으키는 기생충은?

1) 아나사키스
2) 유구조충
3) 무구조충
4) 간흡충
5) 요충

191

다음 중 질트리코모나스에 대한 설명으로 맞지 않는 것은?

1) 성접촉으로 전파된다
2) 남성은 대부분 감염에 대한 증상이 없다
3) 여자의 질, 요도, 남자의 전립선 등에서 기생한다
4) 월경 후 증상이 대부분 사라진다
5) 배우자와 함께 치료한다

192

인체 선충류 중 가장 크며, 기생부위는 소장이고 심장, 폐에까지 도달하는 기생충은?

1) 회충
2) 요충
3) 구충
4) 아나사키스
5) 유구조충

문제해설

189 구충(십이지장충)
숙주의 장점막에 붙어 흡혈을 하는 특징
답 3)

190
- 요충 : 항문 밖으로 기어 나와 항문주위 피부에 산란
  - 항문 소양증 → 가려워 긁음 → 피부발적, 종창, 피부염, 2차 세균감염
- 아나사키스 : 고래, 돌고래, 물개, 바다표범 등 해산포유류의 위에 기생 → 사람에게 감염(생선 생식 시 주로 감염)

답 5)

191 월경 후에 악화되는 경향
답 4)

192 회충(round worm)은 인체 선충류 중 가장 크며 기생부위는 소장 특히, 빈창자이다. 오염된 야채, 불결한 손, 파리의 매개에 의한 음식물의 오염 등으로 입을 통해 인체에 침입
답 1)

공중보건학

193

다음 중 모기 매개성인 것은?

1) 회충
2) 이질아메바
3) 폐흡충
4) 사상충
5) 요충

194

다음 중 대한고혈압학회 기준으로 맞지 않는 것은? (단위 : mmHg)

1) 정상 혈압 : 120(수축기혈압) / 80(확장기혈압) 이하
2) 고혈압 전단계 혈압 : 120～139(수축기혈압) / 80～89(확장기혈압)
3) 고혈압 1단계 : 140～159(수축기혈압) / 90～99(확장기혈압)
4) 고혈압 2단계 : 160 이상(수축기혈압) / 100(확장기혈압) 이상
5) 저혈압 : 100(수축기혈압) / 60(확장기혈압) 이하

195

WHO에서 규정하는 "수축기혈압/확장기혈압"의 고혈압 기준은? (단위 : mmHg)

1) 100 이하 / 95 이상
2) 140～159 / 90～94
3) 160 이상 / 95 이상
4) 100 이하 / 60 이하
5) 120 / 80 이하

196

체질량지수(BMI, Body Mass Index)를 나타내는 것은?

1) kg/cm^2
2) kg/cm^3
3) kg/m^2
4) kg/m^3
5) (cm－100) × 0.9

문제해설

193 모기 매개성
말라리아, 사상충
답 4)

194 저혈압＝90/60mmHg 이하
답 5)

195
- 정상혈압＝～100/95～
- 경계성고혈압＝140～159/90～94
- 고혈압＝160～/95～
- 저혈압＝～100/～60

답 3)

196 체질량지수(BMI, Body Mass Index)
＝ 체중(kg)/신장(m^2)
답 3)

197

다음 체질량지수(BMI)의 값 중 일반적으로 정상체중에 해당하는 것은?

1) 10 미만
2) 10~9
3) 20~24
4) 25~30
5) 30 이상

198

다음 중 주로 영유아 비만도 측정에 이용하는 것은?

1) 체질량지수
2) Kaup 지수
3) Rohrer 지수
4) Broca 지수
5) Vervaeck 지수

199

만성적인 대사작용으로 인해 내당능 장애, 고혈압, 고지혈증, 비만, 심혈관계 죽상동맥 경화증 등의 여러 질환이 한꺼번에 나타나는 것은?

1) 과민성대장증후군
2) 대사증후군
3) 서번트증후군
4) 번아웃증후군
5) 아스퍼거증후군

200

다음 중 만성질환의 특성이라고 할 수 없는 것은?

1) 질병자체가 영구적인 것
2) 후유증으로 기능장애가 남는 질병
3) 불가역적 병적변화를 수반하는 질병
4) 환자의 재활에 특별한 치료방법이 요구되는 질병
5) 장기간의 환자진료와 간호가 필요 없는 질병이나 기능장애

문제해설

197 저체중(20 미만), 정상체중(20~24), 경도 비만(25~30), 비만(30 이상)

답 3)

197
- Kaup 지수 : 영유아 비만도 측정에 이용
- Rohrer 지수 : 학동기 어린이 비만도 측정에 이용

답 2)

199 대사증후군에 대한 설명이다.

답 2)

200 만성질환은 장기간의 환자진료와 간호가 필요

답 5)

201

대사증후군의 근본적인 원인으로 작용한다고 추정되는 것은?

1) 음주
2) 인슐린 저항성
3) 흡연
4) 간질환
5) 수면부족

202

다음 중 소와 관련이 적은 것은?

1) 탄저
2) 렙토스피라증
3) 결핵
4) 브루셀라증
5) 장출혈성대장균감염증

203

다음 중 동물매개(인수공통) 감염병이 아닌 것은?

1) 탄저
2) 결핵
3) 브루셀라증
4) 중증급성호흡기증후군
5) 풍진

204

다음 중 카포시육종을 볼 수 있는 질환은?

1) 후천성면역결핍증
2) B형간염
3) 매독
4) 임질
5) 클라미디아감염증

문제해설

201 인슐린저항성
혈당을 낮추는 인슐린에 대한 몸의 반응이 감소하여 근육 및 지방세포가 포도당을 잘 섭취하지 못하게 되고 이를 극복하고자 더욱 많은 인슐린이 분비되어 여러 문제를 일으키는 것

답 2)

202 탄저(소, 말, 양 등), 렙토스피라증(들쥐), 결핵(소), 브루셀라증(소), 장출혈성대장균감염증(소)

답 2)

203
- 법정 인수공통감염병 : 동물과 사람 간에 서로 전파되는 병원체에 의하여 발생되는 감염병 중 질병관리청장이 고시하는 감염병을 말한다. <2020.12.15>
  - 장출혈성대장균감염증, 일본뇌염, 브루셀라증, 탄저, 공수병, 동물인플루엔자 인체감염증, 중증급성호흡기증후군(SARS), 변종크로이츠펠트-야콥병(vCJD), 큐열, 결핵, 중증열성혈소판감소증후군(SFTS)
- 세균 : 탄저(소, 말, 양 등), 렙토스피라증(들쥐), 결핵(소), 브루셀라증(소), 장출혈성대장균감염증(소) 등
- 바이러스 : 공수병(광견병 : 개, 늑대 등), 중증급성호흡기증후군(고양이), 동물인플루엔자 인체감염증(조류) 등

답 5)

204 후천성면역결핍증(AIDS)
감염 말기가 되면 면역체계가 파괴되어 감염되지 않은 사람에게서 잘 나타나지 않는 각종 세균, 바이러스, 기생충 등에 의한 기회감염(폐렴, 결핵, 구강 칸디다증, 대상포진 등)과 악성종양(카포시육종) 발생

답 1)

205

다음 중 고혈압의 원인으로 가장 흔한 것은?

1) 콩팥질환　　2) 심장질환
3) 임신중독증　　4) 비만
5) 원인불명

문제해설

205 약 85~90%가 원인 불명 → 1차성 고혈압(본태성 고혈압)

답 5)

206

당뇨병의 증상과 거리가 먼 것은?

1) 갈증　　2) 다뇨
3) 다식　　4) 출혈
5) 피로감

206
- 갈증, 다뇨, 다식, 피로감 등 → 체중감소, 시력장애(망막병증), 콩팥기능장애, 신경통, 피부소양증(가려움) 등의 합병증
- 당뇨병 초기에는 무증상이 많음

답 4)

207

공복혈당을 기준으로 할 때 다음 중 당뇨병의 기준 수치는?

1) 100mg/dL 이상　　2) 126mg/dL 이상
3) 140mg/dL 이상　　4) 180mg/dL 이상
5) 200mg/dL 이상

207
- 공복혈당이 126mg/dL 이상
- 식후혈당이 200mg/dL 이상일 때에는 당뇨병 의심
- 정상혈당 : 최소 8시간 이상 음식을 섭취하지 않은 공복상태에서 잰 혈당 수치가 100mg/dL 미만, 경구당부하검사 24시간 후 혈당수치가 140mg/dL 미만

답 2)

208

다음 중 우리나라 성인의 가장 높은 사망원인은?

1) 악성신생물　　2) 자살
3) 순환기계 질환　　4) 감염병
5) 교통사고

208 암(악성신생물)에 의한 사망이 가장 많음

답 1)

209

우리나라 암에 의한 사망률이 가장 높은 암은?

1) 폐암　　2) 간암
3) 위암　　4) 대장암
5) 췌장암

209 폐암 > 간암 > 위암 > 대장암

답 1)

210

출산 시 태아가 질을 통과할 때 아기에게 감염될 수 있는 성병은?

1) 후천성면역결핍증
2) B형간염
3) 매독
4) 임질
5) 클라미디아감염증

211

B형간염에 대한 설명으로 옳지 않은 것은?

1) 치료가 잘 안되고 만성으로 이환된다
2) B형간염 바이러스는 공기나 물, 음식물을 통해서 전파되지는 않는다
3) 자연감염 후 면역력 획득된다
4) 치료제로는 복용약이 개발되어 있다
5) 제2급감염병이다

212

감염병 진단 검사법 중 Schick검사로 진단하는 것은?

1) 디프테리아
2) 결핵
3) 성홍열
4) 장티푸스
5) 한센병

213

제2급감염병으로 인류 역사상 가장 많은 생명을 앗아간 감염병이며 치료 중단 시 균의 내성이 발생하는 만성감염병은?

1) 결핵
2) 한샌병
3) 성병
4) 간염
5) AIDS

문제해설

210 임질은 분만 중 산모에서 신생아에게 전파되기도 함

답 4)

211 치료제는 아직 개발되어 있지 않음

답 4)

212 디프테리아(Schick 검사), 결핵(PPD반응 검사), 성홍열(Dick 검사), 장티푸스(Widal 검사), 한센병(Lepromin 검사)

답 1)

213 결핵은 제2급감염병으로 인류 역사상 가장 많은 생명을 앗아간 감염병으로 1882년 독일의 세균학자 Robert koch가 발견하였으며 신체의 거의 모든 부위에 침범할 수 있는 감염병이다.

답 1)

OCCUPATIONAL THERAPY

3

C·H·A·P·T·E·R

보건관리

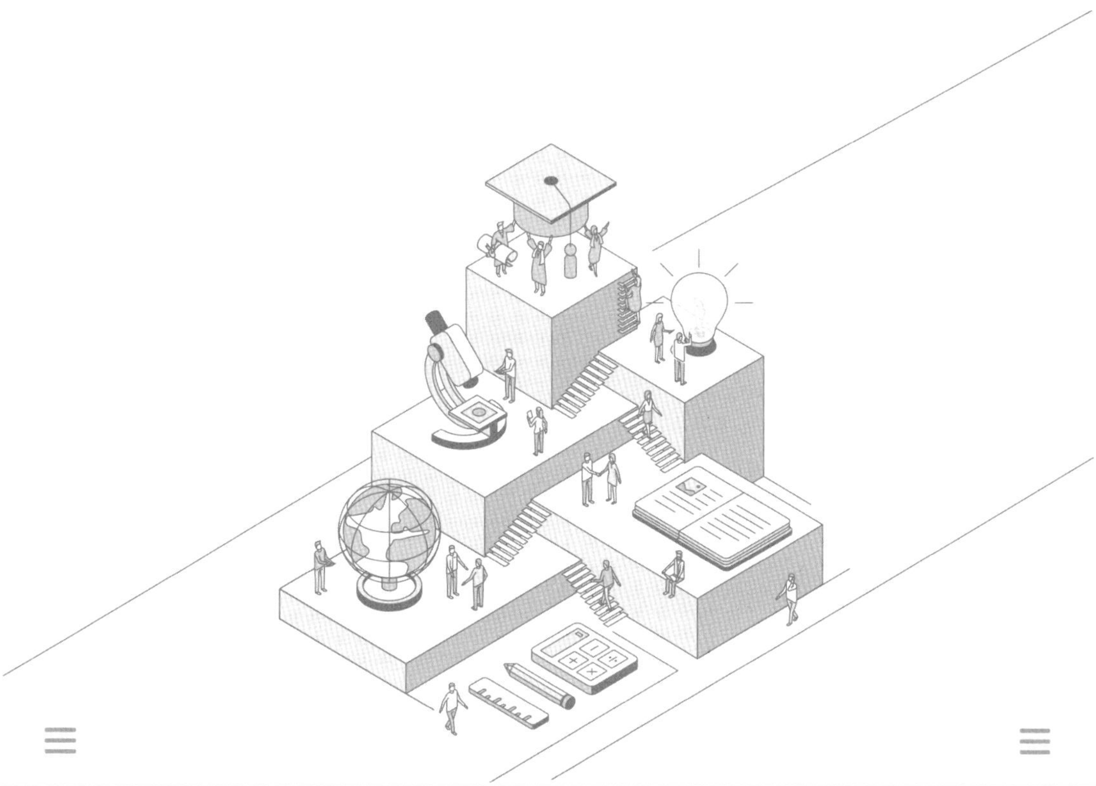

예·상·문·제·풀·이

01

약전, 공봉의사, 내공봉의사, 승의, 국의 제도 등이 있던 시대는?

1) 삼국시대
2) 고려시대
3) 조선시대
4) 일제강점시대
5) 해방 이후

02

우리나라 역사에서 삼국시대 빈민구호제도는?

1) 혜민서
2) 혜민국
3) 제위보
4) 진대법
5) 종두법

03

다음 중 고려시대의 것이 아닌 것은?

1) 대의감
2) 진대법
3) 상약국
4) 상식국
5) 제위보

04

고려시대에 궁내에 어약을 담당했던 부서는?

1) 대의감
2) 혜민국
3) 상약국
4) 동서대비원
5) 제위보

문제해설

01 신라

약전, 공봉의사(약전에 근무), 내공봉의사(왕실 진료 담당한 시의), 승의, 국의 제도 등

답 1)

02 고구려시대 빈민구호제도인 진대법은 춘궁기에 관곡을 주었다가 추수기에 환납하는 제도이다.

답 4)

03 고구려 진대법

빈민구호제도(춘궁기에 관곡을 주었다가 추수기에 환납)

답 2)

04 고려시대

- 대의감 : 의약을 총괄
- 상약국 : 어약을 담당
- 제위보 : 서민의 구료사업 담당
- 동서대비원 : 빈민의 감염병환자를 구호
- 혜민국 설치 : 서민들의 구료

답 3)

05

다음 중 서민 또는 빈민을 위한 제도와 관련이 없는 것은?

1) 제위보
2) 동서대비원
3) 시의제도
4) 혜민국
5) 진대법

06

조선시대 일반 의료행정을 담당했던 곳은?

1) 전의감
2) 내의원
3) 혜민서
4) 활인서
5) 대의감

07

조선시대 서민의 구료사업을 담당했던 곳은?

1) 전의감
2) 내의원
3) 혜민서
4) 활인서
5) 대의감

08

조선시대 왕실의 의료를 담당했던 곳은?

1) 전의감
2) 내의원
3) 혜민국
4) 활인서
5) 대의감

09

조선시대 Allen의 요청에 의해 설립된 최초의 병원인 관립병원은?

1) 제생원
2) 혜민국
3) 동서대비원
4) 활인서
5) 광혜원

문제해설

05 고구려 시의제도
왕실의 치료 담당
답 3)

06
• 전의감 : 일반 의료행정
• 내의원 : 왕실의 의료
• 혜민서 : 서민의 구료사업
• 활인서 : 감염병 환자의 치료 및 구호
• 대의감 : 고려시대 의약을 총괄
답 1)

07 구료
병을 치료할 능력이 없는 가난한 병자를 구원하여 치료해줌
답 3)

08
• 내의원 : 왕실의 의료
• 혜민국 : 고려 후기에 서민의 의료 담당
답 2)

09 최초의 병원
광혜원(후에 제중원으로 개칭)
답 5)

10

우리나라에 서양 의학지식이 도입된 시기는?

1) 조선 초기
2) 조선 중기
3) 조선 말기
4) 일제시대
5) 해방 이후

11

우리나라 최초의 근대적 예방접종 법령과 그 공포된 시기는?

1) 조선 초기 – 종두법
2) 조선 중기 – 진대법
3) 조선 말기 – 종두규칙
4) 일제시대 – 시의제도
5) 해방 이후 – 공중보건법

12

일제강점 시대의 보건의료에 관한 내용으로 옳은 것은?

1) 식민지 지배수단의 하나로 사용
2) 비강압적 정책 수행
3) 보건국에 위생과 설치
4) 보건요원에 의해 보건위생업무 실시
5) 지방에 총독부의원 설치

13

해방 이후부터 대한민국 정부수립 이전까지 보건복지부 명칭의 변경 순서가 옳은 것은?

1) 보건후생국 → 위생국 → 보건후생부
2) 위생국 → 보건후생국 → 보건후생부
3) 보건후생부 → 보건후생국 → 위생국
4) 사회부 → 보건부 → 보건사회부
5) 보건부 → 사회부 → 위생국

문제해설

10 조선말기 고종 때 갑오개혁을 전후하여 서양의학적 지식이 도입

답 3)

11
- 종두법 : 두창(천연두)의 예방법. 지석영(1880년)
- 고구려 진대법 : 빈민구호제도. 춘궁기에 관곡을 주었다가 추수기에 환납
- 고구려 : 시의제도. 왕실의 치료 담당
- 1895년 종두규칙 공포, 1899년 지방 종두세칙 공포

답 3)

12 보건의료가 식민지 지배수단의 하나로 사용, 감시와 단속 일변도의 강압적인 정책 수행, 경성에 총독부의원, 지방에 23개 자혜의원

답 1)

13 위생국(1945년 9월) → 보건후생국(1945년 10월) → 보건후생부(1946년)

답 2)

공중보건학

14

일제하 시대의 보건행정을 나타내는 것으로 타당한 것은?

1) 국가행정
2) 지방행정
3) 경찰행정
4) 복지행정
5) 자치행정

15

대한민국 정부수립 이후 현재까지 보건복지부 명칭의 변경 순서가 옳은 것은?

1) 보건사회부 → 사회부 → 보건부 → 보건복지부 → 보건복지가족부 → 보건복지부
2) 보건부 → 사회부 → 보건사회부 → 보건후생부 → 보건복지가족부 → 보건복지부
3) 보건후생부 → 사회부 → 보건사회부 → 보건후생부 → 보건복지가족부 → 보건복지부
4) 위생국 → 보건사회부 → 보건후생부 → 보건복지부 → 보건복지가족부
5) 사회부 → 보건부 → 보건사회부 → 보건복지부 → 보건복지가족부 → 보건복지부

16

다음 중 보건행정 업무 수행에 있어 가장 바람직한 순서로 볼 수 있는 것은?

1) 보고 → 실행 → 조직 → 평가 → 환류
2) 인사 → 평가 → 조직 → 실행 → 환류
3) 예산 → 조직 → 평가 → 실행 → 환류
4) 기획 → 조직 → 실행 → 평가 → 환류
5) 기획 → 환류 → 평가 → 통제 → 환류

문제해설

14
- 식민지 지배수단, 강압적인 정책 수행
- 경찰국에 위생과를 설치, 경찰에 의해 보건위생업무가 실시

답 3)

15
- 해방 이후 : 위생국 → 보건후생국 → 보건후생부
- 대한민국 정부수립 이후(1948년 8월 15일) : 사회부 → 보건부 → 보건사회부 → 보건복지부 → 보건복지가족부 → 보건복지부

답 5)

16 일반적으로 기획 → 조직 → 실행 → 평가 → 환류(feed-back)로 진행한다.

답 4)

17

세계보건기구가 규정한 보건행정의 범위로 옳지 않은 것은?

1) 보건관계 기록의 보존
2) 환경위생
3) 보건법 개발
4) 감염병관리
5) 의료

18

보건행정의 특성과 거리가 먼 것은?

1) 공공성
2) 조화성
3) 봉사성
4) 조장성
5) 기술성

19

공중보건사업을 실현하는 중요 3대 접근방법으로 옳은 것은?

1) 보건행정, 보건교육, 보건관련 법규 적용
2) 환경위생, 감염병관리, 모자보건
3) 보건관계 기록, 역학 연구, 의료 적용
4) 보건사업, 인구정책, 보건소
5) 건강사업, 보건정책, 보건통계 적용

20

보건행정이 일반행정과 다른 가장 큰 특징은?

1) 기술행정
2) 인사
3) 예산
4) 법적 규제
5) 조직

문제해설

17 보건관계 기록의 보존, 대중에 대한 보건교육, 환경위생, 감염병관리, 모자보건, 의료, 보건간호 등

답 3)

18 공공성 및 사회성, 봉사성, 조장성과 교육성, 과학성 및 기술성

답 2)

19 공중보건사업을 실현하는 중요 3대 접근방법

보건행정활동, 보건교육, 보건관련 법규 적용

답 1)

20 보건행정

보건학 및 의학 등의 지식과 기술을 행정에 적용시켜야 하는 기술행정의 특성을 지님

답 1)

21

행정활동의 절대적 4대 기본요소에 해당하지 않는 것은?

1) 조직
2) 인사
3) 예산
4) 법적 규제
5) 보고

22

행정의 일반적인 관리과정인 Gulick의 "POSDCoRB"에 해당하지 않는 것은?

1) 기획
2) 조직
3) 인사
4) 협상
5) 조정

23

사업목표를 달성하게 하는 데 있어서 자원배정을 능률적으로 하기 위한 계획방법인 "PPBS"에 해당하는 것이 아닌 것은?

1) 계획
2) 조정
3) 사업
4) 예산
5) 체계

24

조직의 7대 원칙 중 잘못된 것은?

1) 조정의 원칙
2) 목적의 원칙
3) 협업의 원칙
4) 명령통일의 원칙
5) 계층화의 원칙

문제해설

21 행정활동의 절대적 4대 기본요소

조직, 인사, 예산, 법적 규제

답 5)

22 행정의 일반적인 관리과정 : Gulick의 POSDCoRB

기획(Planing), 조직(Organizing), 인사(Staffing), 지휘(Directing), 조정(Coordinating), 보고(Reporting), 예산(Budgeting)

답 4)

23 PPBS

planning – programming – budgeting – system

답 2)

24 조직의 7대 원칙

- 조정의 원칙, 목적의 원칙, 분업의 원칙, 명령통일의 원칙, 계층화의 원칙, 일치의 원칙, 통솔범위의 원칙
- 분업의 원칙(principle of the division of work) : 조직 목적 실현을 위해 조직원 개인이나 하부조직에 업무 내용을 적정하게 분담시키는 원칙. 전문화, 기능화, 동질화

답 3)

25

행정의 일반적인 관리과정 중 기획과정에서 가장 먼저 고려해야 할 것은?

1) 미래에 대한 전망
2) 목표 설정
3) 방침 결정
4) 시행예산표 설정
5) 시행예산 확보

26

조직의 7대 원칙 중 다음 보기를 나타내는 것은?

> 조직원의 집단적 노력을 질서정연하게 배정하여 공동목표를 성공적으로 달성하기 위한 행동통일의 수단이며 과정

1) 조정의 원칙
2) 목적의 원칙
3) 협업의 원칙
4) 명령통일의 원칙
5) 계층화의 원칙

27

지역사회나 인구집단 등 자신들의 보건문제를 스스로 해결해갈 수 있는 능력을 배양하도록 하기 위한 가장 좋은 방법은?

1) 예산지원 활동
2) 보건관련 법규 적용 활동
3) 예방사업 활동
4) 보건교육 활동
5) 건강증진 활동

문제해설

25 행정기획과정의 일반적인 6단계

미래에 대한전망 → 목표의 설정 → 방침과 절차 결정 → 사업수행의 순서와 체계를 정하는 사업계획 → 시행예산표의 설정 → 시행예산의 확보

답 1)

26 조직의 7대 원칙

- 조정의 원칙 : 공동목적 달성을 위하여 행동통일을 이루도록 집단 노력을 질서정연하게 배열하는 것
- 목적의 원칙 : 조직이 갖는 장기적인 목적과 하부조직이 갖는 단기적 목적이 명확하게 설정
- 분업의 원칙
- 명령통일의 원칙 : 모든 명령은 한 사람의 상위자에 의해서 내려져야 하며, 이중으로 명령체계가 이루어져서는 안 된다는 원칙
- 계층화의 원칙 : 조직을 등급화하여 계층 간의 명령이나 복종 관계를 확실히 하여 명령이 말단 하부조직까지 확실하게 전달될 수 있도록 계층 간 체계를 확립
- 일치의 원칙 : 권한과 책임은 일치되어야 한다는 원칙
- 통솔범위의 원칙 : 통솔범위는 반드시 일정한 것이 아니며 피감독자의 능력, 업무의 성질, 근무장소의 분산도 등을 고려. 상부관리층에서는 1명의 장 밑에 4~8명, 하부의 감독층에서는 8~15명이 적당

답 1)

27 보건교육활동

지역사회나 인구집단 등 자신들의 보건문제를 스스로 해결해갈 수 있는 능력을 배양

답 4)

공중보건학

28

참여의 과정을 통해 생산 활동의 목표를 명확하고 체계 있게 설정하여 활용함으로써 관리의 효율화를 기하려는 관리방식 또는 관리체계는?

1) POSDCoRB
2) PPBS
3) MBO
4) POPEF
5) UNESCO

29

다음 중 보건복지부 산하 공공기관이 아닌 것은?

1) 국민연금공단
2) 대한적십자사
3) 한국보건복지인재원
4) 식품의약품안전처
5) 한국한의약진흥원

30

해외동포의 유해안장, 유해안장을 위한 주선 및 합동위령제에 관한 사항과 수목 및 시설물 등의 관리, 국내외 참배성묘객 안내와 성묘객에 대한 모국소개 등에 관한 업무를 관장하는 보건복지부 소속기관은?

1) 국립보건연구원
2) 국립망향의동산관리원
4) 대한적십자사
3) 오송생명과학단지지원센터
5) 한국보건산업진흥원

문제해설

28 목표관리
(Management by Objectives, MBO)
조직의 상하 구성원들이 참여의 과정을 통해 조직 단위와 구성원의 목표를 명확하게 설정하고, 그에 따라 생산활동을 수행하도록 한 뒤, 업적을 측정·평가함으로써 관리의 효율화를 기하려는 포괄적 조직관리 체제

답 3)

29
- 1998년 2월 28일보건복지부 외청으로 신설 → 2013년 3월 국무총리실 산하 기관인 식품의약안전처로 승격
- 보건복지부 산하 공공기관(2022.5.25.) : 국민건강보험공단, 국민연금공단, 건강보험심사평가원, 한국보건산업진흥원, 한국노인인력개발원, 한국사회보장정보원, 한국보건복지인재원, 국립암센터, 대한적십자사, 한국보건의료인국가시험원, 한국장애인개발원, 한국국제보건의료재단, 한국사회복지협의회, 국립중앙의료원, 한국보육진흥원, 한국건강증진개발원, 한국의료분쟁조정중재원, 한국보건의료연구원, 오송첨단의료산업진흥재단, 대구경북첨단의료산업진흥재단, 한국장기조직기증원, 한국한의약진흥원, 의료기관평가인증원, 국가생명윤리정책원, 한국공공조직은행, 아동권리보장원, 한국자활복지개발원, (재)한국보건의료정보원

답 4)

30 국립망향의동산관리원에 대한 설명이다.

답 2)

31

보건복지부 직제(2024.1.2.)로 옳은 것은?

1) 1실 5국
2) 1실 3국
3) 6국
4) 2실 3국
5) 4실 5국

32

다음 중 보건복지부 소속기관이 아닌 것은?

1) 국립정신건강센터
2) 오송생명과학단지지원센터
3) 안산산재병원
4) 국립망향의동산관리원
5) 건강보험분쟁조정위원회사무국

33

식품의약품안전처에 대한 설명으로 바른 것은?

1) 1998년 행정안전부 외청으로 신설되었다
2) 보건복지부산하기관인 식품의약품안전처로 승격되었다
3) 6개의 지방청과 17개의 지소가 있다
4) 소속기관으로 국립검역소가 있다
5) 현재 업무효율을 위해 식품의약품안전처로 변경되었다

34

한센병환자의 진료·요양·복지 및 자활지원과 한센병에 관한 연구업무 관장하는 보건복지부 소속기관은?

1) 국립재활원
2) 국립정신건강센터
3) 국립마산병원
4) 국립소록도병원
5) 국립춘천병원

문제해설

31
- 4실 : 기획조정실, 보건의료정책실, 사회복지정책실, 인구정책실
- 5국 : 건강보험정책국, 건강정책국, 보건산업정책국, 장애인정책국, 사회보장위원회사무국

답 5)

32
- 고용노동부 산하기관 : 근로복지공단 산재병원
- 보건복지부 소속기관 : 건강보험분쟁조정위원회사무국, 국립재활원, 국립정신병원(국립정신건강센터, 국립나주병원, 국립부곡병원, 국립춘천병원, 국립공주병원), 국립소록도병원, 오송생명과학단지지원센터, 국립망향의동산관리원

답 3)

33
1) 보건복지부외청
2) 국무총리실 산하기관
4) 식품의약품안전평가원, 6개 지방청, 17개 지소
5) 현재 식품의약품안전처

답 3)

34 국립소록도병원에 대한 설명이다.

답 4)

공중보건학

35

지방행정조직은 다음 중 어디에 소속하는가?

1) 행정안전부 2) 고용노동부
3) 보건복지부 4) 교육부
5) 기획재정부

36

다음 중 지방행정조직이 아닌 것은?

1) 복지건강국 2) 질병관리본부
3) 시·도립병원 4) 보건소
5) 보건지소

37

방역·검역 등 감염병에 관한 사무 및 각종 질병에 관한 조사·시험·연구에 관한 사무를 관장하는 기관은?

1) 국립재활원 2) 질병관리청
3) 오송생명과학단지지원센터 4) 한국건강증진재단
5) 국립중앙의료원

38

다음 중 질병관리청의 소속기관이 아닌 것은?

1) 국립보건연구원 2) 국립검역소
3) 권역별질병대응센터 4) 국립암센터
5) 국립마산병원

문제해설

35 지방조직은 행정안전부 산하에 소속한다. 보건복지부는 보건의료기술에 대한 지원만을 담당한다.

답 1)

36 지방행정조직

복지건강국, 복지환경국, 시·도립병원, 보건소, 보건지소

답 2)

37 질병관리청

- 방역·검역 등 감염병에 관한 사무 및 각종 질병에 관한 조사·시험·연구에 관한 사무를 관장하기 위하여 보건복지부장관 소속으로 질병관리청을 둔다.
- 소속기관 : 국립보건연구원, 국립검역소, 권역별질병대응센터, 국립마산병원(국립결핵병원), 국립목포병원(국립결핵병원)

답 2)

38 37번 해설내용 참조

국립암센터는 보건복지부 산하 공공기관

답 4)

39

다음 중 보건소의 소속 부서는?

1) 행정안전부　　2) 고용노동부
3) 보건복지부　　4) 교육부
5) 기획재정부

40

보건소 활동의 효시는?

1) 영국　　2) 독일
3) 프랑스　　4) 미국
5) 그리스

41

보건소에서 징수하는 수수료와 진료비는 무엇으로 정하는가?

1) 대통령령　　2) 행정안전부령
3) 건강보험공단 규칙　　4) 지방자치단체 조례
5) 보건소별 규칙

42

보건소 중 병원의 요건을 갖춘 보건소를 무엇이라 하는가?

1) 보건지소　　2) 보건의료원
3) 보건센터　　4) 지역의료원
5) 보건진료소

43

다음 중 보건행정의 말단 기관이며 최일선 조직은?

1) 한국건강증진재단　　2) 의원
3) 보건소　　4) 군
5) 복지건강국

문제해설

39 보건소

- 일반행정 : 설치운영 인사 재정 등 지방자치단체를 통하여 행정안전부의 감독
- 기술행정 : 업무상의 지도 감독 등 보건복지부의 지시

답 1)

40

- 보건소의 활동 효시 : 1862년 리버풀 시(영국)를 18개 지정구로 나누어 각 구에 방문간호사를 1명씩 배치하여 모자보건상담과 보건지도를 시작한 것이 처음
- 현대적 의미의 보건소 개념은 1920년 영국의 도우슨 위원회에 의하여 최초로 제창

답 1)

41 지역보건법 제14조 구정에 따라 보건소는 그 시설을 이용한 자, 진료를 받은 자 등으로부터 수수료 또는 진료비를 징수할 수 있다. 보건소에서 징수하는 수수료와 진료비는 보건복지부장관이 고시하는 요양급여비용내역의 기준에 따라 지자체 조례로 정하도록 하고 있다.

답 4)

42

- 보건소 중 병원의 요건을 갖춘 보건소는 보건의료원이라는 명칭으로 보건소의 기능과 병원의 기능 수행
- 보건소의 업무수행을 위하여 필요한 경우 읍·면마다 보건지소를 설치
- "농어촌 주민을 위한 특별조치법"에 의하여 의료취약지역에 보건진료소 설치

답 2)

43

- 보건소는 보건행정의 말단 기관이며 최일선 조직으로 대통령령이 정하는 기준에 따라 지방자치단체의 조례로 설치
- 사업수행 기관

답 3)

공중보건학

44

다음 중 보건소의 업무에 해당되지 않는 것은?

1) 감염병의 예방 및 관리
2) 공중위생 및 식품위생에 관한 사항
3) 의료인 및 의료기관에 대한 지도 등에 관한 사항
4) 응급의료에 관한 사항
5) 장기이식관리에 관한 업무 관장

45

우리나라 보건소가 설치되어 있는 행정 단위는?

1) 시·도
2) 시·군·구
3) 읍·면
4) 산간지역
5) 도서지역

46

다음 중 보건소에서 제공하는 지역보건의료서비스에 해당하는 것은?

1) 난임의 예방 및 관리
2) 검역소 운영 및 관리
3) 치매 진단 및 치료
4) 산업재해 예방 및 교육
5) 취약계층 의료비 지원 및 공제

47

서울에 시범보건소가 처음으로 설치된 때는?

1) 조선 중기
2) 조선 말기
3) 일제강점기
4) 미군정 시대
5) 6·25전쟁 후

문제해설

44 5) 질병관리본부의 업무(장기이식관리센터)

답 5)

45 시·군·구에 대통령령으로 정하는 기준에 따라 해당 지방자치단체의 조례로 보건소를 설치

답 2)

46 지역주민의 건강증진 및 질병예방·관리를 위한 다음 각 목의 지역보건의료서비스의 제공

가. 국민건강증진·구강건강·영양관리사업 및 보건교육
나. 감염병의 예방 및 관리
다. 모성과 영유아의 건강유지·증진
라. 여성·노인·장애인 등 보건의료 취약계층의 건강유지·증진
마. 정신건강증진 및 생명존중에 관한 사항
바. 지역주민에 대한 진료, 건강검진 및 만성질환 등의 질병관리에 관한 사항
사. 가정 및 사회복지시설 등을 방문하여 행하는 보건의료 및 건강관리사업
아. 난임의 예방 및 관리

답 1)

47
- 해방 후 미군정시대인 1946년 10월 시범보건소가 서울에 설치
- 1956년 12월 13일 우리나라에서 처음으로 보건소법이 제정

답 4)

48

지역보건의료기관이 아닌 것은?

1) 보건소
2) 보건의료원
3) 보건지소
4) 건강생활지원센터
5) 질병예방센터

49

사회보장의 궁극적 목적이 아닌 것은?

1) 최저생활의 보장
2) 국민경제의 안정
3) 소득재분배 효과
4) 실업해결
5) 사회통합

50

다음 중 사회보장제도가 아닌 것은?

1) 건강보험
2) 생명보험
3) 고용보험
4) 의료급여
5) 국민연금

51

다음 사회보장 중 공적부조(공공부조)에 해당하는 것은?

1) 소득보장
2) 의료보장
3) 기초생활보장
4) 사회복지서비스
5) 보건의료서비스

52

다음 중 사회보험에 해당하지 않는 것은?

1) 연금
2) 의료급여
3) 실업보험
4) 건강보험
5) 산업재해보상보험

문제해설

48 "지역보건의료기관"이란 지역주민의 건강을 증진하고 질병을 예방·관리하기 위하여 이 법에 따라 설치·운영하는 보건소, 보건의료원, 보건지소 및 건강생활지원센터를 의미한다.

답 5)

49 **사회보장의 궁극적 목적**

최저생활의 보장, 국민경제의 안정, 소득재분배 효과, 사회통합

답 4)

50 생명보험은 원하는 개인이 보험회사에 가입하는 민간보험

답 2)

51
- 사회보험 : 소득보장(연금과 고용보험), 의료보장(건강보험과 산업재해보상보험)
- 공적부조(공공부조) : 기초생활보장(생활보호), 의료급여(의료보호)
- 공공서비스 : 사회복지서비스, 보건서비스(개인보건서비스와 공공보건서비스)

답 3)

52 소득보장(연금과 고용보험), 의료보장(건강보험과 산업재해보상보험)

답 2)

53

다음은 사회보장 중 사회보험에 대한 설명이다. 바르지 않은 것은?

1) 보험의 방식으로 보장하는 제도이다
2) 일시에 과중한 부담을 사전에 준비하는 제도이다
3) 강제(당연)적용이다
4) 본인의 부담금은 없다
5) 본인이 지출하는 것 이상으로 서비스를 받을 수 있다

54

공적부조에 대한 내용으로 바르지 않은 것은?

1) 덴마크(20세기 초)에서 생긴 제도
2) 국가가 재정자금으로 보호하여 주는 일종의 구빈제도
3) 소득이 낮고 수입이 적은 사람들을 대상으로 생존권을 보장
4) 최저한의 생활보장을 하는 경제적 보호
5) 재정은 시민단체가 부담

55

고구려 진대법, 고려의 의창, 조선의 상평창 및 활인서 등의 설치 주목적은 무엇인가?

1) 가난 구제
2) 질병 예방
3) 검역
4) 외교
5) 보건 교육

56

우리나라 사회보장제도와 관련이 없는 것은?

1) 춘추관
2) 진대법
3) 의창
4) 상평창
5) 활인서

문제해설

53 사회보험
- 소득보장(연금과 고용보험), 의료보장(건강보험과 산업재해보상보험)
- 본인의 부담과 국가나 공공단체 등의 보조금이 있어 본인이 지출하는 것 이상으로 서비스를 받을 수 있음

답 4)

54 재정은 국가나 지방자치단체가 부담

답 5)

55 우리나라에서의 사회보장에 관하여 마련된 제도는 주로 가난을 구제하기 위하여 만들어진 제도로 고구려 진대법, 고려의 의창, 조선의 상평창 및 활인서 등은 주로 가난을 구제하는 데 목적

답 1)

56 춘추관

조선시대에 시정(時政)을 기록하는 일을 맡아보던 관청

답 1)

57

건강보험의 특성이 아닌 것은?

1) 의료사고에 대한 위험을 건강보험 가입자에게 매우 낮은 율로 분산
2) 가입 후 일정기간 이상이 되어야 효력이 발생되는 장기보험
3) 일시에 과중한 부담을 경감시키는 데 목적
4) 부의 재분배 효과
5) 가입이 강제(당연적용)

58

사회보장 중 공공서비스와 관련이 없는 내용은?

1) 대상자에 대하여 국가나 지방자치단체에서 직접서비스
2) 직접 비용을 부담하지 않음
3) 대상자 전체나 국민 전체가 공공서비스의 대상자
4) 노령연금, 장애자 연금, 환경위생사업, 위생적인 급수사업, 전염병관리사업 등
5) 소득이 적은 대상자에 대하여 직접서비스

59

세계보건의 날은?

1) 4월 7일
2) 4월 20일
3) 8월 17일
4) 6월 5일
5) 10월 2일

60

국제연합(UN)의 보건전문기관인 세계보건기구(WHO, World Health Organization)가 탄생한 해는?

1) 1919년
2) 1936년
3) 1948년
4) 1950년
5) 1973년

문제해설

57 사람을 대상으로 하는 인적보험이며 가입 즉시 효력이 발생되는 단기보험

답 2)

58 공공서비스

소득의 많고 적음에 관계없이 대상자에 대하여 국가나 지방자치단체에서 직접 서비스를 하는 것

답 5)

59
- 4월 20일 : 장애인의 날
- 10월 2일 : 노인의 날
- 6월 5일 : 환경의 날

답 1)

60 1948년 4월 7일 UN의 보건전문기관으로 탄생 → 4월 7일 세계보건의 날

답 3)

61

국제연합(UN)의 경제사회이사회 산하 보건전문기관은 무엇인가?

1) 범미보건기구(PAHO)
2) 식량 및 농업기구(FAO)
3) 국제노동기구(ILO)
4) 유엔개발계획(UNDP)
5) 세계보건기구(WHO)

62

세계보건기구의 본부가 있는 곳은?

1) 독일 베를린
2) 미국 뉴욕
3) 캐나다 오타와
4) 스위스 제네바
5) 이탈리아 로마

63

WHO의 기능으로 옳은 것은?

1) 감염병 관리
2) 사회보장 수준 평가
3) 암치료 사업
4) 보건통계프로그램 개발
5) 노동실태 파악

64

우리나라가 WHO에 가입한 해는?

1) 1919년
2) 1936년
3) 1949년
4) 1950년
5) 1973년

문제해설

61 세계보건기구

국제연합(UN)의 보건전문기관

답 5)

62 세계보건기구 (WHO, World Health Organization)

- 2014년 현재 194개 회원국
- 본부 : 스위스 제네바

답 4)

63 WHO의 기능

- 국제간의 감염병 검역대책
- 각종 보건문제에 대한 협의, 규제 및 권고안 제정
- 식품, 약물 및 생물학적 제제에 대한 국제적 표준화
- 과학자 및 전문가들의 협력에 의한 보건의료 과학의 발전 사업
- 보건통계 자료 수집 및 의학적 조사 연구사업
- 공중보건과 의료 및 사회보장 향상 사업
- 의료봉사(회원국의 요청이 있을 경우)
- 모자보건의 향상
- 감염병 관리
- 진단검사 기준의 확립
- 환경위생, 산업보건 개선사업
- 재해예방
- 정신보건 향상
- 보건요원의 훈련 및 기술협력사업

답 1)

64

- 우리나라는 1949년 8월 17일 65번째로 가입
- 북한은 1973년 5월 19일에 138번째 회원국으로 가입

답 3)

65

우리나라가 속해있는 WHO의 지역과 지역사무소 본부로 옳은 것은?

1) 동지중해지역 : 본부는 이집트의 알렉산드리아
2) 동남아시아지역 : 본부는 인도의 뉴델리
3) 서태평양지역 : 본부는 필리핀의 마닐라
4) 범미주지역(남북아메리카지역) : 본부는 미국의 워싱턴
5) 유럽지역 : 본부는 덴마크의 코펜하겐

66

WHO는 세계를 몇 개 지역으로 나누어 지역사무소를 운영하는가?

1) 4개 지역
2) 6개 지역
3) 8개 지역
4) 10개 지역
5) 12개 지역

67

세계보건기구의 지역사무소 중 북한이 속해있는 곳은?

1) 동지중해지역
2) 동남아시아지역
3) 서태평양지역
4) 범미주지역
5) 유럽지역

68

다음 중 세계보건기구의 주요 기능으로 볼 수 없는 것은?

1) 감염병 관리
2) 공중보건과 의료 및 사회보장 향상 사업
3) 모자보건의 향상
4) 의료인 및 의료기관에 대한 지도
5) 재해예방

문제해설

65
- 세계를 6개 지역으로 나누어 지역사무소를 운영
- 우리나라는 서태평양지역, 북한은 동남아시아지역에 소속
- 아프리카지역 : 본부는 콩고의 브라자빌

답 3)

66 세계를 6개 지역으로 나누어 지역사무소를 운영

답 2)

67 우리나라는 서태평양지역, 북한은 동남아시아지역에 소속

답 2)

68 세계보건기구의 주요기능
- 국제적인 보건사업의 조정 및 지휘, 회원국에 대한 기술지원 및 자료의 제공, 전문가의 파견에 의한 기술자문활동 등
- 국제간의 감염병 검역대책, 모자보건의 향상, 환경위생, 산업보건 개선사업…

4) 의료인 및 의료기관에 대한 지도 등에 관한 사항은 보건소의 업무이다.

답 4)

공중보건학

69

다음 중 유엔국제아동긴급기금은?

1) PAHO
2) FAO
3) ILO
4) UNDP
5) UNICEF

70

최초 사회보장을 실시한 나라는?

1) 독일
2) 영국
3) 미국
4) 이탈리아
5) 스웨덴

71

최초의 사회보장에 관한 법을 제정한 나라는?

1) 독일
2) 영국
3) 미국
4) 이탈리아
5) 스웨덴

72

다음에서 설명하는 의료비 지불형태는 무엇인가?

> 막창자꼬리절제술은 진료한 양에 관계없이 45만 원을 일정하게 지급한다.

1) 굴신법(sliding scale)
2) 시술점수제(fee-for-service)
3) 인두제(capitation)
4) 포괄수가제(diagnosis related group)
5) 봉급제(sallary)

문제해설

69 범미보건기구(PAHO), 식량 및 농업기구(FAO), 국제노동기구(ILO), 유엔개발계획(UNDP)

답 5)

70 독일의 Bismark(1883)에 의하여 사회보험의 성격을 가진 건강보험(질병보험)을 만듦

답 1)

71 미국(1935)에서 사회보장법 제정

답 3)

72 **포괄수가제(diagnosis related group)**
- 질병을 집단으로 묶어 일정액을 지불하는 방법
- 미리 책정된 일정액의 진료비를 지급

답 4)

73

다음에서 설명하는 의료비 지불형태는 무엇인가?

> 미리 책정된 일정액의 진료비를 지급함으로 과잉진료를 방지할 수 있으나 의료서비스 제공이 최소화되고 규격화되며 치료 난이도를 고려하지 않고 지불되는 문제점이 있다.

1) 인두제
2) 포괄수가제
3) 굴신법
4) 행위별수가제
5) 봉급제

74

다음에서 설명하는 의료비 지불형태는 무엇인가?

> 일반적으로 1차 진료기관에 등록된 환자 수에 따라 보상하는 방식으로 영국의 개업 의사들에게 사용되며, 자원의 낭비가 적게 된다.

1) 굴신법(sliding scale)
2) 시술점수제(fee-for-service)
3) 인두제(capitation)
4) 봉급제(sallary)
5) 포괄수가제(diagnosis related group)

75

우리나라의 건강보험에서의 전형적인 의료비 지불형태는?

1) 굴신법(sliding scale)
2) 시술점수제(fee-for-service)
3) 인두제(capitation)
4) 포괄수가제(diagnosis related group)
5) 봉급제(sallary)

문제해설

73 포괄수가제는 미리 책정된 일정액의 진료비를 지급함으로 과잉진료를 방지할 수 있는 의료비 지불형태이다.

답 2)

74 인두제(capitation)

방문당, 질병당 또는 사람당 일정액을 보상, 일반적으로 1차 진료기관에 등록된 환자 수에 따라 보상하는 방식, 영국의 개업 의사들에게 사용, 자원의 낭비가 적음

답 3)

75
- 시술점수제(fee-for-service, 행위별수가제 또는 성과불제) : 시술한 양에 따라서 단위수가를 곱하여 합산하는 방법, 적극적인 진료가 이루어지며 환자의 입장에서도 치료받은 만큼에 대하여 그 비용을 부담하므로 의사 및 환자가 받아들이기 쉽지만 간혹 과잉진료가 이루어질 수 있음
- 부분적으로 포괄수과제 실시

답 2)

76

의료비 지불형태 중 시술한 양에 따라서 단위수가를 곱하여 합산하는 방법은?

1) 인두제
2) 행위별수가제
3) 굴신법
4) 봉급제
5) 포괄수가제

77

의료비 지불형태 중 관료적인 형태로 서비스가 제공되고 자율성이 결여될 수 있는 것은?

1) 인두제
2) 행위별수가제
3) 굴신법
4) 봉급제
5) 포괄수가제

78

의료서비스 제공이 최소화 되고 규격화되며 치료 난이도를 고려하지 않고 지불되는 의료비 지불형태는?

1) 인두제
2) 행위별수가제
3) 굴신법
4) 봉급제
5) 포괄수가제

79

의료행위에 대하여 여유 있는 환자에게는 넉넉히 받고 여유가 없는 환자에게는 저렴하게 받거나 무료로 진료를 해주는 의료비 지불형태는?

1) 굴신법(sliding scale)
2) 시술점수제(fee-for-service)
3) 인두제(capitation)
4) 포괄수가제(diagnosis related group)
5) 봉급제(sallary)

문제해설

76 시술점수제(fee-for-service, 행위별수가제 또는 성과불제)

- 시술한 양에 따라서 단위수가를 곱하여 합산하는 방법
- 제공된 의료서비스 하나하나에 대해 사용량과 가격을 계산하여 의료비 산정

답 2)

77 봉급제의 문제점

관료적인 형태로 서비스 제공, 자율성 결여, 진료의 계속성 유지 곤란(시간제 근무), 의료인 조기 이탈 발생(보수, 승진 불만)

답 4)

78 포괄수가제

미리 책정된 일정액의 진료비를 지급함으로 과잉진료를 방지할 수 있음

답 5)

79 굴신법(sliding scale)

의료행위에 대하여 여유 있는 환자에게는 넉넉히 받고 여유가 없는 환자에게는 저렴하게 받거나 무료로 진료를 해주는 것

답 1)

80

요양급여 실시사항이 아닌 것은?

1) 진찰·검사　　2) 약재·치료재료의 지급
3) 교육　　4) 예방·재활
5) 이송

81

다음 중 현물급여가 아닌 것은?

1) 요양비　　2) 요양급여
3) 출산비　　4) 장제비
5) 장애인보장구급여비

82

다음 (　　)에 들어갈 말로 알맞은 것은?

> 국민건강보험은 국민의 질병·부상에 대한 예방·진단·치료·재활과 출산·사망 및 (　　)에 대하여 보험 급여를 심시함에 목적이 있다.

1) 건강증진　　2) 보건교육
3) 간호　　4) 빈곤
5) 미용

83

사회보험 징수통합이 이루어진 때는?

1) 1950년　　2) 1988년
3) 2002년　　4) 2011년
5) 2018년

문제해설

80 진찰·검사, 약재·치료재료의 지급, 처치·수술 기타의 치료, 예방·재활, 입원, 간호, 이송

답 3)

81
- 현물급여 : 요양기관에서 서비스(진료, 투약 등)를 받는 것
- 현금급여 : 급여를 현금으로 해주는 것
  예) 의료기관에서 분만을 하지 않는 경우 현금으로 주는 분만비 등

답 2)

82 국민건강보험의 목적

국민의 질병·부상에 대한 예방·진단·치료·재활과 출산·사망 및 건강증진에 대하여 보험 급여를 심시함

답 1)

83 2011년 1월 사회보험 징수통합(건강보험, 국민연금, 고용보험, 산재보험)

답 4)

84

국민건강보험법이 시행되고 의약분업이 전면 실시된 해는?

1) 1963년
2) 1977년
3) 1989년
4) 1998년
5) 2000년

85

우리나라 전국민의료보험이 실현된 해는?

1) 1963년
2) 1977년
3) 1989년
4) 1998년
5) 2000년

86

사회보험으로서의 의료보험이 처음 실시된 해는?

1) 1963년
2) 1977년
3) 1989년
4) 1998년
5) 2000년

87

건강보험급여에 관한 내용 중 다음 보기를 나타내는 말은?

> 의료보험과 의료기관이 미리 수가를 협정하고 가입자가 진료 받으면 의료비는 의료기관에서 직접 의료보험에 청구하여 지급받는 방식

1) 환불제
2) 직접진료제
3) 제삼자지불제
4) 정률부담제
5) 정액부담제

문제해설

84
- 1963년 의료보험법 제정
- 1977년 7월 사회보험으로서의 의료보험 처음 실시
- 1989년 7월 전국민의료보험 실현
- 1998년 10월 1일 국민의료보험관리공단 출범, 국민의료보험법 시행
- 2000년 7월 국민건강보험법 시행, 전국민의료보험 통합 및 의약분업 전면 실시

답 5)

85 1989년 7월 도시 자영자를 대상으로 도시 지역의료보험 실시, 전국민의료보험 실현

답 3)

86
- 1963년 의료보험법 제정
- 1977년 7월 사회보험으로서의 의료보험 처음 실시

답 2)

87 **제삼자지불제**

가입자는 필요할 때 진료를 받으면 되므로 진료비에 대한 부담이 적음, 의료기관에서는 진료비 청구업무가 발생

답 3)

88

다음 중 기초생활보장수급자와 일정 수준 이하의 저소득층을 대상으로 한 공적부조의 한 방법인 사회보장제도는?

1) 연금
2) 고용보험 건강보험
3) 의료급여
4) 사회복지서비스
5) 보건소비스

89

의료급여 수급권자의 기준은 누가 정하는가?

1) 대통령
2) 국무총리
3) 보건복지부장관
4) 고용노동부장관
5) 시장·군수·구청장

90

의료급여 1종 수급권자에 해당하지 않는 것은?

1) 국가유공자
2) 망명자
3) 중요무형문화재
4) 의상자 및 의사자 유족
5) 18세 미만 국내 입양 아동

91

의료급여 2종 수급권자는?

1) 의사상자
2) 이재민
3) 북한이탈주민
4) 국가유공자
5) 국민기초생활보장대상자(근로능력 가구)

문제해설

88 **공적부조(공공부조)**
기초생활보장(생활보호), 의료급여(의료보호)

답 3)

89 보건복지부장관이 정한 기준에 따라 시장·군수·구청장이 의료급여신청자의 소득재산 등을 조사하여 기준에 맞는 자를 1종 및 2종으로 구분, 매년 책정

답 3)

90
- 국민기초생활보장법에 의한 수급권자 중 근로능력이 없는 자만으로 구성된 세대의 구성원
- 국가유공자, 중요무형문화재, 이재민
- 의상자 및 의사자 유족
- 북한이탈 주민, 5·18광주민주화운동 관련자
- 18세 미만 국내 입양 아동
- 행려환자

답 2)

91
- 1종 수급권자
  - 국민기초생활보장법수급자 : 근로무능력 가구, 희귀난치성질환 중증질환(암환자, 중증화상환자만 해당) 등록자, 시설수급자
  - 행려환자
  - 타법적용자 : 이재민, 의상자 및 의사자, 입양아동(만18세 미만), 국가유공자, 국가무형문화재보유자, 북한이탈주민(새터민), 518민주화운동 관전자, 노숙인
- 2종 수급권자
  - 국민기초생활보장대상자 중 1종 수급 대상이 아닌 가구

답 5)

공중보건학

92

2차 의료급여기관에 해당하는 것은?

1) 치과의원
2) 조산원
3) 의원
4) 병원
5) 보건진료소

93

다음 중 1차 의료급여기관에 해당하지 않는 것은?

1) 한의원
2) 조산원
3) 보건소
4) 약국
5) 요양병원

94

현재 건강보험의 급여 일수는?

1) 30일
2) 100일
3) 200일
4) 300
5) 일수의 제한 없음

95

상급종합병원에서 1단계 요양급여를 받을 수 있는 경우가 아닌 것은?

1) 응급환자
2) 분만
3) 치과 진료
4) 암환자 진료
5) 가정의학과 진료

문제해설

92
- 제2차 의료급여기관 : 병원, 치과병원, 한방병원, 요양병원, 종합병원
- 제3차 의료급여기관 : 제2차 의료급여기관 중에서 보건복지부장관이 지정하는 의료기관(상급종합병원)

답 4)

93 제1차 의료급여기관

의원, 치과의원, 한의원, 조산원, 보건소·보건의료원·보건지소, 보건진료소, 약국

답 5)

94 현재 건강보험의 급여 일수의 제한은 없음

답 5)

95 상급종합병원에서 1단계 요양급여를 받을 수 있는 경우 : 응급환자인 경우, 분만의 경우, 치과에서 요양급여를 받는 경우, 등록 장애인 또는 단순 물리치료가 아닌 작업치료·운동치료 등의 재활치료가 필요하다고 인정되는 자가 재활의학과에서 요양급여를 받는 경우, 가정의학과에서 요양급여를 받는 경우, 당해 요양기관에서 근무하는 가입자가 요양급여를 받는 경우, 혈우병환자가 요양급여를 받는 경우

답 4)

96

의료급여 수급권자가 약국에서 처방전 1매당 지불해야 할 본인 부담금은?

1) 면제
2) 100원
3) 300원
4) 500원
5) 1,000원

97

의료급여 수급권자가 의원에서 외래진료를 볼 때 지불해야 할 본인 부담금은?

1) 면제
2) 100원
3) 300원
4) 500원
5) 1,000원

문제해설

96 • 본인부담금

구분		1차(의원)	2차(병원, 종합병원)	3차(상급종합병원)	약국*
1종	입원	없음	없음	없음	-
	외래	1,000원	1,500원	2,000원	500원
2종	입원	10%	10%	10%	-
	외래	1,000원	15%	15%	500원

단, 보건복지부 장관이 고시하는 경증질환으로 종합병원 이상급 기관을 이용하는 경우 약국 본인부담은 약국 비용 총액의 3%에 해당하는 금액(정률제 부담)

• 다만, 본인부담 보상제 및 본인부담 상한제가 있어 아래 기준을 초과하는 경우 초과금액을 국가가 지원

본인부담 보상제 기준	• 1종 수급자 : 매 30일간 2만원을 초과한 경우, 초과금액의 50% 보상 • 2종 수급자 : 매 30일간 20만원을 초과한 경우, 초과금액의 50% 보상
본인부담 상한제 기준	• 1종 수급자 : 매 30일간 5만원을 초과한 경우, 초과금액 전액 • 2종 수급자 : 연간 80만원을 초과한 경우, 초과금액 전액. 다만, 요양병원에 240일을 초과하여 입원하는 경우 연간 120만원으로 함 * 본인부담금 보상제를 선 적용한 후 본인부담금이 일정 수준(상한기준액)을 초과한 경우

답 4)

97 96번 해설내용 참조

답 5)

공중보건학

98

다음 (   )에 들어갈 숫자로 맞는 것은?

> 장기요양보험의 급여대상은 신청대상 중 (   )세 이상 노인 또는 치매, 중풍, 파킨슨병 등 노인성 질병으로 6개월 이상의 기간 동안 혼자서 일상생활을 수행하기 어려운 자로 한다. 또한, 1등급~(   )등급으로 구분하여 지원한다.

1) 64, 3
2) 65, 5
3) 68, 6
4) 70, 8
5) 80, 10

문제해설

98 급여대상

- 신청대상 중 65세 이상 노인 또는 치매, 중풍, 파킨슨병 등 노인성 질병으로 6개월 이상의 기간 동안 혼자서 일상생활을 수행하기 어려운 자
- 1~5등급으로 구분 지원

답 2)

99

노인장기요양보험이 실시된 해는?

1) 2002년
2) 2004년
3) 2006년
4) 2008년
5) 2010년

99 2008년 7월 실시

답 4)

100

다음 중 장기요양보험의 급여내용에 해당하는 것은?

1) 장해급여
2) 재가급여
3) 상병보상연금
4) 장의비
5) 직업재활급여

100 장기요양보험의 급여는 시설급여, 재가급여, 특별현금급여가 있고 산업재해보상보험의 종류에는 요양급여, 휴업급여, 장해급여, 유족급여, 상병보상연금, 장의비, 간병급여, 직업재활급여가 있다.

- 시설급여 : 노인의료복지시설(노인전문병원 제외)에 장기간동안 입소하여 신체활동지원, 심신기능의 유지·향상을 위한 교육·훈련 등을 제공하는 요양급여
- 재가급여 : 가정을 방문하여 신체활동, 가사활동, 목욕, 간호 등을 제공받거나 주·야간보호센터 이용, 복지용구 구입 또는 대여 등을 하는 경우
- 특별현금급여 : 가족요양비, 특례요양비, 요양병원간병비

답 2)

101

다음은 장기요양인정 신청절차이다. (   )에 들어갈 곳은?

> 장기요양인정신청 및 방문조사(   ) → 장기요양인정 및 장기요양등급판정(등급판정위원회) → 장기요양인정서·표준장기요양이요계획서 송부(국민건강보험공단) → 장기요양급여이용계약 및 장기요양 급여제공(장기요양기관)

1) 국민건강보험공단
2) 동사무소
3) 구청
4) 법원
5) 병원

102

장기요양보험 신청대상으로 옳은 것은?

1) 60세 미만
2) 60세 이상
3) 63세 이상
4) 65세 이상
5) 70세 이상

103

국민연금 가입 대상자로 옳은 것은?

1) 공무원
2) 전 국민
3) 국내 거주 18~60세 미만의 국민
4) 65세 이상의 노인
5) 해외동포

문제해설

101 장기요양인정절차는 먼저 국민건강보험공단에 장기요양인정을 신청하고 이어서 공단 직원의 방문에 의한 인정 조사 실시

답 1)

102 신청대상

장기요양보험 가입자와 그 피부양자, 65세 이상과 64세 이하 노인성 질병이 있는 의료급여 수급권자

답 4)

103 국민연금 가입 대상자

- 국내 거주 18~60세 미만의 국민
- 공무원(공무원연금), 군인(군인연금), 사립학교 교원(사립학교교원연금)은 제외

답 3)

104

고용보험과 관련이 없는 내용은?

1) 실업의 예방 및 고용 촉진
2) 근로자의 직업능력 개발
3) 국가의 직업지도 및 직업소개 기능 강화
4) 실업 근로자의 급여 실시
5) 10인 이상 근로자를 고용하는 사업에 적용

105

다음 중 국민기초생활보장에 해당하지 않는 것은?

1) 여가급여
2) 생계급여
3) 주거급여
4) 의료급여
5) 해산급여

106

산업재해보상보험에 관한 내용이 아닌 것은?

1) 산업재해보상법의 경영주체는 정부
2) 보험급여 종류는 8종
3) 업무상 부상에 대하여만 적용
4) 상시 근로자 1인 이상의 사업장은 강제 적용
5) 근로복지 공단에서 산재보험 관리운영을 담당

107

산업재해보상보험의 종류에 해당하지 않는 것은?

1) 요양급여
2) 휴업급여
3) 상병보상연금
4) 시설급여
5) 직업재활급여

문제해설

104 근로자를 고용하는 모든 사업에 적용
답 5)

105 생계급여, 주거급여, 의료급여, 교육급여, 해산급여, 장제급여, 자활급여 등
답 1)

106 업무상 부상은 물론이고 업무상 질병에 대하여도 적용
답 3)

107 산업재해보상보험의 종류
요양급여, 휴업급여, 장해급여, 간병급여, 유족급여, 상병보상연금, 장의비, 직업재활급여
답 4)

108

산업재해보상보험의 경영주체는?

1) 근로자 2) 사업주
3) 노동조합 4) 보건소
5) 정부

109

산업재해보상보험의 휴업급여 비율은?

1) 평균임금의 30% 2) 평균임금의 50%
3) 평균임금의 70% 4) 평균임금의 80%
5) 평균임금의 100%

110

산업재해보상보험은 근로자 수 몇 명 이상의 모든 사업장 적용되는가?

1) 1인 2) 3인
3) 5인 4) 10인
5) 30인

111

산업재해로 인한 요양급여를 받기위한 요양 기준은?

1) 1일 이상의 요양 2) 2일 이상의 요양
3) 3일 이상의 요양 4) 4일 이상의 요양
5) 5일 이상의 요양

문제해설

108 산업재해보상보험의 경영주체는 정부이다.

답 5)

109 휴업급여 : 요양(질병치료)으로 인하여 취업하지 못하는 기간이 4일 이상인 경우에 1일에 대하여 평균 임금의 100분의 70에 해당하는 금액을 지급

답 3)

110
- 이후 2000년 7월 「산업재해보상보험법 시행령」에 따라 근로자 수 1명 이상의 모든 사업장에 산재보험이 확대 적용
- 농업·임업(벌목업 제외)·어업·수렵업의 경우 상시근로자 5인 이상의 사업장이 산재보험 가입대상이기 때문에, 5인 미만인 농장이나 목장 등의 개인사업장은 산업재해 시 보상을 받지 못하며(단, 5인 미만의 법인사업장은 허용), 총 공사금액 2,000만 원 미만의 건설공사, 연면적 $100m^2$ 이하 건축물의 건축, 연면적 $200m^2$ 이하 건축물의 수리공사 등은 면허업자가 행하는 공사에 대해서만 가입대상

답 1)

111 요양급여 : 재해로 인하여 4일 이상의 요양을 필요

답 4)

공중보건학

112

상병보상연금은 요양이 시작된지 ( )년이 경과한 이후에도 상병이 치유되지 아니하고 폐질의 상태가 지속될 때에 휴업급여 대신에 지급한다. ( )에 들어갈 숫자는?

1) 1년
2) 2년
3) 3년
4) 4년
5) 5년

113

다음 중 원칙적으로 사업주가 보험료를 전액 부담하는 보험은?

1) 건강보험
2) 국민연금
3) 고용보험
4) 사학연금
5) 산업재해보상보험

114

처음으로 출생과 사망, 질병 발생에 대한 인구 통계학적인 수량분석을 실시한 사람은?

1) John Graunt
2) Malthus
3) Cannan
4) Francis Place
5) Thompson

115

다음 중 시공공동체의 개념을 갖고 있는 것은?

1) 인종
2) 국민
3) 인구
4) 민족
5) 시민

문제해설

112 상병보상연금 : 요양이 시작된 지 2년이 경과한 이후에도 상병이 치유되지 아니하고 폐질의 상태가 지속될 때에 휴업급여 대신에 지급

답 2)

113 산업재해보상보험사업에 소요되는 재원인 보험료는 원칙적으로 사업주가 전액 부담

답 5)

114 John Graunt(영국, 1662년)

- 인구학과 보건통계학의 최초 논문 발표
- 처음으로 출생과 사망, 질병 발생에 대한 인구 통계학적인 수량분석을 실시, 인구성장 및 변화와 관련된 현상을 실증적 자료를 이용하여 분석

답 1)

115

- 인구(시공공동체의 개념)
- 인종(생물학적·혈연적 중심의 유전공동체 개념)
- 국민(법적 중심의 국적 공동체 개념)
- 민족(문화적 정서의 공유에 따른 문화 공동체의 개념)

답 3)

116

자연인구증가율이 0인 가상적 인구는?

1) 개방인구
2) 폐쇄인구
3) 안정인구
4) 준안정인구
5) 정지인구

117

말더스주의와 관련이 없는 것은?

1) 식량에 의해 규제
2) 만혼
3) 도덕적 억제
4) 성적 순결
5) 피임법

118

다음 중 신 말더스주의에서 주장한 것은?

1) 도덕적 억제
2) 만혼 장려
3) 성적 순결 강조
4) 피임에 의한 산아조절
5) 국민소득 극대화

119

성비에 대한 설명으로 틀린 것은?

1) 여자 100명에 대한 남자수로 나타낸다
2) 남녀의 인구수는 늘 같다
3) 1차 성비는 태아의 성비를 말한다
4) 2차 성비는 출생 시의 성비를 말한다
5) 3차 성비는 현재 인구의 성비를 말한다

문제해설

116 안정인구에서 출생수와 사망수가 같아 자연인구증가율이 0인 가상적 인구

답 5)

117
- 규제의 원리 : 인구는 생존 자료인 식량에 의하여 규제
- 인구규제의 방법 : 도덕적 억제. 만혼, 성적 순결 강조

답 5)

118 말더스주의의 역기능으로 각종 사회범죄와 사회악이 발생 → Francis Place가 피임에 의한 산아조절을 주장

답 4)

119 성비＝남자수/여자수×100

답 2)

120

적정인구론을 주장한 사람은?

1) Graunt
2) Malthus
3) Thompson
4) Cannan
5) Place

121

사회경제적 증감이 없이 출생과 사망에 의해 형성되는 인구는?

1) 개방인구
2) 폐쇄인구
3) 안정인구
4) 준안정인구
5) 정지인구

122

연령별 출생률만 일정하게 유지되는 인구는?

1) 개방인구
2) 폐쇄인구
3) 안정인구
4) 준안정인구
5) 정지인구

123

인구증가에 따른 보건문제로 흔히 3M을 말하는데 3M을 바르게 조합한 것은?

1) 범죄, 질병, 빈곤
2) 공해, 빈곤, 자살
3) 스트레스, 우울, 빈곤
4) 영양장애, 이환, 사망
5) 범죄, 사망, 교통

문제해설

120 Edwin Cannan(영국)

주어진 여건에서 최대의 생산성을 유지하여 최고의 생활수준을 유지할 수 있는 인구 → 적정인구

답 4)

121 폐쇄인구

출생과 사망에 의해 형성되는 인구

답 2)

122 준안정인구

폐쇄인구에서 연령별 출생률만 일정하게 유지되는 인구

답 4)

123 3M

영양장애(malnutrition), 이환(morbidity), 사망(mortality)

답 4)

124

인구론을 체계화시켜 학문으로 성립한 사람은?

1) John Graunt
2) Malthus
3) Cannan
4) Francis Place
5) Thompson

125

다음 중 2차 성비를 의미하는 것은?

1) 국내 외국인 성비
2) 태아의 성비
3) 출생 시 성비
4) 사춘기 성비
5) 현재 인구 성비

126

다음에서 설명하는 인구론은 무엇인가?

> 인구의 과잉을 식량에 국한시킬 것이 아니라 생활수준에 둠으로써 주어진 여건 속에서 최고의 생활수준이 주어질 때 실질소득을 최대로 할 수 있다고 주장하였다.

1) 적정인구론
2) 말더스주의
3) 신말더스주의
4) 우생학
5) 인구파동의 원리

127

인구피라미드 중 생산층 인구가 전체인구의 50% 이상인 것은?

1) 피라미드형(pyramid form)
2) 종형(bell form)
3) 항아리형(pot form)
4) 별형(star form)
5) 기타형(guitar form)

문제해설

124 인구원리론

인구는 기하급수적으로 늘고 식량은 산술급수적으로 증가 → 인구 억제 필요

답 2)

125
- 1차 성비 : 태아의 성비
- 2차 성비 : 출생 시 성비
- 3차 성비 : 현재 인구 성비

답 3)

126 적정인구

주어진 여건에서 최대의 생산성을 유지하여 최고의 생활수준을 유지할 수 있는 인구

답 1)

127 별형(star form)

도시형, 유입형, 생산연령인구가 많이 유입, 생산층 인구가 전체인구의 50% 이상

답 4)

공중보건학

128

인구가 다수 유출되는 농촌형은 무엇인가?

1) 피라미드형(pyramid form) 2) 종형(bell form)
3) 항아리형(pot form) 4) 별형(star form)
5) 기타형(guitar form)

129

다음 중 인구정지형으로 가장 이상적인 인구형으로 여겨지는 것은?

1) 피라미드형(pyramid form) 2) 종형(bell form)
3) 항아리형(pot form) 4) 별형(star form)
5) 기타형(guitar form)

130

다음 중 인구감소형은?

1) 피라미드형(pyramid form) 2) 종형(bell form)
3) 항아리형(pot form) 4) 별형(star form)
5) 기타형(guitar form)

131

다음 중 인구증가형은?

1) 피라미드형(pyramid form) 2) 종형(bell form)
3) 항아리형(pot form) 4) 별형(star form)
5) 기타형(guitar form)

문제해설

128 기타형(guitar form)
농촌형, 유출형, 인구가 다수 유출되는 농촌, 생산층 인구가 전체 인구의 50% 미만

답 5)

129
- 종형 : 인구정지형, 가장 이상정인 인구형, 출생률과 사망률 낮은 형, 14세 이하의 인구가 65세 이상 인구의 2배 정도
- 피라미드형 : 인구증가형
- 항아리형 : 인구감소형
- 별형 : 인구유입형
- 기타형 : 인구유출형

답 2)

130
- 피라미드형 : 인구증가형
- 항아리형 : 인구감소형

답 3)

131
- 피라미드형 : 인구증가형
- 항아리형 : 인구감소형

답 1)

132

다음이 설명하는 인구피라미드의 형태는?

- 인구감소형으로 출생률이 사망률보다 낮은 형태이다.
- 14세 이하의 인구가 65세 이상의 2배 이하이다.

1) 피라미드형 2) 종형
3) 항아리형 4) 별형
5) 기타형

133

출생률이 높고 사망률이 낮은 형으로 14세 이하 인구가 65세 이상이 인구의 2배 이상인 인구형은?

1) 피라미드형(pyramid form) 2) 종형(bell form)
3) 항아리형(pot form) 4) 별형(star form)
5) 기타형(guitar form)

134

다음이 설명하는 인구형은?

- 인구정지형
- 가장 이상적인 인구형
- 출생률과 사망률이 낮은 형
- 14세 이하 인구가 65세 이상 인구의 2배 정도

1) 피라미드형 2) 종형
3) 항아리형 4) 기타형
5) 별형

문제해설

132 인구피라미드 중 평균수명이 높은 선진국에서 나타나는 항아리형에 대한 설명이다.

답 3)

133 피라미드형(pyramid form)

인구증가형, 인구가 증가할 잠재력, 출생률이 높고 사망률이 낮은 형, 14세 이하 인구가 65세 이상이 인구의 2배 이상

답 1)

134
- 인구형 중 종형에 대한 설명이다.
- 종형(인구정지형), 피라미드형(인구증가형), 항아리형(인구감소형), 별형(인구유입형), 기타형(인구유출형)

답 2)

135

14세 이하의 인구가 65세 이상 인구의 2배 정도인 인구형은?

1) 피라미드형(pyramid form) 2) 종형(bell form)
3) 항아리형(pot form) 4) 별형(star form)
5) 기타형(guitar form)

136

인구가 유입되는 도시형은?

1) 피라미드형(pyramid form) 2) 종형(bell form)
3) 항아리형(pot form) 4) 별형(star form)
5) 기타형(guitar form)

137

다음 중 생산연령인구를 가리키는 것은?

1) 20세 이상의 여자 2) 1세 미만
3) 1～14세 4) 15～64세
5) 65세 이후

138

노년층 인구의 연령에 해당하는 것은?

1) 20세 이상의 여자 2) 1세 미만
3) 1～14세 4) 15～64세
5) 65세 이상

문제해설

135 종형
인구정지형, 가장 이상정인 인구형, 출생률과 사망률 낮은 형, 14세 이하의 인구가 65세 이상 인구의 2배 정도
답 2)

136
• 별형 : 인구유입형
• 기타형 : 인구유출형
답 4)

137 생산연령인구(경제활동인구)
15～64세
답 4)

138
• 노년층인구 : 65세 이상
• 유년층인구 : 15세 미만
답 5)

139

노인인구(65세 이상)가 몇 퍼센트 이상일 때 고령(노령)사회라고 하는가?

1) 5% 2) 7%
3) 10% 4) 14%
5) 18%

140

65세 이상 노인인구가 몇 퍼센트 이상일 때 초고령[초노령]사회라고 하는가?

1) 5% 2) 10%
3) 15% 4) 20%
5) 25%

141

노령화지수가 몇 이상일 때 노령화사회로 분류되는가?

1) 10 2) 20
3) 30 4) 40
5) 50

142

노령화지수에서 유년층 인구에 해당하는 것은?

1) 5세 미만 2) 10세 미만
3) 15세 미만 4) 20세 미만
5) 25세 미만

문제해설

139 65세 이상의 노년인구가 7% 이상일 때 고령(노령)화 사회, 14% 이상일 때 고령(노령)사회

답 4)

140 65세 이상 인구가 7% 이상은 고령(노령)화 사회, 14% 이상은 고령(노령)사회, 20% 이상이면 초고령(초노령)사회

답 4)

141 노령화지수

$$= \frac{\text{노년층 인구(65세 이상)}}{\text{유년층 인구(15세 미만)}} \times 100$$

답 3)

142 노령화지수

$$= \frac{\text{노년층 인구(65세 이상)}}{\text{유년층 인구(15세 미만)}} \times 100$$

답 3)

공중보건학

143

부양비를 계산하는 계산식에서 분자에 해당하는 것은?

1) 전체인구
2) 1세 미만 인구와 15세 미만 인구
3) 15세 이상 인구와 65세 이하 인구
4) 15세 미만 인구와 65세 이상 인구
5) 65세 미만 인구와 70세 이상 인구

144

합계출산율 $\times \frac{\text{여아출생수}}{\text{총출생수}}$ 로 나타내어지는 것은 다음 중 무엇인가?

1) 조자연증가율
2) 인구증가율
3) 조출생율
4) 총재생산율
5) 순재생산율

145

순재생산율을 산출할 때 분모에 해당하는 것은?

1) 총재생산율
2) 가임연령 시 생존수
3) 여아출생수
4) 총출생수
5) 유입인구

146

다음 중 어머니의 사망을 고려한 것은?

1) 조자연증가율
2) 인구증가율
3) 연간인구증가율
4) 총재생산율
5) 순재생산율

문제해설

143 부양비

$= \frac{\text{15세 미만 인구+65세 이상 인구}}{\text{15세 이상 64세 이하 인구}} \times 100$

답 4)

144 총재생산율(어머니의 사망률을 무시)

15세부터 49세까지 1부인당 낳은 딸의 수 $\frac{\text{어머니의 연령별 여아출생수}}{\text{연령별 여자인구}}$ 의 15세부터 49세까지의 합계에 의하여 산출

$= \text{합계출산율} \times \frac{\text{여아출생수}}{\text{총출생수}}$

답 4)

145
- 순재생산율 : 총재생산율×가임연령시 생존수/여아출생수
- 재생산율 : 여자가 일생동안 낳은 여자 아이의 평균수
- 총재생산율 : 어머니의 사망률을 무시한 것
- 순재생산율 : 어머니 사망을 고려

답 3)

146 순재생산율(어머니의 사망을 고려)
=1.0 : 인구의 증감이 없는 상태
=1.0 이하 : 인구의 감소
=1.0 이상 : 인구의 증가

답 5)

147

여자 1명이 가임기간(15~49세) 동안 낳을 것으로 예상되는 평균 출생아 수를 나타내는 것은?

1) 총재생산율
2) 순재생산율
3) 합계 출산율
4) 연령별 출산율
5) 조출생률

148

다음 중 인구증가율 나타내는 것은?

1) $\frac{\text{출생수}}{\text{사망수}} \times 100$
2) $\frac{\text{자연증가}+\text{사회증가}}{\text{인구}} \times 100$
3) $\text{합계출산율} \times \frac{\text{여아출생수}}{\text{총출생수}}$
4) $\frac{\text{연말인구}-\text{연초인구}}{\text{연초인구}} \times 100$
5) 유입인구 − 유출인구

149

다음 중 인구증가지수(동태지수)에 해당하는 것은?

1) $\frac{\text{자연증가}+\text{사회증가}}{\text{인구}} \times 100$
2) $\frac{\text{연말인구}-\text{연초인구}}{\text{연초인구}} \times 100$
3) $\frac{\text{출생수}}{\text{사망수}} \times 100$
4) $\text{합계출산율} \times \frac{\text{여아출생수}}{\text{총출생수}}$
5) 유입인구 − 유출인구

문제해설

147 • TFR(합계출산율) = $\sum_{x=15}^{49} fx$
(fx : x세 여성의 출산율)
• TFR(합계출산율) = $\frac{\text{연령별 출산율 (15~49세)의 합}}{1,000}$

답 3)

148 인구증가=자연증가+사회증가

답 2)

149 증가지수(동태지수)
$= \frac{\text{출생수}}{\text{사망수}} \times 100$
or 조출생률과 조사망률의 비

답 3)

공중보건학

150

다음 중 계산식이 잘못된 것은?

1) 인구증가지수(동태지수) = $\frac{\text{출생수}}{\text{사망수}}$

2) 인구증가율 = $\frac{\text{자연증가}+\text{사회증가}}{\text{인구}} \times 100$

3) 연간 인구증가율 = $\frac{\text{연초인구}-\text{연말인구}}{\text{연말인구}} \times 100$

4) 사회증가 = 전입인구 − 전출인구

5) 자연증가 = 출생인구 − 사망인구

151

인구와 관련한 Blacker의 분류(5단계)에서 산업의 발달과 핵가족화 경향 국가에 해당하는 단계는 무엇인가?

1) 제1단계(고위정지기)
2) 제2단계(초기확장기)
3) 제3단계(후기확장기)
4) 제4단계(저위정지기)
5) 제5단계(감퇴기)

152

Blacker의 인구의 성장 단계 중 감소형 국가가 속해있는 단계는?

1) 제1단계
2) 제2단계
3) 제3단계
4) 제4단계
5) 제5단계

문제해설

150 연간 인구증가율

$= \frac{\text{연말인구}-\text{연초인구}}{\text{연초인구}} \times 100$

답 3)

151
- 제1단계(고위정지기) : 고출생률과 고사망률, 인구정지형, 후진국, 인구증가 잠재력 국가
- 제2단계(초기확장기) : 고출생률과 저사망률, 인구증가형, 경제개발 초기 국가들
- 제3단계(후기확장기) : 저출생률과 저사망률, 인구성장둔화형, 산업의 발달과 핵가족화 경향 국가

답 3)

152 제5단계(감퇴기)

출생률이 사망률보다 낮아져서 인구가 감소, 감소형

답 5)

153

국세조사를 최초로 실시한 나라는?

1) 스웨덴 2) 미국
3) 영국 4) 독일
5) 한국

문제해설

153 국세조사(인구통계조사)를 최초로 실시한 나라

1749년 스웨덴

답 1)

154

우리나라에서 실시하는 국세조사는 몇 년마다 진행되는가?

1) 1년 2) 2년
3) 3년 4) 4년
5) 5년

154 우리나라는 매 5년마다 11월 1일을 조사일로 사용하고 있다.

답 5)

155

인구의 사회증가는 무엇인가?

1) 조출생률－조사망률 2) 유입인구－유출인구
3) 출생인구－사망인구 4) 여아출생수＋가임여성수
5) 사망인구－여아출생수

155
- 사회증가 : 전입과 전출의 차이에서 오는 인구의 증가
  사회증가＝유입인구－유출인구
- 자연증가＝출생인구－사망인구
- 인구증가＝자연증가＋사회증가

답 2)

156

Blacker의 인구의 성장 단계 중 출생률과 사망률이 최저가 되어 인구증가가 정지된 단계는?

1) 제1단계 2) 제2단계
3) 제3단계 4) 제4단계
5) 제5단계

156 제4단계(저위정지기)

출생률과 사망률이 최저, 인구증가 정지형

답 4)

157

근대적 의미의 국세조사를 최초로 실시한 나라는?

1) 프랑스
2) 미국
3) 영국
4) 독일
5) 한국

158

다음 중 인구정태에 통계의 내용인 것은?

1) 사망
2) 이혼
3) 혼인
4) 출생
5) 국적

159

다음 중 인구동태 통계의 내용이 아닌 것은?

1) 인구의 크기
2) 사망
3) 출생
4) 혼인
5) 이혼

160

인구 조사에 있어 다음 중 인구정태에 관한 내용으로 옳은 것은?

1) 일정 기간의 개념
2) 주로 보건학에 활용
3) 전입, 전출 등에 의한 인구의 변동
4) 사망률, 출생률 등의 통계
5) 인구의 크기

문제해설

157 근대적 의미의 국세조사

1790년 미국

답 2)

158 인구정태

인구의 크기, 성별, 연령, 국적, 학력, 직업 구조에 관한 통계

답 5)

159 인구동태 통계

사망률, 출생률, 혼인율, 이혼율 등

답 1)

160 인구정태

- 인구 조사 일정 시점에 있는 인구의 상태를 말하는 것
- 인구의 크기, 자연적(성별, 연령), 사회적(국적, 학력), 경제적(직업) 구조에 관한 통계

답 5)

161

다음 중 우리나라 인구조사일은?

1) 3월 1일
2) 5월 1일
3) 7월 1일
4) 11월 1일
5) 12월 1일

162

우리나라 인구주택총조사는 몇 년마다 실시하는가?

1) 3년
2) 5년
3) 7년
4) 10년
5) 12년

163

인구조사의 기준인은 언제인가?

1) 1월 1일
2) 3월 1일
3) 7월 1일
4) 10월 1일
5) 12월 1일

164

우리나라 최초 근대적 의미의 국세조사(인구조사) 실시 연도는?

1) 1900년
2) 1919년
3) 1925년
4) 1930년
5) 1949년

문제해설

161
- 인구조사의 기준 : 1년 중 중앙일인 7월 1일 자정을 기하여 조사한 연앙인구를 사용
- 우리나라 : 매년 5년마다 실시. 11월 1일을 조사일로 사용(2010.11.1.)

답 4)

162 우리나라는 매년 5년마다 실시. 11월 1일을 조사일로 사용(2010.11.1.)

답 2)

163 인구조사의 기준은 1년 중 중앙일인 7월 1일 자정을 기하여 조사한 연앙인구를 사용

답 3)

164 1925년 일제강점하에서 국제조사 실시

답 3)

165

다음은 인구정책에 대한 설명 중 옳지 않은 것은?

1) 인구정책에는 조정정책과 대응정책이 있다
2) 질적조정정책은 우생학적 정책과 결부되어 있다
3) 개발도상국가에서는 인구대응정책이 인구정책의 대부분을 차지하고 있다
4) 도시 인구집중 억제정책은 인구조정정책이다
5) 산아제한 정책은 인구의 역도태 현상을 초래할 수 있다

166

다음 중 생명표에 사용되는 것이 아닌 것은?

1) 생존수
2) 사망수
3) 생존율
4) 출생률
5) 평균여명

167

다음 중 인구대응정책에 해당하는 것이 아닌 것은?

1) 식량정책
2) 공용정책
3) 교육정책
4) 주택정책
5) 인구이동정책

168

인구의 역도태 현상의 내용으로 맞는 것은?

1) 상류층에서만 가족계획 수용
2) 중산층에서만 가족계획 수용
3) 하류층에서만 가족계획 수용
4) 사회계층 간의 출산력이 같아짐
5) 인구의 자질 향상

문제해설

165 개발도상국가에서는 인구조정정책이 인구정책의 대부분을 차지

답 3)

166
- 출생과 사망에 의한 생명현상을 나타내는 방법. 생존과 사망자의 비율과 생존할 수 있는 수명이 어떻게 되는가를 표시
- 생존수, 사망수, 생존율, 사망률, 사력, 평균여명(기대여명)

답 4)

167
- 인구조정정책 : 인구변동에 영향을 주는 출생, 사망, 인구이동에 대해 직접적인 정책을 펴는 것
- 인구대응정책 : 인구변동의 결과로 야기되는 식량, 고용, 교육, 도시문제를 해결하기 위한 정책

답 5)

168 인구의 역도태 현상

산아제한에 의한 출산억제가 실시될 경우 사회·경제적으로 상류층에서 이를 수용하기 쉬우며, 이 현상이 장기간 계속될 경우 사회계층간의 출산력의 차이로 인구의 자질이 저하된다.

답 1)

169

다음 중 비교에너지대사율(작업대사율)에 대한 설명으로 틀린 것은?

1) 중노동은 7 이상
2) 작업대사량÷기초대사량
3) RMR 4에서는 작업시간이 60분 가능
4) 여성노동자의 주작업 근로강도는 가능한 2 이하
5) (작업 시 소비에너지-같은 시간의 안정 시 소비에너지)÷기초대사량

170

강노동에 해당하는 비교에너지대사율(relative metabolic rate : RMR, 작업대사율)은?

1) 1 이하
2) 1~2
3) 2~4
4) 4~7
5) 7 이상

171

다음 중 우리나라 근로기준법에서 근로자로 채용하지 못하는 자는?

1) 15세 미만자
2) 20세 미만자
3) 임산부
4) 18세 이상의 여성
5) 65세 이상자

172

고온노동－저온노동－심한노동에 특히 필요한 영양소를 순서대로 바르게 배열한 것은?

1) 단백질－지방－탄수화물
2) 비타민－단백질－식염
3) 지방－비타민－단백질
4) 식염－지방－칼슘
5) 칼슘－식염－탄수화물

문제해설

169 중노동은 RMR 4~7, 격노동은 7 이상

답 1)

170
- 경노동(경작업) : RMR 1 이하
- 중등노동(중등작업) : RMR 1~2
- 강노동 : RMR 2~4
- 중노동 : RMR 4~7
- 격노동 : 7 이상

답 3)

171 우리나라 근로기준법에서는 15세 미만자(초·중등교육법에 따른 중학교에 재학 중인 18세 미만인 자를 포함)는 근로자로 채용 금지

답 1)

172
- 식염 및 비타민 A·B·C(고온노동)
- 지방질과 비타민 A·B·C(저온노동)
- 비타민류와 칼슘(심한노동)

답 4)

173

산업보건의 목적과 관계가 가장 적은 것은?

1) 직업병 치료
2) 산업재해 예방
3) 작업환경의 정비
4) 근로자의 안전 유지 및 증진
5) 근로자의 보건 유지 및 증진

174

다음이 설명하는 법정 근로시간의 내용 중 (　　)에 들어갈 시간으로 바른 것은?

- 1주간의 근로시간은 휴게신간을 제외하고 (　　)시간을 초과할 수 없다.
- 1일의 근로시간은 휴게시간을 제외하고 (　　)시간을 초화할 수 없다.

1) 52, 4
2) 48, 1
3) 45, 12
4) 40, 8
5) 35, 6

175

휴게시간을 제외하고 1일 초과할 수 없는 법정 근로시간은?

1) 5시간
2) 8시간
3) 9시간
4) 12시간
5) 40시간

176

산업보건의 범위와 거리가 먼 것은?

1) 근로자의 영양 관리
2) 산업장 밖의 환경 정비
3) 산업피로와 재해 방지
4) 보호구 개발과 착용
5) 산업의 합리화

문제해설

173 산업보건

작업조건으로 인한 질병을 예방하고 건강에 유해한 작업조건으로부터 근로자를 보호하며 근로자들이 정서적으로나 생리적으로 알맞은 작업조건에서 일하도록 배치하는 것이 주목적

답 1)

174 1주 근로시간 40시간 초과 불가, 1일 근로시간은 휴게시간을 제외하고 8시간 초과 불가

답 4)

175
- 1주간의 근로시간은 휴게시간을 제외하고 40시간을 초과 불가, 1일의 근로시간은 휴게시간을 제외하고 8시간을 초과 불가
- 당사자 간에 합의하면 1주간에 12시간을 한도로 근로시간을 연장 가능

답 2)

176 산업보건에서 다루어야 할 기초적인 과제

작업환경의 정비, 여성과 연소근로자보호, 산업피로와 재해 방지, 보호구 개발과 착용, 산업의 합리화, 산업심리, 근로자의 영양 관리, 직업병 관리 및 공업중독 대책, 근로자 보건관리 등

답 2)

177

당사자 간 합의가 있으면 1주에 몇 시간을 한도로 근로시간 연장이 가능한가?

1) 1시간
2) 4시간
3) 8시간
4) 10시간
5) 12시간

178

근로시간이 8시간인 경우 준수 휴게시간은?

1) 20분 이상
2) 30분 이상
3) 40분 이상
4) 50분 이상
5) 60분 이상

179

여성근로자의 보호대책으로 바르지 않은 것은?

1) 여성의 특성에 맞는 직종 및 작업에 적정배치
2) 주작업의 근로강도가 가능한 한 RMR 7 이하
3) 생리휴가, 임신, 출산을 전후한 시기에 휴가 등의 고려
4) 서서하는 작업에는 연속작업시간을 제한하고 휴식시간을 조정
5) 임산부가 아닌 18세 이상의 여성은 보건상 유해·위험한 사업 중 임신 또는 출산에 관한 기능에 유해·위험한 사업에 사용 금지

180

다음 중 산업장의 작업환경 기본 원리로 옳은 것은?

1) 대치, 안전, 교육
2) 위생, 교육, 환기
3) 대치, 격리, 환기
4) 교육, 격리, 영양
5) 치료, 주의, 보호

문제해설

177 1조간의 근로신간은 휴게시간을 제외하고 40시간을 초과 불가하나 당사자 간에 합의하면 1주간에 12시간을 한도로 근로시간을 연장할 수 있다.

답 5)

178 휴게 및 휴일

근로시간이 4시간인 경우에는 30분 이상, 8시간인 경우에는 1시간 이상의 휴게시간 준수

답 5)

179 주작업의 근로강도가 가능한 한 RMR 2 이하

답 2)

180 작업환경의 기본적인 원리

대치(물질 및 시설의 변경), 격리(작업자와 유해인자 사이에 방호벽이 놓여 있는 상태), 환기

답 3)

181

우리나라 근로기준법에서 도덕상 또는 보건상 유해·위험한 사업에 사용하지 못하는 자는?

1) 15세 미만자
2) 20세 미만자
3) 임산부와 18세 미만자
4) 65세 이상자와 임산부
5) 18세 이상의 여성과 15세 미만자

182

우리나라 15~18세 미만의 1일 근로시간은 몇 시간을 초과하지 못하도록 규정하였는가?

1) 3시간
2) 5시간
3) 7시간
4) 10시간
5) 40시간

183

15세 이상 18세 미만인 자의 주당 근로시간은 몇 시간을 초과하지 못하도록 규정하는가?

1) 7시간
2) 30시간
3) 35시간
4) 40시간
5) 45시간

184

1일 8시간, 월 20일 근무하는 근로자 500명의 산업장에서 96일의 근로손실일수가 발생하였다면 강도율은 얼마인가?

1) 0.1
2) 1
3) 10
4) 100
5) 1,000

문제해설

181 근로기준법 제65조(사용 금지)

- 사용자는 임신 중이거나 산후 1년이 지나지 아니한 여성(이하 "임산부"라 한다)과 18세 미만자를 도덕상 또는 보건상 유해·위험한 사업에 사용하지 못한다.
- 사용자는 임산부가 아닌 18세 이상의 여성을 제1항에 따른 보건상 유해·위험한 사업 중 임신 또는 출산에 관한 기능에 유해·위험한 사업에 사용하지 못한다.
- 15세 미만자

답 3)

182

- 15~18세 미만의 1일 근로시간은 7시간, 주당 35시간을 초과하지 못하도록 규정
- 당사자 사이의 합의에 따라 1일 1시간, 1주일에 5시간을 한도로 연장 가능 [근로기준법 제69조(근로시간). 2020. 5.26.]

답 3)

183 근로기준법에 따라 15세 이상 18세 미만인 자의 주당(1주에) 근로시간은 35 시간을 초과하지 못하도록 규정하고 있다. [근로기준법 제69조(근로시간). 2020.5.26.]

답 3)

184

- 근로손실일수 : 96건
- 연근로시간수 : 8시간 × 20일 × 12개월 × 500명 = 960,000시간
- 강도율 = (96 ÷ 960,000) × 1,000 = 0.1

답 1)

185

다음 중 산업재해 발생 빈도를 나타내는 것은?

1) 도수율 2) 입원율
3) 강도율 4) 건수율
5) 재해일수율

186

다음 중 산업피로의 대책이라고 할 수 없는 것은?

1) 작업과정 중 적절한 휴식시간을 삽입
2) 모든 근로자에게 똑같은 작업량을 배분
3) 충분한 수면과 충분한 영양을 섭취
4) 작업시간 중 또는 작업 전·후에 간단한 체조나 오락
5) 음주, 약제의 남용 억제

187

Heinrich의 산업재해 발생 5단계 중 2단계에 해당하는 것은?

1) 사고발생 2) 선천적유전, 환경의 원인
3) 산업재해 4) 개인의 결함(무지, 미숙)
5) 불안전한 상태, 불안전한 행동

188

"연 근로시간 1,000시간당 발생할 근로 손실 일수"를 무엇이라 하는가?

1) 도수율 2) 빈도율
3) 강도율 4) 건수율
5) 재해일수율

문제해설

185 도수율(빈도율, frequency rate)
연 근로 시간 합계 100만 시간당 재해 발생 건수, 산업 재해 발생 빈도

$$도수율 = \frac{재해건수}{연근로시간수} \times 1,000,000$$

답 1)

186 작업능력에는 개인차가 있으므로 각 개인마다 알맞은 작업량을 배분

답 2)

187 선천적유전, 환경의 원인 → 개인의 결함(무지, 미숙) → 불안전한 상태, 불안전한 행동 → 사고발생 → 산업재해

답 4)

188 강도율(severity rate)

$$= \frac{근로손실일수}{연근로시간수} \times 1,000$$

답 3)

공중보건학

189

1일 8시간, 월 20일 근무하는 근로자 500명의 산업장에서 96건의 재해가 발생하였다면 도수율은 얼마인가?

1) 16
2) 50
3) 96
4) 100
5) 500

190

다음 중 산업재해지표인 건수율을 나타내는 것은?

1) $\frac{\text{재해건수}}{\text{연근로시간수}} \times 1{,}000{,}000$
2) $\frac{\text{근로손실일수}}{\text{연근로시간수}} \times 1{,}000$
3) $\frac{\text{재해건수}}{\text{평균 실근로자수}} \times 1{,}000$
4) $\frac{\text{연재해일수}}{\text{연근로시간수}} \times 100$
5) $\frac{\text{손실작업일수}}{\text{재해건수}}$

191

노동 상태를 개선하기 위해서는 강력한 국가의 규제가 필요하다는 주장을 한 사람은?

1) Hippocrates
2) Ramazzini
3) John Graunt
4) Malthus
5) Frank

192

다음 중 산업재해 지표에 해당되는 것은?

1) 강도율
2) 사망률
3) 유병률
4) 발병률
5) 이환율

문제해설

189
- 재해건수 : 96건
- 연근로시간수 : 8시간 × 20일 × 12개월 × 500명 = 960,000시간
- 도수율 = (96 ÷ 960,000) × 1,000,000 = 100

답 4)

190
1) 도수율
2) 강도율
3) 건수율
4) 재해일수율
5) 평균손실일수

답 3)

191 Frank(1778)는 10권에 달하는 그의 저서 "의학경찰제도(전의사 경찰체계)"에서 노동으로 인한 건강장애와 산업재해를 기술하였으며, 노동 상태를 개선하기 위해서는 강력한 국가의 규제를 주장

답 5)

192 산업재해 지표

도수율(빈도율), 강도율, 건수율

답 1)

193

Heinrich 법칙에 따른 현성 재해, 불현성 재해, 잠재성 재해의 비는?

1) 1 : 10 : 100
2) 1 : 29 : 300
3) 1 : 30 : 200
4) 1 : 100 : 200
5) 1 : 39 : 365

194

다음에서 설명하는 열중증은?

> 울열증이라고도 하며 고온다습한 작업환경에서 격심한 육체적 노동, 실외에서 태양의 복사열을 두부에 직접적으로 받는 경우에 발생한다.

1) 열경련(heat cramp)
2) 열사병(heat stroke)
3) 열허탈증(heat exhaustion)
4) 열쇠약(heat prostration)
5) 열성발진(heat rash)

195

고열에 의한 만성적 체력소모로 고온 작업자에서 흔히 보게 되는 만성형의 건강장애인 열중증은 무엇인가?

1) 열경련
2) 열사병
3) 열허탈증
4) 열쇠약
5) 열성발진

196

열경련의 가장 중요한 원인은?

1) 탈수와 염분손실
2) 혈관 운동신경의 조절장애
3) 뇌온상승에 의한 중추신경 손상
4) 고열성 만성 체력소모
5) 계속적인 고온다습한 대기에 폭로

문제해설

193 하인리히법칙
- 큰 사고의 이면에는 중간 사고가 29건, 사소한 작은 사고가 300건 발생하고 있다고 하는 법칙
- 현성재해 : 불현성 재해 : 잠재성 재해 = 1 : 29 : 300

답 2)

194
- 고온 다습한 환경에서 격렬한 육체적 노동을 하면 발한에 의하여 이루어져야 할 체열방출이 장애 → 체내에 열이 축적 → 뇌막혈관은 충혈
- 두부에의 태양 직사광으로 뇌의 온도가 상승
  → 체온조절중추의 기능 특히 발한기전이 장애를 받거나 손상

답 2)

195 열중증 중 열쇠약은 고열에 의한 만성적 체력소모로 고온 작업자에서 흔히 보게 되는 만성형의 건강장애로 전신권태, 식욕부진, 위장장애, 불면, 빈혈 등의 증상이 나타나며 점차로 몸이 쇠약해진다. 영양공급, 휴양 등이 필요하다.

답 4)

196 열경련은 체내수분 및 염분의 손실이 직접적인 원인

답 1)

197

다음 중 고온에 의한 건강장해가 아닌 것은?

1) 열쇠약
2) 열허탈
3) 열경련
4) 울열증
5) 침수족

198

열허탈증의 가장 중요한 원인은?

1) 탈수와 염분손실
2) 혈관 운동신경의 조절장애
3) 뇌온상승에 의한 중추신경 손상
4) 만성 체력소모
5) 계속적인 고온다습한 대기에 폭로

199

열사병(울열증)의 가장 중요한 원인은?

1) 탈수와 염분손실
2) 혈관 운동신경의 조절장애
3) 뇌온상승에 의한 중추신경 손상
4) 만성 체력소모
5) 계속적인 고온다습한 대기에 폭로

200

열쇠약증의 가장 중요한 원인은?

1) 탈수와 염분손실
2) 혈관 운동신경의 조절장애
3) 뇌온상승에 의한 중추신경 손상
4) 고열성 만성 체력소모
5) 계속적인 고온다습한 대기에 폭로

문제해설

197 저온에 의한 건강장해
참호족, 침수족, 동상, 전신 체온저하
답 5)

198 열허탈증은 말초혈액 순환의 부전으로 혈관신경의 부조절, 심박출량 부족, 피부 혈관의 확장, 탈수 등이 원인
답 2)

199 울열증은 체온조절의 부조화로 뇌온상승에 의한 중추신경장애가 원인
답 3)

200 열쇠약증은 만성 체열 소모로 발생
답 4)

201

다음에서 설명하는 열중증은?

> 응급처치로 쾌적한 환경에서 휴식을 취하게 하고 탈수가 심하면 5% 포도당 용액을 정맥주사하며 더운 커피나 강심제를 써야 할 경우도 있다.

1) 열경련(heat cramp)
2) 열사병(heat stroke)
3) 열허탈증(heat exhaustion)
4) 열쇠약(heat prostration)
5) 열성발진(heat rash)

202

열경련(heat cramp)에 대한 내용으로 바르지 않은 것은?

1) 지나친 발한에 의한 탈수와 염분손실
2) 수의근의 유통성 경련(근육경련; 쥐)
3) 체온이나 혈압의 현저한 상승
4) 발생 시 작업복을 벗기어 전도와 복사에 의한 체열방출을 촉진
5) 발생 시 생리식염수 1~2리터를 정맥 주사하거나 0.1%의 식염수를 마시게 함

203

열허탈증의 증상으로 바르지 않은 것은?

1) 권태감
2) 두통
3) 현기증
4) 귀울림
5) 체온급상승

문제해설

201 열허탈증(heat exhaustion)

열피로 또는 열피비, 고온 환경에 오랫동안 폭로 → 말초혈관 운동신경의 조절장애와 심박출량의 부족으로 초래되는 순환부전

답 3)

202 체온이나 혈압의 현저한 상승은 없음

답 3)

203
- 증상 : 권태감, 탈력감, 두통, 현기증, 귀울림, 구역질 → 의식이 흐려지고 허탈상태, 심하면 의식 소실, 최저혈압의 하강 현저
- 열사병 : 체온이 41~43℃까지 급격하게 상승
- 열성발진 : 땀샘의 개구부가 땀에 붙은 피부의 각질층 때문에 막히고 땀샘에 염증이 발생

답 5)

공중보건학

204

다음 중 저온과 관계있는 질병은?

1) 열쇠약
2) 열허탈
3) 열경련
4) 울열증
5) 참호족

205

잠함병의 증상이 아닌 것은?

1) 관절통
2) 피부 수포
3) 골괴사
4) 마비
5) 피부소양감

206

질소의 지방용해도는 물에 비하여 몇 배 높은가?

1) 2배
2) 3배
3) 4배
4) 5배
5) 6배

207

동상(frostbite)에 관한 내용 중 바르지 않은 것은?

1) 피부의 빙점은 −10℃
2) 풍속이 늘면 체열방산이 커져서 신속하게 동상 발생 가능
3) 기류가 1초에 1m 이상이면 평균 3℃가 하강
4) 1도 동상 : 발적, 종창이 일어난 상태
5) 2도 동상 : 국소 조직의 괴사상태

문제해설

204 저온에 의한 건강장해
참호족, 침수족, 동상, 전신 체온저하
답 5)

205
- 증상 : 동통성 관절장애, 마비증상, 질소기포가 뼈의 소동맥을 막아 해당 부위 경색으로 발생하는 비감염성 골괴사
- 잠함병의 4대 증상 : 피부소양감·관절통, 척추증상에 의한 마비, 속귀와 미로의 장애, 뇌내 혈액순환장애 및 호흡기계 장애

답 2)

206 질소의 지방용해도는 물에 비하여 5배 높으며 보통 1기압이 증가할 때마다 10L의 질소가 체내에 용해되어 들어와 체외로 배출되지 않고 있어 문제
답 4)

207
- 2도 동상 : 수포형성에 의한 삼출성 염증상태
- 3도 동상 : 국소 조직의 괴사상태

답 5)

208

다음 중 잠함병과 가장 관련된 것은?

1) 산소　　2) 헬륨
3) 질소　　4) 수소
5) 이산화탄소

209

다음 중 잠함병의 대책으로 옳은 것은?

1) 계단적 감압
2) 감압 후 활동 금지
3) 감압 후 인공적인 산소 공급 차단
4) 고압작업 시 고지질 섭취
5) 고압폭로시간의 연장

210

산업장 소음의 경우에 일과성(일시적) 청력손실이 발생하는 Hz는?

1) 1,000～2,000　　2) 2,000～4,000
3) 4,000～6,000　　4) 6,000～8,000
5) 8,000～9,000

211

다음 중 1일 8시간 작업을 기준으로 "소음작업"에 해당하는 것은?

1) 30데시벨 이상의 소음이 발생하는 작업
2) 55데시벨 이상의 소음이 발생하는 작업
3) 85데시벨 이상의 소음이 발생하는 작업
4) 100데시벨 이상의 소음이 발생하는 작업
5) 120데시벨 이상의 소음이 발생하는 작업

문제해설

208 잠함병은 이상 고압환경(1.4～1.6기압 이상)에서의 작업 시 질소성분이 체조직이나 지방 조직에 들어가 질소기포가 형성되어 체외로 배출되지 못함으로써 발생

답 3)

209 계단적 감압(1기압 감압에 20분 이상), 고압폭로시간의 단축, 감압 후 운동 등으로 혈액순환촉진, 감압 후 인공적인 산소 공급, 고압작업 시 고지질이나 알코올의 음용 금지, 부적격자(비만자, 순환기 장애자, 고령자)의 고압작업의 제한 등

답 1)

210
- 산업장 소음의 경우에는 4,000～6,000Hz에서 일과성 청력손실 발생
- 청력손실의 대부분은 폭로 후 2시간 이내에 발생, 폭로중지 후 1～2시간 내에 대부분 회복

답 3)

211 산업안전보건기준에 관한 규칙
- "소음작업" : 1일 8시간 작업을 기준으로 85데시벨 이상의 소음이 발생하는 작업
- "강렬한 소음작업" : 90데시벨 이상의 소음이 1일 8시간 이상 발생하는 작업

답 3)

공중보건학

212

차음보호구로서 귀마개의 차음효과로 알맞은 것은?

1) 40dB 이상
2) 50dB 이상
3) 60dB 이상
4) 70dB 이상
5) 80dB 이상

213

다음 중 국소진동으로 발생될 수 있는 현상은?

1) doll's head현상
2) Raynaud현상
3) clasp-knife현상
4) rebound현상
5) delay현상

214

산업장 소음대책으로 적합하지 않은 것은?

1) 소음원의 감약
2) 차음 및 흡음 조치
3) 소음에 대한 적응력의 강화
4) 소음에 대한 폭로시간의 단축
5) 귀마개 및 귀덮개 등 보호구 착용

215

레이노 현상(raynaud's phenomenon)과 가장 관련이 있는 것은?

1) 수은
2) 이산화탄소
3) 국소진동
4) 복사열
5) 초음파

문제해설

212
- 귀마개 : 40dB 이상의 차음효과가 있어야
- 귀덮개 : 저음역의 차음효과는 20dB, 고음역의 차음효과는 40dB 이상이어야
- 소음이 120dB보다 클 때에는 귀마개와 귀덮개를 동시에 사용하는 것이 바람직

답 1)

213 자동톱, 공기해머, 전동기, 연마기 사용 → Raynaud 현상(수지의 감각마비 및 창백 등의 증상. 국소의 혈관, 신경, 골, 관절, 근육, 지각 등의 이상) → 점차로 전신에 파급되어 중추신경이나 내분비계도 침범

답 2)

214 소음대책으로 소음에 대한 적응력의 강화는 할 수 없음

답 3)

215 광산 근로자, 조선공 등과 같이 국소진동에 많이 노출된 사람의 손에 많이 나타남

답 3)

216

다음 중 비전리방사선인 것은?

1) X-ray
2) γ-ray
3) β-ray
4) α-ray
5) ultraviolet ray

217

다음 중 전리작용이 가장 큰 것은?

1) X-ray
2) γ-ray
3) β-ray
4) α-ray
5) ultraviolet ray

218

전리방사선에 가장 영향을 받기 쉬운 조직은?

1) 골수
2) 신경
3) 근육
4) 뼈
5) 인대

219

전리방사선 장애와 관련이 적은 것은?

1) 피부에 대한 장애
2) 조혈기능장애
3) 백혈병, 피부암 및 골육종
4) 소화기 장애
5) 유전적 장애

문제해설

216 비전리방사선

자외선, 가시광선, 적외선 등

답 5)

217 투과력은 X선과 γ선 > β선 > α선 순이며 전리작용은 투과력과 반대

답 4)

218 가장 영향을 받기 쉬운 조직

골수와 림프조직 등의 조혈기와 생식선 등. 신경조직·골·근육 등은 감수성이 낮음

답 1)

219 전리방사선 장애

피부에 대한 장애(탈모, 피부각화 등), 혈액 및 조혈기관 장애(빈혈, 백혈구 감소증, 백혈병, 면역 감소 등), 악성암(백혈병, 피부암 및 골육종, 각종 장기암 발생), 유전적 장애(정신적 장애, 기형, 난청, 실명 등의 변이), 수명단축, 기타 장애(백내장, 불임증 등)

답 4)

220

3대 직업병으로 맞는 것은?

1) 안종피로, 잠함병, 우울증 2) 난청, 레이노이드, 폐렴
3) 납중독, 벤젠중독, 규폐증 4) 고산병, 수은중독, 항공병
5) 동상, 열중증, 카드뮴중독

221

진폐증 발생에 관여하는 요인이 아닌 것은?

1) 분진의 농도 2) 분진의 폭로기간
3) 주거위생 4) 작업강도
5) 개인차

222

일반적으로 규폐증을 잘 일으키는 분진의 크기는?

1) 0.5～5μ 2) 5～10μ
3) 5～15μ 4) 15～20μ
5) 20～25μ

223

다음 중 화학적 질식제에 해당하는 것은?

1) 일산화탄소 2) 이산화질소
3) 알데히드 4) 벤젠
5) 메탄

문제해설

220 규폐증은 납중독, 벤젠중독과 함께 3대 직업병

답 3)

221 진폐증 발생에 관여하는 요인

분진의 농도, 분진의 크기, 분진의 폭로기간, 분진의 종류, 작업강도, 분진흡입의 억제 및 개인차 등

답 3)

222 분진입자의 크기

0.5～5μm일 때 잘 발생

답 1)

223 화학적 질식제

혈액 중의 혈색소와 결합하여 산소운반능력을 방해하거나 함철산화효소를 불활성화시켜 질식 유발

예) 일산화탄소, 니트로벤젠, 황화수소 등

답 1)

224

VDT증후군(visual dispiay terminal syndrome)의 대책으로 바르지 않은 것은?

1) 빛이 화면에 비치지 않도록
2) 키보드상의 조도는 300~500Lux
3) 서류에는 보조 조명을 사용하지 않도록
4) 의자의 높이가 조절이 가능
5) 작업은 1회 연속작업을 1시간 이내

225

다음 중 말기증상으로 폐결핵과 가장 관련이 깊은 것은?

1) 면폐증
2) 목재분진폐증
3) 탄광부 진폐증
4) 규폐증
5) 석면폐증

226

VDT 증후군에 대한 증상으로 바르게 조합한 것은?

1) 안정피로, 경견완증후군, 정신신경장애
2) 레이노이드증후군, 생리통, 복시
3) 위프레쉬증후군, 어지럼증, 빈혈
4) 면역저하, 백내장, 순환기장애
5) 치통, 수전증, 인지장애

227

유리규산(free silica)의 분진에 의해 폐에 만성섬유증식이 일어나는 대표적인 진폐증은?

1) 활석폐증
2) 규폐증
3) 석면폐증
4) 농부폐증
5) 면폐증

문제해설

224 서류에는 보조 조명을 사용

답 3)

225 규폐증의 말기 증상

규폐성 폐결핵이 걸리는 경우가 있는데 이 증상은 복합적이므로 심함

답 4)

226
- 안정피로(眼睛疲勞) : 시력감퇴, 복시, 안통, 두통 등. 때로 오심, 구토의 증상
- 경견완증후군(shoulder-arm-neck syndrome) : VDT작업에서는 목·어깨·팔·손가락 등의 경견완장애, 등이나 허리 등의 요통에 관한 자각증상이 현저
- 정신신경장애 : 정신적 스트레스와 소화기계 및 순환기계 증상, 정신증상(불안, 억울, 초조, 신경질 등)

답 1)

227 규폐발생의 기전

유리규산 입자가 폐포에 도달 → 대식세포에 섭취된 상태나 분리된 상태로 림프액을 통하여 간질 내에 침입 → 조직구(대식세포) 또는 섬유세포가 증식 → 규폐결절 → 허열성 괴사

답 2)

공중보건학

228

인체에 흡수된 유해물질의 독성을 나타내는 단위로 옳은 것은?

1) SBP120과 DBP80
2) PT30과 OT30
3) LD50과 LC50
4) CPI100과 DTI100
5) Nikkei80과 KOSDAQ80

229

납중독의 4대 징후가 아닌 것은?

1) 혈관수축이나 빈혈로 인한 피부 창백
2) 구강 치은부 암청회색의 PbS(황화연)가 침착한 청회색선
3) 호염기성 과립적혈구수의 증가
4) 소변 중의 코프로폴피린의 검출
5) 근심걱정과 함께 겁이 많아지고 부끄러움을 많이 탐(홍독성 흥분)

230

공업중독의 일반적 대책으로 보기 어려운 것은?

1) 보호장비 사용
2) 젊은 근로자 배치
3) 건강진단의 실시
4) 예방적 약제 등의 투여
5) 작업방법 개선 및 작업시간 고려

231

다음 중 중독 시 비중격천공증상을 발생시키는 대표적 물질은?

1) 수은
2) 카드뮴
3) 망간(Mn)
4) 납(Pb)
5) 알루미늄

문제해설

228
- LD50(lethal dose 50%, 반수치사량) : 동물의 50%를 사망하게 하는 물질의 양
- LC50(lethal concentration 50%, 반수치사농도) : 동물의 반수(50%)를 사망하게 하는 물질의 농도

답 3)

229 5) 수은중독의 증상

답 5)

230 공업중독의 일반적 대책

시설개선 및 방지시설 설치, 작업방법 개선 및 작업시간 고려, 보호장비 사용, 후생시설 설치, 건강진단의 실시, 예방적 약제 등의 투여를 실시하여 배설의 촉진이나 해독, 무기염류 및 비타민 등을 투여하여 개인의 저항력 향상

답 2)

231 비중격천공증상

비점막의 염증증상이 빠르면 2개월 이내에 나타 비중격(코사이막)의 연골부에 둥근 구멍이 뚫리는 것
예) 납, 크롬

답 4)

232

납중독 만성기에 납이 주로 침착되는 곳은?

1) 간 2) 콩팥
3) 샘창자 4) 허파
5) 뼈

233

중독성 물질이 인체에 침입하는 경로 중 증상이 빠르고 심각하게 나타나는 것은?

1) 호흡기 2) 소화기
3) 비뇨기 4) 점막
5) 피부

234

다음 중 직업병과 그 요인이 잘못 짝지어진 것은?

1) 피부암 – 적외선 2) 참호족 – 저온환경
3) 잠함병 – 고압환경 4) Raynaud현상 – 소음
5) 이타이이타이병 – 카드뮴

235

카드뮴중독의 특징으로 옳은 것은?

1) 방향족 탄화수소에 속하는 물질
2) 무뇨증을 일으켜 요독증으로 1~2일 길어야 8~9일 안에 사망
3) 체내에 축적된 것 중 50~70%는 간과 신장에 축적
4) 심한 흥분과 정신착란 및 깊은 혼수상태
5) 구내염의 증상으로 잇몸이 붓고, 압통 등

문제해설

232
- 급성기 : 간, 콩팥, 샘창자 등의 장기에서 납이 검출
- 만성기 : 난용성 인산염의 형태로 뼈에 침착, 뼈의 납은 용해성 인산염으로 혈중에 나타나서 혈중농도가 어느 한도 이상으로 되었을 때에 증상 발현

답 5)

233 유해물질이 호흡기계로 침입하게 되면 폐포에서 모세혈관에 흡수되어 전신으로 퍼지기 때문에 전신적 장애를 가장 빨리 가장 심하게 나타내며, 경구침입의 수배 내지 수십 배의 독성

답 1)

234 자동톱, 공기해머, 전동기, 연마기 사용 → Raynaud현상(수지의 감각마비 및 창백 등의 증상. 국소의 혈관, 신경, 골, 관절, 근육, 지각 등의 이상)

답 4)

235
- 체내에 축적된 것 중 50~70%는 간과 신장에 축적
- 구토·설사·급성위장염·복통·착색뇨
- 만성중독 증상 : 폐기종, 신장기능장애, 단백뇨, 뼈의 통증, 골연화증 및 골다공증 등 골격계 장애가 대표적인 증상

답 3)

공중보건학

236

벤젠의 만성중독증상으로 맞는 것은?

1) 구내염
2) 조혈기능 장애
3) 설사
4) 착색뇨
5) 폐기종

237

만성중독 증상으로 폐기종, 신장기능장애, 단백뇨, 뼈의 통증, 골연화증 및 골다공증 등이 나타나는 물질은?

1) 수은
2) 카드뮴
3) 망간
4) 납
5) 크롬

238

미나마타병의 요인으로 옳은 것은?

1) 적외선
2) 저온환경
3) 수은
4) 소음
5) 카드뮴

239

다음 중 이타이이타이병의 원인은?

1) 카드뮴
2) 메틸수은
3) PCB
4) 납
5) 비소

문제해설

236 조혈기능 장애가 특징적이며 급성중독으로는 두통, 이명, 현기증, 오심, 구토 근육마비 등

답 2)

237 카드뮴중독

- 구토·설사·급성위장염·복통·착색뇨
- 간 및 신장기능장애
- 만성중독 증상(폐기종, 신장기능장애, 단백뇨, 뼈의 통증, 골연화증 및 골다공증 등 골격계 장애가 대표적인 증상)

답 2)

238 미나마타 병은 수은중독으로 인해 발생하는 다양한 신경학적 증상과 징후를 특징으로 하는 증후군

답 3)

239 일본에서 발생한 사건으로 광업소에서 배출된 카드뮴이 농작물에 오염되고 이를 섭취한 주민들에게 만성중독을 일으켜 콩팥세뇨관에 병변이 발생되어 칼슘불균형을 일으켜 골연화증 등의 증세를 발생시킨 것

답 1)

240

개인생활에서 건강유지와 증진에 가장 중요하고 효과적인 접근 방법은?

1) 조기검진
2) 보건사업
3) 건강증진운동
4) 보건교육
5) 시회체육

241

보건교육의 목적에 관한 내용이 아닌 것은?

1) 보건문제에 대한 중요성을 스스로 인식
2) 감염병 통제의 효율성 증진
3) 보건에 관한 지식, 태도 및 행동을 새롭고 올바른 양상으로 변경
4) 건강상태를 유지, 증진할 수 있는 자기관리 능력을 함양
5) 건강행위를 스스로 수행

242

다음 보기 중 보건교육 추진의 준비와 관련이 적은 것은?

1) 교육 대상에 대한 예비지식
2) 교육 장소에 대한 사전 조사
3) 후원자 선정
4) 교육 내용의 순서 설정
5) 시간 배당 및 엄수

243

다음 중 보건교육의 방법 중 일방식에 해당하는 것은?

1) 강의
2) 집단토의
3) 면접
4) 좌담회
5) 실연 교수

문제해설

240 보건교육은 개인생활에서 건강유지와 증진에 가장 중요하고 효과적인 접근방법이며 다른 보건사업의 기초(보건사업의 출발점)가 된다.

답 4)

241 보건교육의 목적

- 자신들의 보건문제에 대한 중요성을 스스로 인식하고 자발적 행동을 통하여 문제점을 해결할 수 있도록 잘못되어 있는 지식, 태도 및 행동 등에 영향을 주어 이를 새롭고 올바른 양상으로 변경하기 위함
- 대상자들이 최적의 건강상태를 유지, 증진할 수 있는 자기관리 능력을 함양하여 질병을 예방하고 질병과정을 극복하는 데 필요한 건강행위를 스스로 수행할 수 있도록 돕기 위함

답 2)

242
- 교육 대상에 대한 예비지식 : 인원수, 교육정도, 생활수준, 흥미 등
- 교육 장소에 대한 사전 조사 : 교육장의 크기, 시청각자재 설치가능성, 칠판 등
- 매체의 선정
- 교육 내용의 순서 설정
- 시간 배당 및 엄수

답 3)

243
- 일방식 또는 교훈식 : 강의, 영화 상영, 전단 배포, 포스터, TV 및 라디오 방송, 신문논설 등
- 대화식 또는 쌍방식(왕래식 또는 소크라틱) : 집단토의, 면접, 위원회, 협의회, 연극, 실연(실제로 하여 보임) 교수(가르침), 좌담회 등

답 1)

공중보건학

244

보건교육 방법 중 일방식에 대한 내용으로 바르지 않은 것은?

1) 일반적으로 교육내용에 관하여 피교육자가 별로 기본지식이 없을 때 사용
2) 피교육자가 행동으로 옮기는데 짧은 시간이 소요
3) 강의, 영화 상영, 전단 배포, 포스터, TV 및 라디오 방송, 신문 논설 등이 해당
4) 한 번에 많은 피교육자를 상대로 교육할 때 편리
5) 지식은 일방적으로 교육자로부터 피교육자에게 주입

245

다음 ( ) 안에 들어갈 단어로 알맞은 것은?

> 건강증진사업의 3대 영역은 ( ), 질병예방, 건강보호이다.

1) 건강검진
2) 보건교육
3) 환경위생
4) 금연사업
5) 조기치료

246

다음 보건교육의 계획의 내용 중 바르지 않은 것은?

1) 전체 보건사업계획의 일부로서 처음부터 함께 계획
2) 사전에 지역사회진단이 필요
3) 시범사업으로부터 시작하여 점차 확대
4) 보건교육전문가는 보건교육을 위한 팀원의 일원으로서 역할
5) 예산의 뒷받침, 우선순위에 따른 예산의 사용

문제해설

244 일방식 또는 교훈식은 피교육자가 행동으로 옮기는 데 상당한 시간이 소요

답 2)

245 건강증진사업의 3대 영역

보건교육, 질병예방, 건강보호

답 2)

246 보건요원은 보건교육을 위한 팀원의 일원으로서 역할, 보건교육전문가는 보건교육 사업의 보다 효율적 수행을 위한 역할

답 4)

247

보건교육의 평가는 다음 중 언제 하는 것이 가장 바람직한가?

1) 계획 수립 이전 2) 계획 수립 이후
3) 교육 진행 중 4) 전과정
5) 교육 이후

248

보건교육의 3대 요소는?

1) 지식향상, 태도변화, 실천 2) 지식습득, 습관화, 재학습
3) 평가, 학습, 재평가 4) 관찰, 지식, 실행
5) 실습교육, 지식교육, 평가교육

249

다음 중 보건교육 추신 시 주의할 사항에 해당되지 <u>않는</u> 것은?

1) 피교육자의 주의 집중 2) 시범 및 실습 실시
3) 피교육자 의욕 고취 4) 다량의 내용 교육
5) 실생활과 결부시켜 교육

250

집회의 참가자가 많을 때 전체를 수개의 분단으로 나누어 토의하고 다시 전체회의에서 종합하는 방법은?

1) 분단토의(buzz session) 2) 워크숍(workshop)
3) 사회극(sociodrama) 4) 배심토의(panel discussion)
5) 브레인스토밍(brainstorming)

문제해설

247
- 계획평가(계획이 잘 되었는가)
- 진행평가(계획대로 진행이 되는가, 변화와 조정이 필요한가)
- 결과평가(사업의 성과 및 결과 평가)

답 4)

248 보건교육의 3대 요소

지식(Knowledge)의 향상, 태도(attitude)의 변화, 실천(practice)

답 1)

249 교육 실시 시 주의할 점

피교육자의 주의 집중하도록, 적절한 분량의 내용 교육, 시범 및 실습 실시, 피교육자 의욕 고취, 실생활과 결부시켜 교육, 유익하다는 확신 갖도록, 실천하였을 때 만족을 느낄 수 있도록

답 4)

250
- 브레인스토밍(brainstorming) : 가능한 모든 면의 검토를 넓게 전개하여 해결책을 강구
- 배심토의(panel discussion) : 몇 명의 전문가가 청중 앞에서 자유롭게 토론하고 질문에 질의응답, 사회자가 발표의 진행과 정리
- 워크숍(workshop) : 전문적인 기술 또는 아이디어를 시험적으로 실시하면서 검토하는 연구회 및 세미나
- 사회극(sociodrama) : 단체에 의해서 의사가 표시되는 연극

답 1)

251

어떤 문제의 여러 면을 다루기 위하여 의장이 지적하는 부분에 따라 여러 명의 전문가가 자기의 의견을 발표하고 난 후에 청중을 공개토론의 형식으로 참여시키는 보건교육의 방법은?

1) 분단토의(buzz session)
2) 심포지엄(symposium)
3) 포럼(forum)
4) 배심토의(panel discussion)
5) 브레인스토밍(brainstorming)

252

다음은 학교보건의 목적이다. ( )에 들어갈 말로 맞는 것은?

> 학생 및 교직원이 건강하고 안전하게 생활할 수 있도록 그들의 질병을 예방·관리하고, 건강을 보호·증진하게 함으로써 ( )를 기하며 졸업 후까지도 건강한 생활을 할 수 있게 하고, 미래의 사회를 짊어지고 나갈 수 있는 튼튼한 심신을 갖도록 하는 것이다.

1) 건강보험 재정보호
2) 학교교육의 능률화
3) 삶의 질 유지
4) 건강유지 생활화
5) 건강교육 관리

253

다음에서 설명하는 보건교육의 방법은 무엇인가?

> 여러 사람이 모여 문제 해결을 위한 다양한 아이디어를 자유롭게 제시하고 이러한 아이디어들을 취합 및 수정·보완하여 독창적인 아이디어를 얻는 방법이다.

1) 심포지엄(symposium)
2) 배심토의(panel discussion)
3) 분단토의(buzz session)
4) 브레인스토밍(brainstroming)
5) 워크숍(workshop)

문제해설

251 • 분단토의(buzz session) : 집회의 참가자가 많을 때 전체를 수개의 분단으로 나누어 토의하고 다시 전체회의에서 종합하는 방법
• 포럼(forum) : 서로 반대입장에 있는 전문가가 각자의 입장에서 견해를 발표하고 청중으로부터 질문을 받는 방법

답 2)

252 학교보건의 목적 중 하나는 학교교육의 능률화이다.

답 2)

253 브레인스토밍은 여러 사람이 모여 한 가지 주제에 대해 다양한 아이디어를 내는 방법이다.

답 4)

254

학교보건의 중요성으로 바르지 않은 것은?

1) 대상인구가 적어 사업의 제공이 용이
2) 교과과정을 이용하여 효율적으로 보건교육 제공 가능
3) 건강한 성인으로 성장할 수 있도록 함
4) 학교는 지역사회의 중심역할
5) 학생은 보건교육 대상자로 가장 효과적

255

가장 능률적이고 효과적인 방법으로 가장 중요시되는 보건교육은?

1) 가정보건교육　2) 직장보건교육
3) 학교보건교육　4) 미디어보건교육
5) 전문가보건교육

256

학교보건의 직접적인 대상은?

1) 학생 및 학부모　2) 교직원 및 그 가족
3) 학생 및 교직원　4) 교육청직원
5) 지역사회주민

257

학교보건에서 절대환경정화구역으로 옳은 것은?

1) 학교출입문으로부터 200m 이내
2) 학교출입문으로부터 100m 이내
3) 학교출입문으로부터 50m 이내
4) 학교경계선으로부터 100m 이내
5) 학교경계선으로부터 200m 이내

문제해설

254
- 많은 대상인구(전체 인구의 약 25% 이상이 학생 인구)
- 학교라는 고정된 장소 내에 밀집되어 있어 사업의 제공이 용이

답 1)

255 학교보건교육
- 학생 및 교직원을 대상으로 관련과목 교사가 교육 제공
- 학교를 중심으로 한 지역사회 및 그 나라의 보건향상에 크게 공헌, 학생은 학습에 대한 감수성이 높으므로 보건교육에 있어서 중요성과 효율성이 높음

답 3)

256 학교보건의 직접적인 대상은 학생 및 교직원

답 3)

257
- 교육상 유해한 시설이나 행위에 대하여 제한
- 절대환경정화구역(학교출입문으로부터 50m 이내), 상대환경정화구역(학교경계선으로부터 200m 이내)

답 3)

258

학교무상급식을 처음 실시한 나라는?

1) 스웨덴
2) 미국
3) 프랑스
4) 영국
5) 독일

259

학교보건에서 상대환경정화구역으로 옳은 것은?

1) 학교출입문으로부터 200m 이내
2) 학교출입문으로부터 100m 이내
3) 학교출입문으로부터 50m 이내
4) 학교경계선으로부터 100m 이내
5) 학교경계선으로부터 200m 이내

260

학교보건의 내용에 해당하는 것이 아닌 것은?

1) 보건봉사
2) 질병치료
3) 보건교육
4) 급식관리
5) 환경위생

261

학교보건의 내용 중 학교보건봉사로 건강검진(병원검진)을 실시하는 대상이 바르지 않은 것은?

1) 초등학교 1학년
2) 초등학교 4학년
3) 초등학교 6학년
4) 고등학교 1학년
5) 중학교 1학년

문제해설

258
- 1865년 독일에서 시작, 그 후 영국, 미국에서도 실시
- 학교보건의 최초 사업

답 5)

259
- 교육상 유해한 시설이나 행위에 대하여 제한
- 절대환경정화구역(학교출입문으로부터 50m 이내), 상대환경정화구역(학교경계선으로부터 200m 이내)

답 5)

260 학교보건의 내용

학교보건봉사(학교보건의료서비스), 학교환경위생, 학교보건교육, 학교정신보건, 학교급식관리, 사고예방과 응급처치, 지역사회보건 연계사업

답 2)

261
- 신체의 발달상황 : 초등학교 1학년~고등학교 3학년
- 건강조사(설문지) : 초등학교 1학년~고등학교 3학년
- 건강검진(병원검진) : 초등학교 1학년 및 4학년 학생, 중·고등학교 1학년 학생
- 신체의 능력검사 : 초등학교 5학년~고등학교 3학년 학생

답 3)

262

학생건강의 정기평가방법에 해당하지 않는 것은?

1) 체격검사
2) 체질검사
3) 체능검사
4) 적성검사
5) 영양평가

263

다음 (   )에 들어가야 할 내용은?

> (   )은 학생이 새로 입학한 날부터 (   )일 이내에 시장군수구청장에게 예방접종 증명서를 발급받아 예방접종의 완료 여부를 검사하여야 한다.

1) 초등학교장, 30
2) 초등학교장, 90
3) 담임선생님, 30
4) 담임선생님, 90
5) 학부모, 60

264

교실의 실내온도 규정으로 옳은 것은?

1) 10～20℃
2) 15～25℃
3) 18～28℃
4) 20～25℃
5) 25～30℃

265

학교급식의 목적이라 할 수 없는 것은?

1) 합리적인 영양섭취
2) 생활규칙 습득
3) 학습능력 향상
4) 쌀 소비 촉진
5) 국민 식생활 개선

문제해설

262 학생건강의 정기평가방법
- 체격검사(신장, 체중, 흉위 등)
- 체질검사(시력, 청력), 영양평가, 결핵검사
- 체력(능)검사(달리기, 멀리뛰기 등), 치아 이상검사, 기생충검사

답 4)

263 초등학교 장은 학생이 새로 입학한 날부터 90일 이내에 시장군수구청장에게 예방접종 증명서를 발급받아 예방접종의 완료 여부를 검사

답 2)

264 인공조명에 의한 조도는 책상면에서 300Lux 이상, 실내온도는 18～28℃로 규정

답 3)

265
- 건강적 측면 : 합리적인 영양섭취, 연령에 알맞은 영양공급, 건강증진 및 체위향상
- 교육적 측면 : 질서의식과 예절교육, 생활규칙 습득, 바람직한 식습관 형성 및 개선, 위생 개념 확립, 학습능력 향상
- 경제적 측면 : 효율적인 급식, 최소 경비로 최고 영양식 공급
- 사회적 측면 : 농수산물의 구조개선 촉진 및 식품의 생산과 소비에 관한 지식, 국민 식생활 개선

답 4)

266

대학교의 학교보건인력 배치 기준으로 맞는 것은?

1) 학교의사 1인
2) 학교약사 1인
3) 보건교사 1인
4) 학교의사 또는 학교약사 중 1인
5) 학교의사 1인, 학교약사 1인

267

학교보건교육의 추진 내용 중 초등학교에 해당하는 내용은?

1) 공중보건사상
2) 질병관리
3) 건강한 사회생활
4) 구강위생
5) 가정생활과 건강

268

우리나라 정신보건법이 시행된 해는?

1) 1990년
2) 1992년
3) 1995년
4) 1997년
5) 1999년

269

정신질환을 최초로 분류한 사람은?

1) Hippocrates
2) Herophilus
3) Ascelpiades
4) Celsius
5) Rhazes

문제해설

266
- 초등학교
  - 18학급 이상의 초등학교 : 학교의사 1인, 학교약사 1인, 보건교사 1인
  - 18학급 미만의 초등학교 : 학교의사 또는 학교약사 중 1인, 보건교사 1인
- 중·고등학교
  - 9학급 이상인 중·고등학교 : 학교의사 1인, 학교약사 1인, 보건교사 1인
  - 9학급 미만인 중·고등학교 : 학교의사 또는 학교약사 중 1인, 보건교사 1인
- 대학교
  - 학교의사 1인, 학교약사 1인

답 5)

267 초등학교

청결생활, 구강위생, 눈·귀의 위생, 질병예방, 음식물과 건강, 신체의 운동과 발달 등에 관한 내용

답 4)

268 1995년 12월 30일 정신보건법 제정 → 1997년 시행

답 4)

269
- Hippocrates : 정신질환을 최초로 분류
- Herophilus : 정신질환은 뇌의 결함에 의한다고 주장
- Ascelpiades : 정신질환은 정서장애에 기인한다고 주장
- Celsius : 쇼크를 주는 것 같은 거친 치료가 유용하다고 주장
- Rhazes : 정신병원 최초 개원
- Philippe Pinel : 프랑스 정신병원에서 환자로부터 철쇄를 풀도록 하여 인도적인 치료에 공헌
- 프랑스의 Toulous : 20세기 정신보건사업의 선구자, 정신보건연맹 조직

답 1)

270

다음은 우리나라 정신보건법의 목적이다. (   )에 들어갈 말로 맞는 것은?

> 정신질환의 (   )과 정신질환자의 의료 및 (   )에 관하여 필요한 사항을 규정함으로써 국민의 정신건강증진에 이바지함

1) 발견, 치료방법
2) 근절, 복지향상
3) 예방, 사회복귀
4) 추적, 지원방법
5) 상담, 인권증진

문제해설

270 우리나라 정신보건법의 목적

정신질환의 예방과 정신질환자의 의료 및 사회복귀에 관하여 필요한 사항을 규정함으로써 국민의 정신건강증진에 이바지함

답 3)

271

다음은 정신보건의 목적이다. (   )에 들어갈 말로 맞는 것은?

> 정신보건의 목적은 개인의 (   )를 예방하고 치료하여 개인은 물론이고 사회를 정신적으로 건강하도록 유지·증진하는 것이다.

1) 일탈행위
2) 비건강행위
3) 우울장애
4) 사회성 장애
5) 정신적 장애

271 정신보건의 목적

개인의 정신적 장애를 예방하고 치료하여 개인은 물론이고 사회를 정신적으로 건강하도록 유지·증진

답 5)

272

정신질환 치료의 4차 혁명에 해당하는 것은?

1) Rhazes가 정신병원 최초 개원
2) Pinel이 처음으로 정신질환자를 족쇄에서 해방
3) Freud의 정신분석학
4) 1950년대에 시작된 향정신성약물 개발
5) 지역사회 정신보건

272
- 1차 혁명 : Pinel이 처음으로 정신질환자를 족쇄에서 해방
- 2차 혁명 : Freud의 정신분석학
- 3차 혁명 : 1950년대에 시작된 향정신성약물 개발
- 4차 혁명 : 지역사회 정신보건

답 5)

공중보건학

273

우리나라 10~20대 사망원인에서 1위를 차지하는 것은?

1) 자살
2) 폭력
3) 교통사고
4) 암
5) 대사성질환

274

정신질환 치료의 1차 혁명은?

1) Rhazes가 정신병원 최초 개원
2) Pinel이 처음으로 정신질환자를 족쇄에서 해방
3) Freud의 정신분석학
4) 향정신성약물개발
5) 지역사회 정신보건

275

다음 중 특정한 행동이 자신이나 주위에 폐해를 초래하기 때문에 이를 조절하려 하지만 통제력을 잃고 반복하는 행동을 의미하는 것은?

1) 사이코패스
2) 신경증
3) 중독
4) 정신박약
5) 조울병

276

다음 중 정신질환의 주요 원인이 아닌 것은?

1) 식습관
2) 심리적 원인
3) 유전적 요소
4) 사회문화적 요소
5) 뇌조직의 기질적 이상

문제해설

273
- OECD 국가 중 가장 높은 자살률
- 특히 우리나라 10~20대 사망원인에서 자살이 1위 차지

답 1)

274
- 1차 혁명 : Pinel이 처음으로 정신질환자를 족쇄에서 해방
- 2차 혁명 : Freud의 정신분석학
- 3차 혁명 : 1950년대에 시작된 향정신성약물 개발
- 4차 혁명 : 지역사회 정신보건

답 2)

275 행동을 하기 전 갈망 → 행동에 대한 통제력 상실 → 부정적 결과를 초래함에도 행동을 지속
⇒ 핵심 : 자기조절력능력 상실(집착, 강박적 사용, 재발)

답 3)

276 정신질환의 주요 원인

유전적 요소, 심리적 원인, 사회문화적 요소 및 뇌조직의 기질적 또는 기능적 이상 등

답 1)

277

노인복지법에 나온 노인의 기준은?

1) 55세 이상
2) 60세 이상
3) 65세 이상
4) 70세 이상
5) 75세 이상

278

내적인 심리적 갈등이 있거나 외부에서 오는 스트레스를 다루는 과정에서 무리가 생겨 심리적 긴장이나 증상이 일어나는 인격 변화를 무엇이라 하는가?

1) 사이코패스
2) 신경증
3) 조현병
4) 정신박약
5) 조울병

279

다음이 설명하는 정신질환은?

> 기분 장애의 대표적인 질환 중 하나로 기분이 들뜨는 증상이 나타나기도 하고 기분이 가라앉는 증상이 나타나기도 한다는 의미에서 '양극성장애'라고도 하다.

1) 신경증
2) 조울증
3) 진서간질
4) 정신박약
5) 사이코패스

280

노령화의 4대 문제에 해당하는 것이 <u>아닌</u> 것은?

1) 빈곤
2) 질병
3) 고독
4) 자살
5) 역할상실

문제해설

277 노인복지법에서 노인의 연령을 명시적으로 정의하고 있진 않지만 노인복지법 제25조(생업지원), 제26조(경로우대), 제27조(건강진단 등)를 근거로 할 때 65세 이상인 자를 노인으로 본다.

답 3)

278
- 정신분열증(조현병, schizophrenia) : 망상, 환청, 와해된 언어, 정서적 둔감 등의 증상과 더불어 사회적 기능에 장애를 일으킬 수 있는 질환. 감정, 사고, 행동 등에 장애가 있는 정신질환으로서 특히 감정과 사고를 조절하고 통합하는 뇌기능장애가 심한 질병
- 사이코패스(psychopath) : 반사회적 인격장애증을 앓고 있는 사람, 평소에는 정신병질이 내부에 잠재되어 있다가 범행을 통하여서만 밖으로 드러나기 때문에 주변 사람들이 알아차리지 못하는 것이 특징

답 2)

279 일반적으로 조울증이라고 알려져 있는 마음의 병을 정신과에서는 양극성장애라는 병명을 사용합니다. 양극성장애는 기분, 에너지, 생각과 행동에 극단적인 변화가 특징으로 치료가 가능한 병입니다.

답 2)

280
- 노인보건사업의 목표 : 지역사회에서 독립적으로 생활할 수 있는 건강수준 유지
- 노인의 3대 문제 : 경제능력 부족, 질병, 소외문제
- 노령화의 4대 문제 : 빈곤, 질병, 고독, 역할상실

답 4)

281

사회적 적응이 불능할 정도의 성격장애를 의미하는 것으로 성격의 경향이 보통사람들보다 수준을 벗어나는 편향된 상태를 말하는 것은?

1) 정신분열증
2) 인격장애
3) 알코올중독
4) 사이코패스
5) 신경증

282

노인의 3대 문제에는 경재능력부족, 질병 그리고 무엇이 있는가?

1) 소외
2) 통증
3) 무기력
4) 체력저하
5) 가정불화

283

노인문제의 심각성에 대한 설명으로 바르지 않은 것은?

1) 퇴직 이후의 노령기는 짧아지고 있다
2) 노인문제는 노인 스스로 해결하기 어렵다
3) 노인문제 해결을 위한 사회적 비용은 증가한다
4) 고령화가 될수록 질병과 손상을 당하는 빈도는 증가한다
5) 역할 상실과 여가활동 문제는 남자의 경우가 더욱 심각하다

284

노인 질환의 특징과 거리가 먼 것은?

1) 증상이 거의 없거나 애매
2) 단독으로 발생
3) 만성적이고 퇴행적 경과
4) 경제적 부담과 심리적 요인이 크게 관여
5) 약물 부작용이 많음

문제해설

281 정신질환의 개념에서 인격장애(personality disorder)를 설명한 것이다.

답 2)

282
- 노인의 3대 문제 : 경제능력 부족, 질병, 소외 문제
- 노령화의 4대 문제 : 빈곤, 질병, 고독, 역할상실

답 1)

283 퇴직 이후의 노령기는 길어지고 있다.

답 1)

284
- 증상이 거의 없거나 애매 → 오진하기 쉬움
- 노화현상인지, 질병인지 구분이 어려움
- 단독으로 발생하는 경우가 드묾
- 경제적 부담과 심리적 요인이 크게 관여
- 약물 부작용이 많음
- 치아 문제가 심각
- 만성적이고 퇴행적 경과
- 청장년의 검사기준을 적용할 수 없는 질병이 많음

답 2)

285

모성사망률과 영아사망률에서 분모가 되는 것은?

1) 어떤 연도의 여성 수
2) 어떤 연도의 임신부의 수
3) 어떤 연도의 출산아수
4) 어떤 연도의 출생아수
5) 어떤 연도의 사망자 수

286

모성사망을 가장 잘 표현한 것은 무엇인가?

1) 출혈로 인한 사망
2) 임신, 분만, 산욕과 관련된 사망
3) 출산 시 사망
4) 자궁외 임신과 사산에 의한 사망
5) 임신중독증으로 인한 사망

287

다음 중 임산부에 해당하는 것은?

1) 임신 가능한 여성
2) 임신 중인 여성
3) 임신 중이거나 분만 후 1개월 미만
4) 임신 중이거나 분만 후 3개월 미만
5) 임신 중이거나 분만 후 6개월 미만

288

모성보건의 3대 지도사업은?

1) 성교육과 혼전지도, 임신과 출산지도, 산후지도
2) 임신과 출산지도, 수유지도, 생식기관리 지도
3) 성교육, 육아교육, 개인 건강교육
4) 임신지도, 분만지도, 산후지도
5) 임신지도, 출산지도, 육아지도

문제해설

285
- 영아사망률

$$= \frac{\text{그 연도의 0세 사망수}}{\text{어떤 연도의 출생수}} \times 1,000$$

- 모성사망률

$$= \frac{\text{그 연도의 모성사망자수}}{\text{어떤 연도의 출생아수}} \times 100,000 \text{ (또는 10,000)}$$

답 4)

286 모성사망자수

임신, 임신, 분만, 산욕(임신 전의 상태로 복귀)과 관련된 사망수

답 2)

287
- 임부 : 임신 중인 여자
- 산부 : 출산 후 6개월 미만

답 5)

288 3대 지도사업

성교육과 혼전지도, 임신과 출산지도, 산후지도
→ 임신, 분만, 산욕, 육아 등의 교육과 지도

답 1)

공중보건학

289

보건학적 측면에서 노인문제의 특징이 아닌 것은?

1) 노인의 질병이나 장애는 만성적
2) 노인의 건강문제는 단기간의 관리가 필요
3) 노인의 의료비 부담능력은 일반적으로 낮음
4) 보건의료 요구는 다른 연령계층에 비해 높음
5) 노인의 유병률은 다른 연령층에 비해 높음

290

다음 중 광의의 모성에 해당하는 대상은?

1) 15~49세 이하의 여성
2) 임신기의 여성
3) 분만 여성
4) 수유기의 여성
5) 모든 여성

291

모자보건의 중요성에 대한 내용 중 바르지 않은 것은?

1) 대상 인구가 전 인구의 60~70%
2) 임산부와 어린이는 쉽게 질병에 이환
3) 어린이는 고귀한 인적 자원
4) 임산부와 어린이의 질병은 조직적인 노력으로도 예방이 어려움
5) 임산부와 영유아는 건강 취약대상

292

다음 중 협의의 자녀보건에 해당하는 대상은?

1) 0~14세까지의 소아
2) 태아
3) 태아에서부터 6세 이하의 취학 전 영유아
4) 취학 어린이
5) 모든 자녀

문제해설

289 노인의 건강문제는 장기간의 관리가 필요
답 2)

290 모성
- 15~49세 이하의 여성(광의)
- 임신, 분만, 수유기의 여성(협의)

답 1)

291 임산부와 어린이의 질병은 조직적인 노력으로 쉽게 예방
답 4)

292 자녀
- 0~14세까지의 소아(광의)
- 태아에서부터 6세 이하의 취학 전 영유아(협의)

답 3)

293

모성보건 사업에 해당하지 않는 것은?

1) 산전관리
2) 분만관리
3) 산후관리
4) 수유관리
5) 자궁관리

294

모자보건의 중요성과 관련하여 바르지 않은 내용인 것은?

1) 임산부와 어린이는 쉽게 질병에 이환된다
2) 어린이는 고귀한 인적 자원이다
3) 임산부와 어린이의 질병은 예방이 어렵다
4) 임산부와 어린이 질병 방치 시 사망률이 높다
5) 임산부와 영유아는 건강 취약대상이다

295

WHO 및 대한산부인과학회에서 제시하고 있는 임신 28주까지의 산전관리 횟수로 옳은 것은?

1) 1주에 한 번
2) 2주에 한 번
3) 4주에 한 번
4) 2개월에 한 번
5) 3개월에 한 번

296

임신중독증의 3대 증상으로 바르게 연결된 것은?

1) 부종, 단백뇨, 고혈압
2) 출혈, 소양증, 체온상승
3) 근육통, 우울증, 과식
4) 다갈, 다음, 두통
5) 감기, 폐렴, 몸살

문제해설

293 모성보건 사업

산전관리, 분만관리, 산후관리, 수유관리

답 5)

294 임산부와 어린이의 질병은 조직적인 노력으로 쉽게 예방된다.

답 3)

295 WHO 및 대한산부인과학회의 산전관리 횟수

- 임신초기~임신 28주 : 4주에 한 번
- 임신 29~36주 : 2주에 한 번
- 임신 37주 : 1주에 한 번
- 출산 후 : 산후 4주일 후

답 3)

296 3대 증상

부종, 단백뇨, 고혈압

답 1)

297

우리나라 모자보건법시행규칙에서 제시하고 있는 임신 37주부터 출산 전까지의 산전관리 횟수로 옳은 것은?

1) 1주에 한 번
2) 2주에 한 번
3) 4주에 한 번
4) 2개월에 한 번
5) 3개월에 한 번

298

저체중출생아의 기준으로 옳은 것은?

1) 1,500g 미만
2) 2,500g 미만
3) 3,500g 미만
4) 4,500g 미만
5) 37주 미만

299

임신중독증의 내용이 아닌 것은?

1) 특히 8개월 이후 다발
2) 임산부사망의 최대원인
3) 3대 증상 : 부종, 단백뇨, 고혈압
4) 주산기 사망의 주요 원인
5) 난소, 복강 등에 수정란 착상

300

조산아의 기준이 되는 주수에 해당하는 것은?

1) 7주 미만
2) 17주 미만
3) 27주 미만
4) 37주 미만
5) 47주 미만

문제해설

297
- 임신초기부터 임신 28주 : 4주에 한 번
- 임신 29주부터 36주 : 2주에 한 번
- 임신 37주 : 1주에 한 번
- 출산 후 : 4주일 후

우리나라 모자보건법 시행규칙(2015. 7.29.) 건강진단 실시 기준
- 임신 28주까지 : 4주마다 1회
- 임신 29주에서 36주까지 : 2주마다 1회
- 임신 37주 이후 : 1주마다 1회
- 특별자치시장·특별자치도지사 또는 시장·군수·구청장은 임산부가 「장애인복지법」에 따른 장애인인 경우, 만 35세 이상인 경우, 다태아를 임신한 경우 또는 의사가 고위험 임신으로 판단한 경우에는 가목부터 다목까지에 따른 건강진단 횟수를 넘어 건강진단을 실시 가능

답 1)

298
- 37주 미만 : 조산아(premature infant), 미숙아
- 2,500g 미만 : 저체중출생아, 미숙아(immature infant)
- 4,500g 이상 : 과체중출생아, 과숙아(exceptionally large baby)
- 1,500g 미만 : 극소저체중출생아

답 2)

299 자궁외 임신
- 95%가 난관에서 발생
- 그 외 난소, 복강 등

답 5)

300 조산아(premature infant), 미숙아(immature infant)

태어날 때 임신기간(37주 미만)이나 태아의 체중(2,500g 미만)에 따라 정상범위에 못 미치는 경우

답 4)

301

우리나라 모자보건법 시행규칙에 따라 영유아의 출생 후 1년 이내 건강진단 실시 횟수로 바른 것은?

1) 1주마다 1회
2) 2주마다 1회
3) 3주마다 1회
4) 1개월마다 1회
5) 2개월마다 1회

302

우리나라 모자보건법 시행규칙에 따라 미숙아등이 1차 건강진단 시 건강문제가 있는 경우에는 최소 1주에 몇 회 건강진단을 실시하는가?

1) 1회
2) 2회
3) 3회
4) 4회
5) 5회

303

산욕기의 산후관리로 옳은 것은?

1) 샤워는 1시간 후
2) 통목욕은 최소 4주 후
3) 좌욕 금지
4) 조기보행 금지
5) 성생활은 4주 이후

304

통상 산욕기의 기간은?

1) 분만 후 1~2주
2) 분만 후 3~4주
3) 분만 후 6~8주
4) 분만 후 8~10주
5) 분만 후 10~12주

문제해설

301
- 신생아 : 수시
- 영유아
  - 출생 후 1년 이내 : 1개월마다 1회
  - 출생 후 1년 초과 5년 이내 : 6개월마다 1회

답 4)

302 미숙아등
- 분만의료기관 퇴원 후 7일 이내에 1회
- 1차 건강진단 시 건강문제가 있는 경우에는 최소 1주에 2회
- 발견된 건강문제가 없는 경우에는 영유아 기준에 따라 건강진단을 실시

답 2)

303 산욕기

임신 및 분만에 의해 생긴 모체의 해부학적, 기능적 변화가 임신 이전의 상태로 회복될 때까지의 기간. 통상 6~8주
1) 샤워는 24시간 후
2) 통목욕은 최소 4주 후
3) 좌욕을 통한 회음 절개부 통증 완화
4) 조기보행
5) 성생활은 6~8주 이후

답 2)

304 산욕기

임신 및 분만에 의해 생긴 모체의 해부학적, 기능적 변화가 임신 이전의 상태로 회복될 때까지의 기간. 통상 6~8주

답 3)

305

모유수유의 장점으로 바르지 않은 것은?

1) 경제적
2) 자궁수축이 잘되어 산욕기가 단축
3) 산후 비만증 발생 억제
4) 배란을 촉진
5) 각종 감염으로부터 장을 보호

306

조산아의 보호를 위한 조산아 4대 관리에 해당하지 않는 것은?

1) 수면 유지
2) 체온보호
3) 감염병 감염방지
4) 영양보급
5) 호흡관리

307

조산아의 결함에 대한 것으로 바르지 않은 것은?

1) 체온조절 불능
2) 호흡장애
3) 소화장애
4) 조혈능력 부족
5) 질병감염에 대한 낮은 감수성

308

법에 규정한 정기예방접종 대상 질병이 아닌 것은?

1) 디프테리아
2) 폴리오
3) 백일해
4) 홍역
5) 콜레라

문제해설

305 배란을 억제하여 임신 예방효과. 대개 5~8개월 지속

답 4)

306 조산아 4대 관리

- 체온보호
- 감염병 감염방지
- 영양보급
- 호흡관리

답 1)

307 질병감염 및 독성에 대한 높은 감수성

답 5)

308 정기예방접종

디프테리아, 폴리오, 백일해, 홍역, 파상풍, 결핵(BCG), B형간염, 유행성이하선염, 풍진, 수두, 일본뇌염, b형 헤모필루스인플루엔자, 폐렴구균, 그 밖에 보건복지부장관이 감염병의 예방을 위하여 필요하다고 인정하여 지정하는 감염병

답 5)

OCCUPATIONAL THERAPY

4

C·H·A·P·T·E·R

보건통계

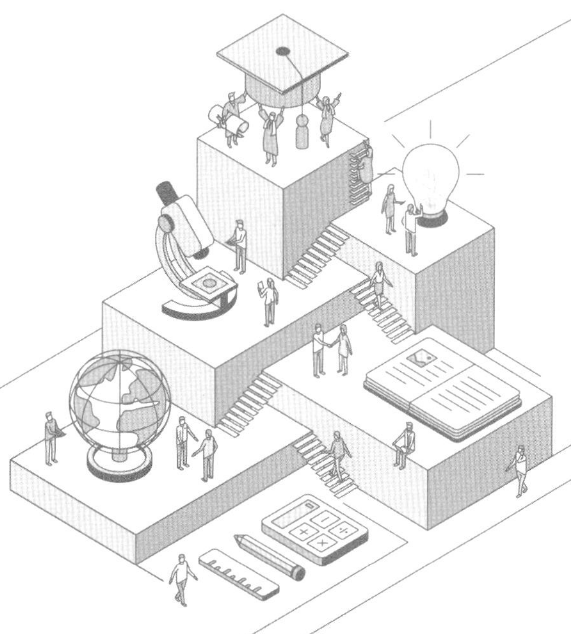

예·상·문·제·풀·이

01

다음이 설명하는 변수의 측정 척도는?

가감의 계산이 가능하며 절대적인 0이 존재하지 않는 척도로 온도에 적용되는 측정척도이다.

1) 명목척도
2) 순위척도
3) 서열척도
4) 비율척도
5) 등간척도

02

온도(…−1°, 0°, 1°…)를 변수의 측정 척도로 분류한다면 어느 척도에 해당하는가?

1) 명목척도
2) 서열척도
3) 범주형척도
4) 간격척도
5) 비척도

03

변수의 측정 척도 중 절대영점이 존재하는 것은?

1) 명목척도
2) 순서척도
3) 서열척도
4) 간격척도
5) 비척도

문제해설

01 등간척도는 간격척도 또는 구간척도라고도 하며 가감의 계산은 가능하나 절대적인 0은 존재하지 않는 척도이다. 순서를 정할 수 있는 구분 이외에 서로 이웃하는 순서 간에 간격이 동일한 척도로 온도 등을 측정하는 척도이다.

답 5)

02 온도는 가감(+, −)의 계산이 가능하며, 온도 0은 온도가 없다는 의미가 아니다. 즉, 절대적인 0이 아닌 임의로 정한기준으로 간격척도에 해당한다.

답 4)

03
- 명목척도(nominal scale) : 측정 대상자의 특성이나 성질을 나타내는 척도
- 순서척도(ordinal scale) : 서열척도, 순위척도, 측정대상자가 가지고 있는 어떤 특성의 상대적 크기에 따른 순서로서 측정대상을 구분할 수 있는 척도
- 간격척도(interval scale) : 구간척도, 순서를 정할 수 있는 구분 이외에 서로 이웃하는 순서 간에 간격을 알 수 있는 척도. 0은 임의로 정한 기준
- 비척도(ration scale) : 비척도는 척도 중 가장 높은 수준의 척도. 비척도에서의 0은 절대영점, 비교 가능

답 5)

04

변수의 측정 척도 중 가장 높은 수준의 척도로 더하기, 빼기, 곱하기, 나누기 계산이 모두 가능한 것은?

1) 명목척도
2) 순서척도
3) 서열척도
4) 간격척도
5) 비척도

05

하나의 객관적인 값으로서 측정값을 대표하는 대푯값에 해당하는 것은?

1) 중앙값(median)
2) 범위(range)
3) 표준편차(standard deviation, SD)
4) 분산(variance)
5) 변이계수(coefficient of variation)

06

평면의 직교좌표를 이용하여 막대나 선으로 비연속적인 측정값을 표시한 것은?

1) 히스토그램
2) 막대도표
3) 점선도표
4) 원도표
5) 상관도표

07

통계에서 나오는 평균±표준편차에서 표준편차가 적게 나왔다면 이는 무엇을 의미하는가?

1) 극단값이 존재한다
2) 평균에 가깝게 있다
3) 정규분포하지 않는다
4) 산포성 비교가 어렵다
5) 대표성이 떨어진다

문제해설

04 비척도(ratio scale)는 척도 중 가장 높은 수준의 척도로 절대영점이 존재하며 더하기, 빼기, 곱하기, 나누기 계산이 모두 가능

답 5)

05 **대푯값**

평균값(mean), 중앙값(median, 중앙치 또는 중위수), 최빈값(mode, 최빈치)

답 1)

06 **도수분포도**

- 히스토그램 : 연속적인 경우
- 막대도표 : 비연속적인 경우; 막대의 간격은 막대 넓이의 1/2

답 2)

07 표준편차는 산포도(점수들이 평균을 중심으로 퍼져있는 정도)에서 가장 많이 사용하며 표준편차가 적을수록 평균에 가깝다는 의미

답 2)

08

다음의 1, 3, 5, 7, 9, 11에 대한 중앙치는 얼마인가?

1) 5
2) 6
3) 7
4) 11
5) 16

09

다음 중 평균이 다른 두 집단의 산포성을 비교하기 위해 사용하는 것은?

1) 평균값
2) 범위
3) 표준편차
4) 분산
5) 변이계수

10

서로 다른 단위를 이용하여 측정된 값의 산포성을 비교하기 위해 사용하는 것은?

1) 평균값(mean)
2) 범위(range)
3) 표준편차(standard deviation, SD)
4) 분산(variance)
5) 변이계수(coefficient of variation)

11

최댓값과 최솟값의 차를 의미하는 것은?

1) 평균값(mean)
2) 범위(range)
3) 표준편차(standard deviation, SD)
4) 분산(variance)
5) 변이계수(coefficient of variation)

문제해설

08 측정치가 홀수일 때는 크기순서에서 가운데 위치한 값 즉(n+1/2)번째의 측정값이 중앙값이고 짝수일 때는 크기순서에서 가운데 위치한 값 둘을 더해서 2로 나누어준 값

답 2)

09 변이계수는 평균이 다른 두 집단의 산포성을 비교하거나 서로 다른 단위를 이용하여 측정된 값의 산포성을 비교하기 위해 사용

답 5)

10
- 표본의 산술평균을 100으로 환산할 때 표준편차는 산술평균 100에 대하여 얼마나 큰가를 나타내주는 계수
- 평균이 다른 두 집단의 산포성 비교
- 상대적인 산포성이기 때문에 서로 다른 단위를 이용하여 측정된 값의 산포성을 비교하기 위해 사용

답 5)

11
- 최댓값(maximum value) : 가장 큰 값
- 최솟값(minimum value) : 가장 작은 값
- 범위(range) = 최댓값 − 최솟값

답 2)

공중보건학

12

모집단이란?

1) 모든 집단
2) 여성 대상자 집단
3) 추출 집단
4) 표본의 일부
5) 조사단위 전집합

13

모집단에 일련번호를 부여한 후 보통확률수표(난수표)를 이용하여 표본을 뽑는 표본추출방법은?

1) 단순임의추출법
2) 층화임의추출법
3) 계통추출법
4) 집락추출법
5) 비활률표분추출법

14

모집단을 구성하는 전체 조사단위 중 일부의 조사단위를 추출하였을 때 얻는 모집단의 일부를 무엇이라 하는가?

1) 소수
2) 표본
3) 분산
4) 대표
5) 척도

15

모집단에 일련번호를 부여 후 표본추출간격을 결정하여 표본을 뽑는 표본추출법은?

1) 단순임의추출법
2) 층화임의 추출법
3) 계통추출법
4) 집락추출법
5) 비확률표본추출법

문제해설

12 **모집단(population)**
조사하고자 하는 사항이 잘 정의된 조사단위의 전 집합
답 5)

13 단순확률추출법 또는 단순무작위추출법이라고도 한다.
답 1)

14 **표본(sample)**
추출한 일부, 모집단을 구성하는 전체 조사단위중 일부의 조사단위를 추출하였을 때 얻는 모집단의 일부
답 2)

15 **계통추출법**
모집단의 구성요소에 일련번호를 부여한 후 일차적으로 단순임의추출한 다음에 미리 정해놓은 일정한 간격으로 2차로 표본을 추출하는 방법
답 3)

16

다음이 설명하는 표본추출방법은?

- 이미 알고 있는 정보에 따라 모집단을 구분한 후 단순 무작위추출법에 의하여 표본을 뽑는 방법이다.
- 모집단 구성요소의 성별, 연령별, 지역별 또는 기타 어떤 특성에 따라 부분집단으로 구분하여 무작위 추출하는 방법이다.

1) 계통추출법
2) 집락추출법
3) 층화추출법
4) 다단계추출법
5) 할당추출법

17

자료를 수집한 후 자료의 주요 특징이나 의미를 하나의 숫자의 형태(평균, 범위 등)로 기술하는 것은?

1) 추측통계
2) 기술통계
3) 추리통계
4) 추계통계
5) 역학통계

18

보건통계는 주로 무엇을 위해 이용되는가?

1) 지역사회의 보건수준 및 보건상태 평가
2) 보건사업의 수익성 결정에 대한 자료 제공
3) 보건사업에 대한 민간지원이나 법률위반 자료 제공
4) 수익구조에 대한 지침 제공
5) 홍보 대상자 선정 및 진료비 산정 근거 제공

문제해설

16 층화추출법은 조사대상이 되는 모집단을 몇 개의 부분집단으로 나누는데, 그 하나하나를 층이라 부른다.

답 3)

17 기술통계

- 자료를 수집하고 분류하여 도표나 표를 이용해서 표현하거나 수량적인 계산을 해서 측정값들의 여러 뜻을 알아보는 것
- 자료를 수집한 후 자료의 주요 특징이나 의미를 하나의 숫자의 형태(평균, 범위 등)로 기술하는 것

답 2)

18

- 지역사회 국가의 보건수준 및 보건상태의 평가와 비교
- 보건사업의 필요성 결정 자료로 이용
- 보건사업의 기획·진행·결과의 평가에 이용
- 보건사업에 대한 국가의 지원이나 법률 제정의 당위성 제공
- 보건사업에 대한 공공 지원 촉구 자료로 활용
- 보건사업의 우선순위 결정에 자료를 제공
- 보건사업의 기술 발전에 도움
- 보건사업의 활동에 대한 지침이 될 수 있음
- 보건사업의 기초자료로서 활용
  → 보건사업의 결정 및 수행 등에 과학적인 근거를 제공

답 1)

19

변수의 측정 척도 중 대상자의 남·녀, 직업, 출신지역, 종교 등을 측정하는 척도는?

1) 명목척도
2) 순서척도
3) 서열척도
4) 간격척도
5) 비척도

20

가장 보편적으로 사용되는 대푯값이지만 극단값들이 있을 경우 영향을 받는 것은?

1) 범위
2) 분산
3) 평균값
4) 중앙치
5) 최빈값

21

표본의 수가 적고 관찰치 중에 극단값이 있을 때 그 표본을 잘 표현하는 대푯값은?

1) 중앙값(median)
2) 평균값(mean)
3) 분산(variance)
4) 최빈값(mode)
5) 표준편차(standard deviation, SD)

22

n개의 측정값이 있을 때 측정수를 각 측정값의 역수의 합으로 계산하는 것은?

1) 산술평균
2) 조화평균
3) 기하평균
4) 중앙값
5) 최빈값

문제해설

19 측정 대상자의 특성이나 성질을 나타내는 척도

답 1)

20 평균값은 극단값들이 있을 때 대푯값으로서의 역할에 영향을 받는다.

답 3)

21 중앙값(median)

중앙치 또는 중위수

답 1)

22
- 조화평균 = $\dfrac{n}{\dfrac{1}{X_1}+\dfrac{1}{X_2}+\dfrac{1}{X_3}+\cdots+\dfrac{1}{Xn}}$
- 산술평균 : 측정값을 전부 합한 후 측정수로 나눈 값
- 기하평균 : 한 변수의 측정값이 n개 있을 때 n개의 측정값을 곱한 후 n제곱근을 구하여 계산

답 2)

23

산포도를 나타내는 것 중 표준편차의 제곱(S^2)으로 표시되는 것은?

1) 표준편차 2) 분산
3) 범위 4) 평균편차
5) 변이계수

24

어떤 표본분포에서 총도수의 처음 1/4되는 곳의 값과 3/4되는 곳의 값과의 차에 1/2을 곱한 것은 무엇인가?

1) 범위 2) 표준편차
3) 분산 4) 평균편차
5) 사분위편차

25

정규분포에 대한 내용으로 바르지 않은 것은?

1) 평균을 중심으로 좌우가 대칭인 종의 모양
2) 정규곡선은 좌우로 횡축에 무한히 접근하나 닿지 않음
3) 정규곡선의 모양과 위치는 분포의 표준편차와 평균에 의해 결정
4) 정규곡선의 전체면적은 0
5) 산술평균, 중위수, 최빈값이 일치되는 좌우대칭의 분포

26

정규곡선 면적에서 $\mu \pm 3\delta$의 범위에 해당하는 것은?

1) 50.00% 2) 68.26%
3) 95.44% 4) 99.73%
5) 100.00%

문제해설

23 표준편차(S)를 제곱하면 분산이 되고 분산의 제곱근은 표준편차가 된다.

답 2)

24 사분위편차
- 어떤 표본분포의 총도수 처음에서 1/4 되는 곳의 값(1·4분위수; 누적상대도수 0.25)과 3/4되는 곳의 값과(3·4분위수. 누적상대도수 0.75)의 차의 1/2
- $Q = \frac{1}{2}(Q_3 - Q_1)$

답 5)

25 정규곡선의 전체면적은 1

답 4)

26
- $\mu \pm 1\delta$ 범위 : 68.26%
- $\mu \pm 2\delta$ 범위 : 95.44%
- $\mu \pm 3\delta$ 범위 : 99.73%

답 4)

공중보건학

27

조출생률(보통출생률)에 해당하는 것은?

1) $\frac{\text{그 연도의 출생아수}}{\text{어떤 연도의 중앙인구}} \times 1{,}000$

2) $\frac{\text{그 연도의 출생아수}}{\text{어떤 연도의 15세에서 49세 여자의 중앙인구}} \times 1{,}000$

3) $\frac{\text{그 연도의 동일 연령층 여자가 낳은 출생아수}}{\text{어떤 연도의 특정 연령층 여자의 중앙인구수}} \times 1{,}000$

4) $\sum_{x=15}^{49} fx$ (fx: x세 여성의 출산율)

5) 합계출산율 $\times \frac{\text{여아출생수}}{\text{총출생수}}$

28

조사망률(보통사망률)을 의미하는 것은?

1) $\frac{\text{그 연도의 영아(1세 미만)사망수}}{\text{어떤 연도의 출생아수}} \times 1{,}000$

2) $\frac{\text{어떤 해에 출생한 자 중 1년 미만의 사망자수}}{\text{해당 연도의 출생아수}} \times 1{,}000$

3) $\frac{\text{그 연도의 신생아(28일 미만)사망수}}{\text{어떤 연도의 출생아수}} \times 1{,}000$

4) $\frac{\text{그 연도의 사망자수}}{\text{어떤 연도의 중앙인구}} \times 1{,}000$

5) $\frac{\text{그 연도의 사산수}}{\text{어떤 연도의 출산수(사산수+출생수)}} \times 1{,}000$

29

신생아사망률을 계산할 때 신생아에 해당하는 것은?

1) 7일 미만아
2) 14일 미만아
3) 21일 미만아
4) 28일 미만아
5) 35일 미만아

문제해설

27 조출생률 = 보통출생률
2) 일반출생률
3) 연령별 출생률
4) 합계생산(출산)율
5) 총재생산율
$= \sum_{x=15}^{49} fx(F)$
(fx(F) : x세 여성의 여아출산율)
$=$ 합계출산율 $\times \frac{\text{여아출생수}}{\text{총출생수}}$

답 1)

28 1) 영아사망률
2) 보정영아사망률 → 어떤 특정한 연도에 특정사유가 있어 이를 고려하여 계산
3) 신생아사망률
5) 사산율

답 4)

29 시생아
출생 후 28일(1달) 미만

답 4)

30

다음은 보통사망률에 대한 설명이다. 틀린 것은?

1) 비교적 구하기 쉽다
2) 조사망률이라고도 한다
3) 인구구조에 따라 크게 영향을 받지 않는다
4) 건상수준을 반영하는 데 있어 민감하지 못하다
5) 인구 1,000명당 1년간의 발생사망수로 표시하는 비율이다

31

보정영아사망률의 조사 목적은?

1) 일정 기간의 영아사망률 조사
2) 특정지역의 영아사망률 조사
3) 특정질환으로 인한 영아사망률 조사
4) 서로 다른 국가의 영아사망 산포성 비교
5) 특정한 연도의 특정한 사유로 인한 영아사망률 조사

32

비례사망률을 의미하는 것은?

1) $\frac{\text{그 연도의 특정질환에 의한 사망자수}}{\text{어떤 연도의 사망자수}} \times 100$

2) $\frac{\text{그 연도의 50세 이상 사망자수}}{\text{어떤 연도의 사망자수}} \times 100$

3) $\frac{\text{그 기간 중 어떤 질병의 새 발생수}}{\text{그 지역의 전체인구}} \times 10^x$

4) $\frac{\text{질병 발병자수}}{\text{위험에 폭로된 인구}} \times 100$

5) $\frac{\text{질병 발병자의 수}}{\text{환자와 접촉한 감수성이 있는 사람들의 수}} \times 100$

문제해설

30 인구구조에 따라 크게 영향을 받음

답 3)

31 **보정영아사망률(정산영아사망률, 코호트영아사망률)**

어떤 특정한 연도에 특정사유가 있어 이를 고려한 영아들의 사망률

답 5)

32 2) 비례사망지수
3) 발생률
4) 발병률
5) 2차 발병률

답 1)

33

입원율을 의미하는 것은?

1) $\dfrac{\text{1일 평균 병상 점유수}}{\text{대상인구수}} \times 1{,}000$

2) $\dfrac{\text{대상인구 중 연간 입원환자수}}{\text{대상인구}} \times 100$

3) $\dfrac{\text{기간 중 퇴원환자의 총재원일(사망 포함, 신생아 제외)}}{\text{일정기간 중 총 퇴원환자(사망 포함, 신생아 제외)}}$

4) $\dfrac{\text{1일 평균 재원환자수}}{\text{병상수}} \times 100$

5) $\dfrac{\text{발병자수}}{\text{환자를 접촉한 감수성지수}} \times 100$

34

총재생산율에 가임 연령(x세)에 도달할 때까지의 생존율을 곱하여 나타낸 통계치는?

1) 일반출생률
2) 연령별 출생률
3) 합계출산율
4) 총재생산율
5) 순재생산율

35

모성사망률 통계에서 모성사망이란?

1) 임산부의 모든 사망
2) 출산 시 모성 사망
3) 임산부의 산욕열에 의한 사망
4) 임신 중 감염병과 교통사고 등에 의한 사망
5) 임신, 분만, 산욕과 관계되는 질병 및 이의 합병증에 관한 사망

문제해설

33 1) 병상점유율
3) 평균재원일수
4) 병상이용률
5) 감수성지수

답 2)

34 **순재생산율**

=총재생산율 × 가임 연령(x세)에 도달할 때까지의 생존율

=총재생산율 × $\dfrac{\text{가임연령 시 생존수}}{\text{여아출생수}}$

답 5)

35
- 모성사망이란 임신, 분만, 산욕과 관계되는 질병 및 이의 합병증에 관한 사망만을 의미한다. 따라서 임신 중 감염병과 교통사고 등에 의한 사망은 포함되지 않음
- 모성사망률=그 연도의(임신, 분만, 산욕의 합병증에 의한) 모성사망수/어떤 연도의 출생아수 × 100,000(또는 1,000이나 10,000)

답 5)

36

어떤 연도의 사망자수를 그 연도의 중앙인구수로 나누고 1,000을 곱한 값으로 표현되는 것은?

1) 보통사망률
2) 비례사망률
3) 보정사망률
4) 비례사망지수
5) α-index

37

다음 중 분모가 어떤 연도의 출생아수인 것만으로 옳은 것은?

1) 보통사망률, α-index, 보정영아사망률
2) 영아사망률, 모성사망률, 신생아사망률
3) 사산율, 주산기사망률, 사인별사망률
4) 모성사망률, 주산기사망률, 보정영아사망률
5) 신생아사망률, 보통사망률, 사산율

문제해설

36 보통사망률(조사망률)=(어떤 연도의 사망자수/그 연도의 중앙인구)×1,000

답 1)

37
- 조출생률(보통출생률)

$$=\frac{\text{그 연도의 출생아수}}{\text{어떤 연도의 중앙인구}}\times 1,000$$

- α-index

$$=\frac{\text{그 연도의 영아사망수}}{\text{어떤 연도의 신생아사망수}}$$

- 보정영아사망률

$$=\frac{\text{어떤 해에 출생한 자 중 1년 미만의 사망자수}}{\text{해당 연도의 출생아수}}\times 1,000$$

- 영아사망률

$$=\frac{\text{그 연도의 영아 (1세 미만) 사망수}}{\text{어떤 연도의 출생아수}}\times 1,000$$

- 신생아사망률

$$=\frac{\text{그 연도의 신생아 (28일 미만) 사망수}}{\text{어떤 연도의 출생아수}}\times 1,000$$

- 모성사망률

$$=\frac{\text{그 연도의(임신, 분만, 산욕의 합병증에 의한) 모성사망수}}{\text{어떤 연도의 출생아수}}$$

× 10,000(또는 1,000이나 10,000)

- 사산율

$$=\frac{\text{그 연도의 사산수}}{\text{어떤 연도의 출산수 (사산수+출생수)}}\times 1,000$$

- 주산기사망률

$$=\frac{\text{그 연도의 태아사망수+생후 1주 이내의 신생아사망수}}{\text{어떤 연도의 출산수 (태아사망 포함)}}\times 1,000$$

- 사인별사망률

$$=\frac{\text{그 연도 중 어떤 사인에 의한 사망수}}{\text{어떤 연도의 중앙인구}}\times 100,000$$

답 2)

38

다음이 설명하는 통계는?

> • 어떤 연도의 사망한 100명 중 특별한 원인으로 사망한 사람의 비율
> • $\frac{\text{그 연도의 특정질환에 의한 사망자수}}{\text{어떤 연도의 사망자수}} \times 100$

1) 사인별 사망률
2) 치명률
3) 조사망률
4) 유병률
5) 비례사망률

39

조사된 자료의 발생빈도와 자료에 따른 어떤 규칙성이 있는가를 알기 위하여 작성되는 표를 무엇이라 하는가?

1) 도수분포표
2) 범위
3) 급
4) 급간
5) 상관도표

40

다음 중 산포성(도)을 알아보기 위한 것이 아닌 것은?

1) 표준편차
2) 평균편차
3) 평균값
4) 변이계수
5) 분산

41

다음 중 환자와 접촉한 자 중에서 감염된 경우를 보는 것은?

1) 발병률
2) 2차 발병률
3) 유병률
4) 치명률
5) 감수성지수

문제해설

38 비례사망률은 어떤 연도의 사망한 100명 중 특별한 원인(질환)으로 사망한 사람의 비율로 나타낸다.

답 5)

39 통계자료를 크기 순서로 정리 → 급의 수와 간격 설정 → 급의 상한과 하한 설정 → 빈도를 계산하여 표를 작성
- 급(class) : 측정한 변수를 적당히 구분한 것
- 급간 : 급의 간격
- 최댓값, 최솟값, 범위(최댓값과 최솟값의 차)를 알 수 있음

답 1)

40
- 대푯값 : 평균값, 중앙값, 최빈값
- 산포도 : 범위, 분산, 평균편차, 사분위편차, 변이계수

답 3)

41 2차 발병률(%)

$$= \frac{\text{발병자의 수}}{\text{환자와 접촉한 사람들의 수}} \times 100$$

답 2)

42

PMI(비례사망지수)란?

1) $\frac{\text{10세 이상의 사망자수}}{\text{총사망자수}} \times 100$

2) $\frac{\text{20세 이상의 사망자수}}{\text{총사망자수}} \times 100$

3) $\frac{\text{30세 이상의 사망자수}}{\text{총사망자수}} \times 100$

4) $\frac{\text{40세 이상의 사망자수}}{\text{총사망자수}} \times 100$

5) $\frac{\text{50세 이상의 사망자수}}{\text{총사망자수}} \times 100$

43

질병의 심각한 정도를 나타내는 수치로 특정 질병이 발생한 자 중 그 질병으로 사망한 자의 비율을 나타내는 것은?

1) 유병률
2) 감수성지수
3) 발병률
4) 치명률
5) 2차 발병률

44

다음에서 설명하는 것은 무엇인가?

> • 어느 해의 영아 사망자수를 신생아사망자수로 나눈 값
> • 1에 가깝다는 것은 거의 모든 영아사망이 신생아사망으로 그 지역 건강상태가 높은 것

1) 유아사망률
2) 영아사망률
3) 신생아사망률
4) 주산기사망률
5) α-index

문제해설

42
- 비례사망지수가 낮은 경우 : 낮은 평균수명 때문
- 비례사망지수가 높은 경우 : 건강수준이 높고 장수 인구가 많다는 것을 의미
- 평균수명이나 보통사망률의 보정지표로 유용하게 사용

답 5)

43 치명률

$= \frac{\text{그 기간 동안 동일 질병에 의한 사망자수}}{\text{어떤 기간 동안 특정 질병이 발생한 환자수}} \times 100$

답 4)

44 α-index에 대한 설명으로 그 값이 커지면 신생아기 이후의 영아사망이 크기 때문에 영아사망에 대한 예방대책이 필요하다.

답 5)

45

α-index란?

1) $\frac{\text{그 연도의 영아사망수}}{\text{어떤 연도의 신생아사망수}}$

2) $\frac{\text{그 연도의 신생아사망수}}{\text{어떤 연도의 영아사망수}}$

3) $\frac{\text{그 연도의 영아사망수}}{\text{어떤 연도의 출생아수}}$

4) $\frac{\text{그 연도에 출생한 자 중 1년 미만의 사망자수}}{\text{어떤 연도의 출생아수}}$

5) $\frac{\text{그 연도의 신생아사망수}}{\text{어떤 연도의 총사망수}}$

46

일정 기간 중에 어떤 질병이 새로 발생한 환자 수를 그 지역의 인구로 나눈 것은?

1) 유병률
2) 감수성지수
3) 발병률
4) 치명률
5) 발생률

47

조사 당시에 질병을 가지고 있는 모든 사람, 즉 어느 시점 또는 어느 기간에서의 환자수를 그 지역의 인구로 나눈 것은?

1) 유병률
2) 감수성지수
3) 발병률
4) 치명률
5) 발생률

문제해설

45 1에 가까우면 거의 모든 영아사망이 신생아사망으로 그 지역의 건강 수준이 높은 것을 의미, 반대로 그 값이 크면 보건 수준이 나쁜 것으로 영아사망에 대한 예방대책이 필요

답 1)

46 **발생률**

특정한 기간 동안에 질병이 없던 인구에서 질병이 발생할 율, 또는 위험도를 나타내는 것

$$\text{발생률} = \frac{\text{그 기간 중 어떤 질병의 새 발생수}}{\text{그 지역의 전체인구}} \times 10^x$$

답 5)

47
- 시점유병률

$$= \frac{\text{어느 시점에서의 환자수}}{\text{인구수}} \times 10^x$$

- 기간유병률

$$= \frac{\text{어느 기간에서의 환자수}}{\text{인구수}} \times 10^x$$

답 1)

48

α-index의 값이 1에 가깝다는 것이 의미하는 것은?

1) 보건수준이 매우 낮다
2) 보건수준이 대단히 높다
3) 감염병에 대한 대책이 시급하다
4) 기생충질환에 대한 대책이 시급하다
5) 인구가 감소하고 있다

문제해설

48 α-index

- 어느 해의 영아 사망자수를 신생아 사망자수로 나눈 값
- 1에 가깝다는 것은 거의 모든 영아사망이 신생아사망을 의미

답 2)

2024 OCCUPATIONAL THERAPY

8

V·O·L·U·M·E

2024

합격 선배들의 맥 one pick!

퍼시픽 작업치료사 국시대비 문제집

OCCUPATIONAL THERAPY

해부생리학 · 공중보건학

발 행 2024년 4월 30일

편저자 작업치료 국시연구회
발행인 이 웅 현
발행처 **퍼시픽북스**
서울시 중구 충무로 29 아시아미디어타워 501호
TEL. 02-2272-7766(代) / FAX. 02-2272-7166
E-mail : papu77@daum.net

ISBN 979-11-6375-464-0

정가 Volume 8 **21,000원**

2024 OCCUPATIONAL THERAPY